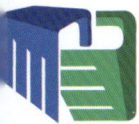

"十二五"职业教育国家规划教材

经全国职业教育教材审定委员会审定

全国中医药行业高等职业教育"十二五"规划教材

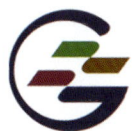

病理学与病理生理学

（供中医学、临床医学、针灸推拿、中医骨伤、护理、中医
康复技术、中医养生保健、康复治疗技术专业用）

主　编　汤　晴（辽宁医药职业学院）
　　　　黄　春（重庆三峡医药高等专科学校）
副主编　于兰英（长春中医药大学）
　　　　祁晓民（渭南职业技术学院）
　　　　尹秀花（山东中医药高等专科学校）
　　　　叶　锋（四川中医药高等专科学校）

中国中医药出版社

·北　京·

图书在版编目(CIP)数据

病理学与病理生理学 / 汤晴，黄春主编 . —北京：中国中医药出版社，2016.2（2023.2重印）

全国中医药行业高等职业教育"十二五"规划教材

ISBN 978-7-5132-2634-9

Ⅰ.①病… Ⅱ.①汤…②黄… Ⅲ.①病理学 – 高等职业教育 – 教材 ②病理生理学 – 高等职业教育 – 教材 Ⅳ.① R36

中国版本图书馆 CIP 数据核字（2015）第 140611 号

中 国 中 医 药 出 版 社 出 版

北京经济技术开发区科创十三街 31 号院二区 8 号楼

邮政编码 100176

传真 010 64405721

万卷书坊印刷（天津）有限公司印刷

各地新华书店经销

*

开本 787×1092 1/16 印张 21.75 字数 486 千字

2016 年 2 月第 1 版 2023 年 2 月第 4 次印刷

书 号 ISBN 978-7-5132-2634-9

*

定价 72.00 元

网址 www.cptcm.com

全国中医药职业教育教学指导委员会

张美林（成都中医药大学附属医院针灸学校党委书记、副校长）

张登山（邢台医学高等专科学校教授）

张震云（山西药科职业学院副院长）

陈　燕（湖南中医药大学护理学院院长）

陈玉奇（沈阳市中医药学校校长）

陈令轩（国家中医药管理局人事教育司综合协调处副主任科员）

周忠民（渭南职业技术学院党委副书记）

胡志方（江西中医药高等专科学校校长）

徐家正（海口市中医药学校校长）

凌　娅（江苏康缘药业股份有限公司副董事长）

郭争鸣（湖南中医药高等专科学校校长）

郭桂明（北京中医医院药学部主任）

唐家奇（湛江中医学校校长、党委书记）

曹世奎（长春中医药大学职业技术学院院长）

龚晋文（山西职工医学院/山西省中医学校党委副书记）

董维春（北京卫生职业学院党委书记、副院长）

谭　工（重庆三峡医药高等专科学校副校长）

潘年松（遵义医药高等专科学校副校长）

秘 书 长　周景玉（国家中医药管理局人事教育司综合协调处副处长）

全国中医药行业高等职业教育"十二五"规划教材

《病理学与病理生理学》编委会

前　言

　　中医药职业教育是我国现代职业教育体系的重要组成部分，肩负着培养中医药多样化人才、传承中医药技术技能、促进中医药就业创业的重要职责。教育要发展，教材是根本，在人才培养上具有举足轻重的作用。为贯彻落实习近平总书记关于加快发展现代职业教育的重要指示精神和《国家中长期教育改革和发展规划纲要（2010—2020年）》，国家中医药管理局教材办公室、全国中医药职业教育教学指导委员会紧密结合中医药职业教育特点，充分发挥中医药高等职业教育的引领作用，满足中医药事业发展对于高素质技术技能中医药人才的需求，突出中医药高等职业教育的特色，组织完成了"全国中医药行业高等职业教育'十二五'规划教材"建设工作。

　　作为全国唯一的中医药行业高等职业教育规划教材，本版教材按照"政府指导、学会主办、院校联办、出版社协办"的运作机制，于2013年启动了教材建设工作。通过广泛调研、全国范围遴选主编，又先后经过主编会议、编委会议、定稿会议等研究论证，在千余位编者的共同努力下，历时一年半时间，完成了84种规划教材的编写工作。

　　"全国中医药行业高等职业教育'十二五'规划教材"，由70余所开展中医药高等职业教育的院校及相关医院、医药企业等单位联合编写，中国中医药出版社出版，供高等职业教育院校中医学、针灸推拿、中医骨伤、临床医学、护理、药学、中药学、药品质量与安全、药品生产技术、中草药栽培与加工、中药生产与加工、药品经营与管理、药品服务与管理、中医康复技术、中医养生保健、康复治疗技术、医学美容技术等17个专业使用。

　　本套教材具有以下特点：

　　1. 坚持以学生为中心，强调以就业为导向、以能力为本位、以岗位需求为标准的原则，按照高素质技术技能人才的培养目标进行编写，体现"工学结合""知行合一"的人才培养模式。

　　2. 注重体现中医药高等职业教育的特点，以教育部新的教学指导意见为纲领，注重针对性、适用性及实用性，贴近学生、贴近岗位、贴近社会，符合中医药高等职业教育教学实际。

　　3. 注重强化质量意识、精品意识，从教材内容结构、知识点、规范化、标准化、编写技巧、语言文字等方面加以改革，具备"精品教材"特质。

　　4. 注重教材内容与教学大纲的统一，教材内容涵盖资格考试全部内容及所有考试要求的知识点，满足学生获得"双证书"及相关工作岗位需求，有利于促进学生就业。

　　5. 注重创新教材呈现形式，版式设计新颖、活泼，图文并茂，配有网络教学大纲指导教与学（相关内容可在中国中医药出版社网站 www.cptcm.com 下载），符合职业院校学生认知规律及特点，以利于增强学生的学习兴趣。

在"全国中医药行业高等职业教育'十二五'规划教材"的组织编写过程中，得到了国家中医药管理局的精心指导，全国高等中医药职业教育院校的大力支持，相关专家和各门教材主编、副主编及参编人员的辛勤努力，保证了教材质量，在此表示诚挚的谢意！

我们衷心希望本套规划教材能在相关课程的教学中发挥积极的作用，通过教学实践的检验不断改进和完善。敬请各教学单位、教学人员及广大学生多提宝贵意见，以便再版时予以修正，提升教材质量。

国家中医药管理局教材办公室
全国中医药职业教育教学指导委员会
中国中医药出版社
2015 年 5 月

编写说明

高等职业教育已成为我国职业教育的重要组成部分。为满足中医药行业高等职业教育的需要，2005年全国高等中医药教材建设研究会组织编写了《病理学》教材。该教材自2006年4月出版至今已累计印刷6次，受到使用院校师生的好评。"十一五"期间被确定为教育部"十一五"高职高专规划教材。为进一步提高教材质量，以适应当今医药高职教育的发展，经全国中医药职业教育教学指导委员会、国家中医药管理局教材办公室决定，对《病理学》第1版进行修订，更名为《病理学与病理生理学》，并作为全国中医药行业高等职业教育"十二五"规划教材之一，供中医学、临床医学、针灸推拿、中医骨伤、护理、中医康复技术、中医养生保健、康复治疗技术专业教学使用。

本教材的编写以学生为中心，遵循贴近岗位、课程内容与职业标准对接的原则，突出思想性、科学性、启发性、实用性、教学适用性。

本书内容分为三部分：①第一章绪论，包括病理学与病理生理学概述和疾病概论。概述主要介绍病理学与病理生理学的性质、任务，在医学中的地位和作用及病理学的研究方法等。疾病概论主要讨论疾病的概念、发生发展的原因、基本机制和转归。②上篇病理学，主要从形态结构角度阐述疾病的本质。其中第二至五章，主要阐述各种疾病发生、发展中形态结构变化的共同规律，包括细胞和组织的适应、损伤与修复，局部血液循环障碍，炎症及肿瘤。第六至十三章阐述机体各系统器官疾病的发生、发展过程，即各种疾病的特殊规律。③下篇病理生理学，主要从患病机体的功能代谢角度阐述疾病的本质。其中第十四至十九章为基本病理生理过程，即各种疾病共有的规律性病理生理变化，包括水、电解质代谢紊乱，酸碱平衡紊乱，缺氧，发热，休克，凝血与抗凝血平衡紊乱等。第二十至二十三章论述机体重要系统疾病的常见病理生理过程，为进一步学习临床学科奠定基础。病理学与病理生理学虽分成两篇，但两篇内容相辅相成，紧密联系，学习时不可偏废。

本版教材的编写在保持上一版中医特色、基本框架结构和体例不变的基础上，做出如下修订：

1. 优化教材结构　将病理生理学部分的"疾病概论"一章合并到绪论中，单列一节。另外，为使知识体系清晰，便于学生学习理解，将性传播疾病合并到传染病和寄生虫病中，单列一节；将水肿合并到水和电解质代谢紊乱中，单列一节；将炎症的概念、原因、局部表现和全身反应合并为一节，统称为炎症概述。

2. 优化课程内容　根据临床实际情况及医学研究的新进展添加或删除部分内容，使学生所学知识始终紧贴岗位需要，与医学发展同步。例如在局部血液循环障碍一章添加出血内容；在肿瘤一章添加了促进肿瘤快速生长的新理论；删除了畸胎瘤、肿瘤的病理学检查；在生殖系统和乳腺疾病一章添加了子宫平滑肌瘤内容，删除了畸胎瘤；在传染病和寄生虫一章删除了流行性出血热；在常见损容性皮肤病一章，添加了太田痣、颧部褐色痣、扁平疣、汗管瘤等常见皮肤损害，删除了毛发病的内容；将弥散性血管内凝血一章更名为凝血与抗凝血平衡紊乱，并在此章添加了凝血系统的功能、抗凝系统及其功能、纤溶系统及平衡紊乱的基本知识，并将DIC的病因和发生机制、发生发展因素、分期和分型、主要表现和防治原则合并为一节；新增脑功能不全一章内容。

3. 强化具体能力要求 按照职业教育的教学特点，明确具体的能力要求。

4. 提高图片质量 将上一版的黑白模式图、病理图片全部更新为彩色图片，以帮助学生临床辨识。

本教材编写分工是：汤晴负责编写说明、绪论、炎症的编写；黄春负责水和电解质代谢紊乱、酸碱平衡紊乱的编写；于兰英负责传染病和寄生虫病的编写；祁晓民负责消化系统疾病的编写；尹秀花负责肿瘤的编写；叶锋负责呼吸功能不全的编写；刘起胜负责心功能不全、脑功能不全的编写；成媛负责心血管系统疾病的编写；李红燕负责缺氧、发热的编写；李萌负责内分泌系统疾病的编写；施旻负责局部血液循环障碍、呼吸系统疾病的编写；胡玲负责细胞和组织的适应、损伤与修复，泌尿系统疾病的编写；徐晓杰负责肾功能不全、肝功能不全的编写；高嵩负责常见损容性皮肤病的编写；黄琼负责休克、凝血与抗凝血平衡紊乱的编写；潘茜负责生殖系统和乳腺疾病的编写。

本教材编写过程中得到了辽宁医药职业学院和重庆三峡医药高等专科学校及各位编者所在院校各级领导的大力支持，在此表示衷心感谢。

虽然所有参编人员本着对学生负责、对教材负责的责任感，严肃认真完成编写工作，但难免存在不足之处，敬请广大师生提出宝贵意见和建议，以便再版时修订提高。

《病理学与病理生理学》编委会

2016年1月

目　录

第二十四章　脑功能不全

第一章 绪 论

第一节 病理学与病理生理学概述

一、病理学与病理生理学研究对象、任务

人在自然环境中，机体经常会受到内外环境各种损伤因子的攻击，在一定条件下，会出现形态结构、功能、代谢的异常改变。病理学与病理生理学是研究疾病在发生、发展过程中病因、发病机制、形态结构及功能代谢变化、结局和转归规律的一门科学。其目的就是通过揭示这些变化之间的相互联系，认识和掌握疾病的本质，从而为防治疾病提供科学的理论依据。

二、病理学与病理生理学在医学中的地位和作用

在临床医疗实践中，经常需要用到病理学与病理生理学知识来分析疾病的症状、体征及实验室检测指标的变化，指导和改进对疾病的诊断和治疗。虽然随着科学的发展，医学诊断技术日益增多，如实验室特殊检查，内窥镜检查，超声、CT、MRI 影像技术等，它们在疾病的发现和诊断上起了重要作用。但病理学具有独特的权威性，因为它能提供更直观和客观的结果。此外，临床工作中的医疗纠纷和法律纠纷案例也只有通过病理诊断才能得出较正确的结论。

在医学科学研究中，病理学与病理生理学是重要的基础和平台。随着分子生物学技术在病理学与病理生理学的广泛应用，如聚合酶链反应（PCR）技术、原位杂交技术及基因（蛋白）芯片技术等等，使人们对疾病的认识深入到蛋白质及基因水平。此外，新病种的发现与预防、新药开发和毒副作用的判断等，都离不开病理学与病理生理学。

在医学教学体系中，病理学与病理生理学是联系基础医学与临床医学的桥梁课程。作为医学生，要想学好临床课程，离不开病理学和病理生理学的知识；而要学好病理学和病理生理学，又离不开前期的医学基础课程，如解剖学、组织胚胎学、生理学、生物化学、免疫学、微生物学、寄生虫学等。

由此可见，病理学与病理生理学无论在临床医疗、医学科学研究，还是医学教育上都占有十分重要的地位和作用。

三、病理学与病理生理学研究方法

病理学与病理生理学的研究方法分为人体病理学研究方法和实验病理学研究方法。前者有尸体解剖、活体组织检查、细胞学检查，研究材料主要来自人体病理组织、器官；后者有动物实验、组织和细胞培养技术，研究材料来源于实验动物及其他实验病理材料。

（一）人体病理学研究方法

1. 尸体解剖检查 简称尸检，即对死亡者的遗体进行剖检，是病理学的基本研究方法之一。通过尸检，可以检验临床诊断和治疗是否正确，查明死亡原因，协助临床医生总结经验教训，提高诊治水平；发现和确诊某些新疾病，为卫生防疫部门采取防治措施提供依据；积累各种疾病的人体病理学资料，对深入认识疾病，促进病理学的发展具有十分重要的意义。

2. 活体组织检查 简称活检，即用局部切取、钳取、穿刺针吸取等方法从患者活体获取病变组织材料，进行病理检查，以确定诊断，是临床上最常用的一种病理检查方法。其优点，一是可及时准确地做出病理诊断，指导临床医生治疗及判断疗效等；二是可根据需要，在手术中进行快速病理诊断，协助临床医生选择手术方案。

3. 细胞学检查 又称脱落细胞学检查，运用采集器采集病变部位的脱落细胞或细针吸取的细胞，如痰液、尿液、乳汁，以及胸水、腹水中的细胞，或通过影像技术或内窥镜指引进行细针穿刺病变部位采集的细胞，涂片染色后，显微镜下观察，进行诊断。其方法简单，可重复，痛苦小，也适用于健康人的疾病普查。

（二）实验病理学研究方法

1. 动物实验 根据研究需要，在动物身上复制某些人类疾病的模型，进行观察分析，了解疾病的病因、发病机制、疾病的经过和结局，以及药物的疗效等，为临床疾病的治疗提供理论根据。

2. 组织、细胞培养 将人体和（或）动物体内某种器官、组织或细胞用适宜的培养基在体外培养，可以研究各种因素对器官、组织和细胞的结构、细胞增殖、分化及功能代谢的影响。由于这种研究方法针对性强，条件可严格控制，周期短、见效快，组织细胞来源丰富，已广泛应用于病理学及病理生理学领域中。

四、常用观察方法

1. 肉眼观察 有许多疾病具有明显肉眼变化特征，可通过大体观察就能初步判定病变性质（如肿瘤的良恶性）。肉眼观察法主要使用肉眼、放大镜、量尺和衡器等辅助工具，对病理标本的大小、形状、色泽、重量、质地、表面和切面、病灶等进行细致的观察和检测。

2. 组织学观察 是目前研究和诊断疾病最常用的基本方法。将病变组织固定后制成厚约数微米的切片，经过染色，在显微镜下观察细胞的形态和组织的结构与层次。

3. 超微结构观察 是运用透射和扫描电子显微镜对细胞内部超微结构（细胞器）和细胞表面超微结构进行细微观察，了解细胞的病变。但由于放大倍率太高，视野局限，故仍需结合肉眼及光镜检查才能发挥作用。

4. 组织化学和细胞化学观察 是通过某些能与组织细胞内的化学成分进行特异性结合的化学试剂进行特殊染色，从而辨别病变组织、细胞内各种蛋白、酶类、核酸、糖原等化学成分。如苏丹Ⅲ染色法可识别细胞内的脂肪，PAS 染色法可显示糖原成分，多巴反应可显示黑色素颗粒等。

5. 免疫组织化学观察 是运用抗原–抗体特异性结合原理建立起来的一种组织化学技术，用来检测组织细胞中未知抗原或抗体。原位观察抗原–抗体复合物是否存在及存在的部位、含量等，把形态学变化与分子功能代谢结合起来，在显微镜下观察。该方法目前主要用于肿瘤病理诊断、鉴别诊断和研究。

除上述常用方法外，近年来放射自显影技术、显微分光光度技术、形态测量（图像分析）技术、分析电镜技术、流式细胞仪（FCM）技术、多聚酶链反应（PCR）技术、组织芯片技术和原位杂交技术等一系列分子生物学技术迅速发展及广泛应用，将病理学与病理生理学研究水平深入到分子水平，标志着病理学与病理生理学的发展进入到了一个新时期。

五、病理学发展简史

病理学与病理生理学的产生和发展与人类的认识能力和自然科学的发展密切相关。我国秦汉时期的《黄帝内经》、隋唐时期巢元方的《诸病源候论》，对疾病发生的原因和表现提出了一整套的理论。南宋时期宋慈的《洗冤集录》详细记述了尸体剖检、伤痕病变和中毒的鉴定。这些古籍反映了中医学在病理学发展中的卓越贡献。在西方，古希腊名医希波克拉底（Hippocrates，前 460—前 370）首创液体病理学说。18 世纪中叶，意大利医学家莫尔加尼（Morgagni）根据积累的 700 多例尸检材料，创建了器官病理学。19 世纪中叶，德国病理学家魏尔啸（R. Virchow）在显微镜的帮助下，首创了细胞病理学，他认为细胞的结构改变和功能障碍是一切疾病的基础，并指出了形态学改变与疾病过程和临床表现的关系。这些理论不仅对病理学，甚至对整个医学科学的发展都做出了具有历史意义的贡献，直到今天还继续影响现代医学理论和实践。在病理学家发现细胞的形态改变与疾病关系的同时，其他领域的医学工作者也认识到仅用临床观察和尸体解剖的方法并不能全面、深刻地认识疾病的本质，其代表人物为法国生理学家贝尔纳（C. Bernard）。19 世纪中叶，贝尔纳等利用动物复制人类疾病模型，并用实验手段研究疾病发生过程中功能、代谢和结局的变化，形成了病理生理学的前身——实验病理学。

电子显微镜技术的发展，使病理学研究进入超微结构水平，由此建立了超微结构病理学。近 30 年来，由于免疫学、细胞生物学、分子生物学、细胞遗传学的进展及免疫组化、流式细胞技术、图像分析技术和分子生物技术在病理学与病理生理学的应用，极大地推动了传统病理学与病理生理学的发展。特别是学科间的相互渗透，使病理学出现了一些新的分支学科，如免疫病理学、分子病理学、遗传病理学和计量病理学等。对疾病的认识也由器官、细胞和亚细胞水平深入到分子水平和遗传学水平。如今，随着网络时代的到来，数字病理学在科学研究和临床的应用，使得人们对疾病发生、发展和病理过程的认识进一步加深，从而为疾病的防治提供了更为有力的理论基础。

第二节　疾病概论

疾病，相对于健康是一种异常的生命状态。两者可以相互转化，但缺乏明确的判断界限。

一、疾病的相关概念

（一）疾病

在自然界中，任何生物存在于它所习惯的外环境中，而生物体内的各种组织细胞生活在"内环境"里，内环境的稳定是生命存在的前提。内环境要经常同外环境保持平衡。疾病（disease）是指在一定病因作用下，机体内稳态调节紊乱而导致异常生命活动的过程。在此过程中，躯体、精神及社会适应上的完好状态被破坏，机体进入内环境稳态失调、与外环境或社会不相适应的状态。

中医学对疾病的概念早有阐述。《素问·著至教论》云："合而病至，偏害阴阳。"明·吴崑注："外邪入于正气名曰合。"一方面说明疾病是由于外邪作用于机体所致；另一方面说明疾病时阴阳偏于常态而平衡失调，反映发生疾病时机体内环境发生紊乱。

（二）健康

过去人们只注重生物学意义上的身体健康，此种认识实际上是不全面的。1964 年，世界卫生组织（WHO）将健康（health）定义为：健康不仅是没有疾病和病痛，而且是躯体上、精神上以及社会上处于完全良好状态。也就是说，健康至少要包括强健的体魄、良好的精神状态和对社会较强的适应能力。

（三）亚健康

20 世纪 80 年代以来，人们又提出了亚健康（sub-health）的概念，即指介于健康与疾病之间的一种生理功能低下状态，表现为躯体性、心理性和人际交往性亚健康状态，如疲乏无力、情绪低落、工作效率低、烦躁、易怒、食欲不振、失眠、与社会成员关系不稳定、产生被社会抛弃或遗忘的孤独感等等。因此，如果亚健康状态没有引起足够重视，任其发展就会导致疾病的发生。

二、病因学

病因学（etiology）是研究疾病发生的原因和条件的学科。

（一）疾病发生的原因

疾病发生的原因，简称病因，是指引起疾病必不可少的、赋予该疾病特征或决定疾病特异性的因素。中医学对病因的分析已深入到"外感六淫、内伤七情"。所以，没有病因的疾病是不存在的。病因的种类很多，一般分为以下几类。

1. **生物性因素** 是最常见的致病原因，包括各种病原微生物（细菌、病毒、螺旋体、真菌、立克次体等）和寄生虫（原虫、吸虫、蠕虫等），可引起各种传染病及寄生虫病。这类病原体通过一定的途径侵入机体，但是能否引起疾病，取决于病原体的数量和致病能力，以及机体的感受性、一般状态、免疫力等因素。

2. **物理性因素** 机械暴力可引起创伤、骨折等；高温作用于全身可引起热射病，作用于局部可引起烧伤；低温作用于全身可引起过冷，作用于局部可引起冻伤；电流可引起电击伤，电离辐射可引起放射病；气压降低可引起高山病，气压升高后骤降可引起减压病等。这些因素所致疾病的程度，取决于对机体的作用强度、作用部位和持续的时间。

3. **化学性因素** 包括无机毒物（强酸、强碱、农药及某些毒物等）、有机毒物（有机磷农药中毒）和生物性毒物（如蛇毒、毒蕈等）。化学性因素的致病作用与其性质、剂量（或浓度）、作用部位及作用的时间有关。 对机体组织、器官有一定的选择性，如一氧化碳易与红细胞的血红蛋白结合，导致红细胞失去携氧能力；四氯化碳引起肝细胞损伤。临床上使用的各种药物对机体亦有一定的毒副作用。

4. **营养性因素** 营养素包括糖、蛋白质、脂肪、各种维生素、水和无机盐类（钾、钠、钙等）、某些微量元素(氟、硒、锌、碘等)以及纤维素，皆为机体生命活动所必需。摄入不足或过多均可引发疾病。例如长期大量摄入高蛋白、高糖和高脂肪饮食易引起肥胖病和高脂血症，而摄入不足又引起营养不良；维生素 A 缺乏可引起夜盲症；维生素 D 缺乏可引起佝偻病，而摄入过多又可导致中毒。

5. **遗传性因素** 是指染色体或基因等遗传物质畸变或变异引起的疾病。如先天愚型就是由染色体畸变所引起；白化病、血友病等是与基因的变异有关的分子病。此外，某些家族中具有易患某种疾病的素质，如高血压病、糖尿病家族成员易患高血压病、糖尿病，此种现象称为遗传易感性。

6. **先天性因素** 指那些能够损害胎儿生长发育的有害因素。例如早期孕妇感染风疹病毒，可致胎儿心脏发育畸形；孕妇感染梅毒，可致胎儿患先天性梅毒。

7. **免疫性因素** 正常免疫功能对于机体防御疾病有重要意义，但是免疫反应过强、免疫缺陷或自身免疫反应均可对机体造成损害。如某些药物（特别是青霉素）、花粉或某些食物（如虾、牛乳等）可在某些个体引起荨麻疹、支气管哮喘甚至过敏性休克等；人类免疫缺陷病毒（human immuno-deficiency virus, HIV）感染可破坏 T 淋巴细胞，导致获得性免疫缺陷综合征（acquired immune-deficiency syndrome,AIDS）；当机体对自身抗原发生免疫反应时，可导致自身组织损伤或自身免疫性疾病（autoimmune disease），如系统性红斑狼疮、类风湿性关节炎等。

8. 精神、心理和社会因素　长期的紧张、忧虑、悲伤、恐惧、沮丧等不良情绪和强烈的精神创伤，可引起神经、内分泌功能紊乱及免疫功能的异常，导致某些疾病，如高血压、冠心病、溃疡病等；心理与行为的异常可导致变态人格而危害社会；社会因素如社会经济状态、营养和居住条件、自然环境状态、医疗保健制度与疾病的发生密切也相关。

（二）疾病发生的条件

疾病发生的条件是指病因作用于机体后，决定或影响疾病发生发展的因素。条件本身不引起疾病，但可以影响病因对机体的作用。例如结核杆菌是引起结核病的病因，但是否发病取决于个体的身体情况、营养状态及环境。在营养不良、过度疲劳、长期忧郁或空气污浊的条件下，机体对结核杆菌的抵抗力明显降低，结核病的发生率明显增高。但是，有些疾病的发生似乎不需要条件的存在即可发生，如切割伤、电击伤、烧伤等。

疾病发生的条件种类繁多，大致可分为内部条件（如体质、年龄、性别等个体差异）和外部条件（包括自然条件和社会条件）。其中，社会条件对人类疾病的发生同样具有重要的意义。

有些疾病的发生有明显的诱因。"诱因"是指能够加强病因作用而促进疾病或病理过程发生的因素。诱因是条件中的一部分。例如心绞痛的发生原因是冠状动脉狭窄，而过劳、饱食、受寒或情绪激动是心绞痛发作的诱因。

原因和条件在疾病的发生发展中起着重要的作用。只有条件而没有原因的作用，疾病是不会发生的。有时，原因或条件又可互相转换，同一因素对某一疾病来说是病因，而对另一疾病则可能为条件。例如寒冷是引起冻伤的原因，但又是引起肺炎发生的条件。因此，正确认识和区别疾病的原因和条件在疾病发生发展中的作用，对于防治疾病具有重要的意义。

三、发病学

发病学（pathogenesis）是研究疾病发生发展及转归过程中的基本规律和机制的学说。不同病因引起的疾病有不同的发病规律。以下仅讨论疾病发生发展的一般规律和基本机制。

（一）疾病发生发展的一般规律

疾病发生发展的一般规律是指各种疾病过程中一些普遍存在的共同基本规律。

1. 自稳态调节紊乱　正常机体的内环境处于相对稳定状态，即所谓"稳态"。它是通过神经体液调节使各器官、组织、细胞的功能和代谢活动在不断变化着的内、外环境中保持动态平衡。由于病因作用于机体使其某一方面的功能代谢活动发生紊乱，自稳态难以维持，导致生命活动障碍，临床出现不同的症状和体征。如某些病因所致的胰岛素绝对或相对不足及靶细胞对胰岛素敏感性降低，可引起糖尿病的发生，出现糖代谢紊乱，进一步发展导致脂肪代谢和蛋白质代谢紊乱以及动脉粥样硬化等。因此，稳态的紊乱是疾病发生发展的基础。

2. 损伤和抗损伤反应　致病因素作用于机体引起损伤性反应，与此同时机体调动各种防御和适应功能而产生抗损伤性代偿反应，两者贯穿于疾病的全过程。中医学很重视机体内部的这种抗损伤能力。《素问》云："正气内存，邪不可干。""邪之所凑，其气必虚。"正气即指机体内部的这种防御作用。例如机械外力引起的组织损伤和失血，失血可引起有效循环血量减少，心输出量减少及动脉血压降低等损伤性变化；而动脉血压下降和疼痛刺激则引起反射性的交感－肾上腺髓质系统兴奋，儿茶酚胺分泌增多，进而引起心率加快、心肌收缩力增强、外周血管阻力增高等抗损伤反应。如果损伤较轻，则通过机体的抗损伤反应和适当、及时的治疗，疾病沿良性方向发展，机体可恢复健康。如果损伤的力量占优势，机体的抗损伤措施不足以对抗损伤性变化，又无适当的治疗，则疾病沿着恶性方向发展，患者可因创伤性及失血性休克死亡。应当指出，在损伤与抗损伤斗争中，两者在一定条件下可以相互转化。以炎症为例，变质属于损伤性变化，而渗出和增生则属于抗损伤性变化，若渗出过多或增生过度，压迫器官而影响其功能，则转化为损伤性变化。因此，损伤与抗损伤反应之间存在既相互联系又相互斗争的复杂关系，这种关系是推动疾病发展的基本动力，两者的强弱决定疾病的发展方向和转归（图1-1）。

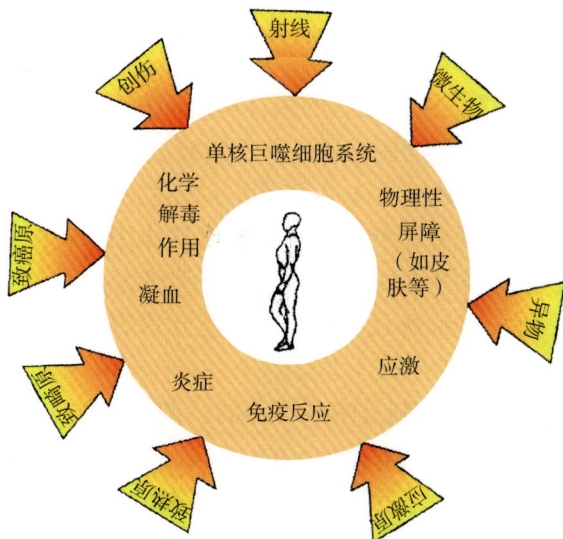

图1-1　疾病时体内的损伤与抗损伤反应

3. 因果交替　原始病因作用于机体引起损害，此结果又可作为发病原因引起新的损伤，依此类推，形成链式发展的疾病过程。如外伤性大出血，引起心输出量减少和血压下降，造成组织供血减少和组织缺氧，导致中枢神经系统功能降低，使呼吸及循环功能下降，进一步加重缺氧，使疾病在链式发展过程中不断恶化而形成恶性循环。相反，如果及时采取补充血容量等措施，阻断恶性循环，可使疾病向有利于康复方向发展，即良性循环。

因此，在疾病发展过程的诸多因果转化环节中，起决定性作用的环节为发病的主导环节，抓住主导环节对治疗疾病具有重要意义。

4. 局部与整体　在疾病发生过程中会出现局部变化或局部变化伴全身反应。有些局部病变会影响到整体，例如晚期肝硬化，病变主要发生在肝脏，但会出现腹水、脾胃肠淤血、黄疸、男性患者出现乳腺发育。严重时，出现出血、肝性脑病、肝肾综合征等危及生命的全身表现；而有些病变则是全身疾病的局部表现，例如糖尿病患者，由于全身性血糖持续升高，代谢紊乱，局部皮肤易感染，如疖、痈等化脓性炎症。因此，正确认识疾病过程中局部与整体关系，对于提高疾病诊断的准确性，采取正确的治疗具有重要意义。

（二）疾病发生发展的基本机制

疾病发生发展的基本机制是指各种疾病发病过程中共同的、基本的机制。

1. 神经机制　神经系统在人体生命活动的维持和调控中起主导作用，因此神经系统的变化与疾病的发生发展密切相关。有些致病因素可直接刺激神经反射引起相应器官组织的功能代谢变化，如腹部钝击伤引起迷走神经反射，可致心跳暂停；惊恐引起交感神经兴奋，发生心跳加快、血压升高、呼吸加速。有些致病因素可抑制神经递质的合成、释放和分解，或者促进致病因子与神经递质的结合，减弱或阻断正常递质的作用。最常见者为长期精神紧张、焦虑、烦恼导致大脑皮质功能紊乱，皮质下中枢功能失调，导致内脏器官功能障碍。

2. 体液机制　体液不仅是构成细胞的内环境，而且是化学信息物质的载体和传递路径。疾病中的体液机制是指致病因素通过改变体液量、体液因子数量或活性，引起内环境紊乱而致病的过程。例如体液丢失可引起脱水或休克；体液过多可引起水中毒。体液机制通常是通过内分泌、旁分泌和自分泌三种途径作用于靶细胞的受体，引起组织、细胞结构和功能代谢损伤，而引发疾病，例如，一些体液因子（如儿茶酚胺、内皮素、血管紧张素、组胺、激肽、肿瘤坏死因子、白细胞介素等），在休克发生发展过程中发挥重要作用。

实际上，神经机制和体液机制是密不可分的。例如某些人受精神或心理刺激可引起大脑皮质和皮质下中枢（主要是下丘脑）的功能紊乱，使调节血压的血管运动中枢反应性增强，此时交感神经兴奋，末梢释放去甲肾上腺素增多，导致小动脉紧张性收缩。同时，交感神经活动亢进，刺激肾上腺髓质兴奋而释放肾上腺素，使心率加快、心输出量增加，并且因肾小动脉收缩，促使肾素－血管紧张素－醛固酮系统激活，共同构成血压升高的神经体液机制。

3. 细胞、分子机制　致病因素可直接或间接作用于组织、细胞，造成组织细胞的功能、代谢障碍和损伤。如外力、高温等致病因素可直接无选择地损伤组织细胞；而一些病原体如肝炎病毒、疟原虫则有选择性地损伤组织细胞。致病因素引起的组织细胞损伤除直接破坏和损伤的细胞释放出一些活性物质作用于邻近细胞并引起相应的局部反应外，主要引起细胞膜和细胞器功能障碍。如细胞膜的各种离子泵（Na^+-K^+-ATP 酶、Ca^{2+}-Mg^{2+}-ATP 酶等）功能失调，造成细胞内外离子失衡。细胞内 Na^+、Ca^{2+} 聚集，细胞水肿，甚至死亡。细胞器功能异常主要表现为线粒体的功能障碍，能量生成不足。

　　蛋白质和核酸是机体生命现象的主要分子基础。各种致病因素无论通过何种途径引起疾病，都会以各种形式表现为蛋白质和核酸结构和功能的异常。细胞生物学技术在病理学中的应用，使我们通过生命的分子基础——蛋白质和核酸的异常来认识疾病的形态、功能、代谢变化和疾病的本质成为可能。

四、疾病的转归

　　疾病的最后结局取决于机体受到致病因素作用后所发生的损伤与抗损伤反应力量的对比。疾病的转归可为康复和死亡。

（一）康复

　　康复（recovery）分为完全康复和不完全康复。①完全康复：是指疾病所致损伤性变化及所出现的临床症状和体征完全消失，机体的功能、代谢和形态结构完全恢复正常，机体重新恢复稳态，又称为痊愈。②不完全康复：是指疾病所致损伤性变化已得到控制，主要症状、体征已经消失，但由于基本病理变化尚未完全消失，通过代偿维持内环境的相对稳定，患者可再次发病。例如风湿病遗留下的心瓣膜病变、类风湿性关节炎遗留下的关节畸形等。

（二）死亡

1. 死亡及分期　死亡（death）是生命活动的终止，可分为生理性死亡和病理性死亡。生理性死亡是衰老的结果。病理性死亡常由于生命重要器官（如心、脑、肝、肾、肺）发生严重的不可逆性损伤，或因慢性消耗性疾病（如结核病、恶性肿瘤等）引起的全身极度衰竭，也可因失血、窒息、中毒、电击等引起呼吸、循环系统功能急剧障碍。

　　传统上一般将死亡过程分为三个阶段：①濒死期：是死亡前的垂危阶段，患者脑干以上神经中枢处于深度抑制状态，机体各系统功能发生严重障碍，表现为体温下降、意识模糊、心跳呼吸微弱、血压降低。②临床死亡期：患者延髓以上的神经中枢处于深度抑制状态，表现为心跳、呼吸停止，各种反射消失，瞳孔散大。此时，临床上可认为生命活动已经停止，但在一定时间内组织和细胞仍维持微弱的代谢活动。③生物学死亡期：是死亡的最后阶段，此时中枢神经系统及其他各器官组织的代谢活动完全停止，是生命活动不可恢复阶段。死者逐渐出现尸冷、尸僵、尸斑。最后在细菌的作用下开始腐败。

2. 脑死亡　随着医疗水平的进步，特别是复苏技术的提高和器官移植的开展，人们对死亡的概念有了新的认识，提出了脑死亡（brain death）概念。所谓脑死亡是指全脑功能（包括大脑半球、间脑和脑干）的不可逆性永久性停止。机体一旦处于脑死亡状态，就意味着实质性死亡。

脑死亡的判定标准，大致可以归纳为以下几点：①不可逆性深度昏迷和大脑无反应性，前者指不能逆转的意识丧失，后者指对外界刺激不发生应有的反应；②自主呼吸停止，施行人工呼吸 15 分钟后仍无自主呼吸；③脑干神经反射消失，如瞳孔散大或固定、瞳孔对光反射、角膜反射、咳嗽反射、吞咽反射等完全消失；④脑电波消失；⑤脑血液循环完全停止（脑血管造影证明）。

脑死亡的意义在于：有利于判定死亡时间，为可能涉及的一些法律问题提供依据；确定终止复苏抢救的界线，停止不必要的无效抢救，减少经济和人力的消耗；为器官移植创造良好的时机和合法依据，因为脑死亡者脑以外的器官在一定时间内仍有血液供应，可为器官移植提供最新鲜材料。但是确定脑死亡一定要十分慎重。

3. 临终关怀与安乐死　临终关怀是指为临终患者及其家属提供医疗、护理、心理、社会等方面的全方位服务与照顾，使患者在较为安详、平静中接纳死亡。在我国一些医院有专门的临终关怀病房。安乐死是指对患有不治之症的患者在濒死状态时，为免除其精神和躯体上的极端痛苦，用医学方法结束生命的一种措施。由于安乐死涉及复杂的医学、社会学和伦理学问题，大多数国家（包括我国）尚未通过立法实施。

【复习题】

1. 解释下列名词：病理学、病理生理学、疾病、健康、脑死亡。
2. 简述病理学与病理生理学研究方法及各自特点。
3. 简述判断脑死亡的标准。

上篇 病理学

第二章 细胞和组织的适应、损伤与修复

细胞是人体的基本结构单位，细胞的生命活动是在机体内、外环境的动态平衡中进行的。当机体的内外环境发生改变时，细胞和组织通过改变其自身的代谢、功能和结构，而得以保持活力和功能，此过程称为适应（adaptation）。形态上表现为萎缩、肥大、增生和化生。当机体内外环境的改变强度超过了细胞和组织的适应能力时，则引起损伤。轻度损伤是可逆的，即变性，严重或持续损伤是不可逆性的，即细胞死亡。从正常细胞到适应，再到可逆性损伤和不可逆性损伤是代谢、功能和结构上的连续变化过程。认识和掌握这些变化的基本规律，对研究疾病的发生和发展，促进疾病的愈复有重要意义。

第一节 细胞和组织的适应

一、萎缩

发育正常的细胞、组织或器官的体积缩小称为萎缩（atrophy）。萎缩时细胞的代谢降低，能量需求减少，原有的功能下降。发生萎缩的器官和组织，实质细胞体积缩小或数量减少，而间质的纤维结缔组织往往有些增生。组织、器官因未曾发育或发育不全而表现的体积缩小不属于萎缩范畴。萎缩可分为生理性和病理性萎缩。

（一）生理性萎缩

生理性萎缩常与年龄有关，如青春期胸腺萎缩，绝经期后卵巢、子宫、乳腺的萎缩，老年人各器官和组织不同程度地萎缩，尤其以脑、心、肝、皮肤、骨骼等更为明显。

（二）病理性萎缩

病理性萎缩按其原因可分为以下几个类型。

1. 营养不良性萎缩 可分为全身性和局部性两种。全身营养不良性萎缩主要见于长期饥饿、慢性消耗性疾病及恶性肿瘤等。组织、器官萎缩时，首先是脂肪组织，其次是肌肉、脾、肝、肾等器官，心和脑萎缩最晚。这个顺序有一定的代偿适应意义。局部的营养不良性萎缩通常由局部缺血所致，如脑动脉硬化时的大脑萎缩。

2. 压迫性萎缩 器官或组织长期受压后可导致局部组织缺血而逐渐发生萎缩。如尿路阻塞时，肾盂积水导致肾实质长期受压而引起萎缩（图2-1）。

3. 失用性萎缩 运动器官长期不活动可导致组织细胞功能和代谢活动的降低而发生萎缩，如长期卧床者的下肢肌肉萎缩。

4. 神经性萎缩 神经损伤后，其所支配的器官、组织失去了神经的调节作用，便可发生功能、代谢障碍而引起萎缩，如脊髓灰质炎患者出现的下肢肌肉萎缩。

5. 内分泌性萎缩 内分泌功能低下可引起相应靶器官萎缩，如垂体功能低下时，可使甲状腺、肾上腺和性腺等器官萎缩。

萎缩的器官体积缩小，重量减轻，颜色变深或褐色，质地硬韧，包膜增厚。实质细胞体积变小或数量减少，间质纤维组织或脂肪组织增生。

轻度萎缩一般可逆，病因去除后，萎缩的细胞、组织可恢复正常。严重的萎缩可引起细胞死亡。

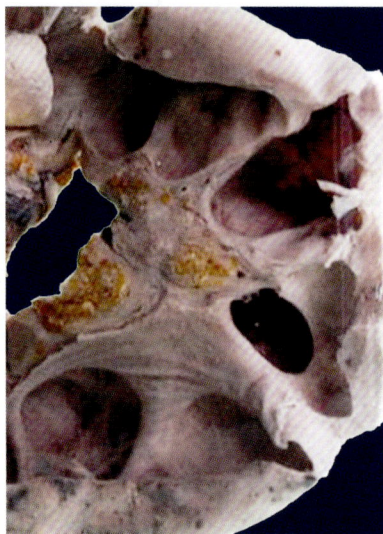

图 2-1 肾压迫性萎缩（大体）
肾盂积水、扩张，肾实质受压萎缩

二、肥大

细胞、组织或器官的体积增大称为肥大（hypertrophy）。细胞肥大的基础是细胞器增多，合成代谢增多，功能增强。组织或器官的肥大通常是由于实质细胞的肥大所致，常伴有细胞数量的增多。肥大通常具有代偿意义，但若超过一定的极限，将会出现失代偿，导致相应器官功能不全。

肥大可分为生理性和病理性两种。生理状态下，由于局部组织功能与代谢增强而发生细胞肥大，例如运动员和体力劳动者肌肉发达；妊娠期，雌、孕激素升高引起子宫平滑肌肥大，导致子宫增大。病理性肥大由各种病理原因引起，如高血压病引起的左心室肥大；晚期肾小球肾炎导致残存肾单位的肥大；由甲状腺素分泌过多，引起甲状腺滤泡上皮细胞肥大，导致甲状腺肿大。因内分泌激素过多作用于效应器所致肥大，称内分泌肥大或激素性肥大。

三、增生

由实质细胞数量增多导致组织、器官的体积增大称为增生（hyperplasia）。是细胞有丝分裂活动增强的结果。增生与肥大常相伴存在，常导致组织器官体积增大。

增生可分为生理性和病理性两种。为适应生理需要的为前者，如青春期女性在雌激素作用下乳腺导管上皮增生以促进乳腺发育，月经后期子宫内膜的增生等。由过量激素或生长因子刺激所致的为后者，如过量雌激素引起的子宫内膜增生、乳腺增生等内分泌增生，肝切除或损伤后的肝细胞再生，皮肤手术创口处的皮肤再生等。

细胞增生常为弥漫性的，导致相应的组织、器官体积均匀增大，形状无明显改变。但在激素的作用下，前列腺、甲状腺、肾上腺和乳腺等增生常呈结节状。可能由于这类器官中的靶细胞对激素作用更敏感，而在正常组织中形成单个或多发结节。

四、化生

一种已分化成熟的细胞在外界环境刺激下被另外一种分化成熟的细胞所替代的过程称为化生（metaplasia）。化生并非由已分化成熟的细胞直接转变为另一种细胞，而是由该处具有分裂能力的未分化细胞向另一方向分化而成。化生只发生在同源细胞之间，即上皮细胞之间或间叶细胞之间，如柱状上皮可化生为鳞状上皮，但不能化生为结缔组织成分。

（一）上皮组织的化生

1. 鳞状上皮化生 最为常见。如长期吸烟者、慢性支气管炎者，支气管黏膜的纤毛柱状上皮化生为鳞状上皮（图 2-2）；慢性胆囊炎时胆囊黏膜上皮的鳞状化生；慢性子宫颈炎时宫颈黏膜腺上皮的鳞状化生等。鳞状上皮化生是一种适应性表现，通常是可复性的，但若持续进行，则有可能发展成鳞状细胞癌。

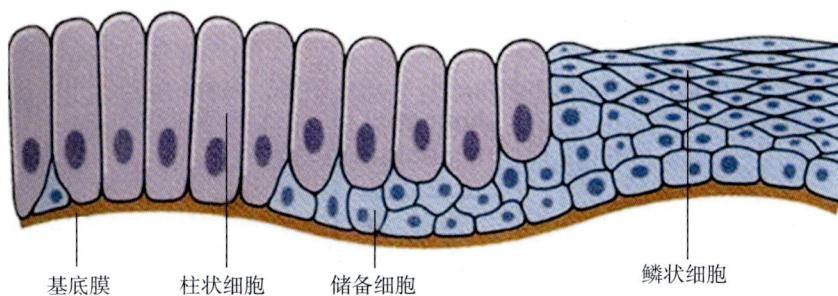

基底膜　柱状细胞　储备细胞　　　　　鳞状细胞

图 2-2　柱状上皮的鳞状上皮化生示意图
柱状上皮细胞中的储备细胞分裂增殖，分化形成复层鳞状上皮细胞

2. 肠上皮化生 主要见于慢性萎缩性胃炎，由于慢性炎症的刺激可使胃黏膜固有腺体萎缩，而由腺体颈部的未分化细胞增生，分化为小肠或大肠型黏膜上皮，大肠型上皮化生可成为胃腺癌发生的基础。

（二）间叶组织化生

化生亦可发生于间叶组织。如局部软组织反复损伤可在软组织内形成骨或软骨（骨化性肌炎），这是由于新生的结缔组织中成纤维细胞分化成骨、软骨细胞的结果。

上皮组织的化生，在原因消除后可恢复。但骨或软骨的化生则不可逆。化生是机体对内外环境改变的适应性变化，对机体具有一定的保护作用，但由于化生的组织丧失了原有组织的结构和功能，局部防御能力反而减弱。更为重要的是，化生是一种异常增生，可发生恶变。

第二节　细胞和组织的损伤

一、原因和机制

引起细胞和组织损伤的因素多种多样，主要有如下几类。

1. **缺氧**　是引起细胞和组织损伤的最常见原因。缺氧时，细胞内氧化磷酸化受抑制，ATP 生成减少，糖酵解过程活化，活性氧增加，从而导致细胞损伤。

2. **物理因素**　包括高低温、电离辐射、电流、机械损伤等因素。高温可使细胞内蛋白质凝固、变性；低温使血管收缩而致组织缺血，严重者可导致细胞内水分形成冰晶而损伤细胞；电离辐射使水分子被激发电离，产生大量强毒性的氧自由基，导致生物大分子结构破坏；电流可直接烧伤组织；机械性损伤则可直接造成组织断裂和细胞破损。

3. **化学因素**　包括化学物质和药物毒性作用。其对细胞的损伤途径可通过直接的细胞毒性作用、代谢产物对靶细胞的毒性作用、诱发免疫性损伤和 DNA 损伤等，葡萄糖和盐这类物质如果浓度过高也可破坏细胞的渗透环境而引起细胞损伤或死亡。

4. **生物因素**　是引起细胞损伤最常见因素。包括细菌、病毒、真菌、原虫、寄生虫等。多数细菌通过其释放的内、外毒素或分泌的酶引起细胞损伤。有的细菌可以导致机体的变态反应而引起细胞损伤。病毒通过整合入宿主 DNA 内，扰乱细胞功能或通过复制繁殖，破坏细胞或通过免疫反应破坏宿主细胞。真菌、原虫、寄生虫可直接破坏细胞和组织或诱发变态反应造成损伤。

5. **免疫因素**　机体的免疫反应具有防御病原微生物侵袭的功能，但免疫反应也可造成细胞和组织损伤。主要是由于机体对外来抗原的反应过强（变态反应），如青霉素过敏，或对某些自身抗原产生自身免疫反应所致，如系统性红斑狼疮、类风湿关节炎等自身免疫性疾病。另外先天性或后天性免疫缺陷，则由于机体的免疫功能低下，很易受到外来病原体侵袭引起损伤。

6. **其他因素**　如营养失衡、遗传性缺陷、神经内分泌失调、衰老、心理和社会因素等均可引起细胞和组织损伤。此外，在对患者原有疾病诊治过程中，也可导致一些医源性伤害，如医院获得性感染、药源性损伤等，在临床工作中应注意防范。

二、类型

细胞和组织损伤的表现形式和严重程度不一，轻者可逆，称为可逆性损伤（reversible injury），去除致病因素后大多数可恢复正常。重者可造成细胞生命活动停止，表现为细胞不可逆性损伤，即细胞死亡。

（一）可逆性损伤——变性

细胞可逆性损伤，旧称变性（degeneration），是指细胞或细胞间质受损后，由于代谢障碍，细胞内或细胞间质中出现异常物质或正常物质异常增多的现象，常伴有代谢和功能活动的降低。去除病因后，大多数此类损伤可恢复正常。

1. 细胞水肿　细胞水肿（cellular swelling）是细胞轻度损伤的常见早期病变，主要见于线粒体丰富，代谢活跃的心、肝、肾等实质器官的细胞。

（1）原因及机制：由于缺氧、感染、中毒等因素的影响，使细胞的内环境受到干扰，线粒体损伤，ATP产生减少，引起细胞膜上的Na^+-K^+泵功能障碍或细胞膜直接受损，导致细胞内钠、水增多。

（2）病理变化：肉眼观，发生细胞水肿的器官体积增大，包膜紧张，切面隆起，边缘外翻，颜色苍白混浊无光泽（混浊肿胀），镜下观，细胞肿大，胞质内出现许多细小的淡红色颗粒（颗粒变性）。如果细胞水肿进一步发展，胞质肿胀更加明显，胞质空亮，淡染（胞质疏松化）。重度细胞水肿，整个细胞膨大变圆，胞浆透明状似气球（气球样变）（图2-3）。电镜观察证实，胞质内的颗粒为肿大的线粒体和扩张的内质网。

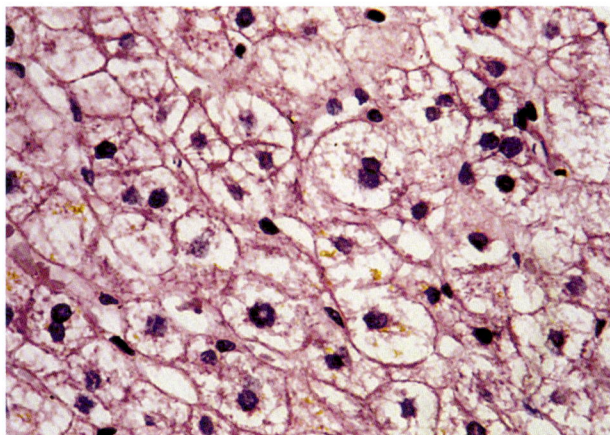

图2-3　肝细胞水肿（镜下）
肝细胞胞质疏松，染色浅淡，肝窦狭窄

（3）结局：轻度水肿的细胞去除病因后可恢复正常，重度水肿的细胞可发展为细胞坏死。

2. 脂肪变性　正常情况下，除脂肪细胞外，其他细胞内一般不见或仅见少量脂滴，如这些细胞中出现脂滴或脂滴明显增多称为脂肪变性（fatty change），又称脂肪沉积。

最常见的部位为脂肪代谢的中心器官肝脏，其次为心脏和肾脏。

（1）肝脂肪变性

①原因及机制：引起肝脂肪变的原因主要有：一是脂蛋白、载脂蛋白减少，中毒、缺氧或营养不良时，肝细胞中脂蛋白、载脂蛋白合成减少，不能将脂肪运输出肝外而堆积于肝细胞内。二是肝细胞内脂肪酸增多，高脂饮食或营养不良时，体内脂肪组织大量分解，过多游离脂肪酸经由血液入肝；机体缺氧所致肝细胞糖酵解，生成的乳酸大量转化为脂肪酸；或因氧化功能下降而脂肪酸相对增多。三是甘油三酯合成过多，酗酒可改变线粒体和滑面内质网的功能，促进 α-磷酸甘油合成新的甘油三酯。

本病病因，发达国家以酗酒最为常见。我国酗酒引起的肝脂肪变性的比例也在逐渐增高。

②病理变化：肉眼观，轻度肝脂肪变性可无明显变化，中、重度的肝脂肪变性，肝脏体积增大，包膜紧张，淡黄色，质软，切面触之呈油腻感。镜下观，对苏木素-伊红（HE）染色切片，由于制片过程细胞内的脂滴被脂溶剂溶解而表现为大小不等的空泡（图2-4）。HE切片中细胞胞质呈空泡化除见于脂肪变性外，还常见于糖原沉积和细胞水肿，因此需要经特殊染色加以鉴别。如可用冰冻切片做苏丹Ⅲ染色，脂滴呈橘红色，锇酸将其染成黑色。如PAS染色阳性可明确为糖原沉积。既无脂肪又无糖原则空泡状胞质很可能是水分蓄积（细胞水肿）。

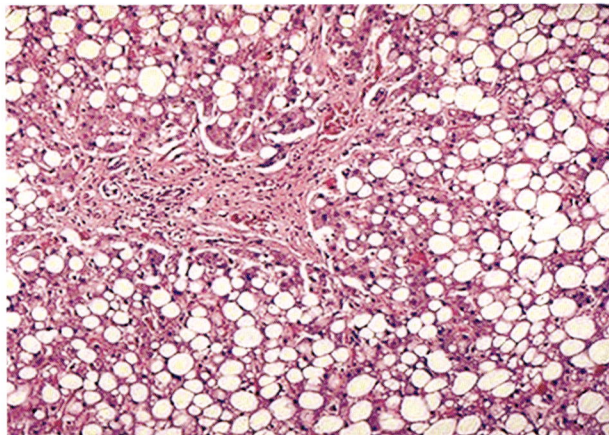

图 2-4　肝细胞脂肪变性（镜下）
肝细胞内见脂肪空泡，核被挤压至一侧

肝脂肪变性是可逆性变化，病因消除后病变可消退，但如进一步发展，严重者可导致肝硬变。

（2）心肌脂肪变性：心肌脂肪变性常发生在左心室内膜下及乳头肌处，常因严重贫血和中毒所致。肉眼观，可见心内膜下乳头肌处出现横行黄色条纹，与正常的暗红色心肌相间排列，状似虎皮斑纹，故称为"虎斑心"。镜下观，脂肪空泡较细小，多位于心肌细胞核附近，呈串珠状排列。

3. 玻璃样变性　玻璃样变性（hyaline degeneration）又称透明变，用于描述结缔组织内、血管壁和细胞内出现HE染色为均质红染的毛玻璃样物质。这种形态学改变可由很多种原因引起，常见的有以下 3 种。

（1）结缔组织玻璃样变性：常见于瘢痕组织、动脉粥样硬化的纤维斑块，纤维化的肾小球等处。肉眼观，病变组织呈灰白色半透明状，质地坚韧，缺乏弹性。镜下观，病变处组织中纤维细胞数量明显减少，胶原纤维增粗，融合形成梁状、带状或片状均匀红染的半透明状物质。其发生机制尚不清楚。

（2）血管壁玻璃样变性：常见于高血压病时肾、脑、脾和视网膜等处的细小动脉壁出现均匀红染无结构物质（图 2-5）。是由于该细动脉持续痉挛，内皮细胞受损，内膜通透性增大导致血浆蛋白渗入内膜，并凝固成无结构的均匀红染物质。病变血管壁增厚变硬，弹性下降，管腔狭窄甚至闭塞。

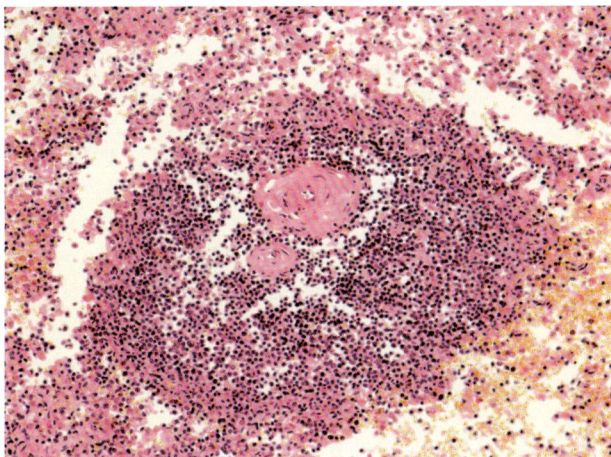

图 2-5　脾中央动脉玻璃样变性（镜下）
脾中央动脉壁增厚，管腔狭窄，管壁内均质红染的玻璃样物质

（3）细胞内玻璃样变性：即细胞内出现大小不等的圆形红染小滴。如肾小球肾炎伴有明显蛋白尿时，血浆蛋白经肾小球滤出又被近曲小管上皮细胞重吸收在胞质内融合，形成大小不等的圆形红染小滴；浆细胞合成大量免疫球蛋白时，可集聚在内质网中形成 Russell 小体；酒精性肝炎时，肝细胞内的 Mallory 小体。

4. 黏液样变性　黏液样变性（mucoid change）是指组织间质内有黏多糖（葡萄糖安聚糖、透明质酸等）和蛋白质的积聚。常见于间叶组织肿瘤、风湿病、动脉粥样硬化和营养不良时的骨髓和脂肪组织等。镜下观，病变处间质疏松，充满灰蓝色的黏液样基质，其中散在一些星芒状、多角形的细胞。黏液样变性在病因消除后可消退，病变若长期存在可引起纤维组织增生，导致纤维化。

5. 病理性色素沉着　细胞和组织内有色物质的过量蓄积称为病理性色素沉着（pathologic pigmentation）。常见的有：

（1）含铁血黄素（hemosiderin）：为血红蛋白代谢的衍生物。红细胞或血红蛋白被巨噬细胞吞噬后，经溶酶体的消化，血红蛋白释放的 Fe^{3+} 与蛋白质结合形成铁蛋白微粒，若干铁蛋白微粒聚集则形成光镜下可见的棕色颗粒。正常情况下，含铁血黄素见于有红细胞破坏的肝、脾和骨髓的巨噬细胞内，细胞崩解后也可以见于细胞外。

（2）胆红素（bilirubin）：是正常胆汁的主要色素，也是血红蛋白分解产物，但不含铁，为棕黄色或黄绿色颗粒。胆红素在细胞或组织内过多，可致临床上出现黄疸。

（3）黑色素（melanin）：存在于正常人皮肤、毛发、虹膜、眼脉络膜中，肾上腺皮质功能低下时，全身皮肤黑色素增多，是由于肾上腺皮质激素分泌减少，ACTH 分泌增多，使黑色素细胞产生过多的黑色素所致。局限性黑色素增多常见于黑色素瘤和色素痣（图 2-6）。

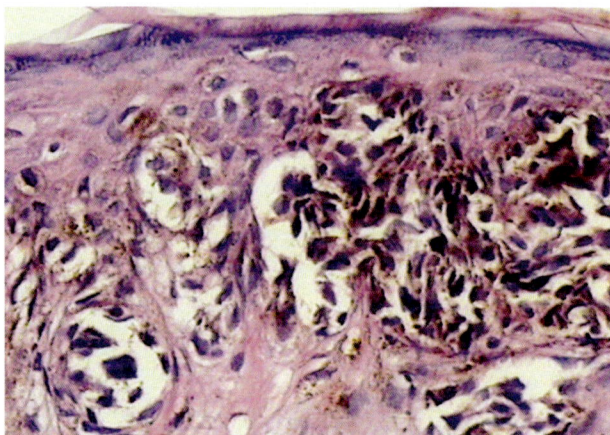

图 2-6　色素痣（复合痣，镜下）
表皮内及皮下见含有黑色素的痣细胞团

6. 病理性钙化　在骨和牙齿以外的组织内有固体钙盐沉积，称病理性钙化（pathologic calcification）。肉眼观，钙化处为灰白色颗粒状和团块状质块。在 HE 染色切片中，钙化处呈蓝色颗粒状或片块状。有时钙化呈同心圆状、沙砾状。病理性钙化按其发生原因可分为以下 2 种。

（1）营养不良性钙化（dystrophic calcification）：钙盐沉积在变性坏死组织或其他异物（如结核坏死灶、动脉粥样硬化斑块、血栓、死亡的寄生虫卵等）内。因无全身钙磷代谢障碍，故血钙不升高。

（2）转移性钙化（metastatic calcification）：由于全身钙磷代谢障碍，血钙和血磷均增高引起钙盐在肾小管、肺泡和胃黏膜等处沉积。见于甲状腺功能亢进、骨肿瘤破坏骨组织或维生素 D 摄入过多等。

（二）不可逆性损伤——细胞死亡

细胞受到严重损伤累及细胞核时，呈现代谢停止、结构破坏和功能丧失等不可逆性损伤，即细胞死亡（cell death），包括坏死和凋亡两种类型。

1. 坏死　活体内局部组织细胞的死亡称为坏死（necrosis）。一般情况下，坏死是由可逆性损伤逐渐发展而来，个别情况下，由于致病因素极为强烈，如高温、强酸和强碱的突然作用，坏死可立即发生。

（1）病理变化：刚坏死时，组织和细胞的形态结构同坏死前基本相似。数小时后光镜下可辨认出其特征性改变。如心肌梗死 2 小时，血液中可测到心肌细胞坏死标志酶（肌酸激酶、乳酸脱氢酶和谷草转氨酶）升高。形态学证据要在梗死后 4 ～ 12 小时才出现。

①细胞核的变化：细胞核的改变是判断细胞坏死的主要标志，表现为：a.核固缩：由于细胞核脱水使核染色质浓缩，染色加深，体积缩小；b.核碎裂：核膜破裂，核染色质崩解为小碎片分散在细胞质中；c.核溶解：核染色质在 DNA 分解酶作用下分解，核失去对碱性染料的亲和力，染色变淡，只能见到核的轮廓甚至核完全消失（图 2-7）。

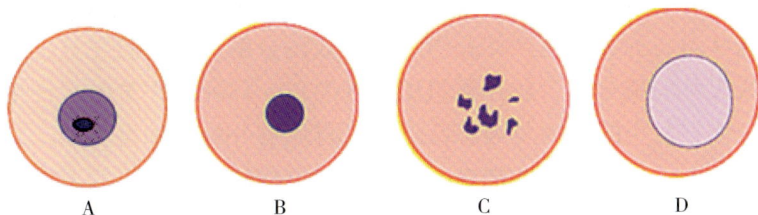

图 2-7　细胞坏死细胞核的形态变化
A.正常细胞；B.核固缩；C.核碎裂；D.核溶解

②细胞浆的改变：坏死细胞的胞质嗜酸性增强，呈颗粒状。

③间质的改变：早期改变不明显，后期在各种酶的作用下，基质崩解，胶原纤维肿胀、断裂或液化。

最后坏死的胞核、胞质及崩解的间质融合成一片红染无结构的颗粒状物质。

（2）坏死的类型：根据坏死的形态表现，可分为以下几类：

①凝固性坏死（coagulative necrosis）：坏死组织由于水分丢失，蛋白质凝固而变成灰白色或黄白色比较坚实的凝固体，称凝固性坏死，常见于心、肾、脾等器官的缺血性坏死。肉眼观，多呈土黄色、较干燥，与健康组织分界清楚，边缘有一条暗红色充血出血带（图 2-8A），镜下观，坏死灶内细胞结构消失，但组织较廓仍可保留一段时间（图 2-8B）。

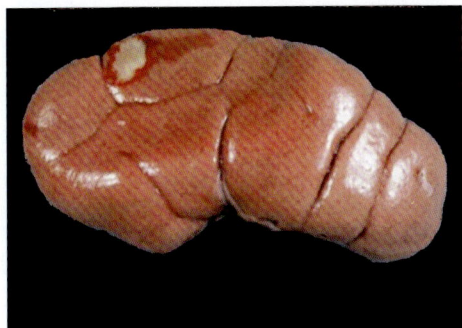

图 2-8A　肾凝固性坏死（肾贫血性梗死，大体）
肉眼观，肾坏死灶呈灰白色，与周围健康组之间形成暗红色充血出血带

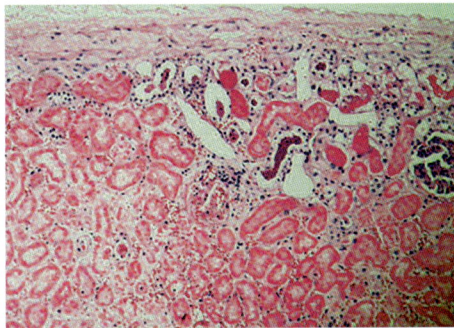

图 2-8B　肾凝固性坏死（肾贫血性梗死，镜下）
坏死组织的细胞结构消失，但肾小球、肾小管的轮廓尚存在

干酪样坏死（caseous necrosis）：是凝固性坏死的一个特殊类型，主要见于结核病灶。特征是组织分解彻底，肉眼观，坏死组织色微黄，质地松软，状似干酪，故名干酪样坏死。镜下观，组织轮廓不清，呈现一片红染无结构颗粒状物质。

②液化性坏死（liquefaction necrosis）：组织坏死后，因酶分解而变成液态，称液化性坏死。主要见于脂质成分多、蛋白含量少和含蛋白酶多的器官，如脑组织、胰腺组织。化脓菌感染形成的脓肿，由于中性粒细胞的渗出，释放水解酶，将坏死组织溶解液化，也属于液化性坏死。

③坏疽（gangrene）：较大范围的组织坏死，合并不同程度的腐败菌感染而呈黑色、污秽发臭的特殊状态，称为坏疽。坏死组织经腐败菌分解，产生硫化氢，与血红蛋白分解的铁结合形成黑色的硫化铁，故坏死组织呈现黑色，坏死组织分解，产生吲哚和粪臭素，故有臭味。根据发生的原因及形态特点，可将坏疽分为三种类型。

a. 干性坏疽（dry gangrene）：常见于下肢动脉粥样硬化、血栓闭塞性脉管炎、冻伤患者的肢体末梢。由于动脉阻塞而静脉回流通畅，加之水分易蒸发，故坏死组织水分少，病变部位呈黑色、干燥、皱缩状，与健康组织分界清楚（图2-9）。

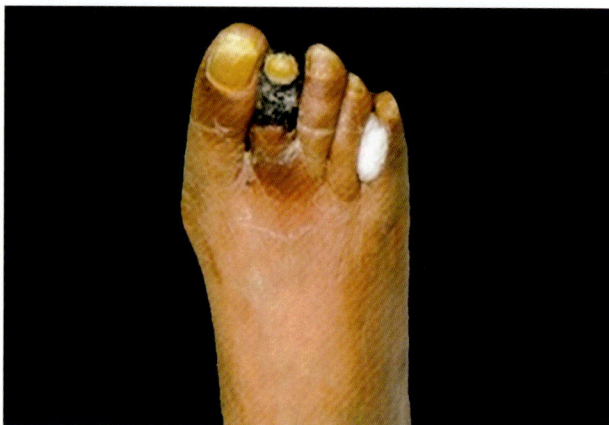

图 2-9　干性坏疽（大体）
坏死组织边界清楚，呈黑色，干燥，皱缩状

b. 湿性坏疽（moist gangrene）：常发生在与外界相通的内脏，如肺、肠、子宫等处，由于动脉闭塞同时静脉回流受阻，故坏死组织水分含量多，适合腐败菌生长，病变进展快，局部明显肿胀，呈深蓝、暗绿或污黑色，与正常组织分界不清，有恶臭。由于坏死组织腐败分解所产生的大量毒性物质被机体吸收，可造成毒血症，威胁生命。

c. 气性坏疽（gas gangrene）：主要见于深达肌肉的开放性创伤，合并产气荚膜杆菌等厌氧菌感染，细菌分解坏死组织时产生大量气体，使坏死组织呈蜂窝状，按之有捻发感。气性坏疽发展迅速，毒素吸收多，患者常有严重的全身中毒症状，可因严重中毒性休克而危及生命。

④脂肪坏死（fat necrosis）：有酶解性脂肪坏死和创伤性脂肪坏死两种。前者见于急性胰腺炎时，活化的胰脂肪酶使脂肪细胞内的脂肪分解为甘油和脂肪酸，脂肪酸与钙离子结合形成灰白色不透明的斑点状钙化灶。创伤性脂肪坏死释放的脂肪引起慢性炎症

和异物巨细胞反应，局部形成肿块。

⑤纤维素样坏死（fibrinoid necrosis）：是主要发生在结缔组织和小血管壁的胶原纤维成分的变性改变，表现为胶原纤维肿胀、断裂，分解为颗粒状、小片状或细丝状强嗜酸性无结构物质，状似纤维素故称纤维素样坏死。纤维素样变性常见于风湿病、系统性红斑狼疮等变态反应性疾病。

（3）坏死组织的结局

①溶解吸收：较小范围的坏死组织，可由坏死细胞和中性粒细胞释放的蛋白水解酶分解、液化，经过淋巴管、小静脉吸收。不能吸收的碎片，则由巨噬细胞吞噬消化。较大的坏死灶溶解后不易完全吸收，可形成囊腔。

②分离排出：位于体表和与外界相通脏器的较大坏死灶不易完全溶解吸收，其周边发生炎症反应，渗出的中性粒细胞释放蛋白水解酶，将坏死边缘组织溶解，使坏死组织和健康组织分离，形成缺损。发生于皮肤、黏膜的坏死组织脱落后，留有较深的组织缺损，称溃疡。肺、肾的坏死组织液化后经自然管道（气管、输尿管）排出后残留的空腔称为空洞。溃疡和空洞由组织增生和再生来修复。

③机化（organization）：较大范围的坏死组织，不能完全溶解吸收或分离排出，则由新生毛细血管和成纤维细胞等组成的肉芽组织长入坏死组织，并加以取代，这一过程称为机化。最后形成瘢痕组织。

④包裹或钙化：较大的坏死灶，不能完全吸收、机化时，则由周围肉芽组织将其包围，使病变局限，称包裹。坏死组织内有钙盐沉积，称为钙化。

2. 细胞凋亡　凋亡是活体内局部组织中单个细胞由基因调控主动而有序的自我死亡。凋亡时细胞膜保持完整，无细胞内容物泄漏，故不引起炎症反应，这与坏死不同，但二者可同时存在。凋亡细胞很快由吞噬细胞清除。凋亡见于许多生理和病理过程，在胚胎发育，组织内正常细胞群的稳定，机体的防御与免疫反应，以及各种原因引起的细胞损伤、老化、肿瘤、病毒感染和自身免疫性疾病的发生发展上具有重要意义。

细胞凋亡与细胞坏死的区别见表1-1。

表1-1　细胞凋亡与细胞坏死的区别

	细胞凋亡	细胞死亡
诱导因素	生理性、病理性	病理性
基因调控	有，主动过程	无，被动过程
病变范围	多发生于单个细胞	多数细胞均可发生
细胞形态	皱缩，核固缩，胞膜及细胞器相对完整	肿胀，胞膜及细胞结构被破坏
凋亡小体	有	无
炎症反应	无	有

第三节　损伤的修复

局部组织和细胞损伤后，机体对所形成的缺损进行修补恢复的过程，称为修复

（repair）。修复是通过细胞的再生来完成的。修复过程可概括为两种形式，即再生和纤维性修复。

一、再生

组织缺损后由周围健康细胞分裂增殖以恢复原有组织结构和功能的过程，称再生（regeneration）。

（一）再生的类型

再生可为分生理性再生和病理性再生两种类型。

1. 生理性再生　指在正常的生理过程中机体细胞衰老死亡后由同类细胞增生、替代的过程。如皮肤表层细胞脱落后由基底细胞增生分化予以补充，子宫内膜周期性脱落后由新生的内膜替代等。

2. 病理性再生　病理状态下，细胞、组织缺损后发生的再生，称为病理性再生。病理性再生根据修复的状态又可分为完全性再生和不完全性再生。完全性再生是指死亡的细胞由同类细胞再生补充，完全恢复原有组织结构和功能。不完全再生是指在组织缺损较大或该类细胞缺乏再生能力时，由新生的肉芽组织增生取代，最终形成纤维瘢痕，不能完全恢复原有组织的结构和功能。多数情况下，机体损伤后，两种再生修复过程常同时存在。

（二）各种细胞的再生潜能

机体各种组织细胞再生能力差异较大，根据一般的规律，低等动物较高等动物再生能力强，幼稚组织比分化成熟组织再生能力强，易受损伤或经常更新的组织再生能力强。按再生能力的强弱，可将人体组织细胞分为三类。

1. 不稳定细胞（labile cells）　即再生能力强，经常需要更新的细胞。如表皮细胞，呼吸道、消化道和泌尿生殖器官黏膜的被覆细胞，淋巴造血细胞，间皮细胞等。

2. 稳定细胞（stable cells）　这类细胞在生理状态下一般较稳定，无明显再生现象，一旦受到组织损伤的刺激，则表现出较强的再生能力。包括各种腺体或腺样器官的实质细胞，如肝、胰、内分泌腺、汗腺、皮脂腺和肾小管的上皮细胞。还有原始间叶细胞及其分化出来的各种细胞，如成纤维细胞、血管内皮细胞、软骨细胞及骨等。平滑肌细胞也属于稳定细胞，但再生能力较弱。

3. 永久性细胞（permanent cells）　即再生能力非常微弱或无再生能力的细胞。属于这类细胞的有神经细胞、骨骼肌细胞和心肌细胞。一旦遭受破坏则成为永久性缺失，由胶质细胞、纤维组织增生加以修复。但这不包括神经纤维，在神经细胞存活的前提下，受损的神经纤维有活跃的再生能力。

（三）细胞和组织的再生过程

1. 被覆上皮的再生　鳞状上皮损伤后，由损伤边缘的基底层细胞分裂增生，先形成单层上皮，向缺损中心延伸覆盖缺损表面，然后分化成复层上皮。

2. 腺体的再生　腺体损伤时，如果仅有上皮缺损而基底膜未遭破坏，可由残存细胞分裂补充，完全恢复原来腺体的结构和功能。若腺体构造（包括基底膜）完全破坏，则难以再生，仅能由纤维结缔组织取代。

3. 血管的再生　毛细血管多以出芽的方式再生，首先在蛋白分解酶的作用下，基底膜分解，该处内皮细胞分裂增生向外突起形成内皮细胞芽，继而形成实性细胞索，在血流冲击下，数小时后出现管腔，形成新生的毛细血管，进而吻合成毛细血管网。根据需要，新生毛细血管可进一步改建，形成小动脉或小静脉。较大血管损伤后，必须经手术缝合后才能再生愈合。血管断端吻合后，两端内皮细胞分裂增生，覆盖断端，恢复原来内膜结构，但离断的肌层由结缔组织再生形成纤维瘢痕。

4. 纤维组织的再生　在损伤的刺激下，受损处的成纤维细胞分裂增生。成纤维细胞可由静止状态的纤维细胞转变而来，或由未分化的间叶细胞分化而来。幼稚的成纤维细胞体积较大，胞质略呈嗜碱性，两端常有突起，胞核大淡染，呈椭圆形或圆形，可见 1 ~ 2 个核仁。成熟的纤维细胞长梭形，核染色深，不见核仁。当成纤维细胞停止分裂后，开始合成并分泌前胶原蛋白，在细胞周围形成胶原纤维并逐渐成熟成为纤维细胞。

5. 皮肤附属器的再生　皮脂腺、汗腺在损伤仅限于上皮细胞，基底膜尚完好的情况下，可通过存留的上皮细胞分裂增生，完全恢复原有组织的结构和功能。毛囊的再生首先由毛母质的未分化组织包绕毛囊乳头形成原始毛囊，然后由毛囊母质细胞分裂增生产生新的毛囊和毛发。如果损伤破坏了毛囊下段的全部结构，则毛囊不能再生，而由纤维瘢痕修复。

6. 神经组织的再生　神经细胞破坏后不能再生，由神经胶质细胞及其纤维修补，形成胶质瘢痕。神经纤维离断后，如果与其相连的神经细胞仍然存活，则可完全再生。首先，断处远侧段神经纤维髓鞘及轴突崩解吸收，断处近侧段数个神经纤维也发生同样变化。然后由两端神经鞘细胞增生，将断端连接。近端神经轴突逐渐向远端生长至末梢。若断端相隔太远或断端间有其他组织相隔，则再生轴突不能到达远端，而与增生的结缔组织混杂成团，成为创伤性神经瘤，引起顽固性疼痛。

二、纤维性修复

纤维性修复是通过肉芽组织清除坏死组织及异物，填补组织缺损后，转化为以胶原纤维为主的瘢痕组织的过程。

（一）肉芽组织

肉芽组织（granulation tissue）主要由新生的毛细血管、成纤维细胞及炎细胞组成。肉眼观，表现为鲜红色、颗粒状、柔软湿润，形似肉芽而得名（图 2-10A）。

1. 肉芽组织的形态　镜下观，肉芽组织的表层常有少量的纤维素渗出，下方可见大量新生的毛细血管向创面垂直生长，并以小动脉为轴心，在表面处互相吻合形成弓形的毛细血管网，此种毛细血管周围常有许多成纤维细胞，此外常有大量渗出液及巨噬细

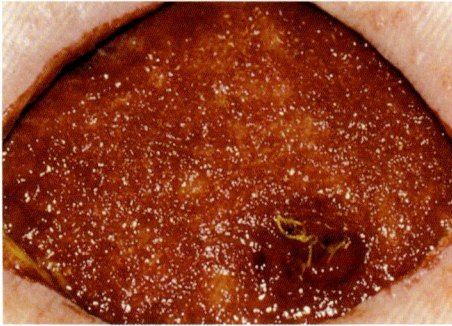

图 2-10A 肉芽组织（大体）
肉芽组织呈鲜红色，颗粒状

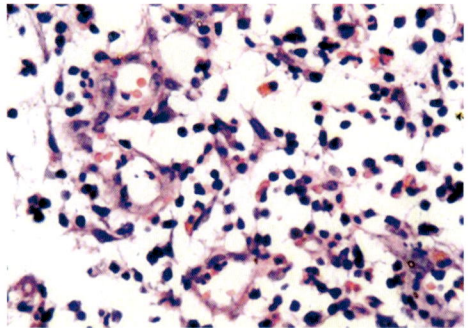

图 2-10B 肉芽组织（镜下）
肉芽组织中的毛细血管、炎细胞、成纤维细胞

胞、中性粒细胞及淋巴细胞（图 2-10B）。肉芽组织中有一些成纤维细胞的胞质内含有肌丝，这种细胞除有成纤维细胞的作用外，还具有平滑肌的收缩功能，因此称其为肌成纤维细胞（myofibroblast）。成纤维细胞产生基质及胶原，早期基质较多，以后则胶原越来越多。

2. 肉芽组织的作用和结局

（1）抗感染及保护创面：伤口表面失去被覆上皮或黏膜上皮的保护，常易导致细菌侵袭，肉芽组织中的中性粒细胞、单核巨噬细胞可吞噬和杀灭进入肉芽组织中的病原微生物以防止感染的发生，保护创面的清洁。

（2）机化血凝块、坏死组织和其他异物：肉芽组织在向伤口长入的过程中，会逐渐取代血凝块和坏死组织，为伤口愈合创造良好的条件。

（3）填补伤口和组织缺损：组织缺损后主要通过肉芽组织的生长来进行填充，断裂的组织则需要肉芽组织来连接。

随着时间的推移，肉芽组织逐渐成熟，最终变为纤维瘢痕组织。

3. 健康肉芽组织与不良肉芽组织的区别 肉芽组织在伤口愈合中具有重要意义，但只有健康肉芽组织才能促进伤口的愈合，而不健康的肉芽组织则不利于伤口的愈合，因此，临床上需识别健康肉芽组织与不良肉芽组织。生长良好的健康肉芽组织颜色鲜红，湿润、柔软，表面无坏死，分泌物少，呈均匀颗粒状，触之易出血。不良肉芽组织颜色苍白，水肿，松弛无弹性，表面颗粒不均，有较多坏死组织和分泌物，触之不易出血。

（二）瘢痕组织

瘢痕组织（scar tissue）是指肉芽组织经改建成熟形成的纤维结缔组织。

1. 瘢痕组织的形态 肉眼观，瘢痕组织呈白色或灰白色，质地硬韧，缺乏弹性。镜下观，瘢痕组织主要由均质红染的胶原纤维束组成，纤维细胞少，核细长深染，组织内血管减少。

2. 瘢痕组织对机体的影响

（1）有利方面：①长期填补连接伤口缺损，保持组织器官的完整性。②大量的胶原纤维使瘢痕组织比肉芽组织更具抗拉性，因而可保持组织器官的坚固性。

（2）不利方面：①瘢痕收缩，在关节部位，可使关节挛缩，功能受限；在腔室器官则可引起管腔狭窄；②瘢痕性粘连，多见于器官之间或器官与体腔壁之间发生的纤维性粘连，常不同程度影响其功能；③广泛的纤维性修复可导致器官硬化；④瘢痕疙瘩（蟹足肿），为瘢痕组织过度增生突出于皮肤表面并向周围不规则扩展所致，其发生机制尚不清楚，一般认为与体质有关。

三、创伤愈合

创伤愈合（wound healing）是指机体遭受外力作用引起的组织缺损或断裂的愈合过程。其中包括各种组织的再生和肉芽组织增生、纤维瘢痕形成等协同作用。

（一）创伤愈合的基本过程

1. 急性炎症反应　首先创伤导致局部组织坏死、出血，数小时后出现炎症反应，表现为充血、浆液渗出和白细胞游出，故局部红肿。伤口中的血液及渗出液中的纤维蛋白原很快凝固在伤口表面形成痂皮，有保护伤口作用。

2. 伤口收缩　2～3天后，创口边缘的皮肤及皮下组织向中心移动，伤口缩小。伤口收缩是与伤口边缘新生的肌纤维母细胞的牵拉作用有关，其意义在于缩小创面，促进愈合。

3. 肉芽组织增生和瘢痕形成　大约从第3天开始，从伤口底部及边缘长出肉芽组织，填充伤口。第5～6天起成纤维细胞产生胶原纤维，其后1周胶原纤维形成比较活跃。大约需1个月左右，肉芽组织逐渐成熟形成瘢痕组织。

4. 表皮的再生　创伤后数小时，伤口边缘基底细胞即分裂增生，形成单层上皮，向伤口中央移动逐渐覆盖于肉芽组织的表面，当这些细胞彼此相遇时，则停止迁移，并增生分化成鳞状上皮。若伤口过大（直径大于20cm时），则再生上皮很难将伤口覆盖，往往需要植皮。

（二）皮肤和软组织的创伤愈合

根据损伤程度及有无感染，创伤愈合可分为以下5种类型。

1. 完全愈合（complete healing）　见于皮肤损伤仅限于表皮及皮肤附属器的部分细胞。如皮肤浅Ⅱ度以内的烫伤引起的皮内水疱，皮肤搔抓伤以及皮肤磨削术后等。此类情况下，创面底部的基底细胞以及残存的毛囊上皮细胞、皮脂腺开口处上皮细胞等可分裂增生，修复表皮而不留任何瘢痕，能够完全恢复皮肤的正常结构和功能。

2. 一期愈合（healing by first intention）　见于组织缺损少，创缘整齐，无感染和异物，缝合严密的伤口，如手术切口。这种伤口只有少量血凝块，故炎症反应轻，形成的肉芽组织少，愈合时间短，形成的瘢痕小，仅留下一线状瘢痕（图2-11）。

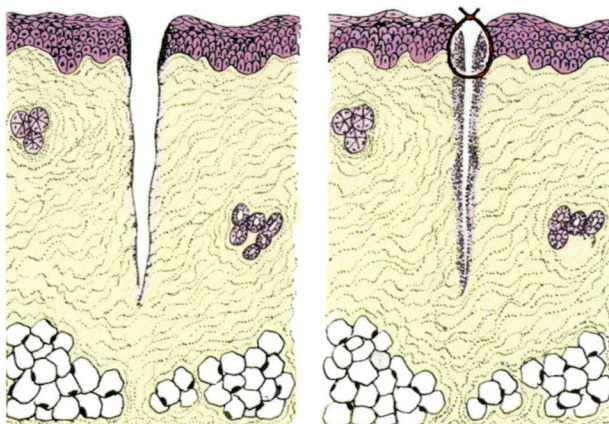

图 2-11　创伤一期愈合模式图

3. 二期愈合（healing by second intention）　见于组织缺损大，创缘不整齐，伴有感染和异物，不能严密对接的伤口。这种伤口的愈合只有在控制感染和坏死组织与异物被清除后，再生才能开始，再则由于组织缺损大，需要大量肉芽组织才能将伤口填平，故二期愈合的伤口愈合时间长，形成的瘢痕大（图 2-12）。

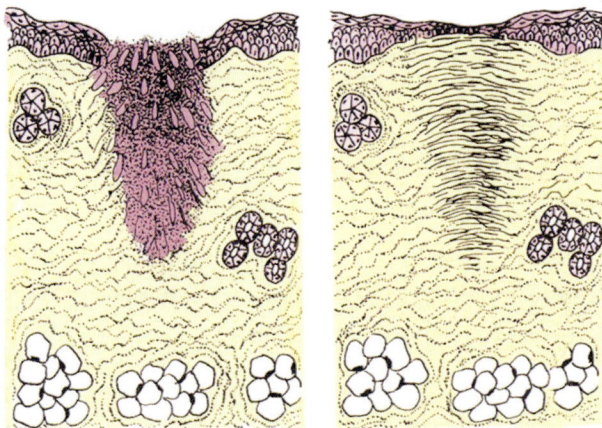

图 2-12　创伤二期愈合模式图

4. 痂下愈合（healing under scar）　多见于皮肤擦伤，创口表面的血液、渗出液及坏死组织凝固，干燥后形成硬痂，在痂下进行一期或二期愈合。待表皮再生完成后，痂皮可自行脱落，痂皮对伤口有一定保护作用，但若痂下渗出物较多或伴有感染，则不利于伤口愈合，因此，痂下愈合的时间通常较长。

5. 植皮愈合　又称移植愈合（transplanting healing），见于较大范围的皮肤缺损不能自然愈合，只能通过皮肤移植而完成的修复。植皮的创面必须保证没有坏死组织残留和无细菌感染，否则所植皮肤不能成活。植皮方式依其厚度不同有如下 3 种：①薄皮片（刃厚皮片）不带血管，营养物质主要从真皮的组织液直接渗透进入表面而使移植皮片成活。②全厚皮片带有真皮血管，修复过程中由创面的毛细血管和小血管的再生与皮片的血管吻合供给皮片营养，并通过纤维组织和边缘鳞状上皮的再生修复创口。③带蒂皮瓣的移植则保留原部位血管供应，皮瓣通过纤维组织、毛细血管和边缘表皮的再生使创面得以修复。

（三）骨折愈合

骨组织的再生能力较强，单纯性外伤性骨折经过良好的复位、固定后，可完全恢复正常的结构和功能。骨折愈合过程可分为以下 4 个阶段（图 2-13）。

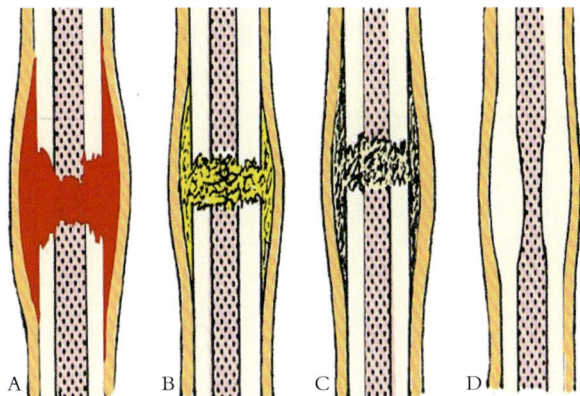

图 2-13　骨折愈合模式图
A. 血肿形成；B. 纤维性骨痂形成；C. 骨性骨痂形成；D. 骨痂改建

1. 血肿形成期　骨折发生后可造成局部血管破裂出血形成血肿，数小时后血肿的血液凝固，将两端连接起来，与此同时常出现轻度的炎症反应，故外观红肿。

2. 纤维性骨痂形成期　自骨折第二天开始，血肿开始逐渐由肉芽组织取代，继而发生纤维化形成纤维性骨痂，或称暂时性骨痂。约 1 周左右，纤维性骨痂的肉芽组织及纤维组织可进一步分化形成透明软骨。纤维性骨痂使骨折断端紧密连接起来，但无负重能力。

3. 骨性骨痂形成期　纤维性骨痂逐渐分化出骨母细胞，并形成类骨组织，以后出现钙盐沉积，类骨组织变为编织骨，形成骨性骨痂。骨性骨痂使骨折牢固地结合在一起，并具一定的支持负重功能，此时约在骨折后 2 ~ 3 个月。

4. 骨痂改建期　编织骨由于结构不够致密，骨小梁排列紊乱，故仍不能满足正常功能需要。因此编织骨还需进一步改建为成熟的板层骨。在改建过程中，破骨细胞可将不需要的骨组织吸收、清除，而成骨细胞可产生新的骨组织逐渐加强负荷重的部位，使骨小梁逐渐适应力学排列方向，此期约需几个月 ~ 1 年左右。

必须强调的是，骨折愈合过程中要注意骨折断端的及时、正确复位和牢靠固定。及时、正确的复位为骨折的完全愈合创造了条件，牢靠的固定避免了骨折断端因肌肉活动而发生错位，一般固定到骨性骨痂形成后。同时，在不影响局部固定情况下，早日进行全身和局部功能锻炼，保持局部良好的血液供应，避免局部因长期固定引起骨及肌肉的失用性萎缩、关节强直等不利后果。

（四）影响创伤愈合的因素

创伤愈合是否完全及时间的长短，除与组织损伤的范围大小及组织的再生能力强弱有关外，还受机体全身和局部因素的影响。

1. 全身因素

（1）年龄：婴儿及少年的组织再生能力强，创伤愈合快；老年人组织再生能力弱，创伤愈合慢。

（2）营养：严重的蛋白质缺乏可导致肉芽组织及胶原纤维形成不足，伤口愈合延缓。维生素 C 缺乏使前胶原分子难以形成，从而影响了胶原纤维的合成，微量元素锌对创伤愈合有重要作用，术后伤口愈合迟缓的患者，体内锌的含量水平较低。因此，给大手术后患者补充维生素 C 和微量元素锌有利于创伤的愈合。

（3）激素及药物：大量使用肾上腺皮质激素或促肾上腺皮质激素可抑制炎症反应，抑制肉芽组织生长和胶原合成，加速胶原分解，从而对伤口愈合不利。抗癌类药物的细胞毒性作用也可延缓创伤愈合。

2. 局部因素

（1）感染及异物：局部感染对再生修复非常不利。感染可导致渗出物增多，伤口张力增大使伤口裂开；细菌毒素可加重组织损伤引起组织坏死；异物也妨碍愈合并易于感染。因此，临床上对于有组织坏死、异物、感染的伤口，不能缝合，只有清除坏死组织、异物，控制了感染，修复才能进行。

（2）局部血液供应：局部组织的血液供应状态对组织的修复极其重要。良好的血液供应既能保证组织再生所需的各种营养物质，同时也有利于清除坏死组织及控制感染。反之则影响愈合，如下肢静脉淤血的患者或血栓闭塞性脉管炎患者因血液供应不畅，伤口愈合迟缓。

（3）神经支配：正常的神经支配对组织的再生有一定的作用。神经损伤时引起的局部性神经性营养不良可影响组织的再生，例如麻风引起的溃疡不易愈合，因此，临床对神经损伤的伤口要及时缝合，清创术中也要避免伤及神经。

【复习题】

1. 解释下列名词：适应、萎缩、化生、凋亡、肉芽组织、再生。
2. 举例说明病理性萎缩的常见类型。
3. 简述常见适应性改变的种类和特点。
4. 简述细胞坏死的病理变化特征。
5. 简述坏死有几种常见类型，主要特征是什么？坏死的结局如何？
6. 试述断肢再植后，断端组织会发生哪些变化？各种组织是如何再生的？
7. 病例分析

【病史摘要】患者男性，80 岁，吸烟 60 年，35 年前患有慢性支气管炎，初起仅在冬季咳少量白色黏液痰，以后终年均有症状，10 年以来肺和心功能逐渐下降，1 个月前因肺部感染和心力衰竭，经治疗无效死亡。

【病理检查】

（1）呼吸道：各级支气管均有病变，以细支气管为重。主要改变是黏膜上皮纤毛的倒伏和脱落，部分上皮细胞浆内有细小红色颗粒，部分区域黏膜上皮变成复层鳞状上皮，黏膜上皮的部分细胞核染色深，体积小，甚至碎裂消失。黏液腺数量增多，体积增大，上皮细胞胞浆内充满大量黏液，支气管管壁平滑肌细胞数量减少、纤细，纤维结缔组织相应增多。

（2）心脏：右心室体积较正常增大，切面可见右心室壁肥厚，乳头肌和肉柱显著增粗，镜下观心肌细胞体积增大，核大染色深。

（3）脑：脑回变窄，脑沟变宽且深，脑室扩张，镜下观脑神经细胞体积变小，胞质内可见褐色颗粒，细胞数量减少。

【讨论】上述改变哪些属于适应性反应，哪些属于变性、坏死？解释其演变过程。

第三章 局部血液循环障碍

正常的血液循环是维持机体内环境稳定、保证新陈代谢和机能活动正常进行的基本条件。一旦血液循环发生障碍，必将导致相应组织和器官出现各种形态结构改变和功能代谢障碍，严重者可引起机体死亡。

血液循环障碍可分为全身性和局部性两种。前者常见于心力衰竭等引起的整个心血管系统功能失调，后者由多种因素引起，其主要表现为：①局部组织血管内血液含量异常，如充血和缺血；②血液内出现异常物质，如血栓形成、栓塞、梗死等；③血管壁通透性和结构异常，表现为水肿和出血。

第一节　充血和淤血

充血（hyperemia）和淤血（congestion）都是指器官或组织的血管内血液含量增多。

一、充血

局部器官或组织因动脉输入血量增多而发生的充血，称为动脉性充血（arterial hyperemia），又称主动性充血（active hyperemia），简称充血（hyperemia）。

（一）原因及类型

任何能引起细小动脉扩张的因素，都可引起局部器官和组织充血。细小动脉扩张是由于神经体液因素作用于血管，使血管舒张神经兴奋性升高或血管收缩神经兴奋性降低的结果。

1. 生理性充血　为适应局部器官和组织的生理需要和代谢增强而发生的充血，称为生理性充血。如进食后的胃肠道黏膜充血、运动时的骨骼肌充血、情绪激动时的面部充血等。

2. 病理性充血　指在各种病理状态下局部器官或组织的充血。主要有以下3种。

（1）炎症性充血：多发生在炎症早期，由于致炎因子的刺激引起轴突反射和血管活性胺等的释放，使炎区局部组织中细动脉扩张所致。

（2）减压后充血：长期受压的器官和局部组织内的血管张力降低，一旦压力突然解除，受压的血管发生反射性扩张充血，称为减压后充血。常见于突然解除绷带后或一次性大量抽放腹水。

（3）侧支性充血：指缺血组织通过神经体液作用促使周围吻合支扩张充血，以增加局部组织的血液供应，故这种充血有代偿意义。

（二）病变和后果

肉眼观，充血的局部组织和器官体积略增大，颜色鲜红，局部温度升高。镜下观，局部细动脉和毛细血管扩张充血。

动脉充血多属暂时性血管反应，原因消除后，可恢复正常。多数情况下对机体有利，如临床上的热疗。但少数情况下，尤其在血管已有病变的基础上，动脉充血可出现严重后果。如动脉粥样硬化或高血压病时，脑血管充血可能导致脑血管破裂出血。

二、淤血

器官或组织由于静脉回流受阻，血液淤积在细静脉和毛细血管称为淤血（congestion），又称静脉性充血（venous hyperemia）。

（一）原因

1. 静脉受压　由于静脉管壁薄，且静脉内压力较低，故受到外力作用时易使管腔变窄，甚至闭塞。如绷带包扎过紧或肿瘤压迫局部组织静脉、妊娠子宫压迫髂静脉、肠套叠与肠扭转时肠系膜静脉受压等，均可引起淤血。

2. 静脉腔阻塞　静脉内血栓形成、栓塞可造成静脉管腔的阻塞，导致相应器官或组织血液回流受阻而发生淤血。

3. 心力衰竭　二尖瓣狭窄和高血压病等引起左心衰竭时，由于心输出量减少，心腔内残留血量增多，内压增高，肺静脉回流受阻，导致肺淤血。肺源性心脏病等引起右心衰竭时，则可导致体循环静脉淤血，常见有肝、脾、胃肠及下肢等组织器官淤血。

（二）病变和后果

肉眼观，淤血的组织、器官体积肿大，包膜紧张，边缘钝圆，重量增加，质地硬韧，切面常有大量血液流出。发生在体表者，由于血液内氧合血红蛋白减少，而还原型血红蛋白增多，故局部呈暗红色或紫蓝色，称发绀（cyanosis）。淤血的组织由于血流缓慢，代谢减弱，故体表温度降低。镜下观，淤血的组织内小静脉和毛细血管扩张，充满血液。

淤血的后果取决于淤血发生的范围、程度、部位、持续时间长短及有无侧支循环等因素，轻度淤血是可复性的，长期重度淤血可引起如下改变。

1. 淤血性水肿、出血　淤血时，毛细血管内流体静压升高和缺氧，损伤毛细血管内皮细胞，使其通透性增加，水、钠和少量蛋白漏出，造成组织水肿，若漏出液潴留于浆膜腔则称为积液。若毛细血管通透性进一步增加或破裂，红细胞漏出，形成小灶性出血，称为淤血性出血（congestive hemorrhage）。

2. 实质细胞的损伤 长期淤血，局部缺氧加重，大量代谢中间产物堆积，引起实质细胞萎缩、变性、坏死。

3. 间质纤维组织增生 长期淤血，实质细胞萎缩消失，间质纤维组织增生，并出现网状纤维胶原化（即网状纤维互相融合变成胶原纤维），使淤血的组织、器官变硬，称为淤血性硬化。

（三）重要器官的淤血

1. 肺淤血 肺淤血多由左心衰竭引起。肉眼观，肺体积增大，重量增加，暗红色，质变实，挤压切面可有淡红色泡沫状液体流出（图3-1）。急性肺淤血时，镜下可见肺泡壁毛细血管扩张充血，伴有肺间隔水肿，部分肺泡腔内充满水肿液及漏出的红细胞。

长期慢性肺淤血时（图3-2），伴有肺间质纤维组织增生，致肺间隔增宽，肺泡腔内除可见水肿液及出血外，尚可见大量吞噬有含铁血黄素的巨噬细胞。肺泡腔内漏出的红细胞被巨噬细胞吞噬后，分解释放出含铁血黄素颗粒，并在其胞质内沉积，称其为心衰细胞（heart failure cells）。晚期肺质地变硬，肉眼呈棕褐色，称为肺褐色硬化（brown duration）。

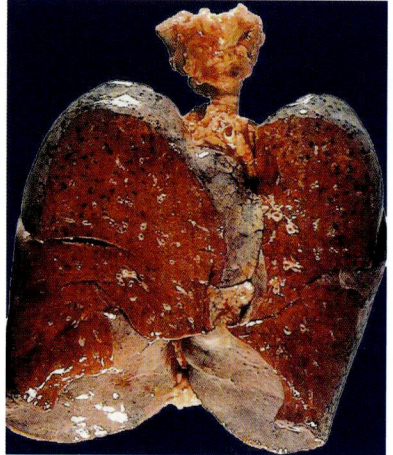

图 3-1　肺淤血（大体）
肺体积增大，重量增加，暗红色，质变实

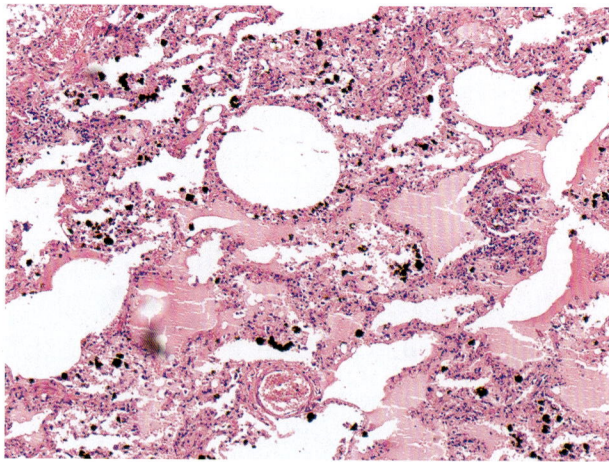

图 3-2　慢性肺淤血（镜下）
肺泡壁毛细血管扩张充血，肺间质纤维组织增生致肺间隔增宽，肺泡腔内可见水肿液，还可见含铁血黄素心衰细胞

临床上，患者可出现明显气促，呼吸困难、发绀、咳出大量粉红色浆液性泡沫痰等症状。

2. 肝淤血 肝淤血多见于右心衰竭。肉眼观，肝脏体积增大，重量增加，包膜紧张，切面呈红（淤血区）黄（脂肪变性区）相间的网格状结构，类似槟榔的切面，称为槟榔肝（nutmeg liver）（图3-3）。镜下观，肝小叶中央静脉及肝窦扩张充血，小叶中央区肝细胞发生不同程度的萎缩、变性或坏死，小叶周边区肝细胞由于邻近血管含氧量较高，缺氧较轻，可出现程度不等的脂肪变性（图3-4）。

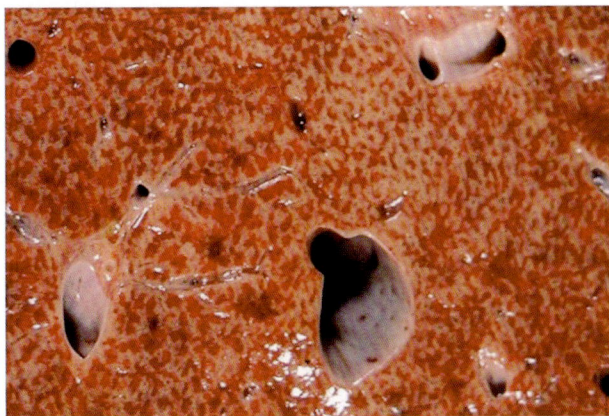

图3-3　慢性肝淤血（槟榔肝，大体）
肝脏切面呈红黄相间的网格状结构

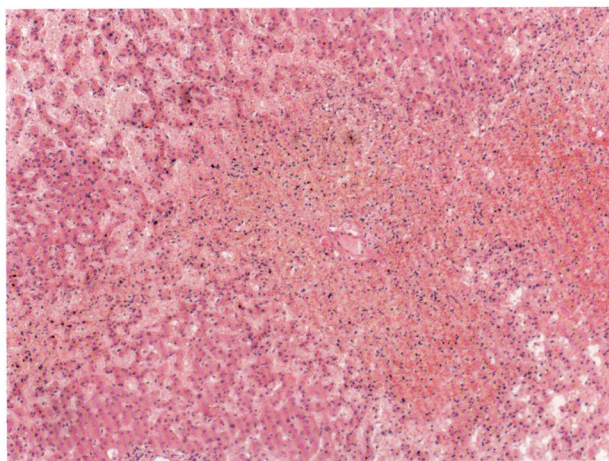

图3-4　肝淤血（镜下）
肝小叶中央静脉及肝窦扩张，充满红细胞，小叶中央区肝细胞萎缩、甚至消失

长期慢性肝淤血，可引起肝内纤维组织增生和网状纤维胶原化，使肝质地变硬，称为淤血性肝硬化（congestive liver sclerosis）。

第二节　出　　血

出血（hemorrhage）是指血液自血管或心腔溢出。血液流出体外称外出血，进入体腔或组织间隙称内出血。

一、类型

按出血的机制可分为破裂性出血和漏出性出血两种。

（一）破裂性出血

由于心脏或血管壁破裂而引起的出血，称破裂性出血，一般出血量较多，主要原因有：①血管壁机械性损伤，如切割伤、穿通伤、挫伤等；②病变侵蚀、破坏血管壁，常见于炎症、结核病、溃疡病、恶性肿瘤等引起的血管破坏；③心血管壁病变，如心肌梗死形成的室壁瘤或主动脉瘤等，在不能承受血流压力时发生破裂出血。

（二）漏出性出血

由于微循环毛细血管和毛细血管后静脉通透性升高，血液通过扩大的内皮细胞间隙和受损的基底膜漏出血管外，这种出血称为漏出性出血。主要原因有淤血缺氧、严重感染和中毒、维生素 C 缺乏引起的血管壁损害；血小板减少和功能障碍；凝血因子缺乏均造成凝血障碍和出血倾向。

二、病理变化

肉眼观，新鲜出血灶呈红色，以后随红细胞破坏形成含铁血黄素而呈棕黄色。皮肤、黏膜的点状出血，称为瘀点；直径 1 ~ 2cm 以上的较大出血斑点，称为瘀斑；全身密集点状出血，呈弥漫性紫红色，称为紫癜。多量血液聚积于组织内，称为血肿；血液蓄积于体腔内，称为积血，如心包积血、胸腔积血等。鼻出血称鼻衄；呼吸道出血经口咳出，称为咯血；消化道出血经口呕出，称为呕血；胃肠出血自肛门排出，称为便血，黑便则是因上消化道出血，血液中血红蛋白在肠道分解后与硫化物形成硫化亚铁所致；泌尿道出血随尿排出称尿血；子宫大出血称血崩。

三、后果

出血对机体的影响取决于出血量、出血速度和出血部位。短时间小量出血，一般不会引起严重后果，但小量持续或反复的出血，如溃疡病、钩虫病等，可导致缺铁性贫血。急性大量出血，如在短时间内丧失循环血量的 20% ~ 25% 时，即可发生失血性休克。发生在重要器官的出血，即使出血量不多，亦可致命，如心脏破裂引起心包内出血（心包填塞），可导致猝死；脑出血可致偏瘫或死亡。

第三节　血栓形成

在活体的心脏和血管腔内血液成分形成固体质块的过程称为血栓形成（thrombosis）。所形成的固体质块称为血栓（thrombus）。血栓与血凝块不同，血栓是在血液流动下形成的，而血凝块是在血液停滞的状态下产生的。

一、血栓形成的条件和机制

血栓形成的主要因素是血小板的析出、黏集和凝固。在血栓形成的过程中，通常有以下三种情况发生。

（一）心、血管内膜损伤

各种原因导致的心、血管内膜损伤引起内皮细胞变性、坏死和脱落，暴露出内皮下的胶原纤维，使血小板易于黏附于裸露的胶原纤维上。同时已黏集的血小板和损伤的内皮细胞均可释放 ADP、NO 和血栓素 A_2（TXA_2）等活性物质，又进一步促进血小板的积聚和黏集。暴露出的胶原纤维能激活血中凝血因子Ⅻ，启动内源性凝血系统。损伤的内皮细胞释放出的组织因子可激活外源性凝血系统，从而引起血液凝固，导致血栓形成。

（二）血流状态的改变

正常情况下，血液中的有形成分，如红细胞、白细胞及血小板在血管中央流动，称为轴流。血浆成分在血管的周边流动，称为边流。这种分层的血流可将血小板与血管内膜分开，防止血小板与内膜接触而被激活。当血流缓慢和漩涡形成时，轴流增宽，血小板进入边流，增加了与血管内膜接触和黏附的机会。同时，血流缓慢也不易把已被激活的凝血因子和已黏集的血小板稀释冲走，从而有利于血栓形成。

临床上静脉血栓比动脉血栓多 4 倍，下肢静脉的血栓又比上肢静脉的血栓多 3 倍，并且易发生在血管分叉处，这是因为静脉血流相对较为缓慢，有时甚至可出现短暂停滞，当血管受压时易致狭窄而阻碍血流，在静脉瓣部位还易出现漩涡，常成为血栓形成的起始点。

（三）血液凝固性增高

血液凝固性增高是指血液中的血小板和凝血因子增多或纤维蛋白溶解系统的活性降低，此状态可见于遗传性和获得性疾病。遗传性高凝状态，常见于复发性深静脉血栓形成的患者，其原因认为是与凝血因子Ⅴ基因突变有关。获得性高凝状态，常见于严重创伤、大面积烧伤、产后或大手术后等大量失血失液所致的各种获得性高凝状态。由于严重失血失液，大量血浆丢失或血液浓缩，血中纤维蛋白原、凝血酶原及其他凝血因子（Ⅻ、Ⅶ）的含量及血中幼稚血小板数量增加，而抗凝血酶Ⅲ减少，导致血液黏性增加，易形成血栓。故临床上应给上述患者大量输液，以补充血容量、稀释血液浓度，对防止血栓形成有积极意义。此外，恶性肿瘤（肺癌、胃癌、乳腺癌、胰腺癌、前列腺癌等）、妊娠期高血压、高脂血症、冠状动脉粥样硬化以及吸烟和肥胖等，也都能使血液凝固性升高而诱发血栓形成。

必须指出，血栓形成通常是以上几个因素共同作用的结果。如左心房球形血栓，常因心房内膜损伤和血流漩涡形成所致；大手术后卧床患者发生的下肢静脉内血栓形成，是由于手术后凝血因子、血小板的增多使血液凝固性升高，加上术后卧床，下肢静脉血流速度更加缓慢等因素共同作用所致。

二、血栓形成的过程和类型

心脏和动、静脉血栓的形成首先始于血小板在内膜表面的黏集，以后的过程及其组成部分、形态和大小取决于局部血流的速度和血栓发生的部位（图 3-5）。

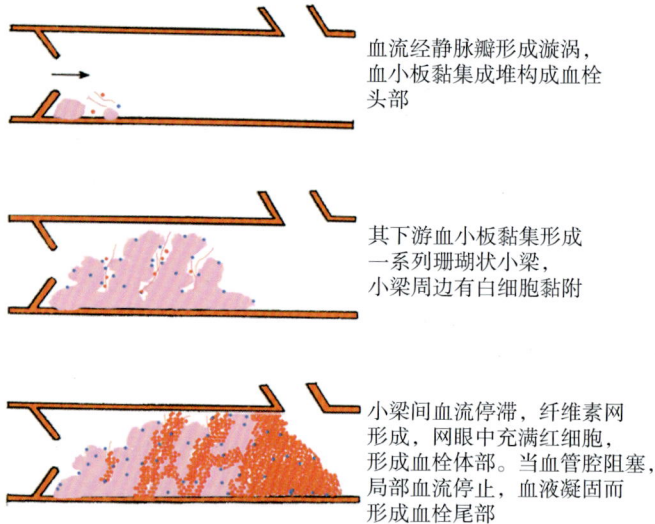

血流经静脉瓣形成漩涡，血小板黏集成堆构成血栓头部

其下游血小板黏集形成一系列珊瑚状小梁，小梁周边有白细胞黏附

小梁间血流停滞，纤维素网形成，网眼中充满红细胞，形成血栓体部。当血管腔阻塞，局部血流停止，血液凝固而形成血栓尾部

图 3-5　血栓形成的过程示意图

血栓主要有以下几种类型。

（一）白色血栓

白色血栓（pale thrombus）好发于血流较快的心瓣膜、心腔或动脉内，也可见于静脉血栓的起始部，即延续性血栓的头部。肉眼观，血栓呈灰白色，波浪状，质实，与瓣膜或血管壁紧密粘连，不易脱落。镜下观，白色血栓主要由血小板和少量纤维素构成，血小板呈珊瑚状小梁结构，边缘黏附一些中性粒细胞，小梁间可有少量纤维素网，网眼中含有一些红细胞。

（二）混合血栓

混合血栓（mixed thrombus）多发于血流缓慢的静脉，扩张的左心房内的球形血栓及动脉瘤或室壁瘤内的附壁血栓亦属此类。混合血栓往往以静脉瓣或心内膜损伤处为起始点，在血栓头部（白色血栓）的下游血流缓慢，易于形成漩涡，导致新的血小板凝集堆连续不断地形成，并呈梁状向血管中央和下游延伸。血小板小梁间血流几乎完全停滞，血液发生凝固，构成静脉血栓的体部。肉眼观，混合血栓呈粗糙、干燥的圆柱状，表面和切面显示灰白色和红褐色相间的条纹状结构，因而有时称为层状血栓。静脉血栓在形成过程中不断沿血管延伸，所以又称为延续性血栓。镜下观，混合血栓主要由淡粉红色无结构的呈分枝状或珊瑚状的血小板小梁（肉眼呈灰白色）和小梁间充满大量红细胞的纤维素网（肉眼呈红色）构成，血小板小梁表面有许多中性粒细胞附着（图 3-6）。

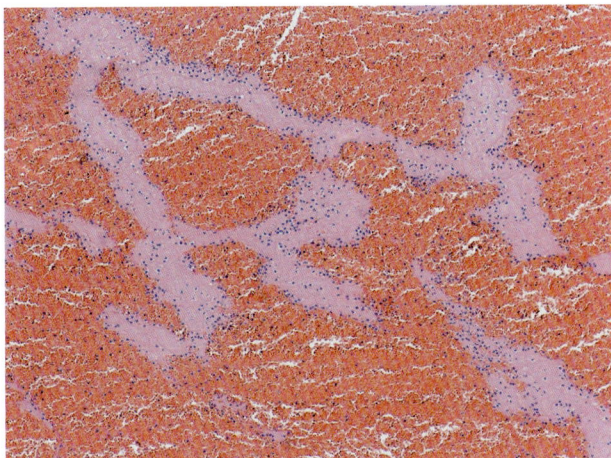

图 3-6 混合血栓（镜下）
粉红色的珊瑚状血小板梁，小梁之间血液凝固充满大量红细胞和凝固
的纤维蛋白，小梁表面附有一定量的白细胞

（三）红色血栓

红色血栓（red thrombus）主要见于静脉内，当混合血栓逐渐增大并阻塞血管腔时，其下游局部血流停止，血液凝固，构成静脉血栓的尾部。红色血栓的形成过程与血管外凝血过程相同。肉眼观，新鲜的红色血栓呈暗红色，湿润，有一定的弹性，类似血凝块，与血管壁无粘连。陈旧的红色血栓，由于水分被逐渐吸收而失去弹性，变得干燥易碎，易脱落造成血栓栓塞。镜下观，在纤维蛋白网眼内充满大量密集分布的红细胞。

（四）透明血栓

透明血栓（hyaline thrombus）最常见于弥散性血管内凝血，是一种发生于微循环血管内的血栓，只能在显微镜下见到，故也称微血栓。镜下观，血栓主要由纤维蛋白构成，故又称为纤维蛋白性血栓。

三、血栓的结局

1. 软化、溶解、吸收 血栓形成的同时，纤维蛋白溶酶系统亦被激活，加之中性粒细胞释放的蛋白水解酶的作用，可使小的新鲜血栓被完全溶解吸收；较大的血栓，不能被完全溶解吸收，在血流冲击下，软化的血栓可以脱落进入血流，随血流运行至他处，引起该部位血管的阻塞，即血栓栓塞。

2. 机化、再通 血栓形成后，如果纤维蛋白溶酶系统活性不足，血栓长时间不被溶解，则可被机化。在血栓形成后 1 ~ 2 天，血管内皮细胞和成纤维细胞开始向血栓内长入并逐渐取代之，这种由肉芽组织取代血栓的过程称为血栓的机化。较大血栓完全机化约需 2 ~ 3 周。在机化过程中，由于血栓的干燥收缩或部分溶解，其内部或与血管壁间可出现裂隙，新生的血管内皮细胞长入并覆盖其表面，并相互吻合沟通形成新的血流通道，使血栓上下游的血流得以部分恢复，称为再通（图3-7）。

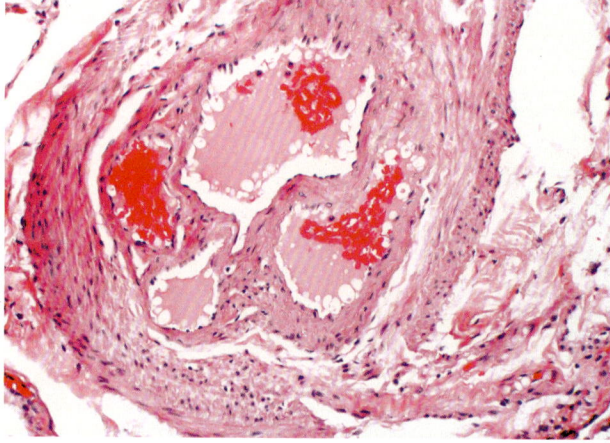

图3-7　血栓的机化与再通（镜下）

血栓堵塞血管并完全机化，在血栓内部再通形成多个管道，内衬血管内皮细胞，恢复部分血流

3. 钙化　陈旧的血栓未完全机化时，其内可发生钙盐沉积，形成静脉石或动脉石。

四、血栓对机体的影响

血栓形成对机体的影响可以归结为如下两个方面。

1. 有利方面　①止血作用，血管破裂处血栓形成，可以封闭伤口，利于止血；②防止出血，在某些病变情况下（如胃、十二指肠溃疡底部和结核空洞内的血管）病变周围血管内的血栓形成，可防止血管破裂出血。

2. 不利方面　①阻塞血管腔，引起血管相应供血区的组织器官缺血。若动脉内血栓未完全阻塞管腔，可引起相应组织器官的细胞萎缩变性；若完全阻塞血管和在没有建立有效侧支循环的前提下，则可引起组织器官的缺血性坏死（梗死）。静脉内血栓形成后，可引起局部组织、器官淤血、水肿和漏出性出血，严重者可发展为出血性梗死。②栓塞，血栓可因软化、破碎、断裂而部分或全部脱落，成为血栓栓子，随血流运行引起栓塞。③心瓣膜变形，心瓣膜的血栓机化可引起瓣膜增厚、变硬、粘连、变形，造成瓣口狭窄或关闭不全。④出血，见于弥散性血管内凝血时，微循环广泛血栓形成，消耗大量凝血因子和血小板，从而造成血液的低凝状态，导致全身广泛出血。

第四节　栓　　塞

循环血液中出现不溶于血液的异常物质，随血流运行阻塞血管腔的现象称为栓塞（embolism）。阻塞血管的异常物质称为栓子（embolus）。栓子可以是固体，也可以是气体或液体。其中最常见的栓子是脱落的血栓栓子。其他类型的栓子，如脂肪栓子、空气栓子、瘤细胞栓子、细菌栓子、寄生虫及虫卵栓子和羊水栓子等比较少见。

一、栓子运行途径

栓子运行的途径一般与血流方向一致，最终阻塞于口径与其相当的血管腔，引起栓塞（图3-8）。

1. 来自左心和体循环动脉的栓子　最终栓塞口径与其相当的肺、肾、脑、下肢等体循环动脉分支。

2. 来自体循环静脉和右心的栓子　栓塞肺动脉主干及其分支；某些体积小又富于弹性的栓子（如脂肪栓子）可通过肺泡壁毛细血管经左心进入体循环动脉系统，阻塞动脉小分支。

3. 来自肠系膜静脉或脾静脉的门静脉系统栓子　引起肝内门静脉分支的栓塞。

4. 交叉性栓塞　少数情况下，有房室间隔缺损者，心腔内的栓子偶尔可由压力高的一侧通过缺损进入另一侧心腔，再随动脉血流运行栓塞相应的分支。

图3-8　栓子运行途径与栓塞部位示意图

5. 逆行性栓塞　罕见情况下，下腔静脉内的栓子，在剧烈咳嗽、呕吐等腹腔压力突然升高时，可逆血流运行，栓塞下腔静脉所属分支。

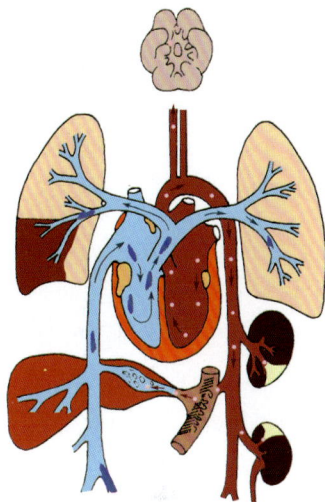

二、栓塞的类型及对机体的影响

（一）血栓栓塞

由血栓脱落引起的栓塞称为血栓栓塞，是栓塞中最为常见的一种。其对机体的影响取决于栓子的大小、数量、栓塞的部位以及是否建立起有效的侧支循环等因素。

1. 肺动脉栓塞　血栓栓子95%以上来自下肢深静脉，少数来自盆腔静脉，偶尔来自右心。栓塞造成的后果包括：①由于肺具有肺动脉和支气管动脉双重血液供应，一般情况下肺动脉的小分支栓塞不会引起严重的后果。②若栓塞前已有左心衰竭和肺淤血，此时肺循环内的压力增高，支气管动脉不能克服其阻力而供血，则可引起肺组织缺血而发生出血性梗死。③若栓子体积大或较长，栓塞肺动脉主干或大的分支（图3-9），则会造成严重后果。患者出现突发性呼吸困难、发绀、休克等表现，常因急性呼吸－循环衰竭而死亡，称为肺动脉栓塞症；④若栓子小但数目多，可广泛栓塞肺动脉多数小分支，亦可引起右心衰竭猝死。

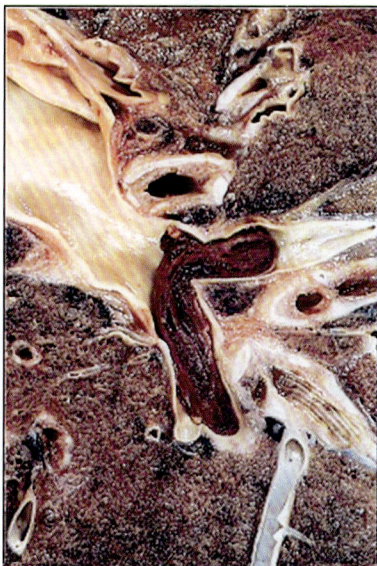

图3-9　肺动脉血栓栓塞（大体）

来自于下肢静脉的血栓脱落，在肺动脉分支处造成栓塞

2. 体循环动脉栓塞　80% 栓子来自左心，常见的是亚急性感染性心内膜炎时左心瓣膜上的赘生物、二尖瓣狭窄时左心房附壁血栓，其次是来自动脉粥样硬化和动脉瘤内膜表面的血栓。其后果取决于栓塞部位的供血情况以及组织对缺氧的耐受性，①在肾、脾、脑、下肢等处由于缺乏有效的侧支循环，动脉栓塞后多造成局部器官组织梗死；②上肢动脉吻合支丰富，肝脏有肝动脉和门静脉双重血液供应，故很少发生梗死。

（二）脂肪栓塞

循环血流中出现游离脂肪滴并阻塞血管腔的现象，称脂肪栓塞（fat embolism）。常见于长骨骨折、严重脂肪组织挫伤时，脂肪细胞破裂释出脂滴，经由破裂的骨髓血管窦状隙或小静脉进入血流引起。脂肪栓塞主要影响肺和脑等器官，直径大于 $20\mu m$ 的脂滴随静脉入右心到达肺，造成肺动脉分支或毛细血管的栓塞；而直径小于 $20\mu m$ 的脂滴可通过肺泡壁毛细血管进入左心，到达全身各器官，引起体循环动脉栓塞，出现相应损伤和临床表现，尤其在大脑，可引起脑水肿和血管周围点状出血。患者表现为烦躁不安、头痛、呕吐、意识障碍等症状。

脂肪栓塞的后果还取决于脂滴数量的多少，少量脂滴入血，可被吞噬细胞吞噬消化或由血中酯酶分解清除，不会产生严重后果；若进入肺内的脂滴量多（9~20g），使 75% 以上的肺微循环受阻，则可因窒息和急性右心衰竭而死亡。

（三）气体栓塞

大量气体进入血流，或已溶解于血液中的气体迅速游离出来，并形成气泡，阻塞心、血管腔，称为气体栓塞（gas embolism）。

1. 空气栓塞（air embolism）　多因静脉破裂，空气通过破裂口进入血流所致。常见于头颈、胸壁和肺的创伤或手术时伤及锁骨下静脉和颈静脉。因静脉腔内的负压吸引，破裂后空气易被吸入，随血流到达右心。此外，分娩时子宫的强烈收缩也有可能将空气挤入破裂的子宫静脉内并随血流到达右心。后果：①少量空气入血，可被溶解或吸收，一般不引起严重后果；②若大量空气（超过 100mL）随静脉回流到达右心集聚，因心脏搏动，空气和血液经搅拌，形成可压缩的泡沫血，阻塞右心和肺动脉出口，阻碍静脉血的回流和向肺动脉的输出，导致严重的循环中断，患者呼吸困难、发绀，甚至猝死；③偶尔部分空气泡经肺循环进入动脉系统造成脑栓塞，引起患者抽搐和昏迷。

2. 减压病（decompression sickness）　当人体从高压环境急速进入常压或相对低压的环境时，原已溶解于血液和体液中的气体（氧、二氧化碳和氮气）迅速游离形成气泡。氧和二氧化碳可迅速又溶于体液被吸收，而氮气在体液内溶解速率慢，导致在体液和血中形成多量微气泡或融合成大气泡，引起气体栓塞，称为氮气栓塞，又称减压病。主要见于潜水员从深海迅速浮出水面或飞行员在机舱未密封的情况下从地面快速升空时。因氮气阻塞部位不同，其相应临床表现有四肢、肠道痉挛性疼痛；肌肉和关节疼痛；若短期内形成大量气泡，阻塞了多数血管，特别是冠状动脉时，可引起严重血液循环障碍，甚至死亡。

（四）羊水栓塞

羊水栓塞（amniotic fluid embolism）是分娩过程中罕见的严重并发症，死亡率极高。分娩过程中，由于子宫强烈收缩，宫内压剧增，可将羊水压入破裂的子宫壁静脉窦内，经血流进入肺循环造成羊水栓塞。此情况可出现在羊膜破裂、胎盘早剥或胎儿阻塞产道时。其病理学诊断依据是在肺毛细血管和小动脉内发现角化上皮、胎毛、胎脂、胎粪等成分和透明血栓。临床上产妇出现呼吸困难、紫绀、抽搐和休克，患者多数死亡。其死亡原因除肺循环的机械阻塞外，羊水引起的过敏性休克、反射性血管痉挛及 DIC，也是羊水栓塞的重要发病和致死原因。

（五）其他栓塞

其他类型的栓塞包括含有大量细菌的菌团栓塞；恶性肿瘤细胞侵入血管造成远处器官肿瘤细胞的栓塞；寄生虫及虫卵造成肝内门静脉分支的栓塞；罕见情况下，进入血液循环的异物也可引起栓塞。

第五节　梗　　死

机体的器官或组织由于动脉血流阻断而发生的缺血性坏死，称为梗死（infarct）。

一、梗死的原因和条件

任何原因引起血管腔阻塞并且在不能建立有效侧支循环条件下，都可导致局部组织器官缺血和梗死。

（一）原因

1. 血栓形成　是引起梗死最常见的原因，如冠状动脉粥样硬化继发血栓形成引起心肌梗死，伴有血栓形成的动脉炎引起下肢梗死等。

2. 动脉栓塞　是梗死的常见原因之一，大多为血栓栓塞，亦见于气体、羊水、脂肪栓塞等。在肾、脾和肺的梗死中，由血栓栓塞引起者，远比血栓形成者多见。

3. 动脉痉挛　单纯动脉痉挛一般不引起梗死，但在冠状动脉粥样硬化基础上，冠状动脉发生强烈而持久的痉挛可引起心肌梗死。

4. 血管受压　当动脉受到肿块或其他机械性压迫时，导致动脉管腔闭塞，局部组织缺血、缺氧，最后引起组织坏死。如肠扭转、肠套叠时肠系膜动、静脉均受压迫而引起肠梗死，卵巢囊肿蒂扭转压迫血管，引起囊肿坏死、出血等。

（二）条件

1. 供血血管的类型　有双重血液供应的器官，若一条动脉阻塞，则可由另一条血管维持供血，一般不易发生梗死。例如肺有肺动脉和支气管动脉供血，肺动脉小分支的栓塞不会引起梗死。前臂和手有两条平行的桡动脉和尺动脉供血，而且吻合支丰富，故极少发生梗死。心、肾、脾、脑动脉吻合支少，一旦这些器官的动脉迅速阻塞，则很容易造成梗死。

2. 组织对缺血缺氧的耐受性　大脑神经元对缺血最敏感，血流中断 3 ~ 4 分钟即可引起神经细胞变性、坏死，心肌细胞可耐受缺血 20 ~ 30 分钟，骨骼肌和纤维组织可耐受较长时间的缺血。

二、梗死的类型和病理变化

根据梗死灶内含血量的多少，可将梗死分为贫血性梗死和出血性梗死两类。

（一）贫血性梗死

贫血性梗死（anemic infarct）多发生于组织结构致密、侧支循环不丰富的器官，如心、肾、脾等。当这些器官的血流阻断后，由于组织致密，静脉回流通畅，故梗死灶内含血量少，残留的红细胞很快崩解，血红蛋白被溶解吸收，导致肉眼下梗死区呈灰白色贫血状；同时，局部组织缺血缺氧，使其所属微血管通透性增高，病灶边缘侧支血管内的血液漏出于病灶周围，肉眼下表现为梗死灶周围的出血带。

肉眼观，贫血性梗死的梗死灶呈灰白色或灰黄色，与正常组织分界清楚；交界处常有一条暗红色的充血出血带。由于血管分布不同，不同器官的梗死灶形状各异：①肾、脾的血管呈锥形分布，故其梗死灶也呈锥形，切面呈扇形，尖端朝向器官内部，底朝向器官表面（图 3-10）；②心冠状动脉分支不规则，故心肌梗死的形状亦不规则，呈地图形。

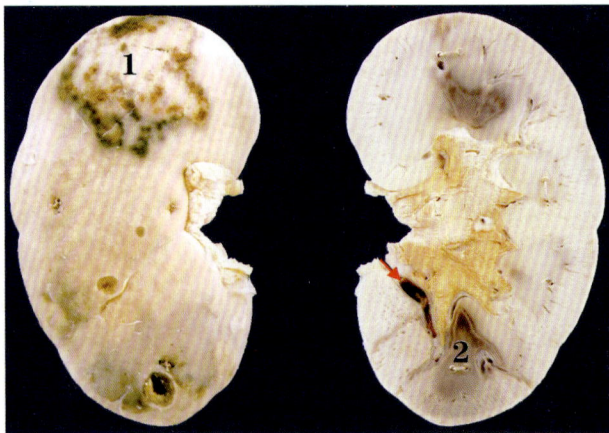

图 3-10　肾贫血性梗死（大体）
1. 呈不规则形，边缘可见清晰的充血带，肾切面可见肾梗死区；2. 呈楔形，
尖端朝向肾门，红色箭头所示为肾动脉分支内的血栓栓子

镜下观，心、肾、脾等器官的梗死灶在 6 小时后，可见凝固性坏死的改变，表现为细胞核固缩，核碎裂、核溶解。早期梗死区组织轮廓尚可辨认，梗死灶周围有明显的炎症反应和充血出血带（图 3-11）。稍后细胞崩解呈均匀红染的均质性结构，边缘有

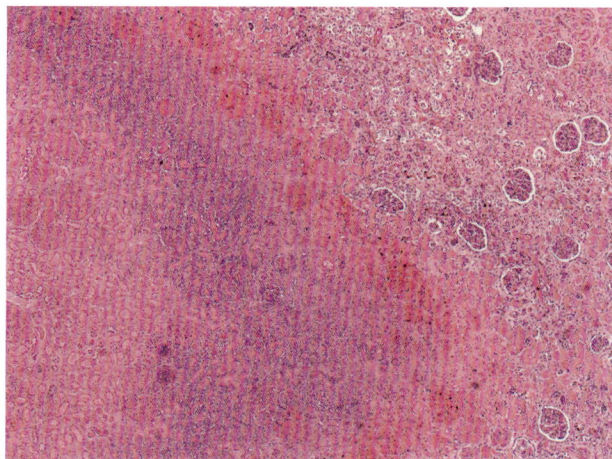

图 3-11　肾贫血性梗死（镜下）

左下侧为梗死区，可见肾小球、肾小管凝固性坏死，细胞核消失，但组织轮廓尚可辨认。
右上角为正常肾组织，清晰可见肾小球、肾小管。在梗死区与正常组织区之间可见明显的炎
细胞浸润和充血出血带

肉芽组织和瘢痕组织形成。后期肉芽组织长入坏死组织将其机化，逐渐变为纤维瘢痕组织。

另外脑梗死虽也属于贫血性梗死，但由于脑组织含蛋白质少，含水分及脂质成分多，故梗死后坏死组织液化呈囊状，称为液化性坏死。

（二）出血性梗死

出血性梗死（hemorrhagic infarct）主要见于肺和肠等有双重血液供应或血管吻合支丰富、组织结构疏松的器官，并往往在有严重淤血的基础上发生。因梗死处有明显的出血，故称出血性梗死。

1. 肺出血性梗死　肺有双重血液供应，一般情况下，肺动脉分支栓塞后因有支气管动脉继续供血，不发生梗死。但在左心衰竭伴有严重肺淤血时，肺静脉压力升高，支气管动脉压力不能克服肺静脉增高的阻力，妨碍了侧支循环的建立，以致血流中断而发生梗死。当组织坏死后，血液经梗死区坏死的血管壁而漏出，出血导致局部循环压力下降，更多血液可经支气管动脉流入梗死区，造成弥漫性出血。

肉眼观，梗死灶常位于肺下叶外周部，暗红色，质较实，外观呈锥形，切面呈楔形，尖端指向肺门，底部紧靠胸膜，并有纤维素渗出。镜下观，梗死区肺泡结构不清，充满大量红细胞。梗死周边肺组织淤血、水肿。

临床上，因梗死区胸膜面有纤维素渗出物附着，故听诊可闻及胸膜摩擦音，患者呼吸时，可有胸痛，因梗死区有出血，患者可有咯血症状。X 线，梗死区胸片显示扇形致密阴影。

2. 肠出血性梗死　肠出血性梗死，多在肠扭转、肠套叠、肠嵌顿疝以及肿瘤压迫等情况下发生。由于肠系膜静脉受压引起局部严重淤血，随即肠系膜动脉受压阻塞。虽然肠系膜血管的吻合支非常丰富，但肠壁的严重淤血使该部位微循环压力明显升高，肠

系膜动脉吻合支不能克服其阻力向病区供血，逐渐引起肠出血性梗死。肉眼观，肠梗死多发生在小肠，呈节段性，梗死的肠壁因严重出血而明显增厚，呈紫红色，缺乏光泽、质脆、易破裂，肠腔内充满紫红色液体，浆膜面可有纤维素渗出物。镜下观，肠壁各层组织坏死及弥漫性出血。（图3-12）

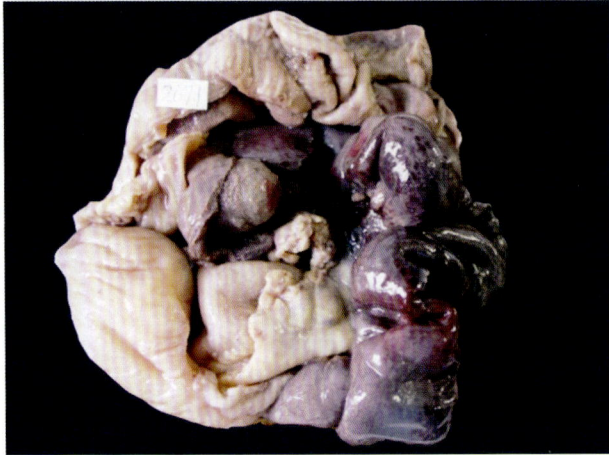

图3-12　肠套叠引起的肠出血性梗死（大体）

临床上，由于缺血，肠壁肌肉痉挛，引起剧烈腹痛；由于肠产生逆蠕动，患者可有呕吐，导致酸碱平衡紊乱；肠壁坏死可并发肠穿孔，造成弥漫性腹膜炎，后果严重。

三、梗死对机体的影响

梗死对机体的影响取决于梗死发生的器官、梗死灶的大小及部位。小范围的肾、脾梗死对机体影响不大，肾梗死通常引起腰痛和血尿，但不影响肾功能；脾梗死可出现左季肋区疼痛，因梗死还有纤维蛋白渗出，并波及腹膜，呼吸时可出现刺痛感；肺梗死有胸痛和咯血；肠梗死常出现剧烈腹疼、血便和腹膜炎的症状；心肌梗死可引起心功能不全，严重者可导致患者死亡；脑梗死多数出现相应部位的定位症状，严重者可发生昏迷，甚至死亡；四肢的梗死，合并腐败菌感染，可形成干性坏疽；肺、肠梗死合并腐败菌感染可形成湿性坏疽。

【复习题】

1.解释下列名词：淤血、心衰细胞、槟榔肝、血栓形成、栓塞、血栓栓塞、减压病、梗死。

2.解释血栓形成的条件；大手术后患者下肢静脉为什么易形成血栓；简述出血性梗死的形成条件。

3.说出血栓的结局；血栓形成、栓塞、梗死之间有何联系？

4.描述肺淤血与肝淤血的病理变化；各型血栓的特征；贫血性梗死和出血性梗死各有哪些病变特征？

5.病例分析

【病史摘要】患者，男性，35 岁。车祸 1 小时后急诊入院。体格检查：双下肢严重挫伤，左小腿皮肤、肌肉撕裂，出血。面色苍白，意识淡漠。X 线检查：右股骨下端和左侧胫腓骨骨折。经急诊手术治疗后病情稳定，入院 24 小时后，神志恢复正常。住院第六天自述胸部疼痛、咳血痰，观察 1 天后胸痛自然减退，但有时感觉胸闷。住院 2 周后，大便用力时忽感剧烈胸痛、气短，随即面色青紫、脉搏加快、细数，经抢救无效死亡。

【病理检查】

（1）左右肺动脉内有灰褐色长圆形固体团块阻塞，表面干燥，可见灰白色条纹。

（2）右髂静脉呈条索状，切开见有暗红色团块物阻塞，局部与血管壁粘连，团块近端有灰白色条纹，质松脆，远端为均匀的暗红色。镜下观团块由粉红色和红色两种成分组成，前者呈分枝小梁状。

（3）双肺边缘肉眼观可见多数小楔形暗红色实变区，其边缘为淡红色及灰白色。镜下观，暗红色区仅可见肺泡结构，细胞核消失，肺泡腔可见红细胞和红细胞影，淡红色区为新生毛细血管及成纤维细胞，其中有较多中性粒细胞，灰白色区域为胶原纤维。

【讨论】

（1）本例患者的病理诊断是什么？诊断依据是什么？

（2）患者死亡的原因及机制是什么？

（3）肺内病变的形成过程和机制是什么？

第四章 炎 症

第一节 炎症概述

一、炎症的概念

炎症（inflammation）是指具有血管系统的活体组织对各种致炎因子的损害作用所发生的一种以防御反应为主的病理过程。需要指出的是，这种防御反应是生物体在长期进化过程中逐渐形成和发展的。从单细胞生物到多细胞生物都会对外来损害发生不同反应，如包围、吞噬消化等，但这不是炎症。只有当生物体进化到具有血管系统后，发生了以血管反应为中心，并保留原始的吞噬、清除等反应才称为炎症。炎症局部的血管反应是炎症防御过程的中心环节。临床上许多疾病如肺炎、阑尾炎、外伤感染、皮肤的疖和痈及各种传染病等都属于炎症反应。因此，炎症是十分常见而又非常重要的病理过程。

中医对炎症的认识，早在两千多年前的《黄帝内经》中已有关于痈、疽的记载。隋·巢元方的《诸病源候论·丹候论》中则进行了更为详细的叙述。

二、炎症的原因

凡是能够引起组织和细胞损伤的因素都可成为炎症的原因，即致炎因子。致炎因子种类繁多，可归纳为生物性因素、物理性因素、化学性因素、变态反应、坏死组织和异物等。生物性因素（如细菌、病毒、支原体、衣原体、螺旋体、真菌和寄生虫等）是引起炎症最常见的原因。由生物病原体引起的炎症通常称为感染（infection）。各种致炎因素作用于机体后能否引起炎症以及引起炎症反应的程度如何，除与致炎因子的种类、作用时间和作用强度有关外，还与机体的机能状态（包括年龄、体质、神经内分泌和免疫状态等因素）密切相关。

三、炎症局部表现和全身反应

（一）炎症的局部表现

发生炎症的局部可出现红、肿、热、痛和功能障碍等症状。如临床上常见的急性扁桃体炎，发炎的扁桃体会出现色红、肿大、热感、疼痛和吞咽困难等临床症状。炎症时，局部发红、发热主要是由于局部血管扩张充血，血流速度加快、代谢旺盛，产热增多所致。急性炎症的肿胀主要是由于局部血管壁通透性增高，体液、细胞成分渗出所致，慢性炎症肿胀则是局部增生的结果。疼痛与多种因素有关，如渗出物的压迫和某些炎症介质作用于感觉神经末梢。在此基础上可进一步引起局部器官不同程度的功能障碍。

（二）炎症的全身反应

炎症病变虽出现在致炎因子作用的局部，但常常伴有不同程度的全身反应。

1. 发热 发热是机体对致炎因子发生的一种重要防御反应。其机制主要是由细菌代谢产物等外源性致热原刺激白细胞释放的内源性致热原，如白细胞介素 –1（IL–1）和肿瘤坏死因子（TNF）等，作用于下丘脑的体温调节中枢而引起发热。适当程度的发热，可改善炎症局部的血液循环，促进抗体生成，增强单核巨噬细胞系统的吞噬功能以及肝脏的解毒功能，提高机体的免疫和防御能力。但是如体温过高或持续时间过久，则会严重影响机体的代谢过程，引起各系统尤其是中枢神经系统功能紊乱。长期发热还会给机体各个系统的调节功能带来一定影响。

2. 末梢血白细胞计数增加 是机体防御反应的一种表现。主要是由于白细胞介素 –1和肿瘤坏死因子等刺激白细胞从骨髓储存库释放所致。

不同炎症反应增多的白细胞种类不同，如大多数细菌特别是化脓菌感染时，以中性粒细胞增多为主；肉芽肿性炎症如结核病，以单核细胞增多为主；某些病毒感染，以淋巴细胞增多为主；寄生虫感染和过敏性炎症时以嗜酸性粒细胞增多为主。但在某些炎症如流感、伤寒等，白细胞计数不仅不增多，反而减少。因此，临床上常通过检查血中白细胞计数和分类协助疾病的诊断和鉴别诊断。

血中白细胞计数增高的程度，常反映机体的抵抗力和感染的严重程度。如感染较重，机体抵抗力较强时，白细胞计数常明显升高，甚至出现幼稚中性粒细胞（即杆状核白细胞）增多，临床检验称此为核左移现象；或在胞质内出现中毒性颗粒。如机体抵抗力较差，感染特别严重时，白细胞数可无明显变化。

3. 单核巨噬细胞系统细胞增生 这也是机体防御反应的一种表现。炎症灶中的病原体、组织崩解产物，可经淋巴管到达局部淋巴结或经血液到达全身其他单核巨噬细胞系统，促使巨噬细胞增生和加强吞噬作用。临床上表现为局部淋巴结肿大以及肝脾肿大。

4. 实质器官病变 重症炎症时，由于病原微生物或其毒素的作用，心、肝、肾等器官的实质细胞可发生不同程度的变性和坏死，导致功能障碍。如白喉时由于白喉杆菌释放的外毒素可导致心肌细胞变性坏死，心功能障碍。

四、炎症的意义

炎症是机体重要的防御反应。炎症过程中出现的一系列变化，不仅能使机体动员各种力量对抗和消灭致炎因子，清除和吸收坏死组织，防止病变扩大，还能促进受损组织修复。因此可以说炎症是机体抵御外界损害的一种防御性反应。没有炎症，人类将难以在充满致病因子的自然环境中长期生存。但是，炎症有时也会对机体带来危害，甚至危及生命。如心包炎时大量心包积液会引起心包压塞，严重影响心功能；急性喉炎时声带水肿可导致窒息等。因此，要辩证地看待炎症对机体的作用，使炎症向着对机体有利的方向发展。

第二节　炎症的基本病理变化

炎症的基本病理变化包括局部组织的变质、渗出和增生。一般来说，炎症早期和急性炎症，以变质和渗出性病变为主；炎症后期或慢性炎症，以增生性病变为主。变质是以损伤为主的过程，渗出和增生则是以抗损伤为主的防御反应和修复过程。

一、变质

变质（alteration）是指机体在致炎因子作用下，局部组织细胞发生的变性和坏死，常伴有功能和代谢改变。变质既可发生在实质细胞，也可发生在间质。实质细胞常出现细胞水肿、脂肪变性、凝固性坏死或液化性坏死等，间质出现黏液样变性、纤维蛋白样坏死等。变质可以是致炎因子直接作用所致，也可以是局部血液循环障碍和炎症反应产物间接作用的结果。变质反应的轻重与致炎因子的性质、强度，与机体的反应情况有关。

二、渗出

渗出（exudation）是指炎症局部组织中，血管内的液体和细胞成分经血管壁进入组织间隙、体腔、体表以及黏膜表面的过程。渗出是炎症的重要标志，渗出的成分特别是白细胞和血浆蛋白（如抗体、补体和纤维素）在消除病原因子和有害物中起重要作用，具有重要的防御功能。渗出过程由血流动力学改变、液体渗出和白细胞渗出及吞噬等一系列活动构成，其发生与炎症介质密切相关。

（一）血流动力学改变

当局部组织受到致炎因子刺激后，局部微循环很快发生以血流量和血管口径为主要表现的血流动力学改变。首先是细动脉短暂性痉挛（约持续几秒钟），随后细动脉和毛细血管扩张，血流加快，血流量增多，发生动脉性充血，即炎性充血。动脉性充血的持续时间长短不等，长的可达几小时，取决于致炎因子的强弱及炎症的类型。随着毛细血管进一步扩张，细静脉也扩张，血流速度由快变慢，导致静脉性充血（淤血）。淤血引起的相对乏氧损伤血管内皮细胞而使血管壁通透性升高。血液的液体成分从毛细血管和细静

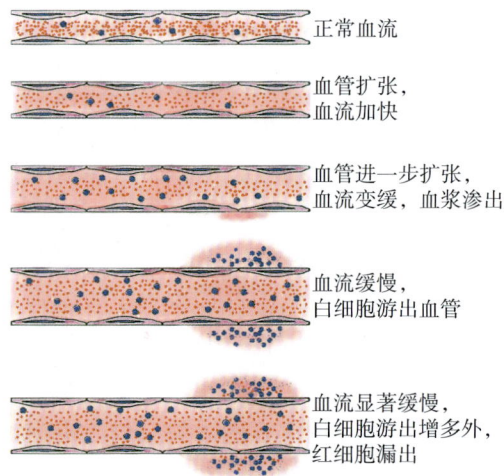

正常血流

血管扩张，血流加快

血管进一步扩张，血流变缓，血浆渗出

血流缓慢，白细胞游出血管

血流显著缓慢，白细胞游出增多外，红细胞漏出

图4-1　血流动力学变化模式图

脉渗出血管外，致使局部血管内的血液浓缩，黏稠度增加，使血流进一步缓慢甚至停滞。血流的停滞为白细胞游出创造了条件（图4-1）。血流动力学改变的发生机制目前认为与

神经因素（轴突反射）和体液因素（炎症介质）作用有关。

（二）液体渗出

1. 液体渗出的概念 炎症时，血管内的液体成分通过细静脉和毛细血管壁渗出到血管外的过程，称为液体渗出。渗出的液体和细胞成分称为渗出液（exudate）。渗出液积聚于周围组织间隙称为炎性水肿；渗出液潴留在浆膜腔（胸腔、腹腔、心包腔）或关节腔，称为积液。

2. 液体渗出的机制 炎症过程中，液体渗出的机制比较复杂，往往是多种因素相互作用的结果。主要与下列因素有关。

（1）血管壁通透性增高：这是液体渗出的主要原因。正常情况下，微循环血管壁的通透性主要依赖于血管内皮细胞的完整性来维持。炎症时血管壁通透性升高，认为与血管的内皮细胞发生如下变化有关：①内皮细胞收缩，细胞间缝隙扩大，这是造成血管壁通透性增高的最常见原因。此种现象分为两种情况，一种为短时性，持续时间仅为15~30分钟，如组胺、缓激肽、白细胞三烯等炎症介质作用于血管内皮细胞的受体，使内皮细胞迅速发生收缩，内皮细胞间出现缝隙；另一种为长时性，可持续24小时或更长，如肿瘤坏死因子和白细胞介素-1等细胞因子通过内皮细胞的细胞骨架重构，导致内皮细胞收缩。但该反应出现较晚，发生于损伤后4~6小时。②内皮细胞受损。严重烧伤和化脓菌感染等可直接损伤内皮细胞使之坏死脱落，引起血管通透性增加，且发生迅速明显，可持续几小时到几天，直至损伤血管形成血栓或内皮细胞再生修复为止。另外，白细胞黏附于内皮，细胞被激活，释放具有毒性的氧代谢产物和蛋白水解酶，也可造成内皮细胞损伤和脱落。③内皮细胞的穿胞作用增强。正常情况下，在靠近内皮细胞连接处的胞质内，存有微小的囊泡，并相互连接构成囊泡体，这些囊泡体形成穿胞通道。它们虽不是细胞的固有形态结构，但对维持血管壁的通透性、维持细胞内外的液体交换的平衡有重要作用。富含蛋白质的液体通过穿胞通道穿越内皮细胞的现象称穿胞作用。近年发现，炎症时血管内皮生长因子（VEGF）可引起内皮细胞的穿胞通道管径增大、数量增多。④新生的毛细血管壁高通透性。炎症修复过程中，以芽生方式形成的新生毛细血管因内皮细胞的分化尚不成熟，细胞间连接不健全，故具有高通透性。

（2）微循环内流体静压升高：炎症灶内细动脉、毛细血管和细静脉发生的一系列变化，导致血管扩张，血流缓慢，细静脉淤血，使血管内流体静压升高，促进液体渗出。

（3）组织内胶体渗透压升高：炎症过程中，由于分解代谢亢进和坏死物质崩解，使许多大分子物质分解为小分子物质；酸中毒使盐类解离过程增强，局部钾离子、磷酸根离子等浓度增加，导致组织的胶体渗透压升高；此外，由于血管壁通透性增加使富含蛋白的液体渗出血管外，而导致血浆胶体渗透压降低，两力作用的结果是促进液体从血管内渗出。

3. 液体渗出的意义 液体渗出具有重要的防御作用，主要表现为：①稀释和中和毒素，减轻毒素对局部组织损害；②为局部浸润的白细胞带来营养物质并运走代谢产物；③渗出液中所含的抗体、补体有利于消灭病原体；④渗出液中的纤维素交织成网，不仅可阻止病原菌扩散，还有利于白细胞吞噬消灭病原体，另外作为炎症后期的修复支架，有利于成纤维细胞产生胶原纤维；⑤渗出液中的白细胞可吞噬和杀灭病原微生物，清除坏死组织；⑥炎症局部的病原微生物和毒素随渗出液的淋巴回流到达局部淋巴结，刺激细胞免疫和体液免疫的产生。

但是，液体渗出过多就会压迫邻近器官，影响器官的功能，造成不良后果。如心包炎时，过多的心包积液会影响心脏功能；急性喉炎时的喉头黏膜水肿会引起呼吸困难甚至窒息等。如果渗出液中所含纤维蛋白多不能完全被吸收时，可发生机化引起脏器和组织粘连，如心包炎后的心包粘连，胸膜炎后的胸膜粘连等。

4. 渗出液和漏出液的鉴别 渗出液的形成主要与炎症有关。临床上，存在由于静脉回流受阻（如心力衰竭、静脉受压）或血浆胶体渗透压下降（如肝硬化、肾炎）等非炎症原因引起的水肿和体腔积液的情况，称漏出液（transudate）。因此区分渗出液和漏出液，对疾病的诊断和鉴别诊断有重要意义（表3-1）。

表3-1 渗出液和漏出液的鉴别

	渗出液	漏出液
原因	炎症	非炎症（如血液循环障碍）
外观	混浊	澄清
蛋白含量	15 ~ 60g/L	0 ~ 15g/L
比重	>1.020	<1.012
有核细胞数	>0.50×10^9/L	<0.10×10^9/L
Rivalta 试验	阳性	阴性
凝固	常自行凝固	不能自凝

注：* Rivalta 试验为醋酸沉淀试验。渗出液因含大量黏蛋白，可被0.1%醋酸沉淀，为阳性反应。

（三）白细胞渗出和作用

炎症时各种白细胞从血管内游出到血管外的过程，称为白细胞渗出（leukocytic exudation）。渗出的白细胞向炎症病灶集中的现象，称为炎细胞浸润（infiltration）。这是炎症反应的重要形态学特征。进入炎区的白细胞称为炎细胞。渗出的白细胞在炎症病灶内发挥吞噬和免疫作用，构成机体重要的防御反应。但是，有时白细胞在吞噬过程中也能向外释放蛋白水解酶、化学介质和氧自由基产物等，造成组织损伤，使炎症反应加重、并可能延长炎症过程。

1. 渗出过程 白细胞的渗出过程极其复杂，利用电子显微镜可观察到这是一个连续的动态过程，大致可分为以下几个阶段。

（1）白细胞边集与附壁（leukocytic margination）：正常情况下，血液的有形成分在血流中心流动称为轴流，血浆在周边流动称为边流。炎症过程中随着血管扩张，血流变慢及液体渗出，轴流变宽，白细胞离开轴流，向血管壁靠拢，称为白细胞边集。并沿着血管内皮细胞表面滚动，随后停留并黏附于血管内皮细胞上，称白细胞附壁。

（2）白细胞黏着（adhesion）：附壁的白细胞通过其表面的黏附分子（整合素）和血管内皮细胞黏附分子（免疫球蛋白超家族分子）的介导，紧密粘连在血管内皮细胞，为随后的白细胞游出创造了有利条件。

（3）白细胞游出（emigration）：白细胞穿过血管壁进入周围组织的过程，称白细胞游出。附壁的白细胞在内皮细胞连接处伸出伪足，以阿米巴样运动的方式穿过内皮细胞间隙，到达内皮细胞和基底膜之间，稍做停留，再穿过基底膜到达血管外，随后血管内皮细胞之间的缝隙闭合，基底膜也立即恢复完整（图 4-2）。白细胞游出是一个主动过程，通常需要 2 ~ 12 分钟。游出的白细胞开始围绕在血管周围，以后沿着组织间隙借助阿米巴样运动向炎症病灶集中。

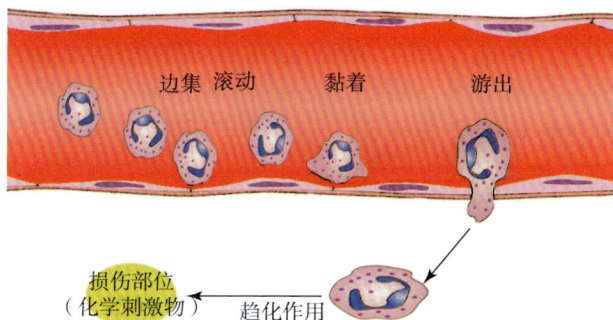

图 4-2　白细胞游出过程示意图

炎症过程中，各种白细胞游出方式是相同的，但是炎症的不同阶段，游出的白细胞种类有所不同。急性炎症的早期（24 小时内）中性粒细胞最先游出。24 ~ 48 小时则以单核细胞游出为主。其原因主要是①中性粒细胞的运动能力最强，而单核细胞的运动能力较中性粒细胞弱；②中性粒细胞寿命短，经过 24 ~ 48 小时后，中性粒细胞由于凋亡和坏死而消失，而单核细胞在组织中寿命长；③中性粒细胞停止游出后，单核细胞继续游出；④炎症的不同阶段所激活的化学趋化因子不同，已证实的中性粒细胞能释放单核细胞趋化因子，所以中性粒细胞游出后必然吸引单核细胞的游出。另外，不同炎症可引起不同白细胞游出，如结核杆菌、伤寒沙门菌感染时，炎症初期就可见大量单核细胞浸润；化脓菌感染时常以中性粒细胞渗出为主；病毒感染时常以淋巴细胞渗出为主；寄生虫感染和变态反应性炎症则以嗜酸性粒细胞渗出为主。

2. 趋化作用（chemotaxis）　炎症时，游出的白细胞沿着化学物质浓度梯度向着化学刺激物所作的定向移动，称为趋化作用。而吸引白细胞定向移动的化学刺激物，称为趋化因子。

趋化因子可以是外源性的，如细菌及其代谢产物等；也可以是内源性的，如某些活化的补体成分（C_{3a}、C_{5a}）、白细胞三烯（主要是 LTB_4）、细胞因子（特别是 IL-8）等。趋化因子是有特异性的，有些趋化因子只对中性粒细胞有吸引作用，而另一些趋化因子则吸引单核细胞或嗜酸性粒细胞。不同的炎细胞对趋化因子的反应性不同。如中性粒细胞、单核细胞对趋化因子的反应比较强烈，而淋巴细胞对趋化因子的反应则比较微弱。趋化作用的机制目前认为是趋化因子与白细胞表面的特异性 G 蛋白偶联受体结合，引起一系列的细胞信号转导过程，这些信号导致刺激白细胞通过延伸丝状伪足而拉动细胞向前运动，引起细胞移位。

3. 吞噬作用 是指到达炎症病灶内的白细胞对病原体、组织崩解碎片和异物进行吞噬和消化的过程，称为吞噬作用。具有吞噬作用的细胞主要有中性粒细胞和单核巨噬细胞。其吞噬过程基本相似，主要由三个连续步骤组成（图4-3）。

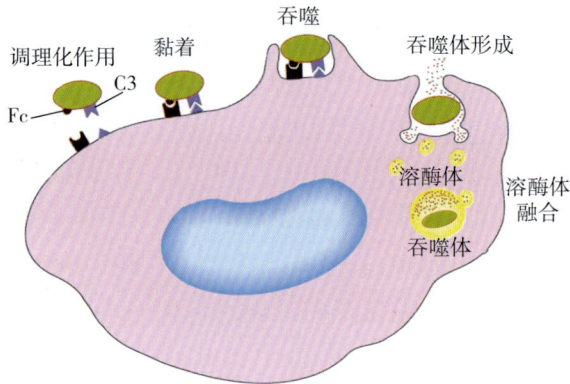

图4-3 吞噬过程示意图

①识别和附着（recognition and attachment）：即吞噬细胞识别和接触病原微生物或组织碎片的过程。此过程通过吞噬细胞表面的受体与病原微生物或组织碎片表面的抗体相结合而完成。目前证实吞噬细胞表面的甘露糖受体、清道夫受体和各种调理素受体都有识别、结合和摄入微生物的能力。

②包围和吞入（engulfment）：吞噬细胞黏着吞噬物表面后，立即伸出伪足或通过胞膜内陷，将吞噬物包围并摄入胞质内，形成由吞噬细胞的胞膜包围吞噬物的泡状小体，称为吞噬体。然后吞噬体与初级溶酶体融合形成吞噬溶酶体，随后吞噬物在吞噬溶酶体内被杀灭和降解。

③杀灭（killing）或降解（degradation）：吞噬溶酶体内的病原微生物的杀灭主要由细胞内的一些活性氧代谢产物（O_2^-、H_2O_2、$HOCl\cdot$）和活性氮（主要是NO）等来完成。细菌被杀死后，溶酶体释放多种蛋白水解酶将细菌迅速降解。应当指出，吞噬细胞的溶酶体酶和活性氧代谢产物在对吞噬物的杀灭降解过程中有协同作用。

通过吞噬作用，大多数病原微生物可被杀灭。但有少数病毒和细菌（如结核杆菌）被吞噬后，可因机体的功能状态在吞噬细胞内潜伏下来，仍具有生长繁殖能力。一旦机体抵抗力降低，这些病原体可重新复活，生长繁殖，导致疾病复发或随吞噬细胞游走，造成炎症扩散。

4. 免疫作用 发挥免疫作用的细胞主要是单核细胞、淋巴细胞和浆细胞。抗原进入机体后，巨噬细胞将其吞噬处理，再把抗原呈递给T淋巴细胞和B淋巴细胞，免疫活化的淋巴细胞分别产生淋巴因子或抗体，发挥杀伤病原微生物的作用。

5. 组织损伤作用 白细胞在被激活和吞噬的过程中，可向细胞外释放溶酶体酶、活性氧代谢物和花生四烯酸代谢产物等，可引起正常细胞和组织的损伤，或加重原始致炎因子的损伤作用。单核巨噬细胞也可产生组织损伤因子。

（四）炎细胞的种类和功能

炎症时，常见的炎细胞有以下几种（图 4-4）。

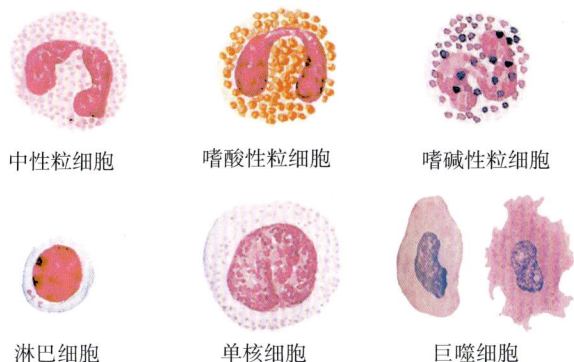

中性粒细胞	嗜酸性粒细胞	嗜碱性粒细胞
淋巴细胞	单核细胞	巨噬细胞

图 4-4 常见各种炎细胞模式图

1. 中性粒细胞（neutrophilic leukocyte） 来源于血液，是外周血中数量最多的一种白细胞，占 60% ~ 70%。细胞呈球形，核呈杆状或分叶状，胞质内富含微细的嗜中性颗粒，有较强的运动及吞噬能力，能吞噬多种细菌、组织崩解碎片及抗原抗体复合物等。中性粒细胞的寿命比较短，死亡后可释放多种蛋白水解酶，溶解坏死组织或纤维蛋白等。能产生和释放多种炎症介质。常见于急性炎症及炎症早期，又称急性炎细胞。

2. 单核巨噬细胞（macrophage） 来源于血液中的单核细胞，结缔组织内的组织细胞，肝脏的 Kupffer 细胞，肺泡的巨噬细胞，脾、淋巴结及骨髓的吞噬细胞等，统称为单核巨噬细胞系统。巨噬细胞体积大，核偏位，呈肾形或不规则形，胞质丰富，内含溶酶体。有较强的吞噬和运动能力，能吞噬中性粒细胞不易吞噬的非化脓菌（如结核杆菌、伤寒杆菌）、较大组织碎片、异物甚至整个细胞。巨噬细胞能摄取并处理抗原，并把抗原信息呈递给免疫活性细胞，参与特异性免疫反应。巨噬细胞的寿命比较长（可达数个月），能产生和释放内源性致热原、多种蛋白水解酶和炎症介质。多见于急性炎症后期、慢性炎症、非化脓性炎症（如结核、伤寒等）、病毒感染及寄生虫感染等。

3. 嗜酸性粒细胞（eosinophilic leukocyte） 来源于血液，占外周血白细胞总数的 2% ~ 3%。细胞体积同中性粒细胞，核呈分叶状，胞质中含有粗大的嗜酸性颗粒，运动能力较弱。能吞噬抗原抗体复合物及组胺等。多见于寄生虫感染（如蛔虫、血吸虫病等）和某些变态反应性炎症（如哮喘、过敏性鼻炎等）。

4. 淋巴细胞（lymphocyte）和浆细胞（plasma cell） 淋巴细胞来源于血液和局部淋巴组织。运动能力弱，无吞噬功能。淋巴细胞体积最小，胞质极少，核大，圆形，浓染。主要有两种类型：T 细胞和 B 细胞。T 细胞受到抗原刺激后转化为致敏淋巴细胞，产生和释放多种淋巴因子，参与细胞免疫；B 细胞受抗原刺激后转化为浆细胞，产生和释放各种免疫球蛋白，参与体液免疫。浆细胞体积较大，核呈圆形，常偏于一侧，染色质呈车辐状排列，胞质丰富，略嗜碱性。浆细胞不出现正常血液中。因巨噬细胞、淋巴细胞和浆细胞在免疫过程中的作用密切相关，又常同时出现在慢性炎症病灶内，故三者合称为慢性炎细胞。

5. 嗜碱性粒细胞（basophilic leukocyte）和肥大细胞（mast cell） 嗜碱性粒细胞来自血液，核呈分叶状，胞质内含有大量的嗜碱性颗粒。肥大细胞主要分布在全身结缔组织内和血管周围，两者在功能和形态上基本相似。炎症时受到刺激可脱颗粒释放组胺、5-羟色胺、白三烯等，参与炎症反应。

（五）炎症介质在炎症过程中的作用

炎症介质（inflammatory mediator）是指参与并介导炎症反应的某些化学因子，又称为化学介质。它们有的来自于血浆，有的来自于组织细胞，在炎症过程中尤其是渗出性变化中发挥着非常重要的介导作用。炎症介质的作用机制复杂，主要是通过与靶细胞膜上的受体结合发挥生物效应，可以引起小血管扩张、血管壁通透性增加、对炎细胞有趋化作用；引起疼痛和发热以及组织细胞损伤等。根据来源，炎症介质可分为两大类。

1. 细胞释放的炎症介质

（1）血管活性胺：包括组胺（histamine）和5-羟色胺（5-hydroxytrptamine, 5-HT）。前者主要存在于肥大细胞和嗜碱性粒细胞的颗粒中，也存在于血小板。在致炎因子作用下，细胞膜表面的磷脂酶被激活，使细胞膜受损，细胞脱颗粒释放组胺。组胺主要通过血管内皮细胞H1受体发挥作用，使细动脉扩张，细静脉通透性增加，引起炎性水肿。5-羟色胺主要存在于血小板，其作用与组胺相似。

（2）花生四烯酸代谢产物：包括前列腺素（prostaglandin, PG）、白细胞三烯（leukotriene, LT）和脂质素（lipoxins, LX），参与炎症和凝血反应。花生四烯酸（arachidonic acid, AA）是二十碳不饱和脂肪酸，广泛存在于细胞膜磷脂内。致炎因子和某些炎症介质如 C_{5a} 的作用，激活磷脂酶 A_2 或磷脂酶C，使细胞膜磷脂分解释放AA。AA通过环氧合酶途径生成前列腺素和凝血素 A_2（TXA_2）；通过脂质氧合酶途径生成白细胞三烯和脂质素。

前列腺素的主要作用有：①对细动脉有强烈的扩张作用（比组胺缓慢而持久）；②增强其他炎症介质如组胺的作用，加剧炎性水肿；③引起发热和疼痛。

白细胞三烯的主要作用有：①对中性粒细胞和嗜酸性粒细胞有强烈趋化作用；②引起微静脉内皮细胞收缩，使血管壁通透性升高，比组胺强 $100 \sim 1000$ 倍。

脂质素主要作用：抑制中性粒细胞的趋化反应和黏附于内皮细胞，可能与炎症的消散有关。

前列腺素和白细胞三烯在炎症中的作用已逐渐被人们所认识，并广泛应用于临床。某些抗炎药物如阿司匹林和吲哚美辛等就是通过抑制环氧合酶途径，减少前列腺素的合成而发挥抗炎作用；类固醇激素则是通过抑制磷脂酶活性，稳定细胞膜，减少花生四烯酸从磷脂释放而达抗炎作用。

（3）白细胞产物：中性粒细胞和单核巨噬细胞被致炎因子激活后释放活性氧代谢

产物（OH⁻、O₂⁻、H₂O₂）和细胞内的溶酶体酶可视为炎症介质。其作用主要有：①引起组织损伤；②使血管壁通透性升高；③白细胞趋化作用。

（4）细胞因子（cytokines）：是一类主要由激活的淋巴细胞和单核巨噬细胞产生多肽类物质。细胞因子的种类很多，白细胞介素 –1、肿瘤坏死因子就是其中最重要的两个细胞因子，在介导和调节免疫应答和炎症反应中有重要作用。细胞因子作用主要有①促进白细胞渗出，并对中性粒细胞和单核细胞有趋化作用；②能增强吞噬作用；③引起发热；④引起组织损伤；⑤促进成纤维细胞增生。

2. 血浆中的炎症介质　血浆源性炎症介质是指在致炎因素作用下，血液的凝血、纤溶、激肽和补体四大系统同时或相继被激活后产生的部分活化产物。

（1）激肽系统：激肽系统激活后的最终产物为缓激肽（bradykinin）。其主要作用有：①使细动脉扩张，血管壁通透性增高；②支气管平滑肌收缩；③强烈致疼痛作用。

（2）补体系统：是血浆中一组具有酶活性的糖蛋白，平时以非激活形式存在，在炎症或免疫反应过程中被激活，是机体抵抗病原微生物的重要因子。其中以激活的 C_{3a}、C_{5a} 和 C_{3b} 最为重要。其主要作用有：①引起血管扩张和血管壁通透性增高；②化学趋化作用；③具有调理素作用，可增强吞噬细胞的吞噬活性；④杀伤细菌作用。

（3）纤维蛋白肽：来自凝血系统，是凝血酶催化纤维蛋白原转化为纤维蛋白的过程中释放的产物。其主要作用为：①使血管壁通透性升高；②对中性粒细胞有趋化作用。

（4）纤维蛋白降解产物（fibrinogen degradation products，FDP）：来自纤维蛋白溶解系统，其作用为：①升高血管壁的通透性；②对中性粒细胞有趋化作用；③增强组胺、缓激肽对毛细血管通透性的作用。

此外，炎症介质还包括血小板激活因子（platelet activating factor，PAF）、一氧化氮、神经肽等，它们在炎症的发生发展过程中均发挥着重要作用。研究炎症介质，有助于我们认识炎症的本质，以便采取有效措施，调节和控制炎症过程。

三、增生

由于某些致炎因子和炎性代谢产物的刺激作用而引起局部组织发生增生。增生的细胞有单核巨噬细胞、血管内皮细胞和成纤维细胞，有时伴有实质细胞增生。增生性变化是炎症过程中重要的防御反应之一，如增生的巨噬细胞可以吞噬杀灭病原体，清除坏死组织的崩解产物；增生的成纤维细胞和新生的毛细血管以及浸润的炎细胞可共同构成炎性肉芽组织，参与炎症的组织修复过程，并可使炎症局限化。但是，过度增生就会使原有组织器官的形态结构破坏，对机体产生不利影响。如慢性病毒性肝炎时，过多的结缔组织增生会引起肝纤维化，导致肝硬化的发生；心肌炎时过多的纤维结缔组织增生会出现心肌硬化等。

综上所述，任何炎症都具有变质、渗出和增生三种基本病理变化。但由于致炎因子种类、机体反应性、炎症部位和发展阶段的不同，三者的表现形式和组成方式各不相同。即按一定的先后顺序发生，相互联系，又相互影响、转化，共同构成了炎症复杂的、动态发展的病理过程。

第三节　炎症的类型及病变特点

一、炎症的临床类型

1. 超急性炎症（superacute inflammation）　指起病急骤，病程为数小时至数天的炎症。特点是炎症反应剧烈，短时间内可引起严重的组织器官损伤，甚至死亡。如器官移植的超急性排斥反应和药物过敏引起的急性变态反应。

2. 急性炎症（acute inflammation）　起病急，临床症状明显，病程比较短，一般几天到 1 个月。局部病变常以变质和渗出为主，浸润的炎细胞主要以中性粒细胞为主。此类炎症经过治疗大多数好转痊愈，只有少数迁延不愈转为慢性炎症。

3. 慢性炎症（chronic inflammation）　指起病比较缓慢，临床症状缓和，病程较长，一般由数个月到数年。慢性炎症可由急性炎症转变而来，也可一开始就呈慢性经过。病变的局部常以增生性变化为主，变质和渗出轻微，浸润的炎细胞主要是单核细胞、淋巴细胞和浆细胞。慢性炎症在机体抵抗力降低时可转变为急性炎症，称为慢性炎症的急性发作，如慢性阑尾炎、慢性肾盂肾炎的急性发作等。

4. 亚急性炎症（subacute inflammation）　指某些疾病的病程介于急性和慢性之间，病程一般持续 1 至数月。局部病变以坏死和增生性变化为主。如亚急性重型病毒性肝炎、亚急性感染性心内膜炎等。

二、炎症的病理学类型

（一）变质性炎症

变质性炎症（alterative inflammation）是指以组织细胞的变性、坏死为主，而渗出和增生轻微的炎症。常发生于心、肝、脑等实质性器官，一般由中毒或某些病毒感染引起。如白喉外毒素引起的中毒性心肌炎；肝炎病毒引起的病毒性肝炎；乙型脑炎病毒引起的流行性乙型脑炎等。病情轻重和对机体的影响主要取决于炎症的发生部位和细胞的变性坏死程度。如流行性乙型脑炎时神经细胞变性坏死，对机体影响较大，可产生严重后果；急性普通性肝炎时肝细胞以广泛变性为主，坏死比较轻微，对机体影响较小，通过积极有效治疗，大多都能痊愈，而急性重型肝炎时肝细胞大片坏死，可导致肝功能严重受损，引起肝性脑病，甚至死亡。

（二）渗出性炎症

渗出性炎症（exudative inflammation）是指以渗出性变化为主，变质和增生轻微的炎症。临床上多呈急性经过，最为常见。根据渗出物成分和病变特点的不同，分为以下几种类型。

1. 浆液性炎（serous inflammation）　是指以浆液渗出为主的炎症。渗出的液体主要来自血浆，也可由浆膜的间皮细胞分泌，含有 3% ~ 5% 的蛋白质（主要是白蛋白），同时混有少量纤维素和中性粒细胞等。好发于皮肤、黏膜、浆膜、关节滑膜和疏松结缔组织等部位。一般与高温、感染等因素有关。如皮肤Ⅱ度烫伤、烧伤形成的水疱；感冒初期，鼻黏膜排出大量浆液性分泌物（清鼻涕）；渗出性结核性胸膜炎，可引起胸腔积液。浆液性渗出物弥漫浸润疏松结缔组织，可引起局部炎性水肿，如脚踝扭伤引起的局部组织炎性水肿。

浆液性炎一般呈急性或亚急性经过，病因消除后，因浆液稀薄容易吸收可不留任何痕迹。但是，如果浆液渗出过多，就会对机体产生不利影响，甚至产生严重后果。如心包腔、胸膜腔大量积液，可产生压迫，影响心肺功能。

2. 纤维素性炎（fibrinous inflammation）　以纤维蛋白原渗出为主，继而形成纤维蛋白，即纤维素。多见于细菌感染（如白喉杆菌、痢疾杆菌、肺炎球菌等）和中毒（如尿素、汞）等。常见于黏膜、浆膜和肺。其病变特点是渗出的纤维素呈红染、交织成网状、条状或颗粒状，常混有中性粒细胞和坏死组织的碎屑（图 4-5）。血管损伤严重时，可见纤维蛋白原大量渗出。

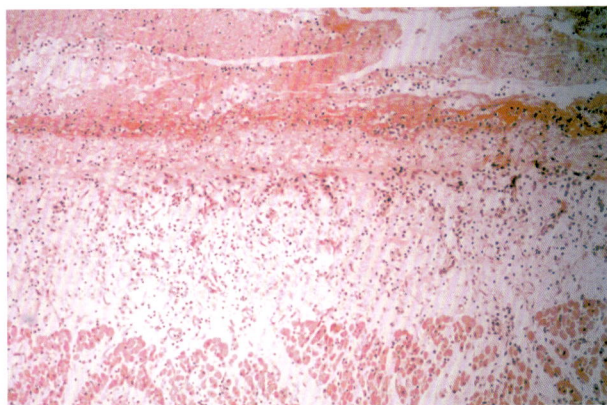

图 4-5　维素性心包炎（镜下）
心脏浆膜面可见大量渗出的纤维素呈云状，并混有中性粒细胞

（1）黏膜的纤维素性炎：渗出的纤维素、中性粒细胞常与局部坏死的黏膜上皮混合在一起，形成一层灰白色棉絮状膜样物质，覆盖在黏膜表面，此膜样物质称为假膜。故常把发生在黏膜的纤维素性炎称为假膜性炎。假膜与黏膜的粘连牢固程度与发生部位有关。如患细菌性痢疾时，结肠黏膜表面形成的假膜容易脱落，形成多个浅表性溃疡，临床上出现黏液脓血便。白喉患者，发生在咽喉黏膜表面的假膜，因黏膜组织坏死较重且深，故假膜常与深层组织牢固结合，不易脱落；而发生在气管、支气管黏膜的假膜，因为气管、支气管黏膜为假复层纤毛柱状上皮，黏膜组织坏死比较表浅，故假膜容易脱落，阻塞呼吸道，引起窒息，造成严重后果。

（2）浆膜的纤维素性炎：易发生于胸膜、心包膜等部位。如结核性胸膜炎，胸膜表面可有大量纤维素沉积，使胸膜表面不光滑，造成呼吸时脏、壁层胸膜相互摩擦，导致患者出现胸痛和胸膜摩擦音；风湿性心外膜炎，心包腔内渗出的纤维素常随着心脏的不断跳动，吸附于心脏表面（心外膜上），致使心脏外观上呈绒毛状，称为绒毛心。

（3）肺脏的纤维素性炎：常见于大叶性肺炎，肺泡腔内充满大量渗出的纤维素、不等量的中性粒细胞或红细胞，使肺组织实变。

纤维素性炎一般呈急性经过，对机体的影响主要取决于炎症的发生部位和渗出的纤维素能否完全吸收。如渗出的纤维素较少，可被中性粒细胞变性坏死后释放的蛋白水解酶完全溶解液化吸收，痊愈后不留痕迹；如渗出的纤维素较多或蛋白水解酶释放不足，则不能完全溶解吸收，而被肉芽组织取代发生机化，造成不良后果。如胸膜粘连、心包粘连、肠粘连等，应引起注意。

3. 化脓性炎症（purulent inflammation） 是指以大量中性粒细胞渗出为主，常伴有不同程度的组织坏死和脓液形成为特点的炎症。多由化脓性细菌引起，如葡萄球菌、链球菌、大肠杆菌、脑膜炎双球菌等。炎区坏死组织被中性粒细胞或坏死组织释放的蛋白溶解酶溶解、液化的过程，称为化脓。化脓所形成的液体，称为脓液（pus）或脓汁。脓液一般为混浊的凝乳状液体，呈灰黄色或黄绿色，不易凝固。一般由葡萄球菌引起的脓液比较浓稠，而由链球菌引起的脓液比较稀薄。脓液的主要成分有大量的中性粒细胞、组织坏死液化后的崩解碎屑、细菌和少量的浆液、纤维素等，其中中性粒细胞大多已变性坏死，称为脓细胞。

化脓性炎症在临床上十分常见，如疖、痈、化脓性阑尾炎、小叶性肺炎、肾盂肾炎、外科的伤口化脓等。根据发生原因和病变部位不同，化脓性炎症可分为以下 3 种类型。

（1）脓肿（abscess）：是指器官或组织内的局限性化脓性炎症，其主要特征是病变组织坏死溶解，形成充满脓液的腔，即脓腔。可发生于皮下和内脏如肺、肝、肾、脑等。常由金黄色葡萄球菌引起。该菌可产生凝血酶，使渗出的纤维蛋白原转变成纤维素，限制细菌扩散，使病变局限化。

①脓肿的形成过程：细菌毒素使局部组织细胞变性坏死，继而大量中性粒细胞浸润，以后中性粒细胞变性坏死释放蛋白溶解酶，将组织溶解液化，形成含有脓液的腔，此即脓肿。脓肿早期，其周围组织常有明显充血、水肿和大量中性粒细胞浸润（图 4-6）。随着病变进展，脓肿周围出现肉芽组织增生包围脓腔，称为脓肿膜。具有吸收脓液，限

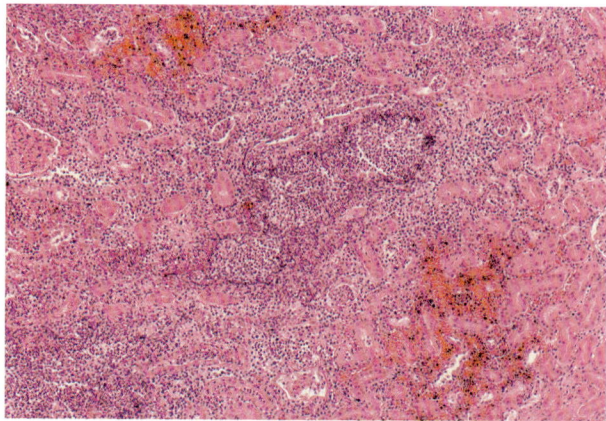

图 4-6 肾脓肿的早期病变（镜下）
肾组织中可见大量中性粒细胞浸润并形成灶状，肾间质毛细血管扩张充血

制炎症扩散的作用。如脓肿经久不愈，则有多量纤维结缔组织包绕，形成厚壁脓肿。

②脓肿的结局：较小脓肿，可吸收消散；较大脓肿，因脓液过多，难以吸收，常需手术切开引流或穿刺抽脓，所留下缺损常由肉芽组织修复，最后形成瘢痕。如病原体持续存在，脓液不断增多，脓腔不断扩大，脓肿壁逐渐增厚，可演变为慢性脓肿。有时，脓液过多，脓腔内压力过大，脓肿还可向周围压力薄弱之处溃破，形成溃疡、窦道或瘘管。一般情况下，皮肤、黏膜表浅脓肿溃破后，形成的局部缺损，称溃疡；深部脓肿向体表、体腔或自然管道穿破时形成的只有一个开口的病理性盲管，称窦道（sinus）；脓肿一端向体表或体腔穿破，另一端向自然管道（如消化道或呼吸道等）穿破，形成有两个或两个以上开口的病理性管道，称瘘管（fistula）。窦道和瘘管常见于肛门直肠周围脓肿。

（2）蜂窝织炎（phlegmonous inflammation）：是指发生于疏松结缔组织的弥漫性化脓性炎症。多见于皮下、肌肉间或阑尾等处。主要由溶血性链球菌引起。其病变特点是病变组织高度充血水肿，有大量中性粒细胞弥漫性浸润，无明显坏死溶解；病灶与周围健康组织分界不清。其机制为溶血性链球菌分泌的透明质酸酶，可溶解结缔组织中的透明质酸；分泌的链激酶可溶解纤维素，从而有利于细菌扩散。由于单纯蜂窝织炎通常不发生明显的组织坏死和溶解，痊愈后一般不留有瘢痕（图4-7）。

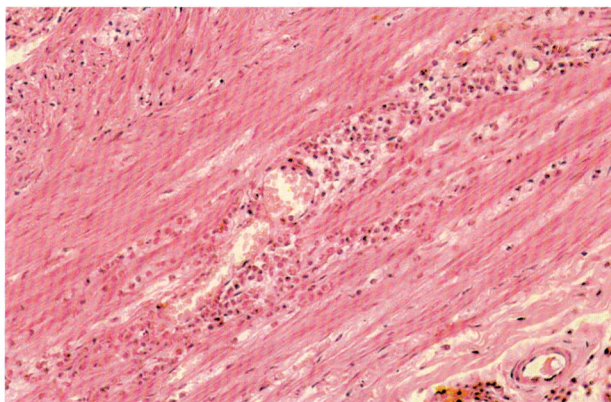

图 4-7　蜂窝织炎性阑尾炎（镜下）
阑尾肌层间质内可见大量中性粒细胞弥漫性浸润

（3）表面化脓和积脓：表面化脓是指发生于浆膜、黏膜以及脑膜等部位的化脓性炎症。其病变特点是炎症比较表浅，大量脓性渗出物向表面渗出而深部组织无明显炎症改变。如化脓性胸膜炎、化脓性支气管炎、化脓性脑膜炎等。

当化脓性炎发生于浆膜腔、胆囊或输卵管等部位时，脓液可蓄积于这些部位，称为积脓。如临床上常见的胸腔积脓、胆囊积脓、输卵管积脓等。

4. 出血性炎（hemorrhagic inflamation）　是指以大量红细胞漏出为特点的炎症。常由毒力较强的病原微生物（如炭疽杆菌、鼠疫杆菌、流行性出血热病毒、钩端螺旋体等）感染所致。其病变特点是血管壁严重受损，通透性明显升高，大量红细胞漏出，一般病情比较严重。

需要指出的是，以上渗出性炎症的分类并不是绝对的，可单独的发生，亦可合并存在，例如，结核性胸膜炎所引起的浆液纤维素性炎。亦可在炎症发展过程由一种类型炎症转化为另一种类型的炎症，如急性上呼吸道感染时，开始为浆液性炎，进一步可发展为化脓性炎。

（三）增生性炎症

增生性炎症（proliferative inflammation）是指以组织细胞增生性变化为主，而变质和渗出比较轻微的炎症。增生性炎症一般呈慢性经过，属于慢性炎症，但少数也可呈急性经过，如急性链球菌感染后肾小球肾炎等。

增生性炎症根据增生细胞的成分和病理形态不同，可有以下几种表现形式。

1. 非特异性增生性炎症

（1）一般增生性炎症：其病变特点是炎症病灶内有大量单核细胞、淋巴细胞和浆细胞浸润，伴有不同程度的成纤维细胞、血管内皮细胞、局部实质细胞或者被覆上皮、腺体的增生，但这些增生的细胞成分通常不形成特殊的病理形态结构，故称为一般增生性炎症。大多数慢性炎症都属于此类炎症。

（2）炎性息肉（inflammatory polyp）：发生于黏膜的慢性炎症。在致炎因子长期作用下，局部黏膜上皮细胞、腺上皮细胞和纤维组织增生形成突出于黏膜表面的根部带蒂的淡粉红色或灰白色的赘生物，称为炎性息肉。好发于鼻黏膜、肠黏膜和子宫颈等部位。临床易引起出血。

（3）炎性假瘤（inflammatory pseudotumor）：在致炎因子作用下，局部组织细胞增生形成一个境界清楚的肿瘤样团块，称为炎性假瘤。好发于肺和眼眶等部位。炎性假瘤的本质是炎症，需与肿瘤区别。

2. 肉芽肿性炎症（granulomatous inflammation）

在致炎因子作用下，炎症局部出现以巨噬细胞及其衍生细胞增生为主，形成境界清楚的结节状病灶（即肉芽肿）为特征的炎症，称为肉芽肿性炎症。结节直径一般在 0.5 ~ 2mm。是一种特殊类型的慢性炎症。由于致炎因子不同，可分为如下几类。

（1）感染性肉芽肿：由生物病原体引起，常见于结核杆菌、伤寒杆菌、麻风杆菌、梅毒螺旋体以及真菌感染引起的疾病。不同疾病所形成的肉芽肿都有各自的特点，据此可进行疾病的鉴别诊断。

（2）异物性肉芽肿：指由滑石粉、木刺、矽尘、寄生虫卵、隆乳术的填充物、移植的人工血管等异物引起的肉芽肿。结节的特点以异物为中心，周围可见数量不等的巨噬细胞、异物巨细胞、淋巴细胞和成纤维细胞。

第四节　炎症的结局

一、痊愈

当组织损伤较小，机体抵抗力强，治疗及时，致炎因子被清除，炎性渗出物和坏死组织的崩解产物被溶解吸收或排出，其缺损由周围健康细胞再生修复，使病变组织器官完全恢复正常的结构和功能，称为完全痊愈。当组织损伤较重，范围较大，经过治疗，病因已消除，但炎性渗出物和坏死组织难以吸收消散，由肉芽组织增生修复，形成瘢痕，称为不完全痊愈。

二、迁延为慢性炎症

当机体抵抗力低下，或治疗措施不当，致炎因子不能及时被清除，持续作用于机体，不断的损伤组织导致炎症反复迁延不愈，使急性炎症转为慢性，时轻时重。如急性病毒性肝炎时转为慢性病毒性肝炎，甚至肝硬化。

三、蔓延扩散

当机体抵抗力低下，或病原微生物毒力较强、数量多的情况下，病原微生物可在体内不断繁殖，并沿着组织间隙、血管、淋巴管或自然管道扩散到周围或全身的组织器官。

1. 局部蔓延 病原微生物经组织间隙或器官的自然管道向周围组织器官扩散，称为局部蔓延。如肾结核时，结核杆菌可沿着泌尿道下行播散，引起输尿管、膀胱结核等。

2. 淋巴道扩散 病原微生物侵入淋巴管内，随淋巴液回流到达局部淋巴结，引起淋巴管炎和淋巴结炎。如咽部的急性炎症可引起下颌或颏下淋巴结炎，临床上表现为局部淋巴结肿大、疼痛。

3. 血道扩散 炎症病灶的病原微生物或某些毒性代谢产物入血液循环，引起的菌血症、毒血症、败血症、脓毒血症，严重者可危及生命。

（1）菌血症（bacteremia）：细菌由局部病灶进入血液，而机体没有明显的全身中毒症状，但从血液中可以查到细菌。

（2）毒血症（toxemia）：细菌的毒素或毒性代谢产物被吸收入血，机体出现明显的高热、寒战等中毒症状，同时常伴有心、肝、肾等实质细胞的变性坏死。严重时可发生中毒性休克。

（3）败血症（septicemia）：细菌由局部病灶入血后，大量繁殖并释放毒素，引起全身中毒症状和病理变化，称为败血症。临床上，患者除有严重的毒血症症状外，还常出现皮肤、黏膜多发、散在的出血点，脾和全身淋巴结肿大等。血液中常可培养出细菌。

（4）脓毒败血症（pyemia）：脓毒败血症是指化脓菌除产生败血症症状外，还可在某些脏器（如肝、脾、肾等）形成多发性栓塞性脓肿，或称转移性脓肿。这些小脓肿的形成常常是由于化脓菌团作为栓子随血流栓塞于相应脏器的毛细血管，引起局限性化脓性炎症所致。

【复习题】

1. 解释下列名词：炎症、趋化作用、吞噬作用、脓肿、蜂窝织炎、肉芽肿、败血症。

2. 描述炎症的局部表现和全身反应。

3. 简述炎症渗出的基本过程和意义。

4. 简述渗出液和漏出液的区别，并说明意义。

5. 简述脓肿与蜂窝组织炎的区别。

6. 简述炎症结局和蔓延的方式。

7. 病例分析

【病史摘要】赵某，男性，28岁，慢性阑尾炎患者，突发性右下腹部疼痛，行阑尾切除术。

【病理检查】阑尾肿胀，浆膜面充血，可见黄白色渗出物。阑尾腔内充满脓液。

【讨论】

（1）病变部位发生了什么性质的炎症？

（2）其镜下的病理变化是什么？

（3）可能出现的临床表现是什么？

第五章　肿　瘤

肿瘤（tumor）是以细胞异常增殖为特点的一大类疾病。肿瘤种类繁多，具有不同的生物学行为和临床表现。医学上把生长缓慢、没有侵袭性或侵袭性弱、不播散、对人体危害小的肿瘤称为良性肿瘤。相反，把生长迅速、侵袭性强、易播散、对人体危害大的肿瘤称为恶性肿瘤。我们通常所说的癌症，泛指所有的恶性肿瘤。

中医学对肿瘤早有记载，《内经》中已有"筋瘤""石瘕"等描述；隋代巢元方《诸病源候论·瘤候》、唐代孙思邈《千金方》、宋代《圣济总录》及《全生指迷方·诸积篇》等著作对恶性肿瘤的临床表现、治疗及预后已有深刻的认识。

恶性肿瘤对人类健康危害严重，已成为许多国家和地区人口死亡原因的第一位或第二位。全世界每年约有 700 万人死于恶性肿瘤，且呈逐年上升趋势。统计资料显示，我国城市居民疾病死因第一位的是恶性肿瘤；在农村，恶性肿瘤居疾病死因的第三位。我国常见恶性肿瘤死因顺序为肺癌、肝癌、胃癌、食管癌、大肠癌、乳腺癌、白血病、子宫颈癌、膀胱癌、鼻咽癌等。

恶性肿瘤对人类的危害，不仅是威胁患者的生命，还在于它给患者带来的躯体痛苦、精神压力和经济负担。肿瘤的诊断、预防和治疗，是医学科学十分重要的组成部分，形成一个专门的分支——肿瘤学。肿瘤的发生发展机制和肿瘤的病理诊断是病理学和肿瘤学的重要内容。本章主要从病理学角度介绍关于肿瘤的基本知识，包括肿瘤的形态和分类、生物学特点、病因和发病机制等。掌握这些知识对肿瘤的预防、诊断和治疗具有重要的临床意义。

第一节　肿瘤的概念

肿瘤是机体在各种致瘤因素作用下，局部组织细胞在基因水平上失去对其生长的正常调控，导致克隆性异常增生而形成的新生物。这种新生物常表现为局部肿块。

肿瘤性增生与炎症性、损伤修复性增生（非肿瘤性增生）有本质区别。肿瘤细胞一般呈单克隆性增生，不同程度丧失了分化成熟的能力，表现出异常的形态、代谢和功能。肿瘤细胞生长，失去控制，具有相对自主性，与整个机体不协调，即使致瘤因素已不存在，肿瘤细胞的生长和代谢特点仍可继续维持，提示肿瘤细胞的这种生物学特征可遗传给子代细胞。非肿瘤性增生通常是符合机体需要的生物学过程，受到控制，有一定的限度，一般是多克隆性增生，增生的组织细胞分化成熟，一旦引起细胞增殖的病因消除，增生即告停止。

第二节　肿瘤的基本特征

一、肿瘤的大体形态

因受多种因素的影响，肿瘤的形态多种多样，并在一定程度上反映了肿瘤的良恶性。

1. 肿瘤的数目　肿瘤多为单发，也可先后或同时发生多个肿瘤，如子宫多发性平滑肌瘤、神经纤维瘤病等。

2. 肿瘤的大小　肿瘤的大小可以差别很大，与肿瘤的性质、生长时间和发生部位等有关。小者需在显微镜下才能发现，如原位癌；大者数十厘米，重量可达数千克甚至数十千克，如巨大卵巢囊腺瘤。发生在体表或大的体腔（如腹腔）内的肿瘤，生长空间充裕，体积可以很大；发生在密闭的狭小腔道（如颅腔、椎管）内的肿瘤，生长受限，体积通常较小。良性肿瘤生长缓慢，生长时间长，通常比较大；而恶性肿瘤生长速度快，易发生转移和引起患者死亡，常长不大。

一般而言，恶性肿瘤的体积愈大，发生转移的概率愈大，因此，恶性肿瘤的体积是肿瘤分期的一项重要指标。

3. 肿瘤的形状　肿瘤的形状多种多样，与肿瘤的组织类型、发生部位、生长方式及良、恶性密切相关。常见的形状有息肉状、菜花状、乳头状、结节状、分叶状、囊状、浸润性包块状、弥漫肥厚状、溃疡状等（图 5-1）。

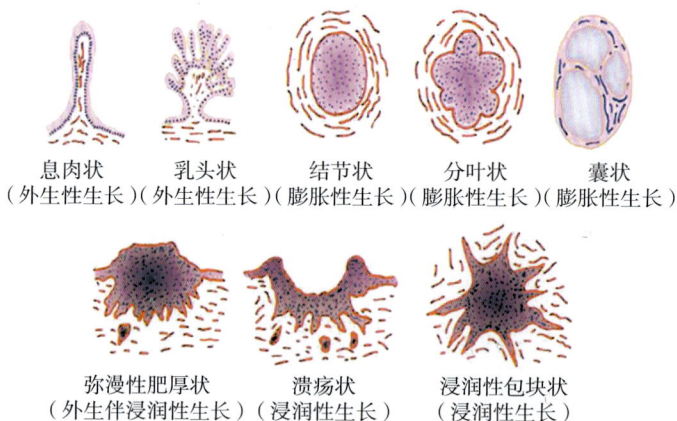

息肉状　　乳头状　　结节状　　分叶状　　囊状
（外生性生长）（外生性生长）（膨胀性生长）（膨胀性生长）（膨胀性生长）

弥漫性肥厚状　　溃疡状　　浸润性包块状
（外生伴浸润性生长）（浸润性生长）（浸润性生长）

图 5-1　肿瘤的形状和生长方式模式图

4. 肿瘤的颜色　肿瘤的颜色由组成肿瘤的组织细胞及其产物的颜色决定，如血管瘤呈红色，脂肪瘤呈黄色，黑色素瘤则呈黑色或灰褐色。肿瘤发生继发性改变，如变性、出血、坏死时，其颜色会发生相应改变。

5. 肿瘤的硬度　肿瘤的硬度与肿瘤的类型、间质和实质的比例等因素有关。如脂肪瘤一般比较软，而骨瘤较坚硬。同一来源的肿瘤其硬度取决于实质与间质的比例，间质多而实质少者较硬,反之则较软。

二、肿瘤的组织结构

肿瘤由实质和间质两部分组成,两者有着密切联系。

1.肿瘤实质 即肿瘤细胞,是肿瘤的主要成分,决定着肿瘤的生物学特性。通常根据肿瘤细胞的形态、形成的结构或其产物来判断肿瘤的分化方向,进行组织学分类。

2.肿瘤间质 肿瘤间质由结缔组织、血管和淋巴管组成。间质成分不具特异性,对肿瘤实质起支持和营养作用。通常生长快的肿瘤间质血管多,反之则较少。一般情况下,肿瘤间质内有丰富的淋巴细胞、浆细胞、巨噬细胞等浸润,与机体对肿瘤组织的免疫反应有关,患者预后相对较好。

三、肿瘤的分化与异型性

肿瘤的分化(differentiation)是指肿瘤组织在形态和功能上与某种正常组织的相似之处。相似的程度称为分化程度(degree of differentiation)。如某个肿瘤的形态与鳞状上皮相似,提示这个肿瘤是向鳞状上皮分化的。一个肿瘤的组织形态和功能比较接近某种正常组织,说明其分化程度高或分化好;若相似性较小,则说明其分化程度低或分化差。如果一个肿瘤缺乏与正常组织的相似之处,则称为未分化(undifferentiated)。

肿瘤组织在细胞形态和组织结构上与相应的正常组织有不同程度的差异,这种差异称为异型性(atypia)。肿瘤异型性的大小反映了肿瘤组织的分化成熟程度。异型性越小,说明肿瘤组织分化成熟程度高,恶性程度低;相反,异型性越大,说明肿瘤组织分化成熟程度低,恶性程度高。因此,肿瘤异型性的大小是区别肿瘤性增生和非肿瘤性增生,诊断肿瘤良、恶性以及肿瘤恶性程度的主要组织学依据。

(一)肿瘤组织结构的异型性

肿瘤组织在空间排列形式上与相应正常组织间的差异,称为肿瘤组织结构的异型性。良性肿瘤组织结构有不同程度的异型性,如纤维瘤(图5-2),由分化良好的纤维细胞构成,细胞排列成束状,相互编织,同一束内的细胞排列与正常纤维组织相似。恶性肿瘤组织结构的异型性明显,如纤维肉瘤,瘤细胞很多,胶原纤维很少,细胞排列紊乱,与正常的组织结构相差甚远,有时甚至无法判断其分化方向(图5-3)。

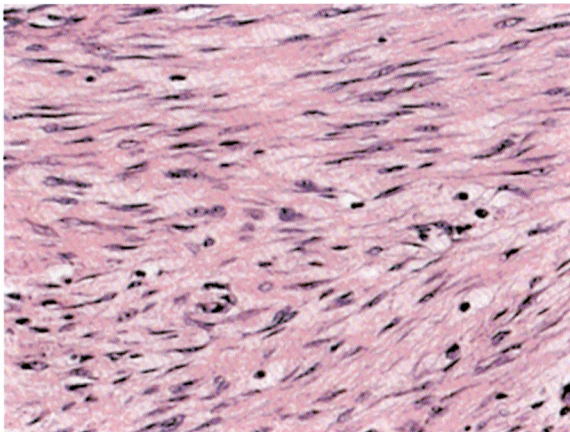

图5-2 纤维瘤(镜下)
细胞排列成束状,相互编织

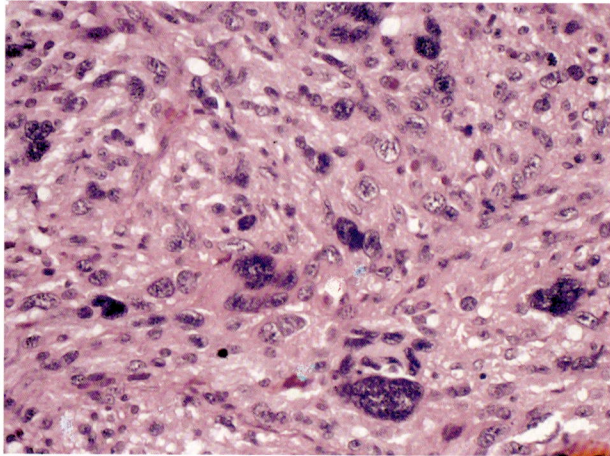

图 5-3　纤维肉瘤（镜下）

瘤细胞很多，胶原纤维少，细胞排列紊乱。

（二）肿瘤细胞形态的异型性

良性肿瘤细胞形态异型性较小，与相应的正常细胞形态相似。恶性肿瘤细胞分化程度低，异型性明显，其特点如下。

1.肿瘤细胞的多形性　恶性肿瘤细胞一般比相应的正常细胞大，但大小不一、形态各异，并可出现瘤巨细胞，即体积巨大的肿瘤细胞。有些分化很差的肿瘤，瘤细胞常比相应的正常细胞小，大小也较一致，如肺燕麦细胞癌。

2.肿瘤细胞核的多形性　表现为：①核体积增大，使核/浆比例增大（正常为1:4～1:6，恶性肿瘤细胞接近1:1），核大小不一，形态各异，可出现多核、巨核、双核或奇异形核；②核染色加深，染色质呈粗颗粒状，分布不均，常堆积于核膜下；③核仁肥大，数目增多（2～5个不等）；④核分裂象多见，出现异常的核分裂象（病理性核分裂象），如不对称性核分裂、多极性核分裂（图5-4）。

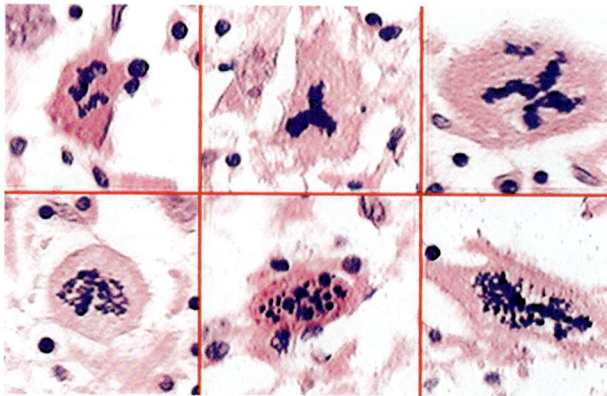

图 5-4　恶性肿瘤细胞病理性核分裂示意图

3.肿瘤细胞浆的改变　因恶性肿瘤细胞蛋白质合成加强，胞浆内核蛋白体增多，使胞浆呈嗜碱性，有些肿瘤细胞胞浆内可见糖原、脂质、黏液或色素等。

四、肿瘤的生长与扩散

（一）肿瘤的生长

1. 肿瘤的生长速度　不同肿瘤及肿瘤的不同阶段生长速度有极大差异。一般来说，良性肿瘤分化程度高，大部分瘤细胞处于非增殖状态，故生长缓慢，生长时间可达数年甚至数十年。恶性肿瘤分化程度低，生长速度快，短时间内即可形成肿块，且常因血管形成及营养供应相对不足，易发生坏死、出血等继发性改变。如果良性肿瘤在短时间内生长速度突然加快，要考虑到恶性变的可能。影响肿瘤生长速度的因素很多，如肿瘤细胞的倍增时间（doubling time）、生长分数（growth fraction）及肿瘤细胞的生成和死亡比例等。

肿瘤细胞的倍增时间是指细胞分裂繁殖为两个子代细胞所需的时间。多数恶性肿瘤细胞的倍增时间并不比正常细胞快，所以恶性肿瘤生长迅速可能主要不是肿瘤细胞倍增时间缩短引起。

生长分数是指肿瘤细胞群体中处于增殖状态的细胞比例。生长分数越大，肿瘤生长越迅速；反之，肿瘤生长较缓慢。恶性肿瘤形成初期，细胞分裂增殖活跃，生长分数高。随着肿瘤的持续生长，不断有肿瘤细胞进入静止期，分裂增殖停止。目前大多数抗肿瘤药物都是通过干扰细胞增殖而起作用的。因此，生长分数高的肿瘤对化学药物治疗敏感，生长分数低的肿瘤对化学药物治疗相对不敏感。对于生长分数低的肿瘤在化疗前可以先进行放射治疗或手术，以缩小或大部去除瘤体，此时，残余的静止期肿瘤细胞可再进入增殖期，从而增加肿瘤对化学治疗的敏感性。

肿瘤细胞的生成和死亡比例是影响肿瘤生长速度的一个重要因素。肿瘤生长过程中，既有新的肿瘤细胞不断生成，又有肿瘤细胞因营养供应和机体抗肿瘤反应等因素影响，不断坏死和凋亡而丢失。肿瘤细胞生成和死亡的比例可能在很大程度上决定肿瘤是否能持续生长、能以多快的速度生长。

2. 肿瘤血管生成　肿瘤直径达到 2mm 后，若无新生血管生成来提供营养，则不能继续增长。实验显示，肿瘤有诱导血管生成的能力。肿瘤细胞本身及巨噬细胞等炎细胞能产生血管内皮细胞生长因子（vascular endothelial growth factor，VEGF）、成纤维生长因子（FGF）、血小板衍生生长因子（PDGF）等血管生成因子。血管生成因子与其受体结合后，可促进血管内皮细胞分裂和毛细血管生长，诱导新生血管的生成。因此，抑制肿瘤血管生成有望成为治疗肿瘤的新途径。

3. 肿瘤的演进与异质化　恶性肿瘤生长过程中其侵袭性增加的现象，称为肿瘤的演进，可表现为生长速度加快、浸润周围组织和发生远处转移。肿瘤演进与它获得越来越大的异质性有关。肿瘤异质性是指由单克隆来源的肿瘤细胞在生长过程中形成的亚克隆侵袭能力、生长速度、对激素的反应、对抗肿瘤药物和放射治疗的敏感性等方面呈现的非均一性。恶性肿瘤细胞虽然是从一个发生恶性转化的细胞单克隆增殖而来，但在生长过程中，由于肿瘤细胞基因组的不稳定性，导致肿瘤细胞在分裂增殖过程中不断发生基因突变、易位、扩增、活化、失活等遗传学改变，决定了肿瘤细胞形态、结构、生物学行为的不断改变，表现在其生长速度、侵袭能力、对生长信号的反应、对抗癌药的敏感性等方面的差异。这时，这一肿瘤细胞群体不再是由完全一样的肿瘤细胞组成的，而是具有异质性的肿瘤细胞群体，是具有各自特性的"亚克隆"。在获得这种异质性的肿瘤演进过程中，具有生长优势和较强侵袭力的细胞经过自然选择过程在群体中的数量越来越多，压倒了没有生长优势和侵袭力弱的细胞。最终的结果导致肿瘤的恶性潜能不断增加。

4. 肿瘤的生长方式

（1）膨胀性生长：是多数良性肿瘤的生长方式。由于肿瘤生长缓慢，不侵袭周围正常组织，随着肿瘤体积的逐渐增大，将周围组织慢慢推开或挤压，使肿瘤呈结节状，有完整包膜，与周围组织界限清楚。位于皮下者临床触诊推之易动。手术易摘除，术后不易复发。

（2）浸润性生长：是大多数恶性肿瘤的生长方式。随着肿瘤组织分裂增生，瘤细胞像树根长入泥土一样侵入周围组织间隙、血管、淋巴管内，并破坏周围组织。肿瘤无包膜，与周围组织界限不清，触诊时固定或活动度小。手术不易切除干净，术后易复发。

（3）外生性生长：发生于体表、体腔或自然管道内表面的肿瘤多呈外生性生长，形成突起的乳头状、息肉状或菜花状肿物。良、恶性肿瘤均可呈外生性生长。但恶性肿瘤在外生性生长的同时，其基底部常呈浸润性生长，表面因生长快、血液供应不足，易发生坏死，坏死组织脱落后形成底部高低不平、边缘隆起的溃疡。

（二）肿瘤的扩散

恶性肿瘤不仅可在原发部位浸润生长、累及邻近器官或组织，还可通过多种途径扩散到身体其他部位。这是恶性肿瘤最重要的生物学特点。其扩散方式如下。

1. 直接蔓延（direct spread）　恶性肿瘤细胞常常沿着组织间隙或神经束衣向周围正常组织或器官生长，并破坏其结构，这种现象称为直接蔓延。如晚期子宫颈癌可直接蔓延至膀胱和直肠。

2. 转移（metastasis）　恶性肿瘤细胞从原发部位侵入淋巴管、血管或体腔，迁徙到其他部位继续生长，形成与原发瘤同样类型的肿瘤，这个过程称为转移。所形成的肿瘤称为转移瘤或继发瘤。发生转移是恶性肿瘤的特点，但并非所有恶性肿瘤都会发生转移。如皮肤基底细胞癌多造成局部破坏，很少发生转移。恶性肿瘤的转移途径主要有以下几种。

（1）淋巴道转移：是癌的主要转移途径。恶性肿瘤细胞侵入淋巴管，随淋巴液首先到达局部淋巴结（如乳腺癌转移到同侧腋窝淋巴结）。肿瘤细胞先聚集于边缘窦，继续增殖并累及整个淋巴结，使淋巴结肿大、质地变硬、切面灰白色。肿瘤组织侵出被膜，可使相邻的淋巴结融合成团。局部淋巴结转移后，可继续转移到下一淋巴结（图5-5）。最后可经胸导管入血，继发血道转移。

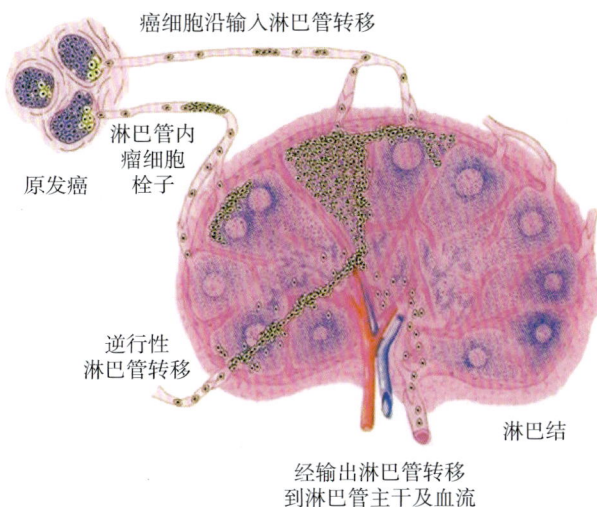

癌细胞沿输入淋巴管转移

淋巴管内
瘤细胞
栓子

原发癌

逆行性
淋巴管转移

淋巴结

经输出淋巴管转移
到淋巴管主干及血流

图5-5 癌的淋巴道转移示意图

（2）血道转移：是肉瘤的主要转移途径（图5-6）。恶性肿瘤细胞多经毛细血管或静脉入血。侵入血管的肿瘤细胞聚集成团，形成瘤栓。肿瘤细胞血道转移的途径与血栓栓塞过程相似，即侵入体循环静脉的肿瘤细胞经右心到肺，在肺内形成转移瘤（图5-7）；侵入门静脉系统的肿瘤细胞首先发生肝转移；侵入肺静脉的肿瘤细胞，可经左心随主动脉血流到达全身各器官，常转移到脑、骨、肾及肾上腺等处；侵入胸、腰、骨盆静脉的肿瘤细胞，也可通过吻合支进入脊椎静脉丛，直接转移到脊椎和脑。

血道转移可累及许多器官，但最常受累的脏器是肺，其次是肝和骨。临床上以有无血道转移判断患者的临床分期和治疗方案时，做肺及肝的影像学检查是很有必要的。血道转移瘤的特点是多发、边界清楚、散在分布且多位于器官表面。位于器官表面的转移瘤，由于瘤结节中央出血、坏死而下陷，可形成所谓的"癌脐"。

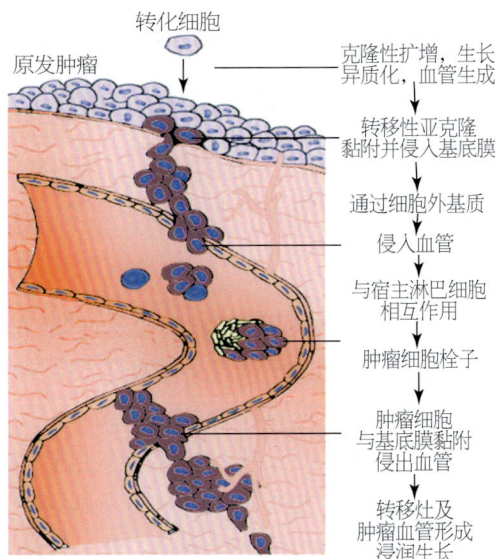

转化细胞

原发肿瘤

克隆性扩增，生长
异质化，血管生成

转移性亚克隆
黏附并侵入基底膜

通过细胞外基质

侵入血管

与宿主淋巴细胞
相互作用

肿瘤细胞栓子

肿瘤细胞
与基底膜黏附
侵出血管

转移灶及
肿瘤血管形成
浸润生长

图5-6 恶性肿瘤细胞浸润和血道转移示意图

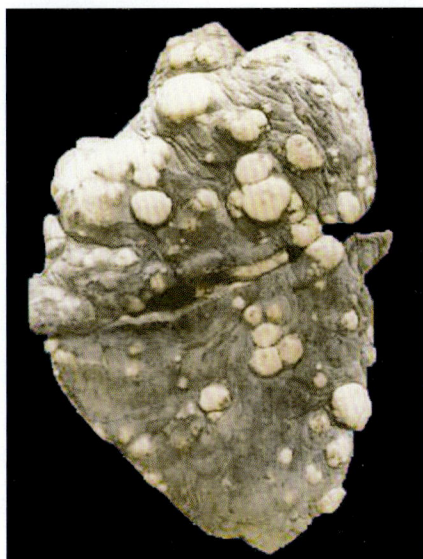

图5-7 肺转移癌（大体）

（3）种植性转移：体腔内器官的恶性肿瘤蔓延到器官表面时，瘤细胞可以脱落，像播种一样种植在体腔内各器官的表面，形成多数转移瘤。如晚期胃癌破坏胃壁侵及浆膜后，可种植到大网膜、腹膜和腹腔内器官表面甚至卵巢处。在卵巢可表现为双侧卵巢体积增大，镜下观富于黏液的印戒细胞癌弥漫浸润。这种特殊的卵巢转移性肿瘤称为 Krukenberg 瘤。肿瘤转移到浆膜后常引起浆膜腔血性浆液性积液。临床上对积液进行脱落细胞学检查，有助于肿瘤诊断。瘤细胞浸润也可引起浆膜腔器官粘连。极少数情况下，在施行外科手术时医护人员也可能造成医源性种植性转移。

五、肿瘤的分级和分期

肿瘤的分级和分期一般用于恶性肿瘤，是临床制定治疗方案和估计预后的重要参考。医学上常常使用"五年生存率""十年生存率"等统计指标来衡量肿瘤的恶性行为和对治疗的反应，这些指标与肿瘤的分级和分期有密切的关系。一般来说，肿瘤的分级和分期越高，患者的生存率越低。

1. **分级**　恶性肿瘤的分级（grade）是描述其恶性程度的指标。病理学上，根据肿瘤的分化程度、异型性、核分裂象的数目等将恶性肿瘤分为 Ⅰ、Ⅱ、Ⅲ 三级。Ⅰ级为高分化，恶性程度低；Ⅱ级为中等分化，中度恶性；Ⅲ级为低分化或未分化，恶性程度高。此分级法简单易行，但易受主观因素的影响。

2. **分期**　肿瘤的分期（stage）是指恶性肿瘤的生长范围和播散程度。肿瘤体积越大，生长范围和播散程度越广，患者的预后越差。肿瘤分期有多种方案，其主要原则是根据原发肿瘤的大小、浸润的深度、扩散的范围以及是否有转移等来确定肿瘤发展的程度或早晚。目前国际上广泛采用 TNM 分期系统。T 指原发瘤的大小或浸润的深度，用 T_1 ～ T_4 表示，Tis 代表原位癌；N 指局部淋巴结受累情况，N_0 表示无淋巴结转移，随淋巴结受累程度和范围的增加，依次用 N_1 ～ N_3 表示；M 指远处转移（通常是血道转移），用 M_0、M_1 表示，M_0 表示无远处转移，M_1 表示有远处转移。

第三节　肿瘤对机体的影响

肿瘤因其良、恶性不同，发展阶段不同，对机体的影响也不同。

一、良性肿瘤对机体的影响

良性肿瘤分化好，生长缓慢，无浸润和转移，通常对机体影响较小，主要表现为局部压迫和阻塞作用。但生长在重要部位的肿瘤，也可引起严重后果。如生长在颅内或椎管内的良性肿瘤，可压迫脑或脊髓，引起颅内高压等相应的神经系统症状。一些内分泌腺的良性肿瘤常因能引起某种激素分泌过多而产生全身性影响，如胰岛细胞瘤因胰岛素产生过多而引起阵发性低血糖；肾上腺嗜铬细胞瘤产生去甲肾上腺素而引起阵发性高血压；垂体生长激素腺瘤分泌过多的生长激素，可引起巨人症或肢端肥大症。

二、恶性肿瘤对机体的影响

恶性肿瘤由于分化程度低，呈浸润性生长，生长迅速，并可发生转移，对机体的影响严重。主要表现如下。

1. **局部压迫和阻塞** 如食管癌阻塞食管引起吞咽困难，肺癌引起呼吸困难。

2. **破坏组织器官的结构和功能** 如骨肉瘤侵袭破坏正常骨组织，可引起病理性骨折；晚期肝癌破坏肝组织，引起肝功能损害。

3. **出血和感染** 恶性肿瘤常因侵袭破坏血管或缺血坏死而发生出血。如鼻咽癌导致鼻出血、肺癌导致咯血、直肠癌出现便血、膀胱癌可发生无痛性血尿等。肿瘤坏死、出血可继发感染，常排出腥臭分泌物，如晚期子宫颈癌、阴茎癌等。

4. **疼痛** 恶性肿瘤晚期，由于肿瘤局部压迫或侵犯神经，可引起相应部位疼痛。如肝癌时肝被膜神经受压迫而出现的肝区疼痛、鼻咽癌侵犯三叉神经引起的头疼等。肿瘤累及局部神经，可引起顽固性疼痛。

5. **发热** 肿瘤代谢产物、坏死分解产物或继发感染时均可引起发热。

6. **恶病质** 多见于恶性肿瘤患者晚期，是指患者机体出现进行性消瘦、乏力、贫血和全身衰竭的状态。恶病质的发生可能与多种因素有关，如恶性肿瘤生长迅速消耗体内大量营养物质；肿瘤组织坏死分解产物及继发出血、感染、发热等引起机体代谢紊乱；疼痛和不良的心理状态影响患者进食和睡眠；此外，消化道的恶性肿瘤可直接影响进食和消化吸收，因此恶病质出现的早而严重。

7. **副肿瘤综合征(paraneoplastic syndrome,PNS)** 由于肿瘤的产物（如异位激素）或异常免疫反应或其他不明原因，引起患者内分泌、神经、消化、造血、骨关节、皮肤及肾脏等组织系统发生病变，出现相应的临床表现，称为副肿瘤综合征，这些表现不能用肿瘤的直接蔓延或远处转移来解释。另外，一些非内分泌腺的肿瘤可产生和分泌激素或激素样物质，这类激素称为异位激素，如促甲状腺激素、促肾上腺皮质激素、胰岛素、生长激素、抗利尿激素等十余种。产生异位激素的肿瘤大多数是恶性肿瘤，其中以癌为多，如小细胞肺癌、胃癌、肝癌、胰腺癌、结肠癌等，有时也可见于肉瘤。由异位激素引起内分泌紊乱而出现相应的临床症状，称为异位内分泌综合征（ectopic endocrine syndrome）。异位内分泌综合征属于副肿瘤综合征。

需要注意的是，内分泌腺肿瘤（如垂体腺瘤）产生原内分泌腺固有的激素（如生长激素）导致的病变或临床表现，不属于副肿瘤综合征。

副肿瘤综合征见于少数晚期肿瘤患者，也可以是一些隐匿肿瘤的早期表现。一些肿瘤患者在发现肿瘤之前，先表现出副肿瘤综合征，如果医护人员能够考虑到这些症状并进一步检查，可能及时发现肿瘤。另一方面，已确诊的肿瘤患者出现此类症状，应考虑副肿瘤综合征的可能，避免误诊为肿瘤转移。

第四节　良性肿瘤与恶性肿瘤的区别

良性肿瘤与恶性肿瘤的生物学特性和对机体的影响差别很大，临床上治疗措施和治疗效果也完全不同（表4-1）。因此，正确区分良、恶性肿瘤，对肿瘤的临床诊断、治疗及预后判断具有重要意义。

表4-1　良性肿瘤与恶性肿瘤的区别

	良性肿瘤	恶性肿瘤
组织分化程度	分化好，异型性小，核分裂象无或稀少，不见病理性核分裂象	分化差，异型性大，核分裂象多见并可见病理核分裂象
生长速度	缓慢	较快
生长方式	膨胀性或外生性生长	浸润性或外生性生长
继发改变	很少见	常发生出血、坏死、溃疡形成等
转移	不转移	常有转移
复发	很少复发	较多复发
对机体影响	较小，主要为局部压迫或阻塞	较大，局部压迫和阻塞，破坏组织结构，引起坏死、出血、合并感染，甚至造成恶病质、死亡

需要指出的是，良、恶性肿瘤的区别是相对的。如血管瘤为良性肿瘤但无包膜，常呈浸润性生长；而皮肤基底细胞癌虽为恶性肿瘤，却几乎不发生转移；再如甲状腺滤泡性腺癌，细胞分化好，异型性小，但可以浸润和转移。有些肿瘤的组织形态和生物学行为介于良、恶性之间，称交界性肿瘤，如卵巢交界性囊腺瘤。肿瘤的良恶性也并非一成不变，有些良性肿瘤如不及时治疗，可转变为恶性肿瘤；极个别恶性肿瘤（如黑色素瘤），有时由于机体免疫力增强等原因，可以停止生长甚至完全自然消退（1/10万）。

第五节　肿瘤的命名与分类

一、肿瘤的命名

人体的任何部位、组织和器官几乎都可以发生肿瘤，因此肿瘤种类繁多，命名也较复杂。一般是根据其组织或细胞类型及生物学行为来命名。

（一）良性肿瘤的命名

一般原则是在肿瘤组织或细胞类型的名称之后加一个"瘤"字，如脂肪组织的良性肿瘤，称为脂肪瘤；腺上皮的良性肿瘤，称为腺瘤。有时还结合肿瘤的形态特点命名，如腺瘤呈乳头状生长并有囊腔形成者称为乳头状囊腺瘤。

（二）恶性肿瘤的命名

恶性肿瘤统称为癌症。根据肿瘤组织或细胞类型不同，可将恶性肿瘤分为两类：

1. 癌（carcinoma）　上皮组织的恶性肿瘤统称为癌。这些肿瘤表现出向某种上皮分化的特点，其命名原则是在上皮名称之后加一个"癌"字，如鳞状上皮的恶性肿瘤，称为鳞状细胞癌；腺上皮的恶性肿瘤，称为腺癌。有些癌具有不止一种上皮分化，例如，肺的腺鳞癌同时具有腺癌和鳞状细胞癌的成分。未分化癌（undifferentiated carcinoma）是指形态或免疫表型可以确定为癌，但缺乏特定上皮分化特征的癌。

2. 肉瘤（sarcoma）　间叶组织的恶性肿瘤统称为肉瘤。这些肿瘤表现出向某种间叶组织分化的特点。间叶组织包括纤维结缔组织、脂肪、脉管、肌肉、淋巴组织、骨、软骨及滑膜组织等，其命名原则是在间叶组织名称之后加"肉瘤"二字。如平滑肌肉瘤、骨肉瘤。未分化肉瘤（undifferentiated sarcoma）是指形态或免疫表型可以确定为肉瘤，但缺乏特定间叶组织分化特征的肉瘤。

如果一个肿瘤既有癌的成分又有肉瘤的成分，则称为癌肉瘤（carcinosarcoma）。

（三）肿瘤的其他命名

由于历史原因，有少数肿瘤命名已经约定俗成，不按上述原则进行。①有些肿瘤的形态类似发育过程中的某种幼稚组织或细胞，称为"母细胞瘤"，恶性者如视网膜母细胞瘤、神经母细胞瘤和肾母细胞瘤；良性者如软骨母细胞瘤、骨母细胞瘤等。②有些恶性肿瘤因成分复杂或沿袭传统习惯，则在肿瘤名称前加"恶性"二字，如恶性畸胎瘤、恶性淋巴瘤、恶性黑色素瘤等。在临床上恶性淋巴瘤、恶性黑色素瘤有时省去恶性二字，但依然是恶性。③有些恶性肿瘤冠以人名，如尤文（Ewing）肉瘤、霍奇金（Hodgkin）淋巴瘤。④还有些恶性肿瘤采用习惯名称，如精原细胞瘤、白血病、蕈样霉菌病等。⑤瘤病多用于多发性良性肿瘤，如多发神经纤维瘤病、脂肪瘤病等。

二、肿瘤的分类

根据肿瘤的组织、细胞类型，可将肿瘤分为上皮组织肿瘤、间叶组织肿瘤、淋巴造血组织肿瘤、神经组织肿瘤等类型，每一类型又根据肿瘤的生物学特性不同，分为良性肿瘤和恶性肿瘤（表4-2）。

表4-2　肿瘤分类举例

	良性肿瘤	恶性肿瘤
上皮组织		
鳞状细胞	鳞状细胞乳头状瘤	鳞状细胞癌
基底细胞		基底细胞癌
尿路上皮（移行细胞）	尿路上皮乳头状瘤	尿路上皮癌
腺上皮细胞	腺瘤	腺癌
间叶组织		
纤维组织	纤维瘤	纤维肉瘤
脂肪组织	脂肪瘤	脂肪肉瘤
平滑肌	平滑肌瘤	平滑肌肉瘤
横纹肌	横纹肌瘤	横纹肌肉瘤

续表

	良性肿瘤	恶性肿瘤
血管	血管瘤	血管肉瘤
淋巴管	淋巴管瘤	淋巴管肉瘤
骨组织	骨瘤	骨肉瘤
软骨组织	软骨瘤	软骨肉瘤
滑膜组织	滑膜瘤	滑膜肉瘤
间皮	间皮瘤	恶性间皮瘤
淋巴造血组织		
淋巴组织		淋巴瘤
造血组织		白血病
神经组织和脑脊膜		
神经鞘细胞	神经鞘瘤	恶性神经鞘瘤
胶质细胞	胶质细胞瘤	弥漫性星形细胞瘤
脑膜	脑膜瘤	恶性脑膜瘤
神经细胞	节细胞神经瘤	神经母细胞瘤、髓母细胞瘤
其他组织		
黑色素细胞		黑色素瘤
胎盘滋养叶细胞	葡萄胎	恶性葡萄胎、绒毛膜上皮癌
生殖细胞		精原细胞瘤、无性细胞瘤、胚胎性癌
性腺或胚胎剩件中的全能细胞	畸胎瘤	恶性畸胎瘤

第六节 癌前病变、非典型增生、原位癌

一、癌前病变

癌前病变（precancerous lesions）是指某些具有癌变潜在可能性的病变，如长期存在即有可能转变为癌。应该注意，癌前病变并不是一定会发展为恶性肿瘤。从癌前病变发展为癌，可经过很长时间。在上皮组织，有时可观察到先出现非典型增生，再发展为上皮内的原位癌，再进一步发展为浸润性癌。正确认识和积极治疗癌前病变对肿瘤的预防具有重要意义。常见的癌前病变有以下几种。

1. 黏膜白斑 常发生于食管、口腔、外阴、宫颈等处，局部黏膜呈白色斑块。镜下观，鳞状上皮过度增生和过度角化，并有一定的异型性。

2. 乳腺纤维囊性变 常见于 40 岁左右的妇女，由内分泌功能紊乱引起。病变主要为乳腺小叶导管和腺泡上皮细胞增生及导管囊性扩张。导管上皮伴有不典型增生者易发生癌变。

3. 家族性腺瘤性息肉病 是常染色体显性遗传性疾病，成年后 100% 发生癌变。

4. 慢性萎缩性胃炎及胃溃疡 慢性萎缩性胃炎时，胃黏膜腺体常有肠上皮化生，久治不愈者可发生癌变；慢性胃溃疡边缘的黏膜因长期受刺激而不断增生，也有可能发

生癌变。

5. 皮肤慢性溃疡 经久不愈的皮肤溃疡和瘘管，由于长期慢性炎症刺激，鳞状上皮细胞增生和非典型增生，可进一步发展为癌。

6. 慢性溃疡性结肠炎 是一种炎性肠病。在反复发生溃疡和黏膜增生的基础上可发生结肠腺癌。

二、非典型增生和原位癌

非典型增生（atypical hyperplasia）是指细胞增生并出现一定程度的异型性，但还不足以诊断为肿瘤，多用于上皮的病变，包括被覆上皮（如鳞状上皮和尿路上皮）和腺上皮（如乳腺导管上皮、子宫内膜腺上皮）。非典型增生是癌前病变的组织学改变，表现为细胞大小不一，形态多样，核大深染，核/浆比增大，核分裂象增多，细胞排列紊乱，极向消失。由于在修复、炎症等情况下，也可以出现非典型增生，因此，近年来学术界倾向使用异型增生这一术语来描述与肿瘤形成相关的非典型增生。

根据病变累及范围和异型性大小，异型增生分为轻、中、重三级。以被覆上皮为例，细胞异型性较小，累及上皮层的下 1/3 为轻度；细胞累及上皮层的下 1/3 ~ 2/3 为中度；增生的异型细胞超过全层的 2/3，但尚未累及上皮全层的为重度。当病因消除后轻度异型增生可恢复正常，而中重度则较难逆转。

原位癌（carcinoma in situ）通常用于上皮的病变，是指异型增生的细胞在形态和生物学特性上与癌细胞相同，并累及上皮的全层，但没有突破基底膜向下浸润（图 5-8），有时也称为上皮内癌（intraepithelial carcinoma）。原位癌常见于鳞状上皮或尿路上皮，也可见于发生鳞状上皮化生的黏膜上皮，如食管或宫颈的原位癌。乳腺导管上皮细胞发生癌变而未侵破基底膜向间质浸润者，称为导管原位癌或导管内癌。原位癌是一种早期癌，如果早期发现、积极治疗可防止其发展为浸润癌，从而提高治愈率。肿瘤防治的一个重要工作就是建立早期发现原位癌的技术方法。

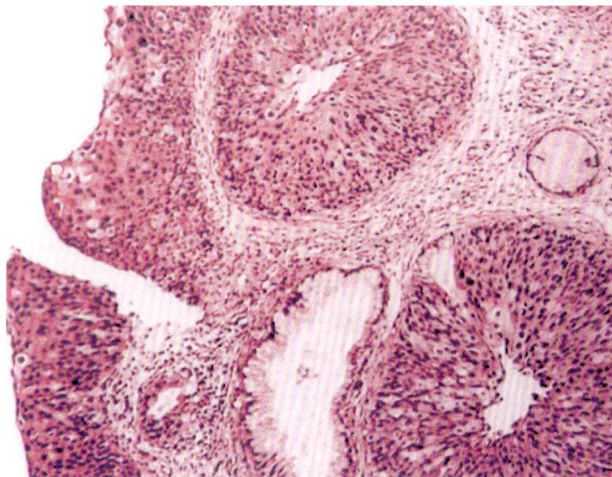

图 5-8 子宫颈原位癌累及腺体（镜下）
CIN Ⅲ 级，异型细胞占据宫颈上皮全层并累及腺体，但基底膜完整

目前，较多使用上皮内瘤变（intraepithelial neoplasia）这一概念来描述上皮细胞从异型增生到原位癌这一连续过程，将轻度异型增生称为上皮内瘤变Ⅰ级，中度异型增生称为上皮内瘤变Ⅱ级，重度异型增生和原位癌称为上皮内瘤变Ⅲ级。如子宫颈上皮内瘤变（cervical intraepithelial neoplasia，CIN）Ⅰ级、Ⅱ级和Ⅲ级（CIN Ⅰ、CIN Ⅱ、CIN Ⅲ）（图5-9）。将重度异型增生和原位癌统称为上皮内瘤变Ⅲ级，主要是因为重度异型增生和原位癌二者实际上难以截然划分，而且临床处理原则基本一致。

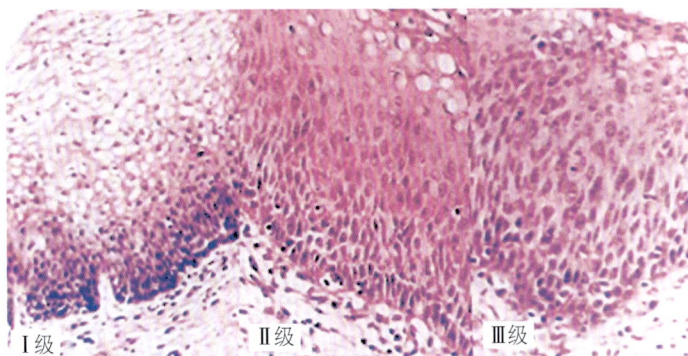

图5-9　子宫颈上皮内瘤变（CIN Ⅰ、Ⅱ、Ⅲ级，镜下）

第七节　常见肿瘤举例

一、上皮组织肿瘤

（一）上皮组织良性肿瘤

1. 乳头状瘤（papilloma）　是被覆上皮的良性肿瘤。肿瘤向表面呈外生性生长，形成许多手指样或乳头状突起。肿瘤根部形成一细蒂与正常组织相连。镜下观，乳头中心为含有血管和结缔组织的间质，表面被覆增生的上皮。因肿瘤发生部位不同其被覆上皮各异，可为鳞状上皮、柱状上皮或移行上皮。其中发生在阴茎、外耳道、膀胱的乳头状瘤较易发生恶变。

2. 腺瘤（adenoma）　是腺上皮的良性肿瘤。常见于甲状腺、乳腺、胃肠道、涎腺、卵巢等处。腺器官内的腺瘤多呈膨胀性生长，形成结节状肿块，有完整包膜。黏膜表面的腺瘤多呈外生性生长，形成息肉状突起。镜下观，腺瘤的腺体与相应的正常腺体结构相似，并具有一定的分泌功能。但是腺瘤的腺体大小不一、形态不规则、排列较密集，无导管结构，腺腔可扩大并融合形成囊腔。根据腺瘤的组成成分或形态特点，可将腺瘤分为管状腺瘤、囊腺瘤、纤维腺瘤、多形性腺瘤和息肉状腺瘤等类型。

（二）上皮组织恶性肿瘤

癌是人类最常见的恶性肿瘤。在40岁以上的人群中，癌的发生率显著增加。癌多呈浸润性、外生性生长。切面常为灰白色、较干燥，质较硬。镜下观，癌细胞可呈腺状、巢状或条索状排列，与间质分界一般较清楚。少数分化低的癌在间质内呈弥漫浸润生长，与间质分界不清。癌巢周围网状纤维染色阳性，免疫组织化学染色后，癌细胞可表达上皮标记，如角蛋白。

1. 鳞状细胞癌（squamous cell carcinoma） 简称鳞癌，常发生于食管、口腔、皮肤、外阴、宫颈、阴茎等被覆鳞状上皮的部位，但也可见于胆囊、支气管、肾盂等黏膜易发生鳞状上皮化生的部位。肉眼观，癌组织常呈菜花状，表面可因坏死而形成溃疡。癌组织同时向深层浸润性生长，与周围组织界限不清。切面灰白色、较干燥，质较硬。镜下观，分化好的鳞癌癌巢中，细胞间可见细胞间桥，在癌巢的中央可见层状排列的角化物，称为角化珠（keratin pearl）或癌珠（图 5-10）；中等分化的鳞癌，有细胞角化现象，但无角化珠形成，可见细胞间桥；分化差的鳞癌，癌细胞异型性明显并见较多病理性核分裂象，无细胞内角化及角化珠形成，细胞间桥少或无。

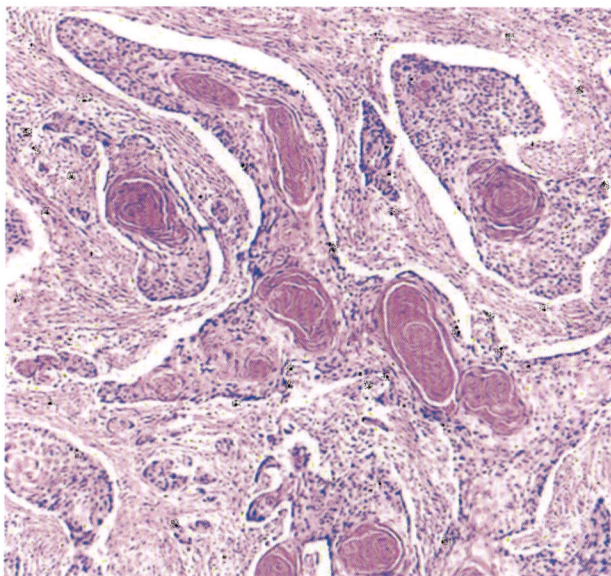

图 5-10　高分化鳞状细胞癌（镜下）
癌巢中央可见层状排列的角化物

2. 基底细胞癌（basal cell carcinoma） 多见于老年人面部，如眼睑、颊及鼻翼等处。由表皮原始上皮芽或基底细胞发生。癌巢主要由基底细胞样癌细胞构成，局部浸润性生长，表面常形成溃疡，但生长缓慢，几乎不发生转移，对放射治疗很敏感，临床上呈低度恶性经过，预后较好。

3. 尿路上皮癌（urothelial carcinoma） 亦称移行细胞癌（transitional cell carcinoma），发生于肾盂、膀胱、输尿管等部位。肿物多呈乳头状，可破溃形成溃疡或广泛浸润于深部组织。镜下观，癌细胞似移行上皮，呈多层排列，异型性明显。

4. 腺癌（adenocarcinoma） 是腺上皮的恶性肿瘤。根据其形态结构和分化程度可分为三种类型：①管状腺癌，多见于胃肠道、胆囊、子宫体及甲状腺等处。癌细胞分化好，形成腺腔样结构，但腺体大小不等，形状不一，排列不规则。癌细胞异型性明显，常不规则地排列成多层。②实性癌，又称单纯癌。属低分化腺癌，恶性度较高，多见于乳腺，少数可发生于胃及甲状腺。癌细胞异型性高，形成实体癌巢，无腺腔样结构。有的癌巢小而少，间质多，质地硬，称为硬癌。有的癌巢较大较多，间质较少，质软如脑髓，称为髓样癌。③黏液癌，又称胶样癌。常见于胃和大肠。癌细胞可分泌黏液，镜下观，黏液聚集在癌细胞内，将核推向一侧，使细胞呈印戒状，称为印戒细胞。黏液也可堆积在腺腔内，腺体崩解形成黏液湖。肉眼观，癌组织灰白色、湿润、半透明似胶冻样。以印戒细胞为主要成分的癌，称为印戒细胞癌，其早期即可有广泛浸润和转移，预后不佳。

二、间叶组织肿瘤

间叶组织肿瘤的种类很多，如脂肪组织、平滑肌、横纹肌、血管、淋巴管、纤维组织、骨组织等的肿瘤。骨肿瘤以外的间叶组织肿瘤又称为软组织肿瘤。间叶组织肿瘤中良性肿瘤较常见，恶性肿瘤不常见。

（一）间叶组织良性肿瘤

1. 纤维瘤（fibroma） 纤维组织的良性肿瘤，常见于四肢及躯干皮下。肿瘤呈结节状，有完整包膜，切面灰白色，可见编织状条纹，质地韧硬。镜下观，肿瘤主要由分化良好的纤维细胞和丰富的胶原纤维组成，它们排列成束，互相编织。间质为少量血管和疏松结缔组织。纤维瘤生长缓慢，手术摘除后不易复发。

2. 脂肪瘤（lipoma） 是最常见的良性肿瘤。好发于背、肩、颈及四肢近端皮下组织。外观常呈分叶状，有包膜，质软，切面淡黄色。镜下观，脂肪瘤与正常脂肪组织极为相似，其区别仅在于脂肪瘤有包膜及纤维组织间隔。脂肪瘤很少恶变，手术易摘除，不易复发。

3. 脉管瘤 包括血管瘤及淋巴管瘤，以血管瘤多见。常见于儿童的皮肤、唇、舌、肝脏等处，多为先天性，一般随身体发育而长大，成年后一般停止发展，甚至可以自然消退。

（1）血管瘤（hemangioma）：在皮肤或黏膜可呈突起的鲜红肿块，或呈紫红或暗红色斑块，压之褪色，无包膜，边界不规则如地图状，呈浸润性生长。内脏血管瘤多呈结节状。血管瘤可分为毛细血管瘤（由多数密集的毛细血管构成）、海绵状血管瘤（由扩张的血窦构成）和混合型血管瘤（二者兼有）。

（2）淋巴管瘤（lymphangioma）：由增生的淋巴管构成，内含淋巴液。若淋巴管扩张呈囊性并互相融合，称为囊状水瘤，多见于小儿。

4. 平滑肌瘤（leiomyoma） 多见于子宫，其次为胃肠道。可单发或多发。肿瘤呈球形，境界清楚，切面灰白色编织状（图5-11）。瘤组织由形态较一致的梭形平滑肌细胞构成，细胞排列成束状，互相编织。核呈长杆状，

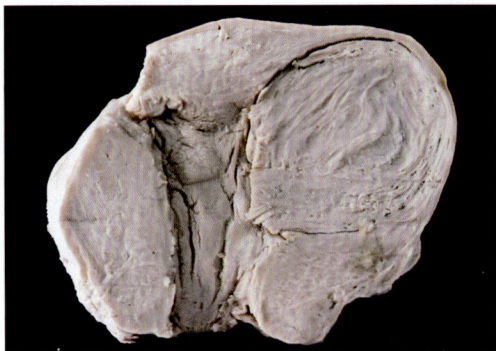

图5-11 子宫平滑肌瘤（大体）
肿瘤呈球形，境界清楚，切面灰白色编织状

两端钝圆，同一束内的细胞核有时排列成栅状，核分裂象少见。术后不易复发，预后好。

（二）间叶组织恶性肿瘤

间叶组织恶性肿瘤统称为肉瘤，较癌少见。有些类型的肉瘤较多见于儿童或青少年，如60%的骨肉瘤见于25岁以下的人群，有些肉瘤则主要发生于中老年人，如脂肪肉瘤。肉瘤体积常较大，切面灰红色、质软、湿润，似新鲜的鱼肉状，故称肉瘤，多呈浸润性生长，因生长较快，可挤压周围组织形成假包膜，并易继发出血、坏死、囊性变。镜下观，瘤细胞弥漫分布，不形成细胞巢，与间质分界不清。肉瘤间质结缔组织少，但血管较丰富，故易发生血道转移。肉瘤细胞间网状纤维染色阳性，免疫组织化学染色后肉瘤细胞可表达间叶组织的标记如波形蛋白等。上述特点与癌有所不同（见表4-3）。

表4-3　癌与肉瘤的区别

	癌	肉瘤
组织分化	上皮组织	间叶组织
发病率	较常见，约为肉瘤的9倍，多见于中、老年人	较少见，大多见于青少年
大体特点	质较硬、色灰白、较干燥	质软、色灰红、湿润、鱼肉状
组织学特点	癌细胞呈巢状、腺管状或条索状，实质与间质分界清楚，纤维组织常有增生	肉瘤细胞多弥漫分布，实质与间质分界不清，间质内血管丰富，纤维组织少
网状纤维	癌巢周有，但癌细胞间多无网状纤维	肉瘤细胞间有网状纤维，并包绕瘤细胞
免疫组化	上皮细胞性标记物，如角蛋白（keratin）、上皮细胞膜抗原（EMA）等阳性	间充质标记物，如波形蛋白（vimentin）、结蛋白（desmen）阳性
转移	多经淋巴道转移	多经血道转移

常见的肉瘤有以下几种。

1. 横纹肌肉瘤（rhabdomyosarcoma）　儿童较多见，主要发生于10岁以下儿童和婴幼儿，少见于成年人。好发于头颈部、泌尿生殖道等，偶见于四肢。肿瘤由不同分化阶段的横纹肌母细胞组成，分化较好的横纹肌母细胞胞质红染，有时可见纵纹和横纹。横纹肌肉瘤的组织学类型有胚胎性横纹肌肉瘤、腺泡状横纹肌肉瘤和多形性横纹肌肉瘤等。恶性程度高，生长迅速，易早期发生血道转移，预后差。

2. 骨肉瘤（osteosarcoma）　是最常见的骨恶性肿瘤。多见于青少年，好发于四肢长骨的干骺端，尤其是股骨下端、胫骨上端和肱骨上端。肿瘤呈梭形膨大，侵犯破坏骨皮质，掀起其表面的骨外膜。局部骨外膜产生大量新生骨，在肿瘤上下两端的骨皮质和掀起的骨外膜之间形成三角形隆起，X线检查称为Codman三角。由于骨膜被掀起，在骨外膜和骨皮质之间可形成与骨表面垂直的放射状反应性新生骨小梁，在X线上表现为日光放射状阴影。上述两种现象是X线诊断骨肉瘤的重要依据。镜下观，骨肉瘤细胞高度异型性，梭形或多边形，可见肿瘤性骨样组织和骨组织形成，这是诊断骨肉瘤最重要的组织学依据。骨肉瘤内也可见软骨肉瘤和纤维肉瘤样成分。骨肉瘤恶性度很高，生长迅速，发现时常已有血道转移。

3. 脂肪肉瘤（liposarcoma）　来自原始间叶细胞，起始即具恶性，而非来自脂肪瘤恶变，是成人多见的肉瘤之一，好发于腹膜后及大腿深部软组织。多数肿瘤类似脂肪瘤，有时可呈黏液样或鱼肉样。镜下观，肿瘤由分化程度不等的脂肪细胞和脂肪母细胞构成。脂肪母细胞可呈星形、梭形、小圆形或多形性，胞质内可见大小不等的脂质空泡。

4. 平滑肌肉瘤（leiomyosarcoma） 较多见于子宫及胃肠。患者多为中老年人。平滑肌肉瘤的瘤细胞有不同程度的异型性，核分裂象的多少对判断其恶性程度有重要意义。恶性程度高者易早期血道转移，术后易复发。

5. 纤维肉瘤（fibrosarcoma） 不多见，其发生部位同纤维瘤相似。早期肿瘤与周围组织界限较清，但无完整包膜，晚期向周围组织浸润性生长。分化好者瘤细胞多呈梭形，异型性小，生长慢，转移和复发较少见；分化差者异型性明显，生长快，易发生转移及术后复发。

三、其他组织来源的肿瘤

（一）恶性淋巴瘤

恶性淋巴瘤（malignant lymphoma）又称淋巴瘤，是原发于淋巴结和结外淋巴组织的恶性肿瘤，起源于T、B淋巴细胞及其前体细胞、NK细胞等。根据瘤细胞形态及组织结构特点可分为霍奇金淋巴瘤和非霍奇金淋巴瘤。临床主要表现为淋巴结无痛性肿大，随病情进展，可逐渐出现发热、消瘦、贫血和局部压迫等症状，可伴有肝、脾肿大。

1. 霍奇金淋巴瘤（Hodgkin lymphoma，HL） 以往称霍奇金病（Hodgkin's disease，HD）约占所有淋巴瘤的10%～20%，青少年多见。最常累及颈部和锁骨上淋巴结，其次为腋窝、腹股沟、纵隔、肺门、腹膜后及主动脉旁淋巴结，晚期可累及脾、肝和骨髓等处。病变从一个或一组淋巴结开始，逐渐向周围淋巴结扩散，受累淋巴结肿大，常相互粘连形成不规则结节状巨大肿块。切面灰白色，质地较硬，有时可见灰黄色坏死区。镜下观，淋巴结正常结构被破坏，瘤组织在以淋巴细胞为主的多种炎细胞混合浸润的背景上，散在分布不等量的肿瘤细胞，即R-S细胞及其变异细胞。R-S细胞是诊断霍奇金淋巴瘤的重要形态学标志。典型的R-S细胞为双核或多核的瘤巨细胞（见图5-12），其胞浆丰富，略嗜酸或嗜碱性，核仁肥大，直径与红细胞相当，核仁周围有

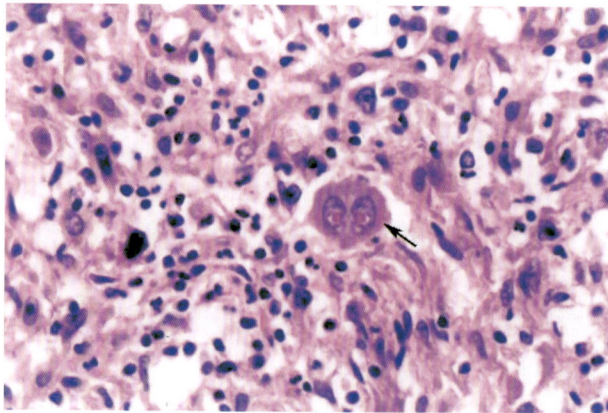

图5-12 霍奇金淋巴瘤（镜下）
箭头示镜影细胞

空晕。最典型的 R-S 细胞双核面对面对称性排列，形如镜影，又称镜影细胞。

瘤组织的多种炎细胞浸润的背景在一定程度上反映了机体抗肿瘤的状态，与淋巴瘤的组织学分型和预后关系密切。WHO 将霍奇金淋巴瘤分为经典型霍奇金淋巴瘤和结节性淋巴细胞为主型霍奇金淋巴瘤两大类。经典型霍奇金淋巴瘤又分为结节硬化型、富于淋巴细胞的经典型、混合细胞型和淋巴细胞减少型四个亚型。

2. 非霍奇金淋巴瘤（nonHodgkin lymphoma，NHL） 约占所有淋巴瘤的 80% ~ 90%，多见于 40 ~ 60 岁人群，男性多于女性。其中约三分之二原发于淋巴结，如颈部、纵隔、腋窝、腹股沟及腹腔等处的淋巴结，约三分之一发生于结外淋巴组织（如胃肠道、呼吸道、皮肤、涎腺、胸腺、泌尿生殖道等处）和脾、骨髓等。与霍奇金淋巴瘤相比，非霍奇金淋巴瘤具有发病部位的随机性或不定性、病理形态学分类的复杂性和临床表现的多样性等特点。在某些情况下，淋巴瘤患者随着病情的进展，可以出现白血病象。因此，淋巴瘤与淋巴细胞白血病为同一疾病的不同发展阶段，在淋巴瘤的分类中包括了淋巴细胞性白血病。WHO（2000 年）对非霍奇金淋巴瘤进行了分类，分为前 B 或 T 细胞肿瘤、成熟（外周）B 或 T 细胞肿瘤和 NK 细胞肿瘤，它们又分别包括若干相应的组织学亚型。

（二）色素痣与黑色素瘤

1. 色素痣（pigmented nevus） 是表皮基底层黑色素细胞的良性增生性病变。见于全身各处的皮肤，痣大小不一，有的平坦，有的隆起于皮肤表面，可有少数毛发。痣细胞分化成熟，胞质内含不等量黑色素。根据其在皮肤组织内发生部位的不同，可分为：①皮内痣，最常见，痣细胞在真皮内呈巢状或条索状排列；②交界痣，痣细胞在表皮与真皮交界处生长，形成多个细胞巢团，此型痣较易恶变；③混合痣，同时存在皮内痣和交界痣。如色素痣生长突然加快，体积增大，颜色加深或发炎、破溃、出血及周围出现卫星小黑点，则是恶变的征象。

2. 黑色素瘤（melanoma） 又称恶性黑色素瘤，是高度恶性的黑色素细胞肿瘤。皮肤的黑色素瘤通常由交界痣恶变而来。大多数发生在 30 岁以上的人。常见于头颈部、足底部、外阴和肛门周围的皮肤，也可发生于黏膜和内脏等部位。肿瘤颜色呈灰黑色。镜下观，瘤细胞呈巢状、条索状或腺泡状排列。瘤细胞可呈多边形或梭形，核大，常有粗大的嗜酸性核仁，胞质中可有黑色素颗粒。但有的黑色素瘤胞浆内无黑色素颗粒，称无黑色素性黑色素瘤。黑色素瘤易经淋巴道和血道转移，预后极差。

第八节　肿瘤的病因和发病机制

一、肿瘤的病因学

可导致肿瘤形成的各种因素称为致瘤因子。可导致恶性肿瘤形成的物质统称为致癌物。致瘤因子种类众多，包括外源性和内源性因素两大类。

（一）外界致癌因素

1. 化学致癌因素 是主要因素，大多数肿瘤与化学致癌因素有关。化学致癌物可分为两大类，直接致癌物和间接致癌物。多数化学致癌物需在体内（主要是肝脏）代谢活化后才致癌，称为间接致癌物。少数化学致癌物不需在体内进行代谢转化即可致癌，称为直接致癌物。化学致癌物多数是致突变剂，具有亲电子基团，能与 DNA 大分子的亲核基团共价结合，导致结构改变。同一致癌物可引起不同器官发生不同的肿瘤，同一肿瘤也可由不同致癌物引起，且致癌物间常有协同作用。因此，就某一种肿瘤而言，可能是多种致癌物共同作用的结果。

（1）间接化学致癌物

①多环芳烃：存在于石油、煤焦油中。致癌性特别强的有 3,4- 苯并芘、1,2,5,6- 双苯并蒽和 3- 甲基胆蒽等。3,4- 苯并芘是煤焦油的主要致癌成分，可由有机物燃烧产生，存在于工厂排出的煤烟、内燃机废气及烟草点燃后的烟雾中。近几十年来肺癌的发病率日益增加，与吸烟和大气污染有密切关系。此外，烟熏和烧烤的鱼、肉等食品中也含有多环芳烃，这可能和某些地区胃癌发病率较高有一定关系。

②氨基偶氮染料：此类化合物具有颜色，可为纺织品、食品和饮料的染料。如奶油黄（二甲基氨基偶氮苯）、猩红可引起实验性大白鼠肝细胞癌。

③芳香胺类化合物：多为工业用品或染料，如乙萘胺、连苯胺、品红等。从事印染、橡胶等生产或作业的人员膀胱癌的发生率较高。

④亚硝胺类化合物：是一类致癌作用强、致癌谱很广的化合物。与食管癌、胃癌、肝癌等发生有关。此类化合物因化学性质不稳定，在自然界中存在并不多。但合成亚硝胺的前体物质，如硝酸盐、亚硝酸盐和二级胺却广泛存在于水和食物中，在变质的蔬菜、食物及短期腌制的咸菜中含量较高。亚硝酸盐也可作为鱼、肉类食品的保鲜剂和着色剂进入人体，它们在胃内酸性环境中合成具有致癌作用的亚硝胺。我国河南林县的食管癌发病率很高，与食物中的亚硝胺含量高有关。

⑤生物毒素：黄曲霉菌广泛存在于霉变的食物中。霉变的花生、玉米及谷类中含量最多。黄曲霉毒素有多种，其中黄曲霉毒素 B_1 致癌性最强，可诱发肝细胞癌。黄曲霉毒素 B_1 与 HBV 具有协同致肝癌作用，可能是我国肝癌高发地区的重要致肝癌因素。

（2）直接化学致癌物：直接致癌物较少，主要是烷化剂和酰化剂，如环磷酰胺、氮芥、亚硝基脲等，可通过其活性亲电子基团与 DNA 分子共价结合修饰其碱基，从而破坏其正常的碱基配对使基因突变。

①烷化剂：如氯乙烯、环磷酰胺、氮芥等。由氯乙烯单体聚合而成的一种塑料聚氯乙烯，目前使用很广泛。与肝血管肉瘤、肺癌、白血病等发病有关。

②致癌性元素及其化合物：三价砷与皮肤癌有关；镍、铬与鼻咽癌、肺癌发生有关；苯可致白血病；镉与前列腺癌和肾癌的发生有关。

2. 物理致癌因素 电离辐射包括 X 射线、γ 射线及粒子形式的辐射（如 β 粒子等），可引起癌症。放射工作者如长期接触射线而又缺乏有效防护措施，皮肤癌和白血病的发病率较一般人高。辐射能使染色体断裂和易位、缺失，导致原癌基因激活或者肿瘤抑制基因灭活而引发肿瘤。紫外线（UV）可引起皮肤鳞状细胞癌、基底细胞癌和黑色素瘤。UV 可使 DNA 中相邻的两个嘧啶形成二聚体，造成 DNA 分子复制错误。正常人的 DNA 损伤可通过 DNA 切除修复机制进行修复。着色性干皮病（XP）是一种罕见的常染色体隐性遗传病，患者先天缺乏修复 DNA 所需的酶，不能修复紫外线导致的 DNA 损伤，对日照十分敏感，皮肤癌的发生率很高，且在幼年即发病。

3. 生物性致癌因素　包括病毒、支原体、细菌、霉菌和寄生虫等。

（1）病毒：生物性致癌因素主要是病毒。导致肿瘤形成的病毒称为肿瘤病毒，分为 DNA 肿瘤病毒和 RNA 肿瘤病毒，主要与动物肿瘤有关。人类某些肿瘤也与病毒有关。与人类肿瘤发生密切相关的 DNA 肿瘤病毒主要有以下几种。①乙型肝炎病毒（hepatitis virus B，HBV），与肝细胞肝癌的发生有关。②人类乳头状瘤病毒（human papilloma virus，HPV），有多种类型。其中 HPV-6 和 HPV-11 与生殖道和喉等部位的乳头状瘤有关，HPV-16 和 HPV-18 与宫颈等部位的原位癌和浸润癌有关。③ EB 病毒（Epstein-Barr，EBV）与鼻咽癌和 Burkitt's 淋巴瘤有关。RNA 肿瘤病毒是逆转录病毒，可分为急性转化病毒和慢性转化病毒。急性转化病毒含有病毒癌基因，如 v-src，v-abl，v-myb 等。慢性转化病毒本身不含有癌基因，但有很强的促进基因转录的启动子或增强子，逆转录后引起原癌基因激活和过度表达，使宿主细胞转化。发生在日本和加勒比海地区的成人 T 细胞白血病 / 淋巴瘤（ATL），与人类 T 细胞白血病 / 淋巴瘤病毒 I（human T cell leukemia /lymphoma virus I，HTLV-I）有关。

（2）寄生虫：已知日本血吸虫病与结肠癌的发生有关；埃及血吸虫病与膀胱癌的发生有关；华支睾吸虫病与胆管细胞肝癌的发生有关。

（3）其他：幽门螺杆菌与胃黏膜相关淋巴组织（mucosa-associated lymphoid tissue，MALT）发生的 MALT 淋巴瘤密切相关，与一些胃腺癌的发生也有关。

（二）肿瘤发生的内在因素

机体在化学致癌因素、物理及生物性因素的作用下有可能发生肿瘤，但并非必然发生肿瘤。这是因为细胞具有精密的 DNA 损伤修复机制。同时，机体的内在因素在肿瘤的发生和发展中也起着非常重要的作用。

1. 遗传因素　人类肿瘤是否有遗传性以及遗传因素到底在肿瘤发生上起多大作用，是人们普遍关注的课题。就现阶断研究，与肿瘤有关的遗传因素如下。

（1）呈常染色体显性遗传的肿瘤：大量的流行病学调查表明，某些肿瘤及癌前变变属单基因遗传，是以常染色体显性遗传规律出现的，如结肠多发性腺瘤性息肉病、神经纤维瘤病、视网膜母细胞瘤、肾母细胞瘤、肾上腺或神经节的神经母细胞瘤等。现已知发生遗传性基因突变或缺失的都是肿瘤的抑制基因，如 *Rb*、*p53*、*APC* 等。这类肿瘤的发生需要二次突变（常染色体遗传肿瘤的隐性发病）。其特点为儿童期发病，肿瘤呈多发性，常累及双侧器官。

（2）呈常染色体隐性遗传的遗传综合征：如 Bloom 综合征患者（先天性毛细血管

扩张性红斑及生长发育障碍）易发生白血病和其他恶性肿瘤；毛细血管扩张性共济失调症患者多发生急性白血病和淋巴瘤；着色性干皮病患者经紫外线照射易患皮肤基底细胞癌、鳞状细胞癌或黑色素瘤。以上三种遗传综合征均累及 DNA 修复基因。

（3）肿瘤易感性遗传：现有的资料表明，肿瘤易感性是可以遗传的，控制肿瘤遗传易感性的基因，称为肿瘤易感基因。肿瘤遗传易感性反映了遗传变异对环境致癌物的敏感程度，其物质基础是遗传基因的差异。决定这类肿瘤的遗传因素是多基因的。目前发现不少常见肿瘤有家族史，如乳腺癌、胃肠癌、食管癌、肝癌、鼻咽癌、白血病、子宫内膜癌、前列腺癌、黑色素瘤等。总的来说不同肿瘤可能有不同的遗传方式，真正直接遗传的只是少数不常见的肿瘤。因此在大多数肿瘤的发生中，遗传因素的作用只是影响致癌因素的易感性或倾向性。而且遗传因素与环境因素在肿瘤发生中起协同作用，而环境因素更为重要。

2. 免疫因素 虽然肿瘤的本质是肿瘤细胞遗传物质及其表达的改变，而肿瘤的发生、发展与细胞的微环境息息相关；肿瘤细胞能否在宿主体内长期存活，由宿主的免疫状态所决定。因此，免疫因素在机体抗肿瘤机制中发挥着重要作用。机体的免疫功能较强时，可杀灭、溶解瘤细胞，从而抑制肿瘤的生长与扩散；当免疫功能低下或缺陷时，肿瘤发生率明显提高，预后差。如 AIDS 患者，肿瘤的发病率明显升高。这一现象提示，正常机体存在免疫监视机制，可以清除发生了肿瘤性转化的细胞，起到抗肿瘤的作用。免疫监视功能的下降，可能参与了一些肿瘤的发生。

3. 内分泌因素 内分泌紊乱与某些肿瘤的发生密切相关。如雌激素过多与乳腺癌有密切关系；垂体前叶激素可促进肿瘤的发生和转移；而肾上腺皮质激素对某些造血系统的恶性肿瘤有抑制其生长和扩散的作用。

4. 种族因素 一些肿瘤在不同种族中发生率有显著差别。如欧美国家乳腺癌的发生率甚高，而日本、波罗的海沿岸国家胃癌的发生率明显高于其他国家，我国广东地区鼻咽癌相当常见，移居海外的华裔其发病率也高于当地人。

二、肿瘤的发病学

近几十年来，随着分子细胞生物学的发展，人们对肿瘤的发生机制进行了大量研究，其结果显示，肿瘤形成是一个十分复杂的过程，是细胞生长与增殖的调控发生严重紊乱的结果。数十年来的大量研究表明，肿瘤发生具有复杂的分子基础，包括原癌基因激活、肿瘤抑制基因失活、凋亡调节基因和 DNA 修复基因功能紊乱。遗传因素和环境致瘤因素通过影响这些基因的结构和功能导致肿瘤发生。以下简述这些重要分子变化在肿瘤发生中的作用。

（一）原癌基因

1. 原癌基因及其产物 原癌基因是细胞正常生命活动所必须的基因，其编码的产物是对促进细胞生长增殖十分重要的蛋白质，如生长因子、生长因子受体、信号转导蛋白和转录因子。

2. 原癌基因的激活　当原癌基因发生某些异常时，能使细胞发生恶性转化，此时这些基因称为细胞癌基因，如 c-ras、c-myc 等。原癌基因转变为细胞癌基因的过程，称为原癌基因的激活。

原癌基因主要是通过基因突变、染色体易位 / 重排及基因扩增等方式引起原癌基因的结构发生改变或表达过度而被激活，成为癌基因。

癌基因以显性方式发挥作用，即只要等位基因的单一基因发生突变便可导致原癌基因的活化。活化的癌基因编码的蛋白质结构异常，活性增强或过表达产生过多的正常生长促进蛋白，导致细胞生长刺激信号的过度或持续存在，使细胞增殖失控、去分化或分化异常，而成为肿瘤细胞。

（二）肿瘤抑制基因

与原癌基因编码的蛋白质促进细胞生长相反，在正常情况下细胞内的另一类基因——肿瘤抑制基因，其产物能抑制细胞的生长。肿瘤抑制基因的两个基因都发生突变或丢失（纯合性丢失）时，其功能丧失，导致细胞的肿瘤性转化。目前了解最多的两种肿瘤抑制基因是 Rb 基因和 p53 基因，此外还有结肠腺瘤性息肉基因（adenomatous polyposis coli，APC）、NF1 基因等。

（三）凋亡调节基因

肿瘤的生长，取决于肿瘤细胞增殖和死亡的比例。除了原癌基因激活与肿瘤抑制基因的失活外，调节细胞凋亡的基因及其产物在某些肿瘤的发生中也起着重要作用。如 B 细胞淋巴瘤 / 白血病家族中的 bcl-2 蛋白可抑制凋亡，而 bax 蛋白则可促进细胞凋亡。正常情况下，bcl-2 和 bax 在细胞内保持平衡。如 bcl-2 蛋白增多，细胞长期存活；若 bax 蛋白增多，则促进细胞凋亡。

（四）DNA 修复基因

人类在生活中会接触到许多致癌物，如电离辐射、紫外线、化学物质等，均可引起 DNA 损伤。除了外源性因素外，DNA 还可因为复制过程中出现的错误及碱基的自发改变而出现异常。DNA 损害如果超过细胞能忍受的范围，受损细胞会以凋亡的形式死亡；如果 DNA 损害轻微，可通过正常细胞内的 DNA 修复机制及时修复。这对维持基因组的稳定性非常重要。DNA 损伤修复有切除修复和错配修复两种方式。当 DNA 修复机制存在异常时，这些 DNA 损伤就会保留下来，可能在肿瘤的发生中起作用。如着色性干皮病患者，就是因为缺乏 DNA 损伤修复的内切酶，不能修复紫外线导致的 DNA 损伤，其皮肤癌发生率极高，且发病年龄较轻。

（五）端粒、端粒酶和肿瘤

染色体末端存在一种叫作端粒的 DNA 重复序列，其长度控制着细胞的复制次数。细胞每复制一次，端粒就缩短一点。细胞复制一定次数后，端粒缩短到一定长度，细胞即死亡。因此端粒可以称为细胞的生命计时器。生殖细胞有端粒酶存在，可使缩短的端粒长度得到恢复，因此具有十分强大的自我复制能力。而大多数体细胞没有端粒酶活性，只能复制大约 50 次。实验表明，很多恶性肿瘤都具有端粒酶活性，可使其端粒不会缩短。因此，端粒的缩短也可以看成是一种肿瘤抑制机制。

（六）多步癌变的分子基础

流行病学、分子遗传学及化学致癌的动物模型等研究证明，肿瘤的发生是一个长期多因素、分阶段过程。单个基因改变尚不足以造成细胞的完全恶性转化。细胞要完全恶性转化，需要多个基因的改变，如原癌基因激活，肿瘤抑制基因失活，以及凋亡调节基因和 DNA 修复基因的改变。一个细胞要积累这些基因改变，往往需要较长时间。这也是癌症在年龄较大人群中发生率较高的原因。

肿瘤的发生发展是异常复杂的。尽管目前对肿瘤的病因与发病机制有了很大的研究进展，但了解的仍只是冰山一角，还有许多未知领域需要继续探索。以下几点是迄今比较肯定的：①肿瘤从遗传学上来说是一种基因病；②肿瘤的形成是癌细胞单克隆性扩增的结果；③环境和遗传的致癌因素引起细胞遗传物质（DNA）改变的主要靶基因是原癌基因和肿瘤抑制基因。原癌基因激活和（或）肿瘤抑制基因失活可导致细胞的恶性转化；④肿瘤的发生不只是单个基因突变的结果，而是一个长期的分阶段的多种基因突变积累的过程；⑤机体的免疫监视体系在防止肿瘤的发生上起重要作用，肿瘤的发生是免疫监视功能丧失的结果。

【复习题】

1. 何谓肿瘤？肿瘤有哪些特征？良性肿瘤与恶性肿瘤有哪些区别？

2. 什么是癌、肉瘤？癌与肉瘤有何区别？

3. 什么是癌前病变？请列举常见的癌前病变。癌前病变、异型增生与癌有何区别？

4. 简述肿瘤的生长方式及扩散的途径。

5. 列出常见的致癌因素及常见肿瘤的好发部位、年龄、主要特点及预后。

6. 简述肿瘤的演进及异质性，并分析肿瘤的防治为何要强调早期发现、早期诊断、早期治疗（"三早"）？

7. 病例分析

【病史摘要】患者，男，58 岁。主诉：颈部包块 1 个月。1 个月前，家人发现其左颈部稍隆起，扪之有蚕豆大小，质地较硬，无红、热现象，无压痛，未引起足够重视。1 月中结节逐渐长至 3cm×3cm，仍不红，无压痛。

【讨论】

（1）该患者左颈部可能发生哪些性质的病变？

（2）如何进一步确定诊断？

第六章 心血管系统疾病

心血管系统包括心脏、动脉、微循环和静脉。它是维持血液循环、保证机体新陈代谢的结构基础。心血管系统疾病是危害人类健康和生命的一组疾病。在欧美国家，心血管系统疾病的发病率和死亡率占首位。在我国，心血管系统疾病是仅次于恶性肿瘤的第二位死亡原因。

第一节 动脉粥样硬化症

动脉硬化泛指动脉管壁增厚、变硬、失去弹性的一类疾病，包括三种类型：①细动脉硬化，多见于高血压和糖尿病；②动脉中层钙化，较少见，老年人多发，病变以动脉中膜有钙盐沉积为特征；③动脉粥样硬化（atherosclerosis. AS），最为常见，是一种与脂质代谢障碍有关的疾病。

动脉粥样硬化主要累及大中动脉，其病变特征为动脉内膜下有脂质沉积，引起内膜灶性纤维性增厚和粥样斑块形成，从而造成动脉管壁增厚变硬、管腔狭窄，导致组织、器官缺血性病变。本病多发生在中老年人，且发病年龄在趋于年轻化。

一、病因及发病机制

（一）病因

动脉粥样硬化的病因与发病机制目前认为与以下因素密切相关。

1. **高脂血症** 指血浆总胆固醇和（或）甘油三酯异常增高，是动脉粥样硬化发生的重要危险因素。

血浆中脂质是以脂蛋白的形式存在的。血浆脂蛋白按密度不同分为四类，即乳糜颗粒（CM）、极低密度脂蛋白（VLDL）、低密度脂蛋白（LDL）和高密度脂蛋白（HDL）。其中 LDL 含胆固醇最高且分子较小，易于氧化形成氧化 LDL（OX-LDL），后者是目前已知的最重要的致动脉粥样硬化因子。它可透过动脉内膜受损区并沉积在内膜下，且 OX-LDL 不能被正常 LDL 受体识别，而被巨噬细胞的清道夫受体识别并快速摄取，促进巨噬细胞形成泡沫细胞。此外，VLDL 降解后形成 LDL 也可促进动脉粥样硬化的发生。所以 LDL 与 VLDL 的升高与动脉粥样硬化的发生呈正相关。相反，HDL 是胆固醇的逆向转运载体，可将血液中过多的胆固醇转运到肝脏进行代谢，从而降低动脉粥样硬化的发生。此外 HDL 通过抗氧化作用来防止 LDL 的氧化；并可竞争性抑制 LDL 与内皮细胞受体结合而减少其摄取，所以 HDL 具有抗动脉粥样硬化发生的作用。

2. 高血压 流行病学调查显示，与同年龄、同性别的人相比，高血压患者动脉粥样硬化发病早，病变重。这可能是因为血压升高时，血流对血管壁的冲击力较大，容易损伤动脉内膜，内膜通透性增大促使脂蛋白沉积，同时内膜下胶原纤维暴露引起血小板聚集，后者释放出的生长因子可刺激动脉中膜平滑肌细胞的增生与迁移，从而吞噬和分解脂蛋白，形成平滑肌源性泡沫细胞。

3. 吸烟 大量吸烟可促使血中 LDL 氧化形成 OX-LDL，后者可促进血液中的单核细胞迁入内膜并形成单核细胞源性泡沫细胞，吸烟还可升高血中 NO 浓度，NO 可损害血管内皮细胞并诱导中膜平滑肌细胞增生迁入内膜，促进动脉粥样硬化的发生。

4. 致继发性高脂血症的疾病

（1）糖尿病：糖尿病患者血中甘油三酯和 VLDL 水平高；HDL 水平低；且血糖增高可促使 LDL 氧化，这些均有动脉粥样硬化的发生有关。

（2）高胰岛素血症：其可促进动脉壁平滑肌细胞增生。

（3）甲状腺功能减退和肾病综合征：可继发高胆固醇血症，引起血浆 LDL 水平升高。

5. 遗传因素 由于 LDL 受体基因突变引起其功能缺陷，造成血浆 LDL 水平显著升高，可引起严重动脉粥样硬化，如家族性高胆固醇血症。此外，一些基因通过影响脂质的摄取、代谢和排泄，引起高脂血症，形成动脉粥样硬化。

6. 性别与年龄 动脉粥样硬化的发生随年龄增长而增加。女性在绝经期前动脉粥样硬化的发生率低于同龄组男性，但在绝经期后差异消失，这可能是由于雌激素能影响脂质代谢，降低血浆胆固醇水平的缘故。

7. 代谢综合征 是一种合并高血压、葡萄糖及脂质代谢异常的综合征，患者血浆 LDL 升高，HDL 降低。

（二）发病机制

动脉粥样硬化的发病机制未完全阐明。目前认为它是多种因素共同作用的结果，其中血脂升高为动脉粥样硬化发生的基础，而动脉壁的结构和功能改变等则可促进动脉粥样硬化的发生发展。

二、病理变化

动脉粥样硬化根据病变发展可分为以下几个时期。

1. 脂纹期 是动脉粥样硬化早期。肉眼观，为平坦或微隆起于内膜的黄色条纹或斑点，常位于主动脉后壁或分支开口处，脂斑约帽针头大小，脂纹宽约 1 ~ 2mm，长短不一。镜下观，病灶处内膜下有大量泡沫细胞聚集。泡沫细胞体积大，圆形或椭圆形，胞质内含脂质空泡，其来源于巨噬细胞和平滑肌细胞（图 6-1）。此期为可逆性病变。

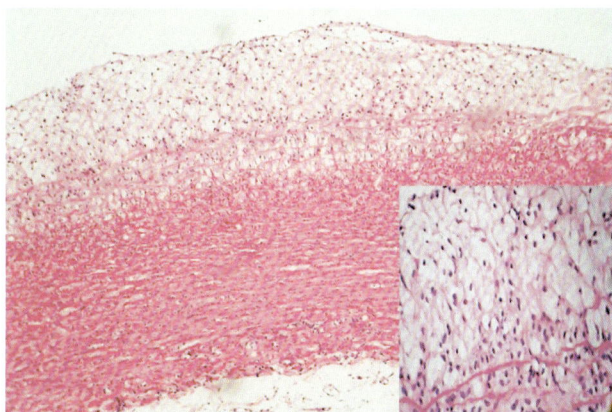

图 6-1　泡沫细胞（镜下）
内皮下大量的泡沫细胞聚集

2. 纤维斑块期　由脂纹和脂斑发展而来。随着脂质在内膜沉积增多，病灶周围及表面可有纤维组织的增生并发生玻璃样变。肉眼观，可见隆起于内膜表面的斑块，早期为灰黄色，随着斑块表层胶原纤维的增加和玻璃样变性，脂质被埋在深层，表面呈瓷白色。镜下观，斑块表层为厚薄不一的纤维帽，由大量胶原纤维、平滑肌细胞和细胞外基质组成。纤维帽下可见多少不等的平滑肌细胞、巨噬细胞和泡沫细胞以及细胞外脂质和基质。

3. 粥样斑块期　是动脉粥样硬化的典型病变。由纤维斑块深层细胞的坏死发展而来，亦称为粥瘤（atheroma）。肉眼观，为明显隆起于内膜表面的灰黄色斑块，大小不等，斑块亦可向深部压迫中膜（图 6-2A）。切面可见表层为瓷白色的纤维帽，深层为灰黄色粥样物质。镜下观，表层纤维帽的胶原纤维呈玻璃样变性，深层为大量无定形的坏死崩解产物、胆固醇结晶（HE 片中为针状空隙）、钙盐沉积，斑块底部和边缘可见肉芽组织，少量淋巴细胞和泡沫细胞。中膜由于斑块压迫变薄，平滑肌萎缩，内弹力板断裂（图6-2B）。

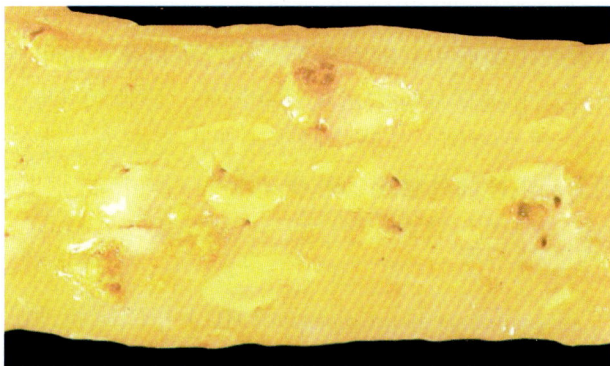

图 6-2A　粥样斑块（大体）
内膜表面可见明显隆起的黄色斑块，大小不等

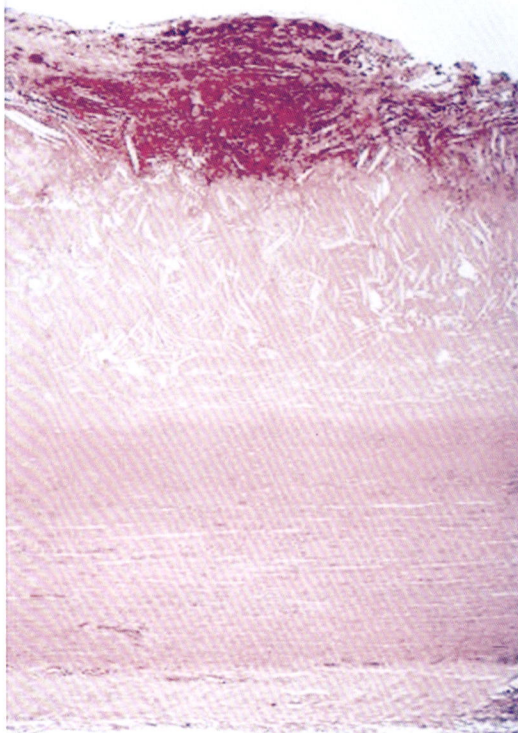

图 6-2B　粥样斑块（镜下）

表层为纤维帽，深部为大量坏死崩解物，其中有大量胆固醇结晶（针状空隙）

4.继发病变

（1）**斑块内出血**：斑块底部和边缘有新生的毛细血管，易破裂引起出血，血液流入斑块内形成血肿，可导致斑块进一步隆起，从而造成管腔狭窄甚至完全闭塞，引起急性供血中断。

（2）**斑块破裂**：斑块表层的纤维帽破裂，局部形成粥样溃疡，粥样物质自裂口进入血流造成栓塞。

（3）**血栓形成**：由于破裂斑块表面形成溃疡，使得内皮下胶原纤维裸露，可继发血栓形成，导致动脉管腔阻塞而引起器官梗死。血栓可机化，也可脱落造成栓塞。

（4）**钙化**：在纤维帽和粥样病灶内可见钙盐沉积，导致动脉壁变硬、变脆。

（5）**动脉瘤形成**：严重病例，动脉中膜平滑肌因受压发生萎缩，弹性下降，动脉壁在血液压力的作用下局限性向外膨出，形成动脉瘤(aneurysm)。其破裂可导致大出血。

三、冠状动脉性心脏病

冠状动脉性心脏病（coronary heart disease, CHD）指因冠状动脉狭窄，供血不足引起的缺血性心脏病，简称冠心病。引起冠状动脉狭窄的原因有冠状动脉粥样硬化、痉挛以及炎性病变等，其中约95%的冠心病是由冠状动脉粥样硬化引起的。所以，一般所称的冠心病即为冠状动脉粥样硬化性心脏病。

冠心病在中医学中属于"胸痹""真心痛""厥心痛"等范畴，早在《内经》中就有记载：

"心病者，胸中痛，胁支满，胁下痛、膺背肩胛间痛，两臂内痛。""真心痛，手足青至节，心痛甚，旦发夕死，夕发旦死。"

中医学理论认为：心主血脉，心阳不足可因气滞血瘀阻于经脉，使心脉不通，不通则痛，发为"胸痹"。

（一）病理变化

冠状动脉粥样硬化最常发生于左冠状动脉前降支，其次为右主干、左主干或左旋支、后降支。病变呈多发性、节段性分布。斑块多位于血管的心壁侧，横切面呈新月形，偏心位，斑块形成导致管腔不同程度的狭窄（图6-3）。根据其狭窄程度可分为四级：Ⅰ级≤25%；Ⅱ级26%～50%；Ⅲ级51%～75%；Ⅳ级≥76%。冠状动脉粥样硬化常伴发冠状动脉痉挛，造成急性供血中断，引起心肌缺血和相应的心脏病变。

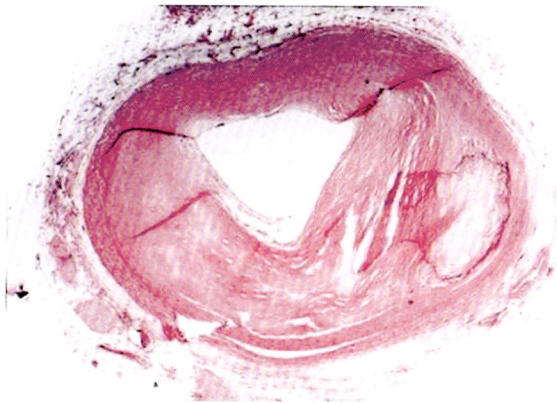

图 6-3　冠状动脉粥样硬化（大体）
冠状动脉呈偏心性狭窄，斑块表面为纤维帽，深部有泡沫细胞和胆固醇结晶

（二）临床类型

1. 心绞痛　心绞痛（angina pectoris）是指由于冠状动脉供血相对不足，引起心肌急剧的、暂时性缺血、缺氧所引起的临床综合征。典型表现为阵发性胸骨后或心前区压榨性或紧缩性疼痛，可放射到左肩、左臂部，持续数分钟，发作前有明显的诱因，休息或用硝酸酯制剂可缓解。

心绞痛的发生是因为心肌缺血、缺氧引起酸性代谢产物及多肽类物质的积聚，刺激心脏局部的神经末梢，信号经1～5胸交感神经节和脊髓段传入大脑，产生痛觉。

心绞痛根据引起的原因和疼痛的程度，可分为三种类型。

（1）稳定性心绞痛：又称轻型心绞痛，一般不发作，仅在过度体力活动、心肌耗氧量增多时发作。

（2）不稳定性心绞痛：是一种进行性加重的心绞痛，在休息或体力活动时均可发作。可由冠状动脉粥样硬化斑块破裂和血栓形成引起。

（3）变异性心绞痛：无明显诱因，休息或梦醒时发作多见，常由靠近斑块的动脉痉挛引起。

2. 心肌梗死   心肌梗死（myocardial infarction, MI）是指冠状动脉供血中断，导致供血区持续缺血而引起的心肌坏死。临床上表现为剧烈而持久的胸骨后疼痛，休息及硝酸酯类药物不能完全缓解。可并发心律失常、休克或心力衰竭。

（1）心肌梗死的原因及机制：冠状动脉急性闭塞是引起心肌梗死的主要原因。在冠状动脉粥样硬化的基础上伴发以下病变：①血栓形成；②斑块内出血；③冠状动脉持久痉挛；④休克、心动过速等导致冠状动脉血流急剧减少；⑤过度劳累、情绪激动导致心肌耗氧量剧增。

（2）心肌梗死的部位和范围：心肌梗死的部位和范围与冠状动脉受阻部位的供血区域一致。最常发生在左心室前壁、心尖部及室间隔的前三分之二（约占 50%）；其次是左室后壁、室间隔后三分之一及右心室（约占 30%）；再次为左室侧壁、膈面及左房（约占 20%）。

（3）心肌梗死的类型：根据梗死的范围和深度可分为两种类型：①心内膜下心肌梗死，病变主要累及心室壁内层的 1/3 的心肌，左心室多见。病灶呈多发性、小灶性分布，严重者病灶相互融合可累及整个心内膜下心肌，引起环状梗死。②透壁性心肌梗死，又称区域性心肌梗死，是典型的心肌梗死类型。梗死部位与受阻冠状动脉的供血区域一致，梗死可累及整个心脏壁，范围较大。

（4）心肌梗死的形态：心肌梗死属贫血性梗死，其病理变化是一个动态的演变过程。肉眼观，早期不易辨认。6 小时后梗死灶呈苍白色，渐变为土黄色，地图状，梗死灶周边可有充血出血带（图 6-4）。

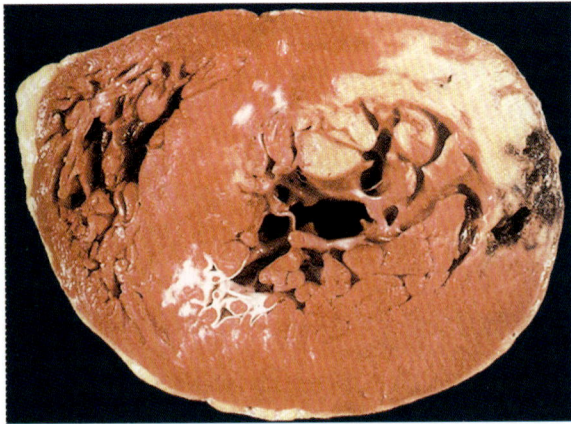

图 6-4   心肌梗死（大体）
左心室壁不规则白色梗死灶

镜下观，梗死早期心肌纤维呈凝固性坏死，细胞核碎裂消失，胞质均质红染或呈不规则粗颗粒状，间质水肿，伴中性粒细胞浸润。4 天后梗死灶外周出现充血出血带，7 ～ 14 天梗死区周边长入肉芽组织，3 周后肉芽组织机化，逐渐形成瘢痕组织。

心肌梗死后 30 分钟内，心肌缺氧糖酵解增强使得心肌细胞内的糖原减少或消失，之后心肌代谢停止，心肌细胞内的谷氨酸 - 草酰乙酸转氨酶（SGOT）、肌酸磷酸激酶

（CPK）、乳酸脱氢酶（LDH）等透过受损的细胞膜释放入血液，使血清中这些酶的浓度增高。

（5）心肌梗死的并发症及后果：①心力衰竭，是患者常见的死亡原因。心肌梗死累及二尖瓣乳头肌，导致二尖瓣关闭不全，引起急性左心衰竭，并可继发右心衰竭或全心衰竭。②心脏破裂，是急性透壁性心肌梗死的严重并发症。梗死灶内的中性粒细胞等释放出蛋白水解酶将梗死灶溶解软化，引起心脏破裂。好发于左心室前壁下三分之一处、室间隔和左心室乳头肌。左心室前壁破裂可造成急性心包填塞引起死亡。室间隔破裂后，左心室血液流入右心室，造成急性右心衰竭。③室壁瘤形成，心肌梗死恢复期多见。梗死区坏死组织或瘢痕组织在心室内压力的作用下向外膨出形成室壁瘤。以左心室前壁近心尖处多见，可造成心功能不全或引起附壁血栓。④附壁血栓形成，梗死部位心内膜粗糙，易于血小板的沉积继发血栓。室壁瘤形成，血液流经时出现涡流，促进血栓形成。⑤心源性休克，心肌梗死面积超过40%时，心肌收缩力严重降低，心脏输出量显著减少，引起心源性休克而死亡。⑥急性心包炎，梗死累及心外膜时可引起纤维素性心包炎，好发于心肌梗死后2～4天。⑦心律失常，心肌梗死若累及心脏的传导系统，可造成传导阻滞，严重可引起心脏骤停、猝死。

3. 心肌纤维化　心肌纤维化（myocardial fibrosis）是指由于冠状动脉持续性狭窄造成心肌纤维持续性的和（或）反复加重的缺血、缺氧，从而引起心肌萎缩，间质纤维组织增生。肉眼观，心脏体积增大，重量增加，心腔扩张，以左心室尤为突出，心室壁变化不明显。镜下观，广泛的心肌纤维化，伴相邻心肌细胞肥大和（或）萎缩，核固缩，有些心肌细胞可出现空泡变。

四、颈动脉及脑动脉粥样硬化

病变主要发生在颈内动脉起始部、大脑中动脉、基底动脉和 Willis 环。动脉粥样硬化可引起管腔的狭窄及闭塞，脑动脉管腔狭窄造成脑组织供血不足从而引起脑萎缩；若伴发血栓形成时可引起管腔闭塞造成脑软化；脑动脉粥样硬化部位易形成小动脉瘤，当血压突然升高时可引起小动脉瘤破裂发生脑出血。

五、主动脉粥样硬化

病变多发于主动脉后壁及其分支开口处，腹主动脉病变最为严重，其次为胸主动脉、主动脉弓和升主动脉。前述的各种病变均可见，且易并发溃疡、钙化、出血等。一般临床症状不明显，严重者形成动脉瘤，破裂可引起致命性大出血。

六、肾动脉粥样硬化

肾动脉粥样硬化多发生于肾动脉开口处及主干近侧，也可累及叶间动脉及弓形动脉。病变因管腔狭窄可造成相应区域的肾组织缺血、萎缩及间质纤维组织增生，若并发血栓可造成管腔阻塞，引起供血区域的梗死。梗死灶机化后遗留多个较大瘢痕使肾脏缩小，称为动脉粥样硬化性固缩肾。

七、四肢动脉粥样硬化

以下肢动脉为重，当较大的动脉管腔狭窄时，造成下肢供血不足，行走时疼痛，休息后好转，称为间歇性跛行（claudication）。当动脉管腔完全阻塞，侧支循环又不能代偿时，可导致足趾部干性坏疽。

第二节　高血压病

高血压病（hypertension）是以体循环动脉血压持续升高为主要表现的一种常见病。主要累及全身的细、小动脉，可引起全身细、小动脉痉挛和硬化，晚期可累及心、脑、肾及眼底，并出现相应的临床表现。

我国高血压的诊断标准为：正常成人在静息状态下，收缩压 ≥ 18.4kPa（140mmHg）和（或）舒张压 ≥ 12.0kPa（90mmHg）。若收缩压在 120 ~ 139 mmHg，舒张压在 80 ~ 89 mmHg，称为高血压前期或正常高值。

高血压可分两种类型，即原发性高血压（primary hypertension）和继发性高血压（secondary hypertension）。原发性高血压即高血压病，中老年人多发，其原因不明，是一种独立的疾病，90% ~ 95% 的高血压都属于此种类型。继发性高血压又称为症状性高血压（symptomatic hypertension），即血压升高是某种疾病的一种体征，如慢性肾小球肾炎等会引起血压升高，此种类型少见，占高血压的 5% ~ 10%。本章主要叙述原发性高血压病。

一、病因及发病机制

原发性高血压的病因和发病机制尚未完全清楚，目前认为与遗传因素和环境因素的相互作用有关。同时又有神经系统、内分泌系统等多种因素的共同参与，引起血压升高。

1. 遗传因素　遗传因素是高血压的重要危险因素。调查发现，双亲均有高血压，子女患高血压的概率为 46%，即高血压的发生具有家族聚集性。研究显示原发性高血压患者可伴有血管紧张素编码基因的分子变异，引起肾性钠、水潴留。此外患原发性高血压及有此倾向者血清中有一种激素样物质，可抑制 Na^+-K^+-ATP 酶活性，使 Na^+-K^+ 泵功能降低，导致细胞内 Na^+ 浓度增加，细小动脉壁收缩增强引起血压升高。

2. 膳食因素　①高盐膳食，大量研究资料显示，日均摄盐量与高血压的发生呈正相关，但并非所有人都对钠敏感。高钠饮食引起高血压的机制可能是由于钠可增加血管平滑肌对升压物质的敏感性。②饮酒，中度以上的饮酒可导致血中促皮质激素及儿茶酚胺类物质水平升高，引起高血压。③低镁、高脂饮食也与高血压发病率升高有关。

3. 精神心理因素　调查显示，长期精神紧张导致大脑皮层对血管舒缩中枢失去调控能力，使血管舒缩中枢产生以收缩为主的兴奋，引起全身细、小动脉痉挛收缩使血压升高。此外，肾缺血可继发肾素-血管紧张素-醛固酮系统的激活，血管紧张素Ⅱ的释放可引起细动脉强烈收缩，且肾上腺皮质球状带分泌的醛固酮可引起钠水潴留，血容量增加，血压升高。

4. 血管重构　血管重构是指血管结构任何形式的病变。高血压血管重构有四种类型：①壁 / 腔比值增大型，血压升高引起管壁增厚；②壁 / 腔比值减小型，高血流状态可引起血管扩张；③壁 / 腔比值不变型，由血流缓慢减少造成；④微血管减少型，毛细血管面积减少，外周阻力增大。

5. 其他因素　吸烟、缺乏体力劳动、年龄增长等，均与高血压的发生相关。

高血压病在中医学中属于"头痛""眩晕""肝阳上亢""中风"等证范畴。早在《内经》中就有"诸风掉眩，皆属于肝"，肾"虚则头重高摇"，"髓海不足则脑转耳鸣"。认为本病的发生和肝、肾两脏有关。

二、类型及病理变化

高血压病可分为良性高血压和恶性高血压两种类型。

（一）良性高血压

良性高血压又称为缓进行高血压。约占原发性高血压病的 95%，此病起病隐匿，发展缓慢，病程较长，可达十余年或数十年。中、老年人多见，可无临床症状或仅在体检时发现。根据临床与病变发展过程，可分为三个时期。

1. 功能紊乱期　为高血压病的早期。主要表现为全身细小动脉间歇性痉挛收缩，细小动脉及心、肾、脑等器官均无器质性改变。

临床上表现为血压波动性升高，可伴有头晕头痛，此期不需服降压药，通过适当的休息和治疗，血压可恢复正常。

2. 动脉系统病变期

（1）细动脉硬化：是高血压病的主要病变特征，表现为细动脉玻璃样变。最常受累的是肾的入球动脉、视网膜动脉和脾的中心动脉。

此期细动脉出现持续性痉挛，因长期受高血压刺激，血管内皮细胞及基底膜受损，内皮细胞通透性增高，血浆蛋白渗入到血管壁中；同时平滑肌细胞可分泌大量细胞外基质，且由于缺氧，平滑肌细胞发生变性、坏死，坏死的平滑肌细胞可产生修复性胶原纤维和蛋白多糖，上述共同作用使得血管壁逐渐被血浆蛋白、细胞外基质、胶原纤维和蛋白多糖代替，最终使血管壁增厚、变硬、管腔狭窄甚至闭塞。

（2）小动脉硬化：以肾小叶间动脉、弓形动脉及脑的小动脉受累多见。小动脉内膜胶原纤维及弹性纤维增生，内弹力膜分裂。中膜平滑肌细胞增生、肥大。血管壁增厚变硬、管腔狭窄。

（3）大动脉及中等动脉硬化：大、中动脉内膜纤维增生，中膜平滑肌细胞增生肥大，管壁增厚。可并发动脉粥样硬化。

3. 内脏病变期　为高血压病的晚期，可累及多个器官，其中以心、脑、肾、视网膜病变最为显著。

（1）心脏：因细、小动脉硬化，外周阻力增大，血压持续升高，左心室早期可发生代偿性肥大。肉眼观，心脏体积增大，重量增加。切面可见左心室壁增厚，肉柱和乳头肌增粗，但心腔变化不明显，称向心性肥大（concentric hypertrophy）（图6-5）。

镜下观，心肌纤维增粗、变长，核大深染，呈圆形或椭圆形。晚期由于代偿失调，心肌收缩力降低，左心室心腔扩张，称为肌源性扩张。高血压时，心脏出现的上述变化称为高血压性心脏病。临床上患者可有心悸，严重者可出现心力衰竭。

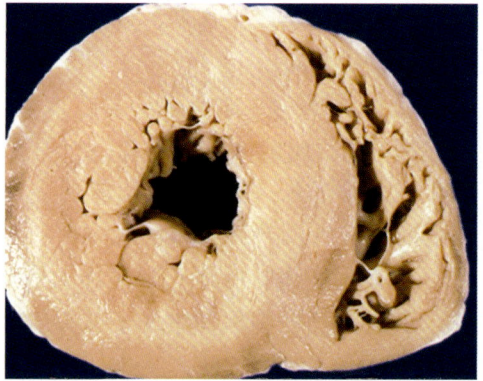

图6-5 左心室向心性肥大（大体）
左心室壁增厚，乳头肌显著增粗，心腔相对较小

（2）肾脏：高血压时，肾的入球动脉发生玻璃样变，小叶间动脉和弓形动脉管壁增厚变硬，管腔狭窄，造成肾小球缺血。镜下观，病变区肾小球可发生纤维化和玻璃样变性，所属肾小管萎缩、消失，间质可有结缔组织增生及淋巴细胞浸润。病变较轻的肾单位中肾小球代偿性肥大，所属肾小管代偿性扩张。肉眼观，双肾对称性缩小，质地变硬，重量减轻，单侧肾常在100g以下（正常约150g），表面高低不平呈细颗粒状，切面肾皮质变薄，小于2mm（正常厚3～6mm），皮髓质界分界不清，肾盂和肾周围脂肪组织增多，上述变化称为原发性颗粒性固缩肾。临床上，早期症状不明显，晚期患者可有水肿，蛋白尿、管型尿和尿毒症及肾功衰竭的表现。

（3）脑：高血压时，脑组织可出现脑水肿、脑软化及脑出血三种病变。

①脑水肿：高血压时，脑内细小动脉的病变导致脑组织缺血，毛细血管壁通透性增高，形成脑水肿。患者可伴有头痛、眩晕、呕吐、视力障碍等症状，称为高血压脑病（hypertensive encephalopathy）。若血压急剧升高，上述症状加重，患者出现意识障碍、抽搐等，称为高血压危象（hypertensive crisis）。

②脑软化：脑细小动脉硬化和痉挛导致供血区脑组织发生缺血性坏死，产生多发的小坏死灶。镜下观，梗死灶液化坏死，呈质地疏松的筛网状。后期坏死组织被吸收，由胶原组织增生来修复。由于坏死灶微小，一般不引起严重后果。

③脑出血：是高血压最严重的并发症。常发生于基底节、内囊（由于供应该区域的豆纹动脉从大脑中动脉呈直角分出，受到大脑中动脉压力较高的血流冲击和牵引，使已有病变的豆纹动脉破裂出血），其次为大脑白质、桥脑和小脑，出血范围较大时，血管破裂血液进入侧脑室（图6-6）。出血区域脑组织被破坏，呈囊腔状，其内充满坏死组织和凝血块。

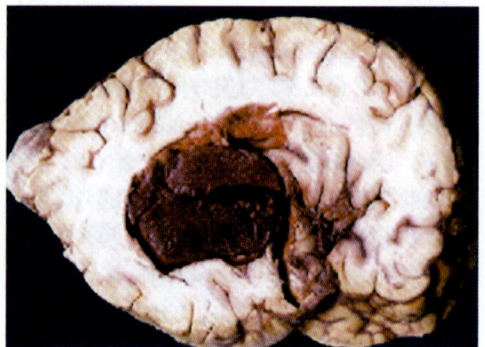

图6-6 脑出血（大体）
大脑内囊基底节出血并进入侧脑室

引起脑出血的原因有：脑细小动脉硬化使血管壁变脆，血压突然升高时，血管易破裂；血管壁弹性下降导致微小动脉瘤的形成，当血压突然升高时，微小动脉瘤破裂引起出血。

临床上，因出血部位及出血量不同，患者可有不同的临床表现，内囊出血可引起对侧肢体偏瘫和感觉丧失；出血破入侧脑室，患者可发生昏迷，甚至死亡；左侧脑出血常引起失语；桥脑出血可引起同侧面神经麻痹及对侧上下肢瘫痪。

④视网膜：高血压病时，视网膜中央动脉改变与高血压病三个时期的变化基本一致。所以通过眼底检查可了解高血压病的病变及预后。由于视网膜中央动脉硬化，眼底检查可见动脉血管迂曲，反光增强，动静脉交叉处静脉受压。严重者视网膜渗出，视神经乳头水肿，视力下降。

（二）恶性高血压

恶性高血压又称为急进型高血压，约占原发性高血压病的 5% 以下，多见于青年人。表现为血压显著升高，常超过 230/130mmHg，病变进展迅速，患者可能在短期内因尿毒症、脑出血、心力衰竭而死亡。

其病理变化特点是增生性小动脉硬化和坏死性细动脉炎。肾最常受累。前者表现为动脉内膜显著增厚且伴有平滑肌细胞增生、胶原纤维增多，使血管壁呈同心圆层状增厚，似洋葱皮状。后者病变累及内膜和中膜，血管壁发生纤维素样坏死，伴有单核细胞和中性粒细胞浸润。

第三节 风 湿 病

风湿病（rheumatism）是一种与 A 族乙型溶血性链球菌感染有关的变态反应性疾病。主要累及全身结缔组织。常侵犯心脏、关节、皮肤、浆膜、血管及脑等，其中以心脏病变最严重。其病变特征是形成风湿小体。本病急性发作期可损伤心脏、关节，出现发热、环形红斑、皮下结节、小舞蹈病等症状，且可伴有血沉加快、抗链球菌溶血素 O 抗体滴度增高等现象，称为风湿热（rheumatic fever）。风湿热病变反复发作造成心瓣膜损害，形成慢性心瓣膜病。

风湿病好发于秋冬春三季。寒冷和潮湿是其诱因。初次发病多在 5 ~ 15 岁，6 ~ 9 岁为发病高峰，出现心瓣膜变形常在 20 ~ 40 岁，男女患病率无明显差别。

中医学认为本病是由风寒湿邪侵袭所致，属"痹证"范畴。在《金匮要略·痉湿暍病脉证治》中有"病者一身尽疼、发热、日晡所剧者，名风湿"，"太阳病，关节疼痛而烦，脉沉而细者，此名湿痹"的叙述。

一、病因及发病机制

风湿病的病因和发病机制尚未完全阐明。

目前普遍认为风湿病的发生与 A 族乙型溶血性链球菌感染有关。其根据是：①多数患者发病前 2 ~ 3 周有溶血性链球菌感染史；②发病时 95% 患者血清中抗链球菌抗体效价显著升高；③抗生素治疗链球菌感染可降低发病率。但风湿病不是由链球菌感染直接引起的。其根据是：①本病发作不是在溶血性链球菌感染的当时；②患者血液和局部风湿病灶中从未检出链球菌；③病变性质不同，风湿病不是化脓性炎；④典型病变是在远离感染灶的心、关节、脑及皮肤。所以本病是一种与链球菌感染有关的变态反应性疾病。

关于风湿病的发病机制，目前倾向于抗原抗体交叉反应学说，即链球菌细胞壁上的 C 抗原（糖蛋白）的抗体和 M 抗原（蛋白质）的抗体分别与结缔组织和心肌、血管平滑肌的某些成分发生交叉反应，抗体在杀死细菌的同时，也可作用于心瓣膜、心肌、血管壁、皮下结缔组织、关节等处的胶原纤维，使其发生变性、坏死，进而刺激机体对此损伤发生反应形成风湿小体和一系列继发改变。也有学者认为链球菌可产生细胞外毒素，亦可激发患者的自身免疫反应，两者均与风湿病的发生有关。

二、病理变化

风湿病的特征性病变是形成风湿小体。根据是否发生肉芽肿，将风湿病分为非特异性炎和肉芽肿性炎。前者多见于浆膜、滑膜，偶见小儿心肌间质，主要为浆液或纤维素性炎症。后者主要累及结缔组织，形成风湿小体，根据其病变发展过程可分为三期。

1. 变质渗出期 表现为病变部位结缔组织发生黏液样变性和纤维素样坏死，病灶部位充血，可有浆液、纤维素渗出及少量炎细胞（淋巴细胞、浆细胞、嗜酸性粒细胞和中性粒细胞）浸润，此期持续约 1 个月。

2. 增生期 又称肉芽肿期，此期可形成特征性的病变即风湿小体，又称阿少夫小体（Aschoff body）。镜下观，风湿小体呈梭形，多发生于心肌间质，小血管旁尤为多见。典型的风湿小体中央为纤维素样坏死，周围有成堆的风湿细胞，即阿少夫细胞（Aschoff cell），外围有少量成纤维细胞、淋巴细胞和单核细胞。（图 6–7）。风湿细胞是增生的巨

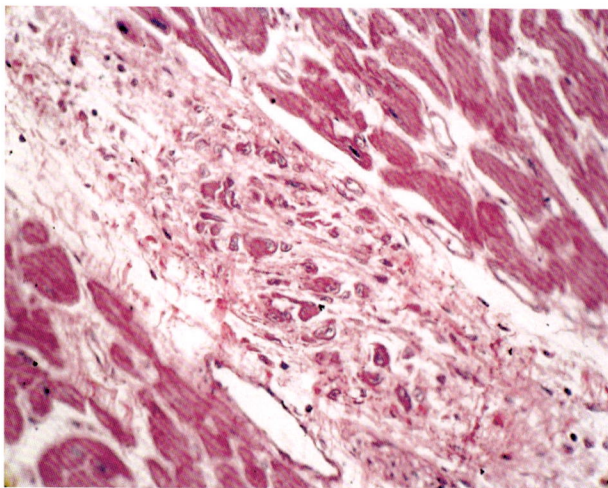

图 6–7 心肌风湿性肉芽肿（镜下）
位于心肌间质小血管旁，可见风湿细胞体积大，圆形或多边形，核大，核膜清楚，染色质集中于中央，横切面呈枭眼状，纵切面呈毛虫状

噬细胞吞噬纤维素样坏死物后形成的。风湿细胞体积大，圆形或多边形，胞质丰富，略呈嗜碱性，单核或多核，核大，圆形或卵圆形，核膜清楚，染色质集中于中央，向外伸出细丝与核膜相连。横切面呈枭眼状，纵切面呈毛虫状。此期持续约 2 ~ 3 个月。

3. 纤维化期　又称愈合期，此期纤维素样坏死物被逐渐吸收，炎细胞减少，风湿细胞转变为成纤维细胞并产生胶原纤维，风湿小体逐渐纤维化，最终成为梭形小瘢痕。此期持续约 2 ~ 3 个月。

整个病程持续约 4 ~ 6 个月，由于风湿病易反复发作，因此受累器官新旧病灶可同时并存。病变持续反复进展，可引起严重的纤维化和瘢痕形成。

三、风湿性心脏病

风湿性心脏病（rheumatic heart disease, RHD），根据病变主要累及部位又分风湿性心内膜炎、风湿性心肌炎和风湿性心外膜炎。若病变累积心脏全层组织，则称风湿性全心炎（rheumatic pancarditis）或风湿性心脏炎。

（一）风湿性心内膜炎

风湿性心内膜炎（rheumatic endocarditis）主要侵犯心瓣膜，其中二尖瓣最常受累，其次是二尖瓣和主动脉瓣联合受累，三尖瓣和肺动脉瓣极少累及。

病变早期，病变瓣膜肿胀，可见黏液样变性、纤维素样坏死，浆液渗出和炎细胞浸润。瓣膜表面因受到血流冲击和瓣膜关闭时的摩擦而变形、脱落，内皮下胶原纤维暴露，血小板在该处沉积、凝集，形成白色血栓，称为疣状赘生物。肉眼观，其在瓣膜闭锁缘呈串珠状单行排列，直径 1 ~ 2mm，灰白色、半透明，与瓣膜附着牢固，不易脱落（图 6-8A）。镜下观，瓣膜疏松水肿，赘生物由血小板和纤维蛋白构成，伴有小灶状的纤维素样坏死，周围有少量的风湿细胞，基底部伴有炎细胞浸润（图 6-8B）。

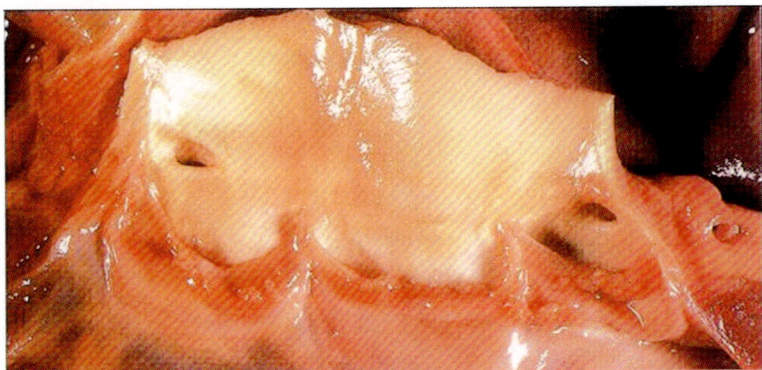

图 6-8A　风湿性心内膜炎（大体）
瓣膜闭锁缘见呈单行排列整齐的细小赘生物

病变后期，赘生物机化，瓣膜发生纤维化及瘢痕形成。由于风湿病反复发作，形成的瘢痕逐渐增多，导致瓣膜增厚，变硬、卷曲、短缩，瓣膜间相互粘连，腱索增粗、缩短、最终导致瓣膜口狭窄或关闭不全。

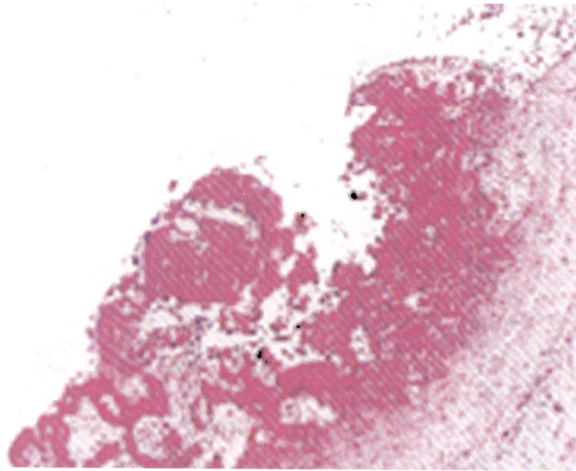

图 6-8B　风湿性心内膜炎（镜下）
赘生物由血小板和纤维蛋白构成

　　临床上，急性期可因二尖瓣相对关闭不全，在心尖区出现轻度收缩期杂音，也可由于瓣膜肿胀在心尖区出现较柔的舒张期杂音。

（二）风湿性心肌炎

　　风湿性心肌炎（rheumatic myocarditis）主要累及心肌间质的结缔组织，发生于成人者，病变呈灶性分布，以心肌间质内小血管旁出现风湿小体为特征，可伴有间质水肿，淋巴细胞浸润。病变常发生在左心室、室间隔、左心房及左心耳等处。发生于儿童者，病灶呈弥漫性分布，心肌间质显著水肿，有较多的淋巴细胞、嗜酸性粒细胞，甚至中性粒细胞浸润，心肌细胞可发生水肿、脂肪变性、纤维素样坏死等。

　　临床上，患者表现为心率加快，第一心音低钝等，病变累及传导系统时可出现传导阻滞。在儿童可发生急性充血性心力衰竭。

（三）风湿性心外膜炎

　　风湿性心外膜炎（rheumatic pericarditis）又称为风湿性心包炎，多为风湿性全心炎的一部分，亦可单独发生。病变累及心包脏层，为浆液性或纤维素性炎。当心包腔内以浆液渗出为主时，形成心包积液（湿性心包炎）。当渗出以纤维素为主时，覆盖于心包表面的纤维素因心脏不停地搏动牵拉而成绒毛状（图 6-9）称为绒毛心（干性心包炎）。若渗出的纤维素较多不能被完全溶解吸收时则发生机化导致心包粘连，形成缩窄性心包炎（constrictive pericarditis）。

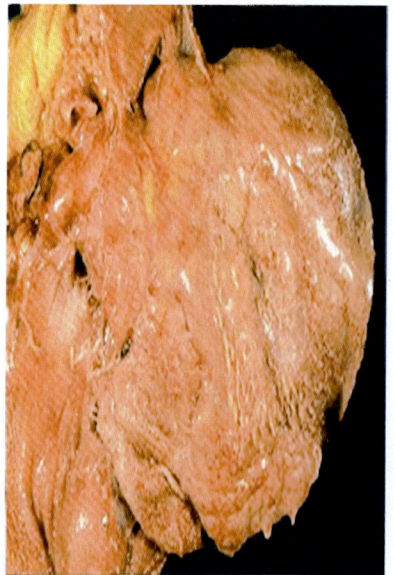

图 6-9　风湿性心外膜炎（大体）
心外膜上覆盖一层纤维素性渗出物，呈绒毛状

临床上，干性心包炎患者有心前区疼痛，听诊可闻及心包摩擦音。湿性心包炎患者可有胸间不适感，叩诊心浊音界扩大，听诊心音弱而遥远。

四、其他器官风湿病变

（一）风湿性关节炎

风湿性关节炎（rheumatic arthritis）成年人多见，常侵犯膝、踝、肩、肘、腕等大关节，呈游走性，反复发作。病变滑膜充血肿胀，关节腔内有大量浆液渗出，邻近软组织中有不典型的风湿小体形成和纤维素样坏死物。当炎症消退后，渗出物被吸收，不遗留关节畸形，因此有人形容风湿病是"舔过关节，咬住心脏"。

（二）皮肤的风湿性病变

急性风湿病时，患者常出现具有诊断意义的环形红斑及皮下结节。

1. 环形红斑　是风湿活动的表现之一。躯干和四肢皮肤较多见，为淡红色环形或半环形红晕，略微隆起，中央皮肤色泽正常。镜下观，可见红斑处真皮浅层血管扩张充血，血管周围水肿及炎细胞浸润。

2. 皮下结节　多位于四肢大关节附近伸侧面皮下，圆形或椭圆形，直径 0.5 ~ 2cm，质硬、活动、无压痛。镜下观，结节中央为纤维素样坏死，外周为呈栅栏状排列的成纤维细胞和风湿细胞，可伴有炎细胞浸润，淋巴细胞多见。

（三）风湿性动脉炎

风湿性动脉炎（rheumatic arteritis）以中小动脉受累多见，血管壁发生纤维素样坏死伴淋巴细胞、单核细胞浸润，风湿小体形成。后期病变组织纤维化引起血管壁增厚，管腔狭窄甚至闭塞。

（四）风湿性脑病

5 ~ 12 岁女童多见，主要表现为脑的风湿性动脉炎和皮质下脑炎。皮质下脑炎时，神经细胞变性、胶质细胞增生形成结节。当锥体外系受累时，患者可出现肢体的不自主运动，称为小舞蹈病（chorea minor）。

第四节　慢性心瓣膜病

心瓣膜病（valvular vitium of the heart）是指由于先天性发育异常或各种因素损伤导致心瓣膜出现器质性改变的疾病，表现为瓣膜口狭窄和（或）关闭不全。

瓣膜口狭窄（valvular stenosis）是指瓣膜口在开放时不能充分张开，导致血流通过障碍。瓣膜关闭不全（valvular insufficiency）是指心瓣膜关闭时瓣膜口不能完全闭合，使部分血液反流。二者可单独发生，也可同时并存。因此，心瓣膜病变会引起血流动力学改变，导致全身血液循环障碍甚至心力衰竭。心瓣膜病主要累及二尖瓣，其次为二尖瓣与主动脉瓣同时受累，再次为主动脉瓣单独受累，三尖瓣和肺动脉瓣病变较少见。

一、二尖瓣狭窄

二尖瓣狭窄（mitral stenosis）主要由风湿性心内膜炎反复发作引起，或由反复的链球菌感染引起的上呼吸道感染病史所致，少数由亚急性感染性心内膜炎引起。正常二尖瓣口面积约为 $5cm^2$，可通过两个手指。根据瓣膜病变和狭窄程度可将其分为三型：①隔膜型，瓣口面积为 $1.5 \sim 2.0cm^2$，瓣口轻度增厚、瓣膜根部相邻处有粘连，似隔膜；②增厚型，瓣口面积 $1.0 \sim 1.5cm^2$，瓣膜明显增厚，弹性减弱，瓣叶间明显粘连；③漏斗型，瓣口面积小于 $1cm^2$，瓣膜极度增厚，瓣叶广泛粘连，完全失去弹性而呈漏斗状或鱼口状。

血流动力学和心脏变化：早期由于瓣口狭窄，在左室舒张期，血液自左心房流入左心室受阻，左心房出现代偿性扩张肥大，血液在加压情况下快速通过狭窄口，产生漩涡与震动，听诊可闻及心尖区舒张期隆隆样杂音。后期左心房代偿失调，血液淤积在左心房，造成肺静脉回流受阻，引起肺淤血、肺水肿和漏出性出血。患者可出现左心房衰竭的症状，如呼吸困难、发绀、咳嗽和咳粉红色泡沫痰等。持续的肺淤血引起肺动脉压力升高从而加重右心室负担，造成右心室肥大扩张，继而失代偿。右心室扩张，三尖瓣环扩大，造成三尖瓣相对关闭不全，最终导致右心房肥大扩张，体循环静脉淤血，可出现颈静脉怒张，肝淤血肿大，下肢水肿、腹水等右心衰竭的表现。整个病程中，左心室始终未受累及，反而由于负担减少而轻度缩小，X 线显示心脏呈"三大一小"的梨形心。

二、二尖瓣关闭不全

二尖瓣关闭不全（mitral insufficiency）主要由风湿性心内膜炎引起，其次为亚急性感染性心内膜炎。

血流动力学和心脏变化：由于二尖瓣关闭不全，在心室收缩期，左心室部分血液反流入左心房，造成左心房内血容量增多，左心房出现代偿性扩张肥大。在心室舒张期，左心房较多的血液排入左心室，左心室容积负荷增加，出现代偿性肥大，久而久之，左心房、左心室均发生代偿失调，引起左心衰竭。进而右心室、右心房代偿性肥大，继发右心衰竭和体循环淤血。临床上，左心室部分血液反流入左心房时引起漩涡与震动，听诊可闻及心尖区收缩期吹风样杂音。X 线可见心脏四腔均扩张肥大，呈"球形心"。

三、主动脉瓣狭窄

主动脉瓣狭窄（aortic stenosis）常见病因是风湿性主动脉瓣膜炎，亦可由先天性发育异常或动脉粥样硬化引起瓣膜钙化引起。主动脉瓣狭窄时，左心室排血受阻，发生向心性肥大，病变持续发展可致左心室代偿失调，继之出现左心衰竭、肺淤血、肺动脉高压及右心衰竭。临床上，血液在加压情况下快速通过狭窄的主动脉瓣口会产生漩涡和震动，故听诊可闻及主动脉瓣收缩期喷射性杂音。由于心输出量明显减少引起血压下降，冠状动脉供血不足，可发生心绞痛、脉压缩小等症状。X 线可见左心室肥大，呈"靴形心"。

四、主动脉瓣关闭不全

主动脉瓣关闭不全（aortic insufficiecy）常与主动脉瓣狭窄并存，主要由风湿性主动脉炎引起，其次为亚急性感染性心内膜炎、主动脉粥样硬化和梅毒性主动脉炎，此外，使主动脉环扩大的疾病如类风湿性主动脉炎等也可造成主动脉瓣关闭不全。由于主动脉瓣关闭不全，左心室舒张期，主动脉部分血液反流回左心室，导致左心室容量增加，进而发生代偿性肥大。随着病情的发展，依次发生左心衰竭、肺淤血、肺动脉高压和右心衰竭。临床上，主动脉瓣区听诊可闻及舒张期吹风样杂音，患者可出现脉压增大及周围血管体征如水冲脉、股动脉枪击音等。

第五节 感染性心内膜炎

感染性心内膜炎（infective endocarditis）是由病原微生物直接侵袭心内膜，尤其是心瓣膜而引起的炎症性疾病。由于主要是细菌引起，故称细菌性心内膜炎，以链球菌感染最为多见。通常分为急性和亚急性两种类型。

一、急性感染性心内膜炎

急性感染性心内膜炎（acute infective endocarditis, AIE）也称为急性细菌性心内膜炎。一般由致病力较强的化脓菌引起，以金黄色葡萄球菌最多见，其次是溶血性链球菌、肺炎球菌等。病变主要侵犯二尖瓣或主动脉瓣。通常病原体先引起机体局部组织器官的感染，然后当机体抵抗力下降时，细菌入血造成脓毒败血症、败血症，进而侵袭心内膜，引起化脓性心瓣膜炎。受累瓣膜上可形成巨大、质脆的由脓性渗出物、血栓、坏死组织及细菌菌落混合而成的赘生物。赘生物破碎脱落形成带菌的栓子，造成远隔器官的梗死和脓肿。而受累瓣膜亦可出现溃烂、穿孔或破裂。本病起病急、发展快，约半数患者于数日内或数周内死亡。

二、亚急性感染性心内膜炎

（一）病因及发病机制

亚急性感染性心内膜炎（subacute infective endocarditis, SIE）也称为亚急性细菌性心内膜炎。约 75% 的病例由毒力相对较弱的草绿色链球菌引起，肠球菌、革兰阴性杆菌、立克次体、真菌等亦可引起本病。通常病原体自局部感染灶（扁桃体炎、牙周炎、咽喉炎、骨髓炎等）入血，形成菌血症，之后随血流侵袭瓣膜引起病变。亚急性感染性心内膜炎易发生在原先已有病变的心瓣膜上。

（二）病理变化及临床病理联系

1. 心脏　二尖瓣和主动脉瓣最常受累，其病变特征是瓣膜表面形成单个或多个较大的菜花状或息肉状赘生物。赘生物呈污秽灰黄色，质松脆，易破碎、脱落。镜下观，疣状赘生物由细菌菌落、纤维蛋白、血小板、中性粒细胞、坏死组织构成。底部可见肉芽组织增生及淋巴细胞、单核细胞浸润。受累瓣膜可发生溃疡、穿孔和腱索断裂。

由于瓣膜损害，导致瓣膜口狭窄或关闭不全，临床上可听到相应的杂音，严重病例亦可出现心力衰竭。

2. 血管　细菌毒素和赘生物脱落后形成栓子，造成动脉性栓塞和血管炎。以脑的栓塞最多见，其次为肾、脾等。因为栓子多来自赘生物浅层，不含细菌或极少细菌，且细菌毒力弱，因此常造成无菌性梗死。

临床上，细菌毒素或免疫复合物可损伤微小血管，引起漏出性出血，表现为皮肤（颈、胸部）和黏膜（如口腔、睑结膜）及眼底出血点。部分患者可出现皮下小动脉炎，于指（趾）末节腹面、足底或大小鱼际处出现紫红色、微隆起、有压痛的小结节，称Osle 小结。

3. 肾　微栓塞可引起局灶性肾小球肾炎，而由于免疫复合物的作用可引起弥漫性肾小球肾炎。

4. 败血症　由于细菌侵入血流并在血中繁殖，患者可出现败血症的表现，如长期发热，脾脏肿大，白细胞增多，贫血等。

【复习题】

1. 解释下列名词：心绞痛、心肌梗死、高血压、风湿小体、绒毛心。

2. 简述心肌梗死的临床表现及后果；缓进行高血压对心脏、肾及脑的影响；二尖瓣狭窄与关闭不全时血流动力学及心脏变化。

3. 描述动脉粥样硬化的基本病变及其继发性改变；缓进行高血压的基本病变；风湿病的基本病变。

4. 病例分析

【病史摘要】患者男性，63 岁。因心前区疼痛伴呼吸困难入院。近 10 年常感心前区疼痛或紧迫感。多于劳累或饭后发作，每次持续 3～5 分钟，休息后减轻，入院前 2 个月，疼痛频度增加，休息不能缓解。入院前 10 小时，于睡眠时突感心前区剧痛，并向左肩、左臂放射，疼痛导致患者大汗淋漓，呼吸困难，并咳出少量粉红色泡沫状痰。体格检查：体温 37.8℃，心率 130 次 / 分钟，血压 10.5/5.2kPa，呼吸急促，口唇发绀，皮肤湿冷，颈静脉稍充盈，听诊双肺底部可闻及湿性啰音。叩诊心界向左扩大。实验室检查：外周血白细胞 18×10^9/L，CO_2 结合力 16.0mmol/L，入院后治疗无好转，于次日死亡。

【病理检查】主动脉可见散在灰白色或灰黄色斑块，部分斑块有出血、钙化、溃疡。左冠状动脉主干壁增厚，管腔Ⅲ度狭窄；前降支从起始处至 2.5cm 处管壁增厚，管腔

Ⅱ～Ⅳ度狭窄；左旋支Ⅱ～Ⅲ度狭窄；右冠状动脉距起始部0.5～5cm处管壁增厚，管腔Ⅲ～Ⅳ度狭窄；室间隔大部，左心室前壁、侧壁，心尖部，右室前壁内侧心肌变软、变薄，失去光泽，镜下观，有不同程度的心肌坏死。肝重850g，表面弥漫分布着细小颗粒，切面黄褐相间，似槟榔样外观。右肺重600g，左肺550g，双肺弥散性曲菌感染伴小脓肿形成，左胸腔积液400mL，四肢末端凹陷性水肿。

【讨论】

（1）本病例的主要诊断是什么？死因是什么？

（2）患者临床症状及体征的病理改变基础是什么？

第七章 呼吸系统疾病

呼吸系统包括鼻、咽、喉、气管、支气管和肺。以喉环状软骨为界将呼吸道分为上、下两部分，下呼吸道从气管起，支气管经逐级分支到达肺泡。其主要功能是保证机体所必需的氧的摄入和二氧化碳的排出。正常呼吸系统具有自净机制和免疫功能，如黏液纤毛的滤过、净化功能，咳嗽反射的清除异物功能，巨噬细胞的吞噬功能及呼吸道淋巴组织的免疫功能等。因此，呼吸系统虽与外界直接相通，外界的各种病原微生物、有害气体、粉尘等均可随空气进入呼吸系统，但一般不会致病。只有在呼吸系统的自净机制与免疫功能降低或遭受破坏时，疾病才容易发生。

第一节 慢性支气管炎

慢性支气管炎（chronic bronchitis） 简称慢支，是指发生于气管、支气管黏膜及其周围组织的慢性非特异性炎症，是呼吸系统常见慢性疾病。临床以长期咳嗽、咳痰为主要症状，且症状每年持续 3 个月以上、并连续 2 年以上。重症患者常伴有喘息，病程可长达数年乃至数十年。本病可发生于任何年龄，但以老年人最为多见，易于冬春季节发病。晚期常并发阻塞性肺气肿和肺源性心脏病。

中医称慢性支气管炎为"久咳"，指肺咳时日已久，反复发作，多由暴咳迁延不愈而成。

一、病因及发病机制

慢性支气管炎的病因与发病机理目前尚未完全阐明。常认为是多种因素综合作用所致。

1. 理化因素 长期吸烟或吸入有害气体（如二氧化硫、氯气等，刺激性的烟雾、寒冷空气刺激等，均能损伤支气管黏膜，促使腺体分泌增加，纤毛清除功能下降，为病原菌的侵入创造条件。

2. 感染因素 病毒和细菌是引起慢性支气管炎的主要病原微生物。据临床观察，凡能引起上呼吸道感染的病毒和细菌均可引起本病的发生和复发。鼻病毒、腺病毒、呼吸道合胞病毒等是致病的主要病毒，而呼吸道常驻菌中，肺炎球菌、肺炎克雷伯杆菌、流感嗜血杆菌等则可能是导致慢性支气管炎急性发作的主要病原菌。

3. 过敏因素 部分慢性支气管炎患者对粉尘、烟草等过敏。特别是喘息型患者，痰内有较多的嗜酸性粒细胞，皮肤过敏反应阳性率增高，以脱敏为主的综合治疗效果较好，说明过敏与慢性支气管炎有关。

上述因素是引起慢性支气管炎的外部原因。当机体抵抗力下降、呼吸系统防御功能受损及内分泌功能受损也与本病发生发展密切相关。

二、病理变化

慢性支气管炎的病变可累及各级支气管。早期病变较轻，一般起始于较大支气管，随病变进展，逐渐向细小支气管纵深发展，受累的细支气管愈多，病变愈重，预后愈差。肉眼观，支气管黏膜粗糙、充血、水肿，管腔内有黏液或脓性分泌物。镜下观，其主要病变如下。（图 7-1）

1. 黏膜上皮的损伤　在各种致病因素作用下，呼吸道黏液 - 纤毛排送系统损伤，纤毛柱状上皮的纤毛发生粘连、倒伏，甚至脱落消失；上皮细胞变性、坏死、脱落，再生的上皮杯状细胞增多；并可因病变反复发作而发生鳞状上皮化生。

2. 腺体增生肥大、分泌亢进　黏膜下腺体增生肥大和浆液腺上皮发生黏液腺化生，导致分泌黏液增多，是慢性支气管炎最明显的病变。

3. 支气管壁的病变　支气管壁充血水肿，淋巴细胞、浆细胞等慢性炎细胞浸润；管壁平滑肌束和弹力纤维断裂、萎缩；软骨可变性、萎缩、骨化。晚期纤维组织增生，造成管壁僵硬或塌陷。

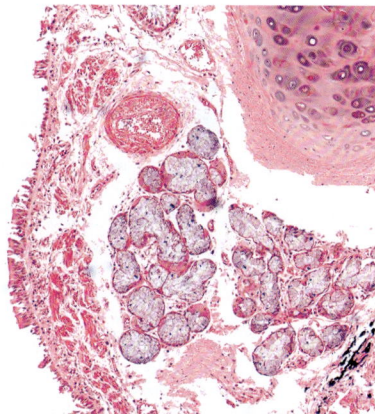

图 7-1　慢性支气管炎（镜下）
支气管黏膜纤毛柱状上变性坏死、脱落；黏液腺增生肥大，部分浆液腺黏液化；管壁充血水肿、炎细胞浸润，可见平滑肌部分断裂

由于反复感染和反复发作，最终导致支气管壁变薄、弹性减弱、小支气管容易发生塌陷或折叠、变形及扭曲，引起气道狭窄，影响肺的通气功能。

三、临床病理联系

主要临床症状是咳嗽、咳痰或伴有喘息。炎症反复刺激气道黏膜使杯状细胞和黏液腺增多，分泌旺盛，黏液潴留，增强反射性咳嗽以排出痰液。痰呈白色黏液泡沫状，黏稠不易咳出，并发细菌感染时，可呈黏液脓痰或脓性痰。喘息性患者常在病变加重或并发感染时，因支气管平滑肌痉挛而出现明显哮喘症状，呼吸急促，不能平卧，检查时，两肺部可闻及哮鸣音、干湿啰音。

四、结局及并发症

患者如能积极做好病因学预防，如戒烟或不接触有害气体、粉尘等，同时又能及时有效治疗细菌感染，适当进行体育锻炼，增强机体抗寒和抗感染能力，慢性支气管炎可逐渐痊愈。若治疗不及时，病变反复发作而加重，可导致肺气肿、支气管扩张症、支气管肺炎及肺源性心脏病等并发症发生。

第二节　肺　气　肿

肺气肿（pulmonary emphysema）是支气管和肺部疾病中常见的合并症，是指呼吸性细支气管、肺泡管、肺泡囊和肺泡等末梢肺组织因过度充气呈持久性扩张，并伴有肺泡间隔破坏，肺组织弹性减弱，导致肺体积膨大、功能降低的疾病状态。

中医称肺气肿为"肺胀"，常继发于肺咳、哮病等病之后，因肺气长期壅滞，肺叶持久膨胀，不能敛降，而胀廓充胸所致。

一、病因及发病机制

肺气肿常继发于其他肺阻塞性疾病，尤其是慢性细支气管炎及细支气管周围炎。其次吸烟、空气污染、尘肺及遗传因素等也与本病的发生密切相关。

1. 细支气管阻塞性通气障碍　慢性支气管炎和细支气管炎时，因管壁纤维组织增生、管腔狭窄或管内黏液栓形成，造成呼吸道的不完全阻塞。吸气时，细小支气管扩张，气流相对较畅，空气易进入肺泡；呼气时，支气管回缩，阻塞加重，气体受阻于末梢肺组织而呼出困难，肺泡内残气量过多，因肺泡内压升高而引起肺泡扩张。

2. 细支气管支撑组织破坏　正常肺泡的张缩是通过细支气管壁和肺泡壁上相互牵拉的大量弹性纤维而支撑其生理形状的。长期的慢性炎症和缺血等因素使弹性纤维破坏、萎缩，导致细支气管和肺泡的弹性回缩力减弱，管壁塌陷，患者出现呼气性呼吸困难，肺泡内残气量进一步增多而致肺气肿。

3. α_1–抗胰蛋白酶缺乏　广泛存在于组织和体液中的 α_1–抗胰蛋白酶（α_1–antitrypsin，α_1–AT）缺乏者，由于 α_1–抗胰蛋白酶减少，当肺部炎症时，从肺泡巨噬细胞、中性粒细胞等释放出的弹性蛋白酶失去抑制而数量增多、活性增强，迅速破坏肺组织弹性纤维而引起肺气肿。临床资料表明，α_1–AT 缺乏家族的肺气肿的发病率较正常人高 15 倍。

二、类型及病理变化

（一）类型

根据病变发生的解剖学部位不同，将肺气肿分为如下几类。

1. 肺泡性肺气肿（alveolar emphysema）　病变主要发生于肺腺泡，常合并有小气道的阻塞性通气障碍，故也称阻塞性肺气肿。依其发生部位和范围的不同又分为：①最常见的腺泡中央型肺气肿，病变累及肺腺泡的中央部分；②腺泡周围型肺气肿，病变主要累及胸膜下肺组织的小叶周边区；③全腺泡型肺气肿，病变均匀与累及全部肺泡。

2. 间质性肺气肿（interstitial emphysema）　肋骨骨折、胸壁穿透伤或剧烈咳嗽引起肺内压急剧增高等均可导致肺泡壁或细支气管壁破裂，气体逸入肺间质内，在肺膜下的小叶间隔内形成串珠状小气泡，甚至可形成纵隔和胸部皮下肺气肿。

此外，还有代偿性肺气肿、老年性肺气肿等。

（二）病理变化

肉眼观，肺体积明显增大，边缘钝圆，色灰白，质软而缺少弹性，指压后遗留压痕，触之捻发音增强，切面肺实质呈大小不一空泡状，似海绵样。镜下观，肺泡扩张，肺泡壁毛细血管床数量减少，肺泡间隔菲薄、断裂或消失，相邻的肺泡融合成较大的囊腔，如直径大于2cm，则称为肺大泡。间质内肺小动脉内膜增厚，管腔狭窄。细小支气管有慢性炎症改变（图7-2）。

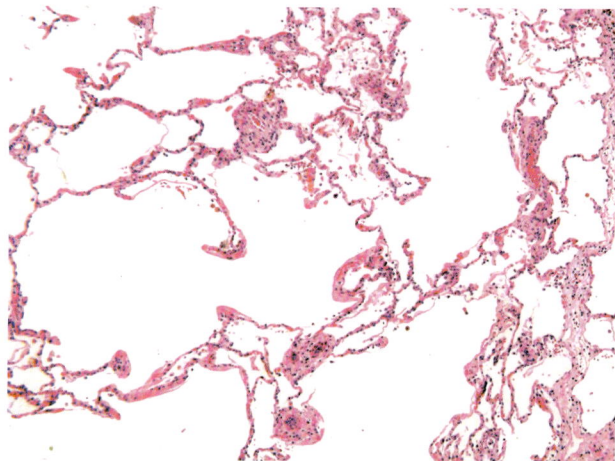

图7-2　肺气肿（镜下）
肺泡明显扩张且互相融合，肺泡壁变薄、间隔变窄并断裂

三、临床病理联系

轻度和早期肺气肿患者除有慢性支气管炎的一般症状外，可无其他特殊症状。病变进展时，出现逐渐加重的呼气性呼吸困难、气促、胸闷、发绀和呼吸性酸中毒等阻塞性通气障碍和低氧血症。晚期重度肺气肿患者，胸廓长期呈过度吸气状态，致前后径加大，形成肺气肿患者特有的体征"桶状胸"；触诊呼吸运动，语颤音减弱或消失；叩诊呈过清音，心浊音界缩小或消失，肝浊音界下移；听诊心音遥远，呼吸音减弱，呼气延长。X线检查肺部透明度增加；肺功能测定，肺活量减少，肺残气量超过总气量的35%。

四、结局及并发症

严重肺气肿患者，由于肺泡间隔毛细血管床受压及数量减少而引起缺氧，后者可致肺动脉痉挛，肺循环阻力增加，最终形成肺动脉压升高。常见的严重并发症有：①慢性肺源性心脏病及右心衰竭；②呼吸衰竭和肺性脑病；③肺膜下肺大泡破裂引起的自发性气胸等（突然加剧的呼吸困难、胸痛、紫绀，听诊患侧肺呼吸音消失，叩诊鼓音）。

第三节 肺 炎

肺炎（pneumonia）是肺组织急性渗出性炎症的统称，是呼吸系统的常见病、多发病。中医称肺热病，指风热犯肺、热壅肺气、肺失清肃所致的疾病，以骤起发热、咳嗽、烦渴、胸痛为主要表现的内脏瘅（热）病类疾病。

肺炎分类比较复杂。按病因不同，分为感染性（如细菌性、病毒性、支原体性、真菌性和寄生虫性）肺炎，理化性（如放射性、类脂性和吸入性）肺炎以及变态反应性（如过敏性和风湿性）肺炎。按炎症发生的部位，分为肺泡性肺炎和间质性肺炎。按炎症累及范围分为大叶性肺炎、小叶性肺炎和节段性肺炎。按炎症性质又可分为浆液性、纤维素性、化脓性、出血性、干酪性、肉芽肿性或机化性肺炎等。临床上细菌性肺炎最常见，约占肺炎的 80%。

一、细菌性肺炎

（一）大叶性肺炎

大叶性肺炎（lobar pneumonia）是由肺炎球菌引起的急性纤维素性渗出性炎。病变从肺泡开始，迅速扩展到一个肺段乃至整个大叶，故称大叶性肺炎。本病好发于冬春季，以青壮年多见，临床起病急，主要表现为寒战、高热、胸痛、咳嗽、咳铁锈色痰、呼吸困难等症状，并有肺实变体征及伴有严重的全身反应、外周血白细胞增高等，典型病变病程约为 7～10 天，一般预后良好。

1. 病因及发病机制 大叶性肺炎 90% 以上由肺炎链球菌引起，其中 1、2、3、7 型多见，但以 3 型毒力最强。少数可由金黄色葡萄球菌、肺炎杆菌、溶血性链球菌和流感嗜血杆菌等引起。本病主要经呼吸道感染。健康人鼻咽部存在肺炎链球菌，当有受寒、感冒、疲劳、胸部外伤、醉酒、乙醚麻醉等诱因存在时，机体抵抗力和呼吸道防御功能降低，肺炎链球菌从上呼吸道向下蔓延进入肺泡，细菌因受到过多黏液包裹保护，不易被肺巨噬细胞识别吞噬而迅速繁殖，并沿肺泡间孔向周围肺泡扩散而引起整个大叶迅速发生炎性反应。有人认为肺大叶之间的蔓延则是经叶支气管播散所致，并认为本病的发生可能与机体对肺炎链球菌过敏有关。

2. 病理变化及临床病理联系 病变常见于单侧肺，以左肺下叶多见，其次是右肺下叶，也可同时或先后累及两个以上的肺叶。病变以肺泡内大量纤维蛋白渗出为特征，无肺泡壁结构的破坏，故病变愈合后可完全恢复肺组织正常结构和功能是本病的重要特点。典型的病变发展过程，一般可分四期。

（1）充血水肿期：发病的 1～2 天。肉眼观，病变肺叶肿胀，重量增加，暗红色，切面湿润并能挤出多量泡沫状血性浆液。镜下观，肺泡壁毛细血管扩张充血；肺泡腔内有较多浆液渗出及少量红细胞、中性粒细胞和巨噬细胞。渗出液中常可检出肺炎链球菌。

临床患者中毒症状明显，表现为寒战、高热、外周血白细胞增高以及呼吸、心跳加速等。因肺泡腔中有渗出物，患者出现咳嗽、咳粉红色泡沫痰，听诊时闻及湿啰音。X 线检查见片状分布淡薄而均匀的模糊阴影。

（2）红色肝样变期：发病后第 3～4 天的变化。肉眼观，病变肺叶肿大，因充血呈暗红色，质地变实，切面灰红，呈颗粒状，质实如肝，故称红色肝样变期。镜下观，肺泡壁毛细血管仍扩张充血；肺泡腔内充满纤维素及大量红细胞，其中夹杂少量中性粒细胞和巨噬细胞；纤维素通过肺泡间孔与相邻肺泡中的纤维素连接呈网状，这有利于限制细菌的扩散，并有利于吞噬细胞的吞噬；渗出物中仍能检出多量肺炎链球菌（图 7-3）。严重时还可以引起纤维素性膜炎。

临床上中毒症状更明显，患者常咳出铁锈色痰，这是由于肺泡腔内渗出的红细胞被巨噬细胞吞噬、崩解后，血红蛋白被分解释放出的黄褐色含铁血黄素随痰排出所致。病变若累及胸膜，患者常感胸痛，并随咳嗽或呼吸加重。如病变范围广，通气/血流比例降低，出现低氧血症，表现为气急、紫绀。体检时病变部呈典型实变体征，望诊患侧呼吸运动减弱，触诊语颤增强，叩诊呈浊音，听诊可闻及支气管呼吸音和胸膜摩擦音。X 线检查可见大片致密阴影。

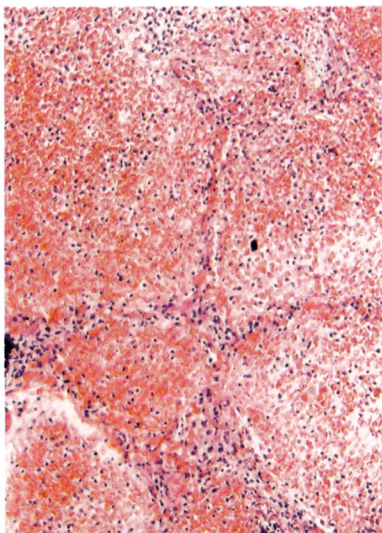

图 7-3 大叶性肺炎（红色肝样变，镜下）
肺泡腔内渗出大量红细胞

（3）灰色肝样变期：发病后的第 5～6 天。肉眼观，病变肺叶仍肿胀，因充血消退而呈灰白色（图 7-4A），切面干燥，颗粒状，质实如肝，故称灰色肝样变期。镜下观，肺泡壁毛细血管受压闭塞，肺泡腔内纤维素性渗出物继续增多，纤维素通过肺泡间孔相连的现象更为明显。纤维素网中有大量中性粒细胞渗出，红细胞几乎消失（图 7-4B）。此时因机体的特异性抗体已形成，渗出物中的肺炎链球菌大多被消灭，故不易检出细菌。

临床症状及实变体征、X 线检查与红色肝样变期基本相同，但无铁锈色痰、痰液逐渐变为黏液脓痰。同时，此期病变区肺泡虽仍不能充气，但因大量纤维素渗出压迫肺泡壁毛细血管，使血流量显著减少，静脉血氧合不足的现象反而减轻，故缺氧状况较红色肝样变期可有改善。

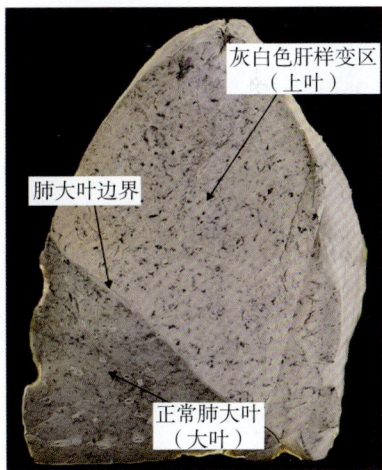

图 7-4A 大叶性肺炎
（灰色肝样期，大体）
病变肺叶实变，呈灰白色

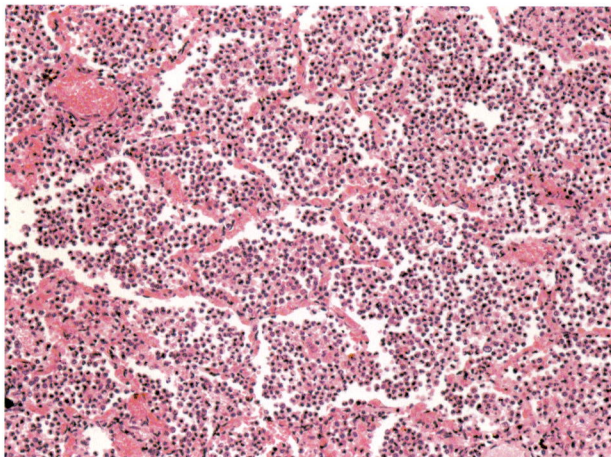

图 7-4B　大叶性肺炎（灰色肝样变期，镜下）

肺泡腔内充满大量中性粒细胞及纤维素，纤维素穿过肺泡间孔，与相

邻肺泡相互连接

（4）溶解消散期：发病后约1周进入此期。肉眼观，病变肺叶质地变软，渐带黄色，切面实变病灶消失，可有脓性渗出流出。镜下观，肺泡壁毛细血管逐渐恢复正常，肺泡腔中巨噬细胞增多，渗出的纤维素在中性粒细胞崩解坏死释放出的蛋白水解酶作用下，逐渐被溶解、液化并随痰咳出，部分经淋巴管吸收和巨噬细胞吞噬清除。肺组织结构和功能逐渐恢复，最终可完全恢复正常。胸膜渗出物可被完全吸收，或引起轻度粘连。

临床表现为体温降至正常、症状及体征逐渐消失。由于渗出物的溶解液化，患者痰量可增多，痰呈稀薄脓样，并可闻及湿性啰音。X线检查可见散在不规则片状阴影，即病变区透亮度增加，阴影密度降低，以致消失。

大叶性肺炎的病变发展是连续的，各期之间无绝对界限，同一病变肺叶的不同部位可呈现不同阶段的改变。目前由于抗生素的广泛应用，本病病程有不同程度的缩短，故典型的四期病变过程已很少见。

3. 并发症　绝大多数病例经及时合理治疗可以痊愈。极少数情况下因机体抵抗力低下，病情严重或未及时治疗，则可发生下列并发症。

（1）感染性休克：又称中毒性或休克性肺炎。为大叶性肺炎最严重的并发症，常见于重症大叶性肺炎的早期，主要表现为严重的全身中毒症状和微循环衰竭，临床易见且死亡率较高。

（2）败血症或脓毒败血症：因严重感染，病原菌侵入血液大量繁殖并产生毒素所致。可引起急性细菌性心内膜炎、化脓性脑膜炎、肺炎球菌性关节炎、急性脾炎等。

（3）肺脓肿及脓胸：当患者机体抵抗力低下，或病原菌毒力过强时，由金黄色葡萄球菌和肺炎链球菌混合感染者，易并发肺脓肿，病变若蔓延到胸膜可引起脓胸。

（4）肺肉质变：亦称机化性肺炎。机体反应性较低时，因肺泡腔内纤维素渗出过多，而中性粒细胞渗出过少，释放的蛋白水解酶不足以完全溶解肺泡腔内的渗出纤维素，而由肉芽组织取代而机化。病变肺组织变实呈褐色肉样外观，故称肺肉质变。

（二）小叶性肺炎

小叶性肺炎（lobular pneumonia）主要由化脓性细菌引起，是以细支气管为中心，肺小叶为病变单位的肺组织急性化脓性炎症，又称支气管肺炎。临床主要表现为发热、咳嗽、呼吸困难、肺部听诊有散在湿啰音。冬春季发病率较高，多见于小儿及年老体弱或久病卧床的患者。

1. 病因及发病机制 小叶性肺炎的病因较复杂，但大多由细菌引起，最常见的是致病力较弱的肺炎双球菌（4、6、10 型），其次为葡萄球菌、链球菌、嗜血流感杆菌等，而更多见的是几种细菌混合感染而致病。上述细菌通常是口腔或上呼吸道内的常驻菌，多在某些诱因，如麻疹、百日咳、流感、白喉等急性呼吸道传染病；或因受寒、醉酒、昏迷或全身麻醉等情况下使机体抵抗力降低，并削弱或损伤呼吸系统的防御功能；细菌侵入细支气管至肺泡内生长、繁殖，引起炎症。因此，小叶性肺炎可以是原发性疾病，但更多继发于其他疾病，常为某些疾病的并发症，如麻疹后肺炎、手术后肺炎、吸入性肺炎、坠积性肺炎等。

2. 病理变化 本病的病变特征是以细支气管为中心的肺组织化脓性炎症。肉眼观，双肺表面和切面可见散在分布灰黄、灰红色实变病灶，以下叶和背侧为多见。病灶大小不一，一般直径在 0.5 ~ 1cm 左右（相当于肺小叶范围），形状不规则，病灶中央常可见细支气管断面。严重时，病灶可相互融合，甚或累及整个大叶，称为融合性支气管肺炎，一般极少累及胸膜（图7-5）。

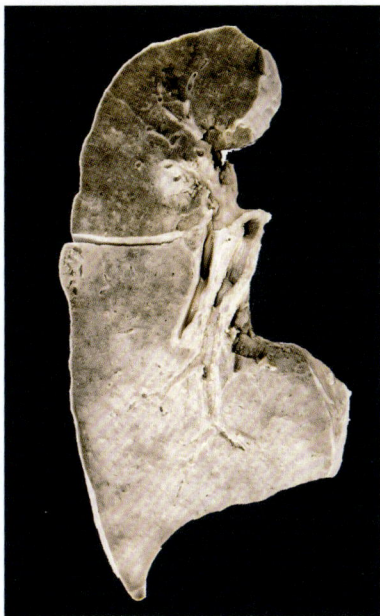

图 7-5 小叶性肺炎（大体）
右肺上叶可见直径约 1cm 灰白色化脓灶，病灶中央可见细支气管断面，右肺下叶可见病灶融合成片状

镜下观，病灶呈多灶性，常以细支气管为中心。细支气管及其邻近肺组织充血、水肿，上皮变性、坏死、脱落，细支管管腔及周围的肺泡腔内充满大量中性粒细胞，其内混有坏死脱落的上皮细胞、浆液、少量红细胞及纤维素。严重时，支气管及肺组织结构破坏，形成小脓肿。病灶周围肺组织充血、肺泡腔内有数量不等的浆液渗出，部分肺泡呈代偿性肺气肿（图7-6）。

3. 临床病理联系 小叶性肺炎常为其他疾病的合并症，临床症状容易被原发疾病所掩盖。临床上因化脓性炎而出现发热，并由于支气管腔内有炎性渗出物刺激支气管黏膜，引起咳嗽或咳黏液脓性或脓性痰等症状。因病灶呈散在小灶分布，除融合性支气管肺炎外，肺实变体征常不明显。严重病例，可出现呼吸困难、缺氧及紫绀，甚至惊厥、昏迷等严重症状。听诊可闻及两肺散在湿啰音，尤以背侧底部明显。X 线检查可见散在不规则小片状或斑点状模糊阴影。

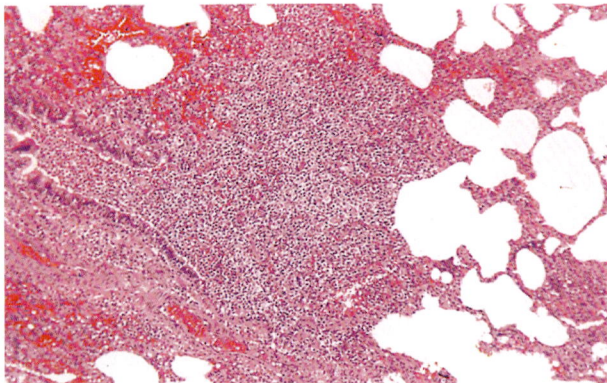

图 7-6 小叶性肺炎（镜下）

病变细支气管和肺泡腔内充满中性粒细胞为主的炎性渗出物，周围肺泡可见代偿性肺气肿

4. 结局及并发症 小叶性肺炎若为原发性疾病如经及时治疗，一般多能治愈。但在幼儿、年老体弱者、久病体衰者，特别是因营养不良、麻疹、百日咳或其他疾病并发的小叶性肺炎，预后较差。小叶性肺炎的并发症较大叶性肺炎多见，且危险性大。常见的并发症有呼吸衰竭、心力衰竭、脓毒血症、肺脓肿及脓胸等。病程长者，支气管损伤较重，可导致支气管扩张症。

二、病毒性肺炎

病毒性肺炎（viral pneumonia）是由各种病毒感染引起的急性间质性肺炎。

（一）病因

常由上呼吸道病毒感染向下蔓延所致。引起病毒性肺炎的主要病原体有腺病毒、流感病毒、呼吸道合胞病毒、麻疹病毒、副流感病毒和巨细胞病毒等。以腺病毒最为多见。除流感病毒、副流感病毒外，其余病毒所致肺炎均多见于儿童。主要经呼吸道传播，一般为散发，偶见流行。

（二）病理变化

病毒性肺炎主要表现为肺间质的炎症。镜下观，肺间质充血、水肿，肺泡间隔明显增宽，有淋巴细胞、单核细胞浸润。肺泡腔内一般无渗出物或仅有少量浆液。严重病例，肺泡腔内可出现由浆液性渗出物浓缩成的红染的膜状物，并贴附于肺泡内表面，称透明膜形成。在增生的支气管上皮、肺泡上皮的细胞核内或胞浆内，以及多核巨细胞中，可查见红染的、呈球形、约红细胞大小，并常有一清晰透明晕的病毒包涵体。该包涵体具有病理组织学诊断价值，严重病例有间质纤维化，发生换气功能障碍。肉眼观，病变常不明显，仅见两肺充血、水肿。

（三）临床病理联系

临床症状差别较大，体征少，除病毒血症引起发热和全身中毒症状外，主要表现为剧烈咳嗽、呼吸困难明显、紫绀等缺氧症状。严重病例或合并细菌感染或多种病毒混合感染时，可造成心、肺功能不全等后果。

附：严重急性呼吸综合征

严重急性呼吸综合征（severe acute respiratory syndrome，SARS）已证实是由新型冠状病毒（SARS-associated coronavirus，SARS-CoV）感染所致的以呼吸道传播为主的急性传染病，旧称非典型肺炎。曾在我国广东、北京等地及世界 30 余个国家和地区暴发流行。

SARS 病毒以近距离空气飞沫传播为主，直接接触患者粪便、尿液、血液等也会受感染，故医务人员为高发人群，发病有人群聚集现象。发病机制尚未阐明，可能与病毒直接损伤呼吸系统及免疫器官有关。

根据 SARS 死亡病例尸检显示，该病以肺和免疫器官病变最为突出。弥漫性肺泡损伤是肺内的基本病变，表现为渗出性、增生性和纤维化三种病变的混杂。渗出性病变是早期改变，肺泡腔内大量蛋白性液体、纤维素、炎细胞渗出，可见红细胞漏出，随后透明膜形成。中期改变为 Ⅱ 型肺泡上皮增生、脱屑、部分增生的肺泡上皮相互融合，呈合体状多核巨细胞，出现脱屑性肺泡炎。部分上皮内可见病毒包涵体。晚期随着病变的进展，肺泡内的渗出物、透明膜发生机化，肺泡闭塞、萎缩塌陷，导致肺实变。部分病例出现明显的纤维组织增生，导致肺纤维化。脾和淋巴结的淋巴组织萎缩，T 细胞和 B 细胞大量减少。心、肝、肾等实质性器官也有不同程度的变性、坏死和出血。

SARS 症状以发热为首发症状，体温一般高于 38℃，偶有畏寒，可伴有头痛、肌肉和关节酸痛、干咳、少痰等，严重者出现呼吸窘迫。外周血白细胞数量一般不升高或降低，常有淋巴细胞计数减少。X 线检查肺部有不同程度块状、斑块状浸润性阴影。本病及时治疗多数能治愈，但约有 5% 的严重病例可因呼吸衰竭而死亡。

三、支原体肺炎

支原体肺炎（mycoplasmal pneumonia）是由肺炎支原体引起的一种急性间质性肺炎。秋、冬季节发病较多，并多发生于儿童及青少年，成年人则由于抗体形成而很少患病。

（一）病因

肺炎支原体是本病的病原体。寄生于人体的支原体有数十种，但仅有肺炎支原体对人体致病。经飞沫传播的肺炎支原体侵入呼吸道后，在支气管黏膜繁殖，当局部及机体免疫力下降时，向四周扩散，引起散发和小流行的呼吸道感染。

（二）病理变化

急性间质性肺炎是支原体肺炎的主要病变。肉眼观，肺部病变常仅累及一叶肺组织，呈灶性分布，以下叶多见，严重时也可累及两肺。切面病灶实变不明显，暗红色，有少量红色泡沫状液体溢出。气管或支气管腔内也可见黏液或黏液脓性渗出物。镜下观，病变区域肺泡间隔因炎性改变明显增宽，肺泡腔内无渗出物或仅有少量混有单核细胞的浆液性渗出物。

（三）临床病理联系

本病临床不易与病毒性肺炎鉴别，但可作痰、鼻及咽拭子细菌培养诊断。临床起病较急，多有发热、头痛、咽痛、乏力及剧烈咳嗽，常为干咳或伴有少量黏液痰。X 线检查，肺部显示节段性纹理增强及网状或斑状阴影。白细胞计数轻度升高，淋巴细胞和单核细胞增多。本病预后良好，死亡病例极少见。

第四节　呼吸系统常见肿瘤

一、鼻咽癌

鼻咽癌（nasopharyngeal carcinoma，NPC）是由鼻咽部黏膜上皮发生的恶性肿瘤。发病有明显的地域性，以广东、广西、福建、台湾、四川等省发病率较高。发病年龄多在 40 ~ 50 岁之间，男性多于女性。临床表现常有头痛、鼻塞、鼻衄、耳鸣、听力减退、复视和颈部淋巴结肿大等。

（一）病因

鼻咽癌的病因尚未完全阐明，可能与遗传因素、环境化学因素（腌制食品中高浓度的亚硝酸盐、吸烟、化学气体、甲醛的暴露和放射线照射等）、病毒感染有关，尤其与 EB 病毒感染关系密切。在鼻咽癌的组织培养细胞内发现 EB 病毒颗粒，90% 以上患者血清中检测出含有高效价的抗 EB 病毒抗体，具有一定诊断意义。

（二）病理变化

鼻咽癌好发于鼻咽顶部，其次是外侧壁与咽隐窝，前壁最少见。

1. 肉眼观　早期局部黏膜粗糙、增厚或略隆起，亦可形成小结节向黏膜面突起。肿瘤外形可呈结节状、菜花状或形成溃疡。鼻咽癌有向深部浸润生长的倾向，因此，在原发病灶不明显时，常有颈部淋巴结因癌细胞转移而肿大，并常为鼻咽癌患者最早出现的临床症状或体征。

2. 镜下观　鼻咽癌多数起源于鼻咽黏膜柱状上皮的储备细胞，少数可发生于鼻咽黏膜鳞状上皮的基底细胞。根据组织学特征及分化程度，鼻咽癌分类如下：

（1）鳞状细胞癌：最常见。癌细胞大小不等，形态多样，胞核大，染色深，核分裂多见，癌细胞无角化物形成，细胞间桥少见，形成较明显的癌巢。

（2）泡状核细胞癌：亦称大圆形细胞癌，较多见。癌巢不规则，与间质分界不明显。癌细胞胞浆丰富，境界不清，形态不一，核大、圆形或卵圆形，染色质少呈空泡状，核分裂象少见，有 1 ~ 2 个核仁。癌细胞间常有淋巴细胞浸润。

（三）扩散方式

鼻咽癌常见的扩散方式有：①直接蔓延，癌细胞常向上蔓延侵犯破坏颅底骨，并进入颅内损伤第Ⅱ～Ⅵ对脑神经。向下侵犯梨状隐窝、会厌及喉部，向外侵及耳咽管，向后侵及颈椎。②淋巴道转移，因鼻咽黏膜固有层中淋巴管丰富，癌细胞早期就可出现颈部淋巴结转移，甚至在原发瘤尚未被发现时出现。最先转移至咽后淋巴结，然后到颈上深淋巴结。受累肿大、融合成巨大肿块的淋巴结，可压迫第Ⅳ～Ⅺ对颅神经和颈交感神经引起相应症状。③血道转移，较晚发生，多见转移于肝、肺、骨、肾和胰等处。

（四）临床病理联系

鼻咽癌早期病灶小，症状常不明显，易被漏诊或误诊。对有头痛、鼻塞、耳鸣、鼻涕带血等症状的患者应高度警惕，做好详细检查。本病确诊时已多是中、晚期，常有转移。临床上治疗主要以放疗为主，尤其是低分化鳞状细胞癌，疗效较好，但其疗效和预后还与病理组织学类型有关。

二、肺癌

肺癌（carcinoma of the lung）是最常见的恶性肿瘤之一。据 WHO 统计，在发达国家 16 种常见肿瘤中肺癌居首位。近年来肺癌在我国的发病率及死亡率均有明显增长趋势，多发生于 40 岁以后，高发年龄在 60 岁左右，男多于女。

肺癌是中西医学共同的名称。中医认为本病是由于正气内虚，邪毒外侵，气滞血瘀，痰浊内聚，阻结于肺而致本病发生。

（一）病因

肺癌的病因复杂，尚未完全明确。目前认为主要与吸烟、空气污染、职业致癌因子的作用等因素有关，此外饮食因素（维生素 A 长期缺乏、胆固醇摄入过多）、既往肺部疾病，其他如 EB 病毒、遗传因素等对肺癌发生的影响也日益受到重视。临床调查有关资料显示，肺癌的发生率与死亡率均与吸烟时间、吸烟量、烟龄长短以及环境中的 3,4- 苯并芘浓度呈正相关。

（二）病理变化

肺癌绝大多数起源于支气管黏膜上皮，少数起源于支气管的腺体上皮或肺泡上皮细胞。因而肺癌实为支气管源性癌，亦称支气管癌。按其组织学类型肺癌常包括鳞状细胞癌、腺癌、小细胞癌（图 7-7）（现认为部分小细胞癌实为小细胞神经内分泌癌）、大细胞癌（现认为部分大细胞癌实为大细胞神经内分泌癌）等几种主要类型。

根据肺癌的发生部位及形态特点分为：

1. 中央型（肺门型） 此型最常见，占肺癌总数的 60%～70%。癌肿发生在主支气管或叶支气管，癌体位于肺门部，晚期形成结节或巨大肿块（图 7-8）。常见组织学

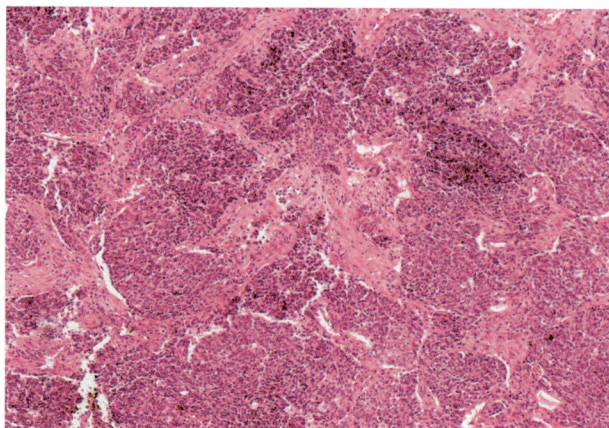

图7-7 小细胞肺癌（燕麦细胞癌，镜下）
短梭形癌细胞群集成团

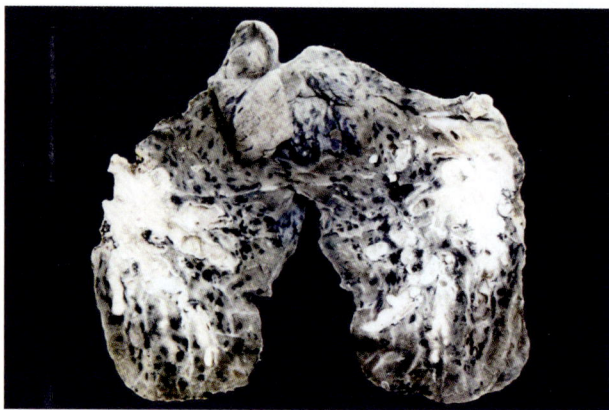

图7-8 中央型肺癌（大体）

类型为鳞状细胞癌。

2. 周围型（周围结节型） 癌肿发生在段支气管以下的末梢支气管，接近肺膜，在肺周边部形成孤立的结节状或球形癌结节，无包膜，直径约2～8cm，与支气管关系不明显。本型约占肺癌总数的30%～40%。常见组织学类型为腺癌（图7-9）。

3. 弥漫型 少见，约占全部肺癌的2%～5%。癌组织沿肺泡管、肺泡弥漫性浸润生长，很快侵犯肺大叶的一部分或整个大叶。类似肺炎样外观或呈大小不等的无数小结节密布于两肺，须与肺炎、肺结节病、播散型肺结核和肺转移癌鉴别。

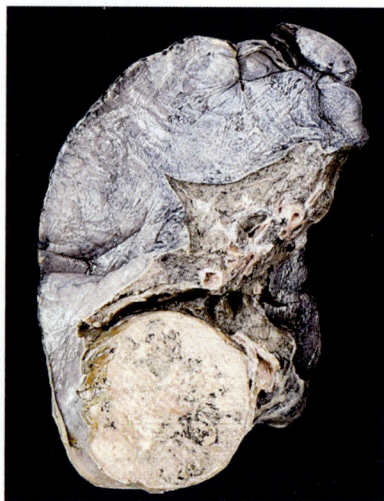

图7-9 周围型肺癌（大体）

（三）扩散方式

肺癌的扩散有直接蔓延、淋巴道转移和血道转移三种途径。直接蔓延主要指向纵隔、心包、横膈、胸膜及肺脏等处直接侵犯，在肺组织内可沿支气管和肺泡间孔向周围播散。淋巴道转移是肺癌的主要转移途径，首先转移到肺门及纵隔淋巴结，以后转移到颈部及锁骨上淋巴结。晚期可经血道转移至脑、骨、肾上腺、肝等处。肺癌发生转移较快、较多见。

（四）临床病理联系

肺癌临床早期症状不明显，易被忽视。患者的症状和体征与肿瘤部位、大小及扩散的范围有关。肿瘤原发于支气管，常产生局部刺激、阻塞或压迫，引起咳嗽、咳痰、咯血、胸痛、呼吸困难等症状，常并发肺气肿、肺不张、肺炎、肺脓肿。肺癌侵犯胸膜时可出现血性胸水及胸痛。若肿瘤侵犯纵隔，压迫上腔静脉，可导致头颈部水肿、颈静脉怒张等上腔静脉压迫综合征。喉返神经受损麻痹、出现声嘶。肺尖部的肺癌易侵犯交感神经链、引起病侧眼睑下垂、瞳孔缩小、胸壁皮肤无汗等交感神经麻痹综合征。

小细胞癌及大细胞癌可有异位内分泌症状，可因 5- 羟色胺分泌过多而引起类癌综合征；表现为支气管痉挛、阵发性心动过速、水样腹泻和皮肤潮红等。

肺癌患者预后大多不良，早发现、早诊断、早治疗对于提高治愈率和生存率至关重要。早期病理诊断的方法有痰液细胞学检查、肺纤维支气管镜及病理活体组织检查等。

【复习题】

1. 根据慢性支气管炎、肺气肿等病理变化，说明以上疾病发生发展的相互关系。
2. 阐述大叶性肺炎患者为什么会出现实变体征及咳铁锈色痰？
3. 比较大叶性肺炎、小叶性肺炎、间质性肺炎的异同点。
4. 简述肺癌的大体表现与组织学类型？扩散和转移的主要途径？
5. 病例分析

【病史摘要】3 岁患儿，男性，半月前因咳嗽、咳痰伴喘息、高热入院。入院体检：体温 39℃，脉搏 160 次 / 分钟，呼吸 26 次 / 分钟。患儿精神萎靡，呼吸浅促，口唇发绀，鼻翼扇动，双肺闻及散在湿啰音，心音钝，心律齐。

【实验室检查】外周血中性白细胞数增高。X 线检查左右肺下叶可见小灶状阴影。

【讨论】

（1）请提出初步诊断及依据。

（2）患儿入院后虽经积极治疗但不幸死亡。请你分析尸检时肺脏等器官可能会观察到哪些肉眼和镜下病变？患儿为什么死亡？其死亡因素可能有哪些？

第八章　消化系统疾病

消化系统包括消化管（口腔、咽、食管、胃、小肠及大肠）和消化腺（口腔腺、肝、胆、胰及消化管壁小消化腺）。由于食物的消化、吸收、排泄、解毒等功能的完成都依赖于消化系统，故在各系统中发病概率最高，其中胃又是发病率较高的消化器官。本章主要介绍胃炎、溃疡病、肝炎、肝硬化、胰腺炎及食道癌、胃癌、大肠癌和肝癌等常见消化道疾病。

第一节　胃　　炎

胃炎（gastritis）是指各种病因引起的胃黏膜炎症性病变。根据病变特点不同可分为急性胃炎（acute gastritis）和慢性胃炎（chronic gastritis）。急性胃炎以中性粒细胞浸润为特征，而慢性胃炎以淋巴细胞和浆细胞浸润为特征，伴肠上皮化生和胃黏膜腺体萎缩。本病属于中医"胃脘痛""痞满""吞酸"等病范畴。

一、急性胃炎

（一）类型及病理变化

1. 急性刺激性胃炎（acute irritated gastritis）　旧称单纯性胃炎，多因饮食不当所致。病变可累及胃窦、胃体，胃黏膜充血、水肿，有时可见糜烂，常伴胃黏膜分泌亢进。病因去除后可痊愈。

2. 急性出血性胃炎（acute hemorrhagic gastritis）　严重的刺激性胃炎合并胃黏膜出血和轻度糜烂。大多数与食入刺激性食物及非固醇类抗炎药，特别是阿司匹林不当有关，大手术、败血症、烧伤、严重创伤等机体应激状态下亦可发生本病。

3. 急性腐蚀性胃炎（acute corrosive gastritis）　多由吞服强碱、强酸或其他腐蚀剂引起。胃黏膜常出现坏死、脱落，表现为糜烂或急性溃疡，严重者可有胃穿孔，导致急性腹膜炎。

4. 急性感染性胃炎（acute infective gastritis）　是细菌感染引起的胃化脓性炎症。常由金黄色葡萄球菌、链球菌或大肠杆菌等化脓菌经血道（败血症或脓毒败血症）或胃外伤引起。可致急性蜂窝织性胃炎（acute phlegmonous gastritis）。

（二）临床病理联系

急性起病，轻者可见消化不良，胃脘部不适，重者有消化道出血甚至出现腹膜刺激三联征（阵发性腹部剧烈疼痛，深压痛、反跳痛及板状腹等）。

二、慢性胃炎

慢性胃炎（chronic gastritis）通常是胃黏膜的慢性非特异性炎症。常见原因包括幽门螺杆菌（H.pylori,HP）感染，长期的慢性刺激（如急性胃炎多次发作、喜食热烫或刺激食物、酗酒、吸烟、滥用非固醇类抗炎药等），自身免疫性损伤，含胆汁的十二指肠液反流对胃黏膜损伤等。

（一）类型及病理变化

慢性胃炎的病理分型可分为浅表性、萎缩性和肥厚性胃炎等。

1. 慢性浅表性胃炎（chronic superficial gastritis） 是胃黏膜最常见的病变，主要发生在胃窦部。

病变呈局灶性或弥漫性。肉眼观，胃黏膜充血、水肿，有时伴有点状出血或糜烂。镜下观，炎症以黏膜浅表固有层淋巴细胞和浆细胞浸润及固有腺体保持完整为特点，严重者可达深层。可分三级。轻度炎细胞浸润深度仅累及黏膜浅 1/3，中度为累及黏膜的 1/3 ~ 2/3，累及黏膜 2/3 以上者为重度。

2. 慢性萎缩性胃炎（chronic atrophic gastritis） 本病主要的特征是炎症范围较广胃黏膜萎缩变薄和腺体发生不同程度的萎缩消失，可伴肠上皮化生，固有层淋巴、浆细胞浸润。慢性萎缩性胃炎可分为 A、B 两型。A 型为自身免疫性疾病，并伴恶性贫血，病变好发于胃体部和胃底部；我国患者多属 B 型，与自身免疫无关，无恶性贫血，60% ~ 70% 有 HP 感染，病变好发于胃窦部。

两型胃黏膜病理改变相似。胃镜下及肉眼观，胃黏膜明显变薄，皱襞变浅或消失，色由正常橘红变灰白或灰绿色，可见血管显露，有时可见出血和糜烂(图 8-1)。镜下观，病变累及黏膜全层，浸润的炎细胞主要是慢性炎细胞，并常有淋巴滤泡形成；固有腺体萎缩，壁细胞、主细胞明显减少，甚至消失；可见肠上皮化生和假幽门腺化生；肠上皮化生多见，又分为完全性化生（又称小肠型化生）和不完全性化生（又分胃型和结肠型化生），一般认为结肠型化生与肠型胃癌的发生关系密切。

3. 慢性肥厚性胃炎（chronic hypertrophic gastritis） 好发于胃底及胃体部。胃镜检查：黏膜皱襞增大加深变宽，形似脑回状。镜下观，黏膜增厚，腺体增生，腺管延长，分泌黏液的细胞数量增加，壁细胞和主细胞数量减少，黏膜固有层内炎细胞浸润较少。

4. 疣状胃炎（gastritis verrucosa） 病变处胃黏膜出现大小不等的中心糜烂、凹陷周围黏膜隆起的疣状病灶，病灶呈多发性，原因不明。

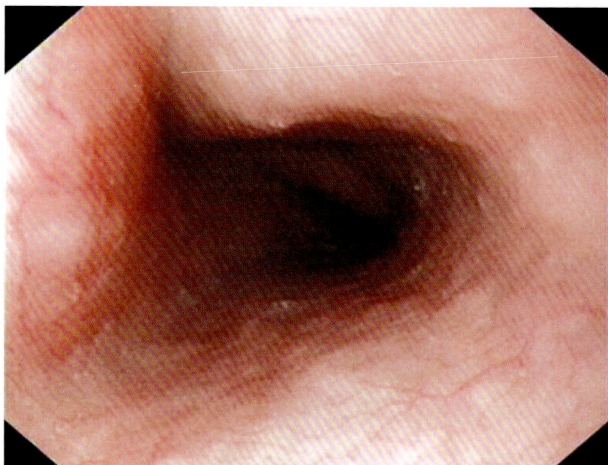

图 8-1 慢性萎缩性胃炎（大体）
黏膜变薄，黏膜下血管清晰可见，有时见出血糜烂

（二）临床病理联系

不同类型慢性胃炎临床表现有所不同，如有消化不良、上腹不适或触痛等症状。A型慢性萎缩性胃炎患者常伴有恶性贫血。总体来讲，上腹不适或钝痛是慢性胃炎常见表现，诊断慢性胃炎的金指标是胃镜检查及活检。

第二节 消化性溃疡病

消化性溃疡病（peptic ulcer disease），是以胃或十二指肠黏膜形成慢性溃疡为特征的一种常见病、多发病，以上腹部周期性疼痛为本病的主要临床表现。与胃液的自我消化作用有关。发生于胃，称胃溃疡病；发生于十二指肠，称十二指肠溃疡病；胃和十二指肠同时发生溃疡，称为复合性溃疡病；胃或十二指肠出现 2 个以上溃疡称多发性溃疡病。十二指肠溃疡病较胃溃疡病多见，前者占 70%，后者占 25%，两者并存的复合型溃疡占 5%。患者多见于成人（20 ~ 50 岁），男多于女。本病属中医"胃脘痛""胃痛""心下痛"等范畴。

一、病因及发病机制

消化性溃疡病的病因及发病机制尚未完全明确，多数学者认为各种病因破坏胃黏膜屏障，幽门螺旋杆菌感染，胃酸分泌过多等，是引起消化性溃疡的重要因素。

（一）黏膜保护屏障受损与胃液消化作用

正常胃和十二指肠黏膜通过胃黏膜分泌的黏液（含有大量 HCO_3^- 的黏液屏障）和黏膜上皮细胞的脂蛋白（黏膜屏障）保护黏膜不被胃液所消化。碱性的黏液在中和渗入的 H^+ 的同时，也抑制了酶的活性，可防止胃酸和胃蛋白酶对黏膜的自身消化。黏膜上皮细胞膜的脂蛋白可阻止 H^+ 离子逆向弥散入胃黏膜而保护黏膜。所以胃和十二指肠黏膜在正常防御屏障保护下，很难被胃液自我消化损伤。

当胃黏膜防御功能下降时，如黏液分泌不足，对 H^+ 中和能力下降；或黏膜上皮损伤，使胃液中的氢离子可逆向弥散进入黏膜，既可直接损伤血管内皮细胞，促使黏膜中的肥大细胞释放组胺，导致微循环障碍；又可触发胆碱能反射，促进胃蛋白酶分泌，加强胃液的消化作用，导致溃疡形成。

（二）幽门螺旋杆菌感染

近年研究发现，幽门螺旋杆菌感染与溃疡病关系十分密切。其机制如下：①幽门螺旋杆菌可分泌能催化游离氨生成的尿素酶和裂解胃黏膜糖蛋白的蛋白酶，还可产生能破坏黏膜表面上皮细胞脂质的磷酸酯酶，以及有生物活性的白细胞三烯和二十烷等，有利于胃酸直接接触上皮并进入黏膜内；②幽门螺旋杆菌能趋化多量中性粒细胞，后者释放出髓过氧化物酶而产生次氯酸，这时在氨的存在下就会合成一氯化氨，次氯酸和一氯化氨均能破坏黏膜上皮细胞；③此菌还可以造成毛细血管血栓形成，导致黏膜缺血、坏死、脱落，从而发生消化性溃疡。有些资料显示治疗消化性溃疡加用有效抗生素能促进溃疡愈合。体外实验在溃疡病变处发现一种易于黏附到 O 型血抗原的细胞，这是否与 O 型血溃疡病发病率高有关，待进一步确认。

（三）神经、内分泌功能失调

溃疡病患者常有精神过度紧张或忧虑、自主胃液分泌障碍及迷走神经功能紊乱等现象。精神因素可致大脑皮层功能紊乱，从而导致自主神经功能紊乱。迷走神经功能亢进促使胃酸分泌增加，与十二指肠溃疡发生有关。交感神经兴奋性增加，胃蠕动减慢，排空延迟刺激胃窦，胃泌素增加，胃酸分泌增加，促进胃溃疡发生。

（四）遗传因素

溃疡病在有些家族有高发趋势，揭示本病可能与遗传有关。

（五）其他因素

长期服用非固醇类药，如阿司匹林等，吸烟、酗酒、辛辣食物、浓咖啡等，可损害黏膜防御屏障，诱发消化性溃疡发生。

二、病理变化

1. 肉眼观　胃溃疡绝大多数（95%）位于胃小弯靠近幽门处（尤其多见于胃窦部），少数病例见于胃小弯上部及贲门部，发生在胃底及大弯侧极为罕见。溃疡呈圆形或椭圆形。多为一个，偶可有数个，直径多在 2cm 以内，边缘整齐光滑，底部平坦，深浅不一，较浅者仅累及黏膜下层，深者可达肌层或浆膜层。由于胃的蠕动，贲门侧较深，呈浅掘状，幽门侧较浅，呈阶梯状。切面呈斜漏斗状。周围黏膜皱襞呈放射状向溃疡面集中，如轮辐状（图 8-2）。

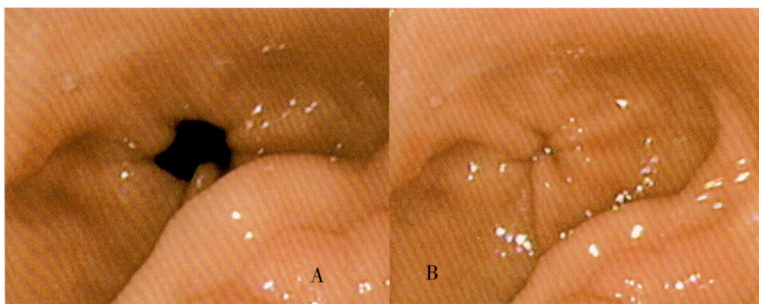

8-2　胃溃疡肉眼观（大体）
A.胃小弯近幽门处溃疡边缘整齐；　B.溃疡周围水肿、黏膜皱襞向周围放射状排列

十二指肠溃疡形态特点与胃溃疡相似，多发生于球部，前壁比后壁多见，直径多在 1cm 以内，溃疡多数为单个。

2. 镜下观　溃疡底部由内向外由 4 层结构组成，表层为渗出层，有少量炎性渗出物，内有中性粒细胞及纤维蛋白；其下一层为坏死层；再下层为肉芽组织层；最下层为瘢痕组织层（图 8-3）。瘢痕组织内的小动脉因炎性刺激，发生增殖性动脉内膜炎，管壁增厚纤维化，管腔狭窄或有血栓形成。此种血管改变可防止溃疡出血，但引起局部血液供应减少，影响组织再生，故造成溃疡不易愈合，这也是消化性溃疡经久不愈反复发作的原因之一。溃疡底部神经节细胞及神经纤维常发生变性和断裂，有时可见神经纤维的断端呈球状增生，这种变化可能是引起疼痛的原因之一。

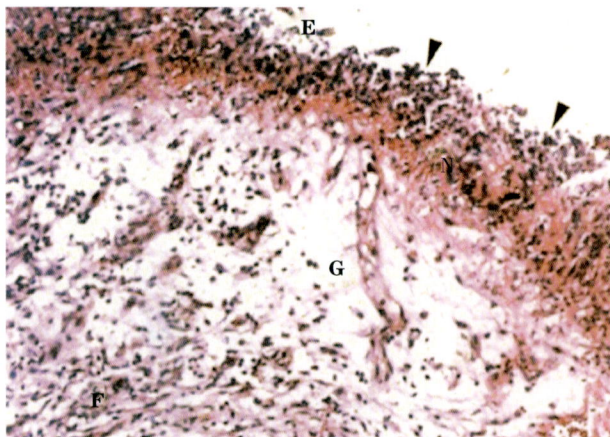

图 8-3　溃疡底部的四层结构图（镜下）
E.渗出层；　N.坏死层；　G.肉芽组织层；　F.瘢痕组织层

三、临床病理联系

临床上主要表现为周期性、节律性上腹部疼痛（由于胃酸刺激溃疡局部神经末梢而致）；反酸、嗳气（由于幽门括约肌痉挛、胃逆蠕动、胃内容物排空受阻使胃内食物发酵而致）等症状。胃溃疡还常表现为"餐后痛"（餐后 0.5 ~ 1 小时疼痛）；而十二指

肠溃疡表现为"饥饿痛"（餐后 4 小时左右疼痛），其原因与迷走神经兴奋刺激胃酸分泌增多有关。

四、结局及并发症

（一）愈合

如果溃疡较小，病因去除后溃疡底部由肉芽组织增生，填补缺损，深部肉芽组织逐渐纤维化形成瘢痕修复，溃疡边缘的黏膜上皮不断再生，覆盖溃疡面而愈合。

（二）并发症

1. 出血　约占患者的 10% ~ 35%。当溃疡侵蚀毛细血管时，常有少量出血。患者大便潜血阳性，如持续时间较长可引起贫血；当溃疡底部较大的血管被腐蚀破裂时，可引起大出血，患者出现呕血及柏油样大便，甚至出现失血性休克，如不及时抢救，会导致死亡。

2. 穿孔　约占患者的 5 %。当溃疡不断向组织深层发展，穿透浆膜层时出现穿孔。十二指肠因肠壁较薄更易穿孔。穿孔后，胃肠内容物落入腹腔而引起腹膜炎，临床上出现腹膜刺激症状。

3. 幽门狭窄　约占患者的 3 %。胃窦部溃疡或十二指肠球部溃疡在溃疡愈合时如瘢痕较多，瘢痕收缩可引起幽门狭窄，胃内容物通过困难，继发胃扩张，患者出现进食后呕吐现象，严重时伴发电解质紊乱。

4. 癌变　胃溃疡可发生恶变，恶变率在 1% 以下。十二指肠溃疡罕见恶变。癌变源于溃疡边缘的黏膜上皮或腺体反复损伤及再生，在此过程中某些致癌因素作用下细胞发生癌变。

第三节　病毒性肝炎

病毒性肝炎（viral　hepatitis）指的是由一组肝炎病毒引起的以肝实质细胞变性坏死为主要病变的传染病。各种年龄和性别均可患病，严重威胁人类健康。中医将其归属于黄疸和胁痛的范畴。

一、病因及发病机制

（一）病因

目前已证实的肝炎病毒有六种，即甲型肝炎病毒（HAV）、乙型肝炎病毒（HBV）、丙型肝炎病毒（HCV）、丁型肝炎病毒（HDV）、戊型肝炎病毒（HEV）及庚型肝炎病毒（HGV）（表 8-1）。

表 8-1　各型肝炎病毒的特点

病毒类型	大小性质	潜伏期	传染途径	损伤机制	携带者	转慢性	暴发性
甲型（HAV）	27nm, RNA	2～6W	消化道	直接	无	无	0.1～0.4%
乙型（HBV）	42nm, DNA	4～26W	血源性密切接触	免疫	有	5%～10%转慢性	<1%
丙型（HCV）	30～60nm,RNA	2～26W	同上	免疫	有	>70%转慢性	罕见
丁型（HDV）	35nm,RNA	4～7W	同上	免疫	有	复合感染<5%，重叠感染80%	复合感染<5%
戊型（HEV）	32～34nm,RNA	2～8W	消化道	直接和免疫	不详	无	<3%妊娠20%
庚型（HGV）	50～100nm,RNA	不详	血源性	不详	有	无	无

注：复合感染指 HDV 与 HBV 同时感染，或 HBV 感染的基础上重叠感染 HDV。

（二）发病机制

病毒性肝炎的发病机理尚未完全清楚。其发病是病毒与机体之间相互作用的结果。

HAV 引起肝细胞损伤的机制不是 HAV 对肝细胞直接损伤，而是与细胞免疫机制有关；HBV 引起肝细胞损伤是通过细胞免疫、体液免疫和自身免疫作用引起，但主要是细胞免疫的作用。HBV 侵入人体后经血至肝，在肝细胞内复制繁殖而后释放入血，在释放过程中有部分乙肝抗原附着于肝细胞表面，与肝细胞膜结合，使肝细胞表面的抗原性发生改变。进入血液的病毒可刺激人体的免疫系统，产生致敏 T 淋巴细胞和特异性抗体。致敏 T 淋巴细胞能识别与攻击附有病毒抗原的肝细胞，特异性抗体能与血中病毒及附有病毒抗原的肝细胞起反应，使病毒和肝细胞均受损害；HCV 可直接损伤肝细胞，免疫因素也是 HCV 细胞损伤的主要原因。

由于人体免疫反应和感染病毒的数量与毒力的不同，引起的损害也不同，因而表现为不同的临床病理类型的肝炎：①免疫功能正常，感染的病毒数量较少、毒力较弱，则发生急性（普通型）肝炎。②免疫功能过强，感染的病毒数量多、毒力强，则发生急性重型肝炎。③免疫功能不足，部分病毒未能被杀灭，继续在肝细胞内反复复制繁殖，使肝细胞反复受损，成为慢性肝炎。④免疫功能耐受或缺陷，病毒与宿主共生，在肝细胞内持续存在，但感染的肝细胞不受损害，成为无症状的病毒携带者。

二、病理变化

虽然各型肝炎的病原与传染途径、发病机理不完全一样，其病变轻重、范围及临床经过也不尽相同，但其病理变化均属于变质性炎症，肝内病变都是以肝细胞的变性、坏死为主，同时伴有不同程度的炎细胞浸润及间质反应性增生等改变。

（一）肝细胞变性

1. 细胞水肿（水变性） 是由于肝细胞受损后细胞内水分增多的缘故。早期肝细胞肿大，胞浆疏松呈网状、半透明，称为胞浆疏松化。随后，肝细胞呈球形，胞浆几乎完全透明，称为气球样变性（图8-4）。

2. 嗜酸性变 肝小叶内，散在单个或几个肝细胞胞质因水分脱失而浓缩，体积缩小，胞质嗜酸性染色增强，故红染。细胞和染色叶加深。

3. 脂肪变性 部分患者肝细胞胞浆内出现大小不等的脂滴，即脂肪变性是由于肝细胞损伤、脂肪代谢障碍所致。有的学者认为，肝炎时肝细胞的脂肪变性常见于甲型肝炎。

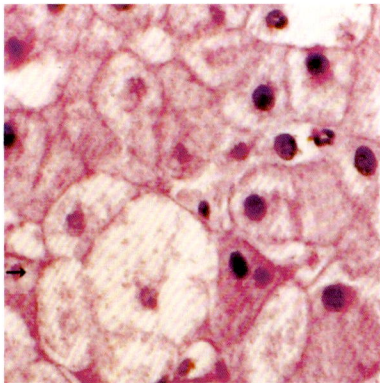

图8-4 肝细胞水肿（气球样变，镜下）
肝细胞肿大、胞浆疏松、半透明

4. 肝细胞毛玻璃样变化 肝细胞体积较大，胞质呈嗜酸性细颗粒状，不透明似毛玻璃，这种肝细胞胞质内含有大量的 HBsAg，这类变化仅见于乙型肝炎患者。

（二）肝细胞坏死和凋亡

1. 溶解性坏死 由高度气球样变的肝细胞发展而来。病变肝细胞高度肿胀，胞膜溶解，核固缩、溶解以至消失。此种坏死在不同类型的肝炎中表现常有不同，按其范围和分布特点可分为：①点状坏死，为肝小叶内散在的数个肝细胞坏死，伴有炎细胞浸润，常见于急性（普通型）肝炎；②碎片状坏死，为肝小叶周边界板肝细胞的局灶性坏死、崩解、界板破坏，伴有炎细胞浸润，常见于中度慢性肝炎；③桥接坏死，为中央静脉与汇管区之间，或两个中央静脉之间出现相互连接的肝细胞坏死带，常见于中或重度慢性肝炎；④大片坏死，坏死范围相当宽，肝索破坏，肝细胞溶解，几乎累及整个肝小叶，常见于重型肝炎（图8-5）。

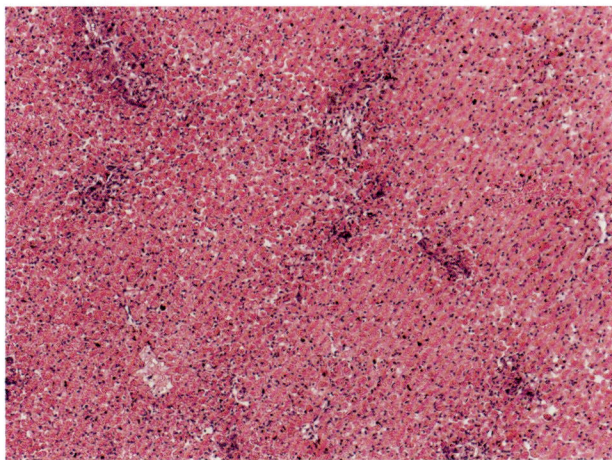

图 8-5 肝细胞大片坏死（镜下）

2. 凋亡 以往曾被认为是嗜酸性坏死实属细胞凋亡。即由上述嗜酸性变发展而来。除胞浆进一步浓缩外，胞核也浓缩以至消失。最后剩下深红色均一浓染的圆形小体，称为嗜酸性小体，即凋亡小体。

（三）炎细胞浸润

在汇管区或肝小叶坏死区周边常有不同程度的炎细胞浸润，主要为淋巴细胞和单核细胞，也可见少量浆细胞、中性粒细胞等。

（四）肝细胞再生及间质反应性增生

1. 肝细胞再生　坏死的肝细胞由周围的肝细胞再生修复，再生的肝细胞体积增大，核大深染，可呈双核。可沿原网状支架排列，坏死严重，原小叶支架塌陷处的肝细胞则团块状排列，称为结节状再生。

2. 间质反应性增生　包括枯否细胞（Kupffer cell）增生、肥大，突出于肝窦壁或脱入窦内成为游走的吞噬细胞；间叶细胞、成纤维细胞增生并分泌大量的胶原纤维，导致肝纤维化逐渐发展为早期肝硬化。在慢性病例，尚可见门管区内有小胆管的增生。

三、临床病理联系

常用的分类是根据患者的临床经过及病变损伤程度而分为急性病毒性肝炎、慢性病毒性肝炎和重型病毒性肝炎三大类。另外，临床上尚有部分人为慢性 HBsAg 携带者。下面介绍各型肝炎临床特点及病理特征。

（一）急性（普通型）病毒性肝炎

最常见。临床根据有无黄疸而分为无黄疸型和黄疸型两种。我国以无黄疸型多见，且多属于乙型肝炎。

1. 病理变化　肉眼观，肝体积肿大，质软，包膜紧张，充血明显，切面边缘外翻，无光泽。镜下观，肝细胞广泛变性，以胞浆疏松化和气球样变为主，嗜酸性变和嗜酸性小体也较常见。坏死轻微，主要为点状坏死，在坏死处可见炎细胞浸润。

2. 临床病理联系　黄疸型者，多为甲型肝炎，患者皮肤发黄、小便黄、肝区疼痛，食欲下降、厌油腻，部分患者伴有发热。无黄疸型者，可出现肝区疼痛，肝功能异常。

3. 结局　本型患者大多数在 6 个月内治愈，少数可发展为慢性肝炎（甲型肝炎无慢性型），极少数可发展为重型肝炎。

（二）慢性（普通型）病毒性肝炎

病毒性肝炎病程持续半年以上即为慢性肝炎。慢性肝炎主要由急性肝炎演变而来，也有少数一开始即为慢性。其中乙型肝炎占绝大多数（80%），少部分为丙型肝炎，慢性肝炎根据临床及肝内损害程度不同又分为轻度、中度和重度慢性肝炎。

1. 病理变化

（1）轻度慢性肝炎：①肝细胞水肿、点状坏死，嗜酸性小体形成。②坏死处的小叶结构完整。③汇管区有或无炎细胞浸润。

（2）中度慢性肝炎：①中度碎片状坏死或桥接坏死；②纤维间隔形成，小叶结构大部分保存；③汇管区及小叶内炎症明显。

（3）重度慢性肝炎：①桥接坏死或大片状坏死范围广泛，累及多个小叶；②纤维间隔较宽，致肝小叶结构紊乱，偶可形成早期肝硬化组织图像；③汇管区炎症重。

2. 临床病理联系 轻度肝炎患者一般临床症状不明显，偶见乏力、食欲不振，中度及重度肝炎患者肝区隐痛及肝功能明显异常，部分患者有出血倾向，甚至出现肝性脑病。

3. 结局 适当治疗，部分患者可痊愈，少部分患者转为肝硬化。

（三）重型病毒性肝炎

1. 急性重型肝炎 起病急，病情发展迅猛，病程短，多在短期内死亡。故临床上又称为暴发型肝炎或电击型肝炎。

（1）病理变化：肉眼观，由于大量肝细胞坏死，肝脏体积显著缩小，以左叶为甚。包膜皱缩，质软如泥（图 8-6），切面黄色或红褐色，故又称为急性黄色肝萎缩或急性红色肝萎缩。镜下观，坏死从肝小叶中央开始，很快发展为大片坏死，仅小叶周边尚可见少数残存的肝细胞。小叶结构破坏，网状支架塌陷，未见明显的肝细胞再生。肝窦扩张充血及出血。坏死区及门管区有大量以淋巴细胞和巨噬细胞为主的炎细胞浸润。

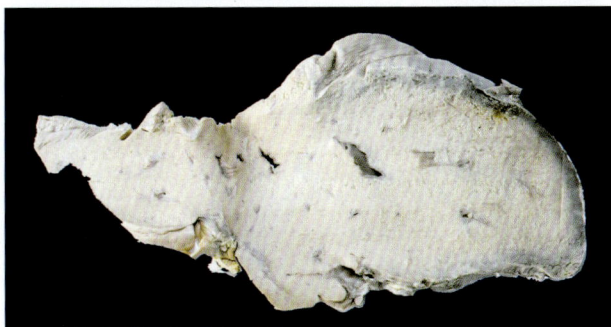

图 8-6 重症肝炎（大体）
肝脏体积显著缩小，包膜皱缩，质软如泥，切面呈黄色

（2）临床病理联系：短期内出现全身重度黄疸、出血倾向、肝功能衰竭、肝肾综合征、DIC 等。

（3）结局：本型肝炎预后最差，死亡率高达 70% ~ 80%。多数死于急性肝功能衰竭，其次为消化道大出血。少数幸存者可发展为亚急性重型肝炎。

2. 亚急性重型肝炎 多数由急性重型肝炎迁延而来或一开始病变就比较缓和呈亚急性经过。少数病例可由急性普通型肝炎恶化而成。病程较长，约 3 ~ 6 个月左右。

（1）病理变化：肉眼观，肝脏体积缩小，被膜皱缩，呈黄绿色（亚急性黄色肝萎缩）。病程长者可形成大小不等的结节，质地略硬。镜下观，肝细胞坏死不如急性重型肝炎广泛和严重，但肝细胞有明显再生，由于坏死区网状纤维支架塌陷和胶原化，致使再生的肝细胞失去原有的依托而呈不规则的结节状，失去原有的小叶结构与功能。坏死区有大量的炎细胞浸润及纤维组织增生。小叶周边部小胆管增生。

（2）临床病理联系：病情发展较缓慢，可有乏力、消化不良、轻度黄疸表现，肝功能异常。

（3）结局：此型肝炎经积极治疗，病情可以停止发展。但这些病例可逐渐演变为坏死后性肝硬化。患者常出现慢性肝功能不全。

（四）慢性 HBsAg 携带者

是指血液中长期携带 HBsAg，常无自觉症状，肝功能亦属正常。由于肝细胞内含有大量 HBsAg，光镜下，可见肝细胞浆内充满嗜酸性颗粒状物质，不透明，似毛玻璃样，故称毛玻璃样肝细胞。部分慢性 HBsAg 携带者可具有传染性。

第四节 肝 硬 化

肝硬化（liver cirrhosis）是很多肝脏疾病共同的晚期病变，是肝细胞弥漫性变性坏死、纤维组织广泛增生和肝细胞结节状再生三种病变反复交错进行，使肝小叶结构和血液循环被重新改建，而导致肝脏变形变硬的一种常见慢性肝脏疾病。本病早期无明显症状，晚期则出现不同程度的门静脉高压、肝功能不全的症状和体征。由于病因和发病复杂，尚无统一分类方法。WHO 按形成结节的大小分为小结节型、大结节型、大小结节混合型及不完全分割型四型。我国采用的是结合病因、病变特点以及临床表现的综合分类方法，可分为门脉性肝硬化、坏死后性肝硬化、胆汁性肝硬化等。肝硬化属于中医文献中"积聚""鼓胀""单腹胀""黄疸"等证范畴。本节仅介绍门脉性肝硬化及坏死后性肝硬化的病理临床特征。

一、门脉性肝硬化

门静性肝硬化（portal cirrhosis）相当于小结节性肝硬化，是肝硬化类型中最常见的一种。

（一）病因及发病机制

引起门脉性肝硬化的原因很多，我国以病毒性肝炎最常见，尤其是慢性活动性乙肝和丙肝，其次为慢性酒精中毒，西方国家则以酒精中毒多见。但近年我国因酒精中毒致肝硬化报道逐渐增多，不容忽视。另外，营养不良如食物中长期缺乏蛋氨酸或胆碱类物质，使肝脏合成磷脂、脂蛋白不足，经脂肪肝发展为肝硬化。其他，如某些损伤肝细胞的化学物质（四氯化碳、辛可芬等）引起的肝硬化也不少见。

进行性肝纤维化是肝硬化发生发展的关键环节。正常情况下，肝脏仅在汇管区及中央静脉周围有少量纤维组织，在肝病变时，由于肝细胞变性、坏死引起炎症反应及修复反应，导致肝内纤维组织大量增生。其机理是：慢性炎症时炎症部位的 Kupffer 细胞、内皮细胞、肝细胞和胆管上皮细胞等产生的细胞因子激活位于 Disse 间隙中储存维生素

A 的肝星形细胞，使其转变为肌成纤维细胞样细胞（活化的星形细胞），后者产生过多的胶原，称为肝纤维化。严重时纤维组织包绕再生的肝细胞结节形成假小叶，使肝脏缩小变硬、肝内血流紊乱，称为肝硬化。

（二）病理变化

肉眼观，早、中期肝硬化时，肝体积正常或增大，质地稍硬，这是由于肝纤维化尚不明显，有些肝细胞仍处在变性、肿胀阶段所致；晚期肝体积明显缩小，质硬，重量减轻，表面和切面见弥漫性分布的岛屿状结节，结节大小相近，最大直径不超 1cm，圆形或类圆形。周围有灰白色纤维组织条索或间隔包绕（图 8-7A）。

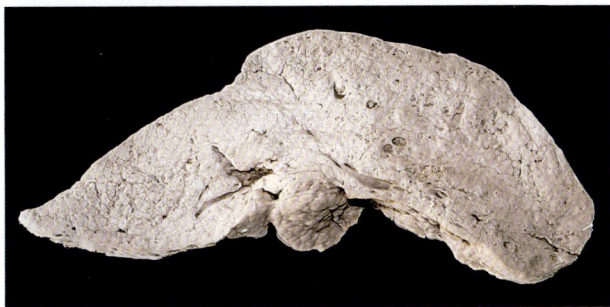

图 8-7A 门脉性肝硬化（大体）
肝脏体积缩小，质地硬、表面呈小结节状，直径 0.5 ~ 1cm，切面观每个结节可见纤维包膜

镜下观，正常肝小叶结构被破坏，由广泛增生的纤维组织分割原来的肝小叶或包绕再生的肝细胞结节成大小不等的圆形或类圆形的肝细胞团，形成假小叶（图 8-7B）。假小叶是肝硬化的特征性变化。假小叶内肝细胞索排列紊乱，可有变性坏死及再生的肝细胞，再生的肝细胞体积大，核大深染，或有双核；小叶内中央静脉缺如、偏位或有两个以上，有时可见汇管区；周围增生的纤维组织中有多少不等的淋巴细胞和单核细胞浸润，并可见小胆管增生。

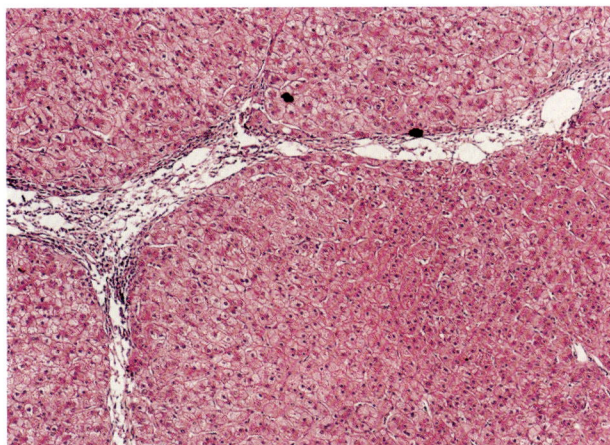

图 8-7B 假小叶形态特征（镜下）
假小叶内肝细胞索排列紊乱，中央静脉缺如、偏位

（三）临床病理联系

门脉性肝硬化临床表现为门静脉高压及其并发症；进行性肝功能损害；并发肝细胞癌；非特异性表现，如恶心、消瘦、虚弱等。

1. 门静脉高压症 肝前、肝内和肝后性原因均可引起门静脉系统的压力增高，形成门静脉高压症（portal hypertension），可达 2.5kPa。肝前性原因以尚未进肝的门静脉内血栓或狭窄为多见。肝后性的主要原因为严重的右心衰竭、缩窄性心包炎和肝静脉阻塞。肝内性原因主要为肝硬化，它是门脉性肝硬化导致门静脉高压的主要原因。肝硬化时因中央静脉周围纤维化和再生肝细胞结节压迫中央静脉和肝窦，肝动脉小分支与门静脉小分支吻合，导致门静脉高压。其临床表现主要为：

（1）腹水：指腹腔内有过量的液体积聚（临床叩诊至少 500mL 以上才容易检查出来）。病程长者腹腔的漏出液可通过横穿膈肌的淋巴管在右侧胸腔出现胸水。腹水中蛋白含量及细胞成分均比炎症渗出液为少。腹水的形成原因为肝窦内压力增高使液体压入 Disse 间隙进入肝内淋巴管；低白蛋白血症促进液体向血管外流动；肝淋巴液明显增加，超过胸导管的容量，使肝淋巴液大量渗漏到腹腔；由于继发高醛固酮血症而致钠水潴留也促进腹水的发生。

（2）淤血性脾肿大：肝硬化时脾因长期淤血而明显肿大。脾肿大继发脾功能亢进可出现贫血、白细胞减少及血小板减少等血液学异常，白细胞减少最为明显。

（3）门静脉侧支循环形成：由于肝内结构改建，假小叶形成，门静脉回流受阻而导致门静脉压力升高，部分门静脉系统的静脉血经门－体静脉侧支绕过肝脏回流入心。主要的侧支循环（图 8-8）和并发症为：①门静脉血经胃冠状静脉、食管静脉丛、奇静脉入上腔静脉常致胃底食管下段静脉丛曲张，甚至破裂导致致命性上消化道大出血，是肝硬化常见死因之一；②门静脉血经肠系膜下静脉、直肠静脉丛、髂内静脉进入下腔静脉，引起直肠静脉丛曲张，形成痔核，临床主要表现为痔及便血；③门静脉血经附脐静脉、脐周静脉网向上经胸腹壁静脉和腹壁上静脉进入上腔静脉，向下经腹壁浅静脉和腹壁下静脉进入下腔静脉，引起脐周浅静脉高度曲张，出现"海蛇头"现象。

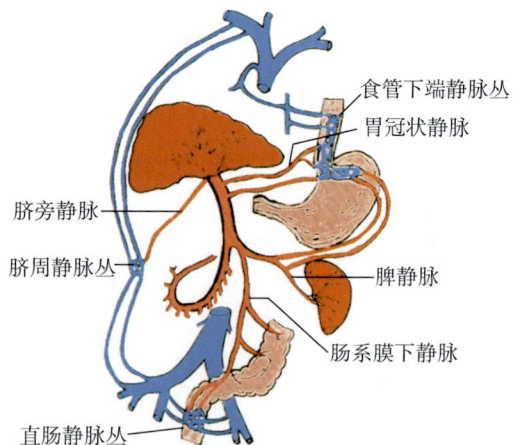

图 8-8 肝硬化时侧支循环模式图

（4）其他：胃肠道淤血、水肿、患者食欲不振、消化不良。

2. 肝功能不全 肝脏主要有代谢、解毒、合成蛋白质、产生和分泌胆汁及灭活激素等功能，其中凝血酶原的合成减少会出现凝血障碍及出血倾向，重者导致贫血。白蛋白的合成减少造成血浆胶体渗透压降低，易发生腹水、感染、全身水肿等。性激素的灭活下降，可出现肝掌、蜘蛛痣；在男性患者还会出现乳腺发育、胸毛脱落、睾丸萎缩等性征的改变；女性患者可出现月经量过多或其他妇科疾病。胆汁的排泄障碍会导致一定程度的淤胆和黄疸。代谢紊乱严重时可出现肝性脑病、肝肾综合征、肝臭等。

3. 结局及治疗原则 早期肝纤维化尚未形成假小叶时，可以通过降解Ⅰ、Ⅲ型胶原纤维或抑制肝星形细胞的活化，促进肝星形细胞凋亡来达到治疗目的。早期肝硬化也可通过上述方法控制其发展，预防并发症出现。

晚期肝硬化主要是对症治疗，必要时通过外科手术方法解除并发症，有条件者可做肝移植治疗。

二、坏死后性肝硬化

相当于大结型肝硬化和大小结节混合型，是在肝实质发生大片坏死的基础上形成的，最常见于亚急性重型肝炎后。其形态特征是：肝体积缩小、重量减轻、质地变硬，以左叶为甚。结节大小不等，纤维间隔宽厚，结节黄绿或黄褐色。镜下观，假小叶内肝细胞常有不同程度变性和胆色素沉着。假小叶间的纤维间隔较宽厚，小胆管增生明显伴有炎细胞浸润。此型肝硬化的癌变率较高，一般转变为多结节型肝癌。

第五节 胰 腺 炎

胰腺炎（pancreatitis）是指各种原因导致胰腺酶的异常激活引起胰腺组织自身消化而造成的胰腺炎症性疾病。可分为急性胰腺炎和慢性胰腺炎两种。

一、急性胰腺炎

（一）类型及病理变化

急性胰腺炎的病变为胰腺炎性水肿、出血和坏死。主要发病因素为胆道疾病，尤其是胆道结石和酗酒。根据病变的程度不同，分为水肿性（或称间质性）和出血性两种。

1. 急性水肿性（间质性）胰腺炎 较多见，占全部急性胰腺炎的3/4以上。病变常局限在胰尾。肉眼观，胰腺肿大变硬，淡灰色。镜下观，胰腺间质充血、水肿及中性粒细胞、单核细胞浸润；有时可见轻微的局部脂肪坏死，但无出血。如能及早诊断并及时治疗，本型胰腺炎大多数能治愈，少数可转变为出血性。或迁延成为慢性胰腺炎。

2. 急性出血性胰腺炎 较少见。病变以胰腺广泛的坏死、出血为特征，炎症反应轻。本型起病急，病情及预后均较水肿性严重。

肉眼观，胰腺肿大，质软，暗红色或蓝黑色，小叶结构模糊，光泽消失。在胰腺及其邻近的大网膜、肠系膜等处的脂肪组织中，见有散在的黄白色斑点状和小块状脂肪坏死灶。胰腺内外均有脂肪组织坏死。这是由于胰脂酶溢出后将胰腺及周围的脂肪组织分解为甘油和脂肪酸，后者又与组织液中的游离钙离子结合成不溶性的钙皂所致。镜下观，胰腺组织呈大片凝固性坏死，小血管壁坏死，故间质内可见大量红细胞。坏死组织周围有中性粒细胞浸润和单核细胞细胞浸润。

(二)临床病理联系

主要临床表现为上腹部剧烈疼痛难忍，部分患者向背部放射。严重者可因疼痛刺激、出血、组织坏死、蛋白质分解引起中毒等多因素作用而导致休克，抢救不及时可致死亡。由于胰组织坏死，胰液外溢，大量淀粉酶可被吸收入血并从尿中排出，临床检测患者血清及尿中的淀粉酶显著增高。由于胰岛受到刺激，使 A 细胞分泌胰高血糖素水平升高，使甲状腺分泌降钙素，抑制钙自骨质内游离，而发生低钙血症，患者抽搐；胰腺炎患者常有持续性呕吐，故可致低钾血症及低钠血症，从而出现电解质紊乱综合征。

二、慢性胰腺炎

慢性胰腺炎多数是由于急性胰腺炎未彻底治愈反复发作而造成的一种胰腺慢性进行性破坏的疾病。但也有的病例因急性期症状不明显，发现时即属慢性。

病变特点主要为胰腺渐进性灶性坏死及广泛纤维化。肉眼观，胰腺呈结节状，质硬。切面见胰腺纤维化，胰管扩张，管内偶见结石形成。有时可见假囊肿形成。镜下观，胰腺腺泡和胰岛发生不同程度的萎缩、消失，间质大量纤维组织增生并有淋巴细胞和浆细胞浸润。患者常有上腹部隐痛伴消化不良及腹泻现象，部分患者继发糖尿病。

第六节　消化系统常见恶性肿瘤

一、食管癌

食管癌（carcinoma of esophagus）是由食管黏膜上皮或腺体发生的恶性肿瘤。临床主要表现为不同程度的吞咽困难，民间俗称"噎食病"，属中医"噎膈"范畴。好发于男性，发病年龄多在 40 岁以上，在我国华北及河南地区多发，高发区集中在太行山区附近，尤其是河南省林州市及其周围地区发病率高。

(一)病因

食管癌的病因尚未明确，一般认为是多因素共同作用结果。

1. 饮食习惯　饮食因素在本病的病因中较为重要，包括饮酒、吸烟及食入过热粗糙的饮食等。另外高发地区粮食及食品中（如自制的酸菜）亚硝胺的含量及前体物质明显高于非高发区，且食物常被真菌污染等。

2. 微量元素和维生素缺乏　高发地区土壤中缺乏钼、锌、铜、碘等元素，成年人体内维生素 A、维生素 B_2、维生素 C 等水平较低，可能均是促癌因素。

3. 慢性炎症　研究表明，各种长期不愈的食管炎可能是食管癌的癌前病变。

4. 遗传因素　研究表明，在高发地区食管癌家族聚集现象较为明显，食管癌发病可能与遗传易感性有一定关系。

（二）病理变化

食管癌好发于三个狭窄部，大多数发生于食管中段（50%），其次发生于下段（30%），上段最少（20%）。根据食管癌的发展过程，可分为早期及中晚期两类。

1. 早期食管癌 指组织学上局限于黏膜层或黏膜下层的癌，肌层未受侵犯，无淋巴结转移。肉眼观，癌变处黏膜轻度糜烂或表面呈颗粒状、微小乳头状，钡餐检查时食管未见异常或仅见管壁轻度局限性僵直。镜下观，早期食管癌几乎全是鳞状细胞癌，按侵及的深度可再分为原位癌、黏膜内癌和黏膜下癌。

本期患者较难被发现。对可疑患者及高发区居民进行食管拉网脱落细胞学检查或血液肿瘤相关抗原检测，是早期诊断的重要手段。早期食管癌预后较好，术后5年存活率达90%以上。

2. 中、晚期食管癌 指已侵及肌层或肌层以外的食管癌。此期患者多出现吞咽困难等典型临床症状。肉眼形态可分四型（图8-9）：

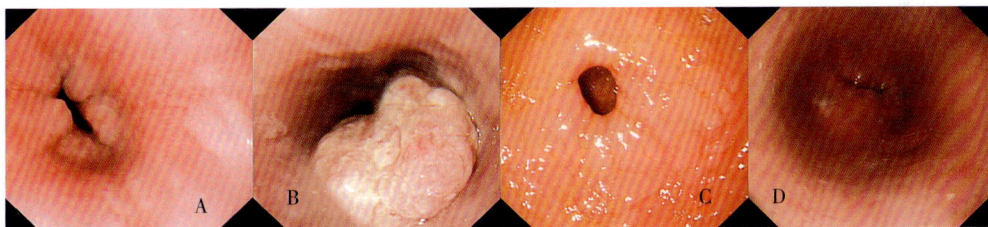

图 8-9 中晚期食管癌
A. 髓质型食管癌；B. 蕈伞型食管癌；C. 溃疡型食管癌；D. 缩窄型食管癌

（1）髓质型：癌组织在食管壁内呈浸润性生长，致管壁增厚，累及管壁全周或大部分，管腔狭窄。切面灰白色，似脑髓。局部缺血坏死可形成浅表溃疡。

（2）蕈伞型：癌组织呈卵圆形扁平肿块，如蘑菇状向食管腔内生长。此型侵透肌层者较其他类型少见。

（3）溃疡型：肿瘤表面形成较深的溃疡。溃疡外形不整，边缘隆起，底部凹凸不平，常深达肌层。

（4）缩窄型：癌组织常累及食管全周，由于癌组织内有明显的纤维组织增生并收缩，使食管局部形成明显的环形狭窄，近端管腔明显扩张，质地较硬。

上述各型食管癌中以髓质型最多，蕈伞型次之，溃疡型第三，缩窄型最少。

镜下观，中晚期食管癌的组织学类型主要为鳞状细胞癌，占95%以上。少数为腺癌、未分化癌和腺棘皮癌等。近年来偶有神经内分泌癌的报道。

（三）扩散方式

1. 直接蔓延 癌组织穿透食管壁后直接侵入邻近器官。食管上段癌可侵入喉、气管及甲状腺组织；中段癌可侵入支气管、胸导管、奇静脉及肺等；下段癌可侵及贲门及心包等处。受浸润的器官可发生相应的合并症如大出血、化脓性感染、食管-支气管瘘、肺脓肿、脓胸、心包炎等。

2. 淋巴道转移 最常见，癌细胞沿食管的淋巴引流途径扩散。上段癌常转移到颈部及上纵隔淋巴结；中段癌常转移到食管旁及肺门淋巴结；下段癌常转移到食管旁、贲门旁及腹腔淋巴结。

3. 血道转移 主要见于晚期患者。最为多见转移至肝和肺。

（四）临床病理联系

早期食管癌，临床上常无明显症状。有时可出现轻微的胸骨后疼痛、烧灼感或噎梗感，易被忽视。中晚期食管癌，由于癌组织造成管腔不同程度的狭窄，故临床上的典型表现为进行性吞咽困难，以缩窄型最为明显。多数晚期患者预后差，所有患者的5年生存率不足10%，重要的预后指征包括肿瘤分期、浸润深度、淋巴结或远处转移以及切缘情况等。

二、胃癌

胃癌（gastric carcinoma）是由胃黏膜上皮和腺上皮发生的恶性肿瘤，在我国恶性肿瘤中位居前列。胃癌好发于胃窦部，特别是小弯侧。高发年龄为40～60岁，男多于女，男女之比约为2∶1，绝大多数胃癌是腺癌，少数为腺鳞癌或鳞癌。

（一）病因

目前认为胃癌发生与饮食因素（如大量摄取鱼、肉类熏制品、滑石粉处理的稻米、饮食过烫等）、化学物质（黄曲霉素、亚硝酸盐）、幽门螺杆菌感染、遗传因素、种族因素、血型等有关。近年来研究表明，慢性胃溃疡、慢性萎缩性胃炎伴肠上皮化生，特别是胃黏膜大肠型化生、腺体不典型增生、幽门螺杆菌感染等与胃癌的发生密切相关。

（二）病理变化

依据胃癌的发展过程，分为早期胃癌和进展期胃癌两大类。

1. 早期胃癌 癌组织浸润仅限于黏膜层及黏膜下层，尚未侵及肌层者，此时无论有无淋巴结转移均属早期胃癌。局限于黏膜固有层者称黏膜内癌，浸润至黏膜下层者称黏膜下癌，病变直径 < 0.5cm 者称微小癌，0.6～1.0cm 者称小胃癌。早期胃癌术后五年生存率可达90%以上。纤维胃镜的广泛使用为胃癌的早期诊断提供了有效手段。免疫组织化学的应用、基因突变的检测使早期胃癌的确诊成为现实。早期胃癌的肉眼形态可分为以下三个类型：

（1）隆起型（Ⅰ型）：肿瘤明显高出于正常黏膜，有时呈息肉状，称恶性有蒂息肉。

（2）表浅型（Ⅱ型）：癌灶较平坦，不形成明显的隆起或凹陷。此型又可细分为表浅隆起型、表浅平坦型和表浅凹陷型三个亚型。

（3）凹陷型（Ⅲ型）：癌灶凹陷，形成溃疡。癌组织不超过黏膜下层。

组织学类型与一般胃癌相同，以管状腺癌最多见，其次为乳头状腺癌，未分化癌少见。

2. 中晚期胃癌（进展期胃癌） 癌组织浸润到胃壁肌层或更深者称进展期胃癌。目前临床上发现的胃癌绝大多数属进展期胃癌。癌组织浸润愈深，预后愈差。肉眼观通常分为三型（图 8-10）：

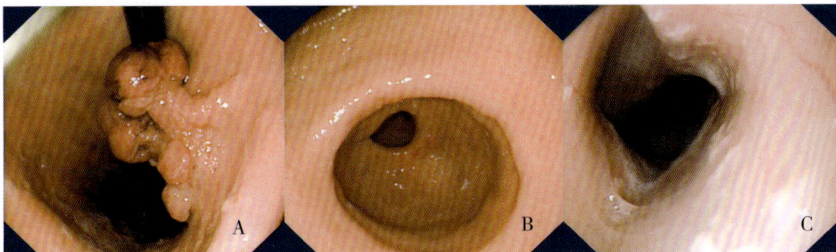

图 8-10 中晚期胃癌
A. 息肉型；B. 溃疡型；C. 浸润型

（1）息肉型或蕈伞型：癌组织向黏膜表面生长，呈息肉状、蕈伞状或菜花状，突入胃腔。

（2）溃疡型：溃疡是因为癌组织部分坏死脱落形成。溃疡直径多在 2.5cm 以上，边缘堤状隆起，呈火山口状，质脆，易出血。

（3）浸润型：癌组织向胃壁内呈局限性或弥漫性浸润，与周围正常组织无明显界限。当弥漫浸润时致胃壁增厚、变硬，胃腔缩小，黏膜皱襞大部消失。典型的弥漫浸润型胃癌似皮革制成的囊袋，称"革囊胃"。此型黏膜层正常而癌细胞向胃壁内浸润，故纤维胃镜活检时常因难以钳取癌组织而漏诊。

胶样癌：癌细胞分泌大量黏液时呈现半透明胶冻外观者称胶样癌，上述三型均可发生。

溃疡型胃癌与良性胃溃疡的肉眼形态鉴别见表 8-2：

表 8-2 良恶性溃疡的肉眼观形态区别

	良性溃疡（溃疡病）	恶性溃疡（溃疡型胃癌）
外形	圆形或椭圆形	形状不定的火山口状
大小	溃疡直径一般 < 2cm	溃疡直径一般 > 2cm
深度	较深	较浅
边缘	整齐，不隆起	不整齐，呈堤状隆起
底部	较平坦	凹凸不平，坏死出血明显
周围黏膜	黏膜皱襞连结，向溃疡中央放射	黏膜皱襞中断，呈结节状肥厚状排列

中、晚期胃癌组织类型主要为腺癌，常见类型是乳头状腺癌、管状腺癌、黏液腺癌、印戒细胞癌和未分化癌。

（三）扩散方式

1. 直接蔓延 胃癌组织浸透胃壁达浆膜层后，可直接扩散到邻近器官和组织，如肝、胰腺及大网膜等。

2. 淋巴道转移　为胃癌的主要转移途径。首先转移到局部胃淋巴结，其后可转移至腹主动脉旁、肝门或肠系膜根部淋巴结，甚至转移至左锁骨上淋巴结。

3. 血道转移　多发生在胃癌的晚期。常经门静脉转移至肝，亦可转移至肺、脑、骨等器官。胃底及贲门癌可沿侧支循环转移到食管。

4. 种植性转移　因胃黏液癌的癌细胞之间黏附力较差，当浸润至浆膜面时，很容易脱落种植于腹腔脏器及盆腔脏器上。如在双侧卵巢形成转移性黏液癌，称 Krukenberg 瘤。妇科手术切除卵巢肿瘤时应注意排除 Krukenberg 瘤，以免忽略了原发病灶的寻找和切除。

（四）临床病理联系

早期胃癌，临床症状类似胃、十二指肠溃疡或胃炎症状。随着病情发展，胃部症状逐渐明显，如无规律上腹部疼痛、食欲不振、消瘦，消化功能降低等；幽门梗阻者进食后呕吐宿食或胃胀。癌组织坏死、破溃可导致出血，轻者大便潜血试验阳性，严重者可有呕血或黑便，因肿瘤转移可出现肝大、腹水、锁骨上淋巴结肿大，或恶病质。

三、原发性肝癌

原发性肝癌（primary carcinoma of liver）是由肝细胞或肝内胆管上皮细胞发生的恶性肿瘤，简称肝癌。是常见的恶性肿瘤之一。我国肝癌的发病率为东南沿海高于内陆地区。发病年龄多在中年以上，男多于女。肝癌发病隐匿，早期无临床症状，当临床发现时多已晚期，故死亡率较高。近年来，由于应用血清检测甲胎蛋白（AFP）、影像学检查、免疫组织化学技术应用及基因检测使微小肝癌确诊成为现实。一些直径在 1cm 以下的肝癌能被早期发现，可取得满意的疗效。

（一）病因

1. 肝炎病毒　通过对肝癌患者的血清检测发现 81.82% 肝癌患者 HBsAg 阳性。专家发现 HBV 阳性的肝癌患者可见 HBV 基因整合到肝癌细胞 DNA 中，说明乙型肝炎与肝癌关系密切。同时，丙型肝炎也被认为与肝癌的发生有关。

2. 肝硬化　肝硬化和肝癌之间关系密切，一般认为，坏死后性肝硬化转化为肝癌的概率最高。

3. 酒精　是一种肝癌致癌因子，女性每天摄入 50g 以上，男性每天摄入 80g 以上的酒精均足以导致肝硬化，后在修复过程产生肝癌细胞。

4. 真菌及化学致癌物质　动物实验证实，黄曲霉毒素和亚硝胺类有促进肝癌发生作用。肝癌高发区的水和食物中，这种物质的含量亦较高。

5. 寄生虫感染　寄生在肝内胆管的华支睾吸虫能刺激肝内胆管上皮增生，有可能促进胆管上皮细胞癌的发生。

（二）病理变化

1. 肉眼观

（1）早期肝癌（小肝癌）：是指单个瘤体直径在 3cm 以下或不超过两个瘤结节，其直径总和在 3cm 以下的原发性肝癌。癌组织多呈膨胀性生长，球形或分叶状，与周围组织分界多较清楚，切面灰白色，无出血坏死。患者血清 AFP 阳性，该型肝癌以手术切除疗效好。

（2）晚期肝癌：肝脏明显肿大，重量增加，可达 2000～3000g，大多合并肝硬化。可分为三型。

①巨块型：癌组织形成一个巨大肿块，直径可超过 10cm，多位于肝右叶，质地较软，中心常有出血、坏死。癌体周边常有散在的卫星状瘤结节（局部蔓延所致）（图 8-11）。该型肝癌难以一次手术切除，常需栓塞等综合治疗待瘤体缩小后择期手术。

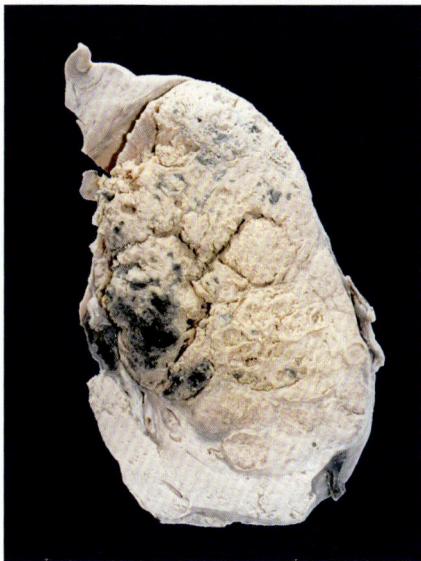

图 8-11　巨块型肝癌（大体）
肿块可大于 10cm

②结节型：此型最多见，常在肝硬化的基础上发生。癌结节多个散在，呈圆形、椭圆形，直径由数毫米至数厘米不等，有的相互融合形成较大的结节。肝被膜下的瘤结节向表面隆起，致肝表面呈凹凸不平的结节状。

③弥漫型：此型最少见，常在肝硬化的基础上发生。癌组织在肝内弥漫分布，无明显的结节或形成极小的结节，难以手术切除。

2. 镜下观

（1）肝细胞癌：最常见。来源于肝细胞。分化好者，癌细胞类似肝细胞，异型性小呈巢状或小梁状排列，周围有血窦相隔。部分癌细胞能分泌胆汁，可有淤胆现象。分化差者异型性明显，细胞大小不等，核大，形态不一，可见瘤巨细胞或核深染的小细胞（图 8-12）。

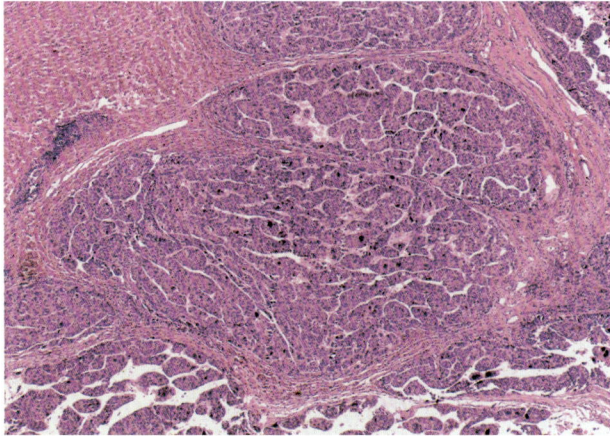

图 8-12　肝细胞癌（高分化，镜下）

癌细胞呈巢装或小梁状排列

（2）胆管细胞癌：较少见。来源于肝内胆管上皮细胞。常呈腺管结构，癌细胞与胆管上皮细胞相似，腺腔内可有黏液。

（3）混合细胞型肝癌：最少见。同时具有肝细胞癌及胆管细胞癌两种成分。

（三）扩散方式

肝癌首先在肝内蔓延和转移。癌细胞常沿门静脉分支播散，在肝内形成多处转移结节。还可逆行蔓延至肝外门静脉主干，形成较大癌栓，引起门静脉高压。肝外转移常通过淋巴道转移至肝门淋巴结、上腹部淋巴结和腹膜后淋巴结。晚期，可通过肝静脉转移到肺、肾上腺、脑及骨等处。有时癌细胞可从肝表面脱落直接种植在腹膜及卵巢表面，形成种植性转移。

（四）临床病理联系

临床上多有肝硬化病史或慢性病毒性肝炎史。早期肝癌患者无明显症状和体征。晚期患者有进行性消瘦、肝脏迅速增大、肝区疼痛、并出现黄疸及门脉高压等表现。如肝表面的癌结节破裂可导致腹腔内大出血。患者常因恶病质、肝昏迷、上消化道出血和合并感染而死亡。

四、大肠癌

大肠癌（carcinoma of large intestine）是大肠黏膜上皮和腺体发生的恶性肿瘤，发生率在消化管癌中仅次于胃癌和食管癌，是我国常见恶性肿瘤之一。近年来，由于生活水平的提高、饮食结构的改变，本癌的发病率有增加趋势，且发病年龄趋向年轻化。大肠癌属中医"锁肛痔"范畴。

（一）病因及发病机制

1. 饮食习惯　高脂肪、高蛋白而低纤维素的饮食与本病的发生有关。这类饮食因缺少消化残渣而易形成便秘，因此延长了肠黏膜与食物中可能含有的致癌物质的接触时间。此外，有人认为高脂饮食有利于肠道内厌氧菌的繁殖，促使无害物质（如胆酸和胆固醇等）转化为促癌物质从而致癌。

2. 遗传因素　研究表明大肠癌有家族性高发现象。遗传性大肠癌主要有两类：①家族性腺瘤性息肉病癌变，由基因突变所致；②遗传性非息肉病性大肠癌，由于错配修复基因的突变。

3. 癌前病变　包括管状腺瘤、绒毛状腺瘤和锯齿状腺瘤及家族遗传性息肉病、肠黏膜上皮内瘤变等，经长时间生长，体积变大者，有较高的癌病率。

4. 某些伴有肠黏膜增生的慢性肠疾病　如肠息肉状腺瘤、慢性血吸虫病及慢性溃疡性结肠炎等由于黏膜上皮过度增生而发展为癌。

（二）病理变化

大肠癌的好发部位以直肠最多见，其次依次为乙状结肠、盲肠、升结肠、降结肠和横结肠。大肠癌的肉眼形态在左、右侧大肠有明显的不同。左侧多为浸润型，引起肠壁环形狭窄，容易出现梗阻症状。右侧多为隆起型，一般无梗阻症状。癌局限于黏膜下层者称早期大肠癌，侵犯肌层者，称进展期大肠癌，后者的肉眼形态可分四型（图8-13）：

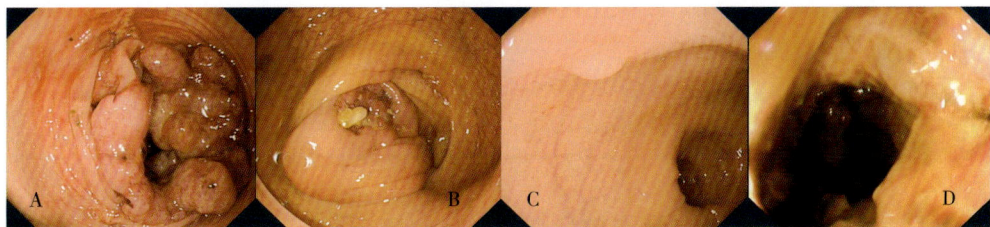

图 8-13　进展期大肠癌
A. 隆起型大肠癌；B. 溃疡型大肠癌；C. 浸润型大肠癌；D. 胶样型大肠癌

1. 隆起型（息肉型）　肿瘤呈结节状、息肉状或菜花状突向肠腔，本型向肠腔周围侵袭性较小，生长较慢，转移较晚。常有继发感染、出血、坏死和溃疡形成。

2. 溃疡型　肿瘤表面形成明显的较深溃疡。常向肠壁深层浸润生长，与周围正常组织分界不清。溃疡边缘隆起如火山口状，中央坏死、出血和合并感染。

3. 浸润型　癌组织向肠壁深层弥漫浸润，常累及肠壁全周。因癌间质纤维组织明显增生，使局部肠壁明显增厚、变硬，肠腔呈环形狭窄，故又称为环状型。该型肠梗阻症状最明显。

4. 胶样型　此型较少见。肿瘤富于黏液分泌而使肿块外观及切面均呈半透明胶冻状。多见于直肠。好发于青年人。预后较差。

镜下观，大肠癌主要以高分化管状腺癌和绒毛状腺癌多见；其次为低分化腺癌、黏液腺癌和印戒细胞癌；未分化癌、鳞状细胞癌等少见。

（三）扩散方式

1. 直接蔓延 当癌组织浸润到浆膜层后，可直接蔓延至邻近器官，如前列腺、膀胱、子宫、肝、胰等。

2. 淋巴道转移 当癌组织尚未穿透肌层时，淋巴道转移少见；穿透肠壁肌层后，淋巴道转移较常见。通常最先转移至病灶附近的淋巴结，然后侵入肠系膜根部等处的淋巴结。

3. 血道转移 多发生在晚期。可沿门静脉系统转移至肝，亦可转移至肺、脑、肾、骨等处。

（四）临床病理联系

大肠癌主要症状有腹痛、腹部包块、排便习惯和性状的改变以及肠梗阻症状。因发生的部位和累及的范围不同，临床表现也有所侧重。左半大肠癌以肠梗阻、便秘、腹泻、便血等症状为主；右半大肠癌出现右下腹肿块，腹痛为主要症状。大肠癌临床分为A、B、C、D四期。

A 期：癌组织侵入黏膜下层或肌层，但未穿透肌层，无淋巴结转移。

B 期：癌组织浸润已超过肌层，并扩延至肠周组织，无淋巴结转移。

C 期：除有上述改变外，已发生淋巴结转移。

D 期：已有远处器官转移。

【复习题】

1. 解释下列名词：假小叶、点状坏死、碎片坏死、桥接坏死。
2. 描述胃溃疡、急性普通型病毒性肝炎、门脉性肝硬化晚期的病理变化。
3. 简述消化性溃疡的结局及并发症、病毒性肝炎的基本病理变化。
4. 解释乙型肝炎的发病机制。
5. 试述肝硬化门脉高压症的临床表现及其发生的病理学基础。
6. 叙述早期胃癌、肝癌的诊断标准、类型及扩散途径。

7. 病例分析

【病史摘要】李某，男，45 岁，农民。主诉：浮肿、腹胀 3 个月，加重 1 周入院。现病史：近 2 年全身乏力，不能参加重体力劳动，逐渐出现下肢浮肿。近 3 月来，腹部逐渐膨胀，1 周前有劳累过度现象，并在大量饮酒后腹胀加重。溏泻，每日 3 ~ 4 次；小便量少而黄。既往史：嗜酒，10 年前患肝炎，反复多次发病。

【体格检查】T36.9℃，P82 次 / 分钟，BP120/60mmHg（16.0/8.0kPa），面色萎黄，巩膜及全身皮肤轻度黄染，胸部皮肤见数颗蜘蛛痣，肝肋下未及，剑突下 1.5cm，质硬，轻度触痛，脾大，左肋下 1.5cm，腹部膨隆，腹围 93cm，有移动性浊音。腹壁静脉曲张，食道钡餐见黏膜呈虫咬状。下肢轻度浮肿。

【实验室检查】RBC 3.27×10^{12}/L，Hb 70g/L；血清总蛋白 52.3g/L，白蛋白 24.2/L，球蛋白 28.1g/L；黄疸指数 18 单位，谷丙转氨酶 102 单位。

【讨论】

（1）请用病理学知识解释患者出现的症状和体征。

（2）患者肝脏可能出现哪些肉眼和镜下改变？

（3）写出本病例的病理诊断。

第九章　泌尿系统疾病

泌尿系统由肾、输尿管、膀胱和尿道组成。肾的基本结构和功能单位是肾单位，由肾小球和与之相连的肾小管构成（图9-1）。肾的主要功能是形成尿液，通过尿液生成和排出调节水、电解质和酸碱平衡，排泄代谢产物和毒物；肾还具有内分泌功能，通过分泌肾素、促红细胞生成素、前列腺素，1，25-二羟维生素 D_3 等多种活性物质，参与血压的调节、红细胞生成以及钙的吸收等。

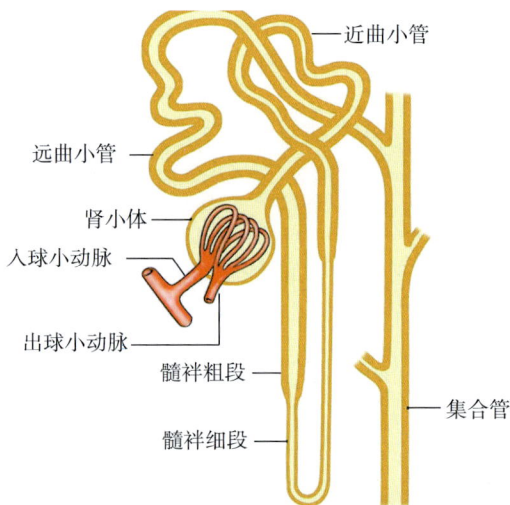

近曲小管
远曲小管
肾小体
入球小动脉
出球小动脉
髓袢粗段
髓袢细段
集合管

图9-1　肾单位示意图

正常情况下，只要有25%左右的肾单位活动就能维持其正常的生理功能，只有肾发生严重损伤，才会出现肾功能障碍及一系列病理过程。

第一节　肾小球肾炎

肾小球肾炎（glomerulonephritis，GN）简称为肾炎，是指以肾小球损害为主的变态反应性炎症性疾病，临床主要表现为血尿、蛋白尿、管型尿、尿量异常、水肿、高血压等，是导致肾功能衰竭的最常见原因。

肾小球肾炎可分为原发性和继发性两大类：原发性肾小球肾炎是指原发于肾并以肾小球病变为主的独立性疾病；而继发性肾小球肾炎则指某些全身性疾病，如系统性红斑狼疮、高血压病、过敏性紫癜、糖尿病等所并发的肾小球损害。本节仅介绍原发性肾小球肾炎。

一、病因及发病机制

肾小球肾炎的病因和发病机制尚未完全阐明，但已明确大多数肾小球肾炎是由抗体介导的免疫机制引起，主要为抗原抗体复合物沉积于肾小球而致病。近年来发现细胞介导的免疫损伤在某些肾小球肾炎中也起着一定的作用。

（一）病因

引起肾小球肾炎的抗原物质很多，根据其来源分为两大类：

1. 内源性抗原　是一些来自体内的抗原物质。

（1）肾小球性抗原：为肾小球的某些结构成分，如肾小球基膜抗原、足细胞、内皮细胞和系膜细胞膜抗原等。

（2）非肾小球性抗原：如 DNA、细胞核、免疫球蛋白、肿瘤抗原等。

2. 外源性抗原　包括细菌、病毒、寄生虫、真菌、螺旋体，以及药物、外源性凝集素和异种血清等。

（二）发病机制

1. 循环免疫复合物沉积　外源性抗原或内源性非肾小球性抗原刺激机体产生相应的抗体，在血液循环内形成抗原抗体复合物（循环免疫复合物），随血流流经肾小球时，沉积于肾小球并激活补体而造成免疫性损伤，属Ⅲ型变态反应。

免疫复合物的沉积部位随分子量大小、所带电荷性质和滤过膜的通透性不同，可沉积在系膜内、内皮下（内皮细胞与基膜间）和上皮下（足细胞和基膜间）等不同部位。电镜下免疫复合物呈电子致密物；免疫荧光检查可见其抗体沿肾小球毛细血管壁或在系膜内呈不连续的颗粒状或团块状荧光（图9-2、图9-3）。

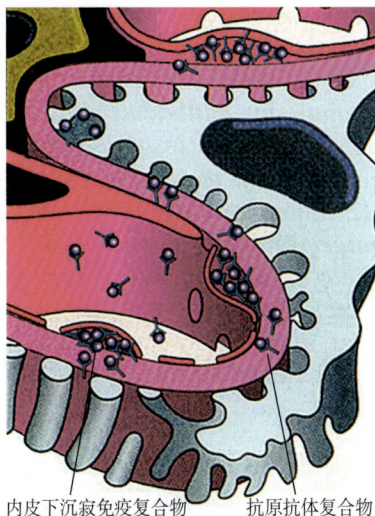

内皮下沉寂免疫复合物　抗原抗体复合物

图9-2　循环免疫复合物示意图

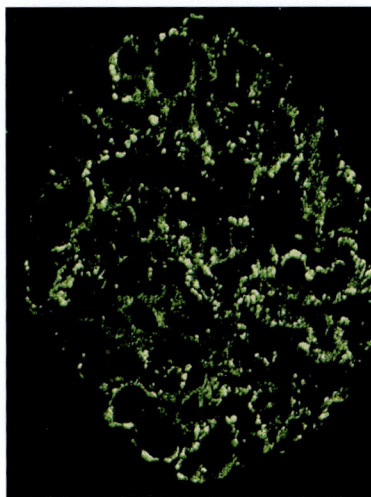

图9-3　循环免疫复合物（免疫荧光染色）
示颗粒状荧光

2. 原位免疫复合物形成 当抗体随血流流经肾小球时，与肾小球内固有的抗原或经血液循环植入的非肾小球性抗原在肾小球原位直接形成抗原抗体复合物，并激活补体而造成肾小球的损伤。引起原位免疫复合物形成的抗原目前多分为三类。

（1）肾小球基膜抗原：包括两种肾性抗原，一种为感染或其他因素使肾小球基膜本身的某些成分改变而形成的自身抗原，可引起自身免疫反应；另一种为某些细菌、病毒等外源性抗原与肾小球基膜具有共同抗原性，可引起交叉免疫反应。免疫荧光检查可见抗体沿肾小球基膜呈连续的线形荧光（图9-4、图9-5）。

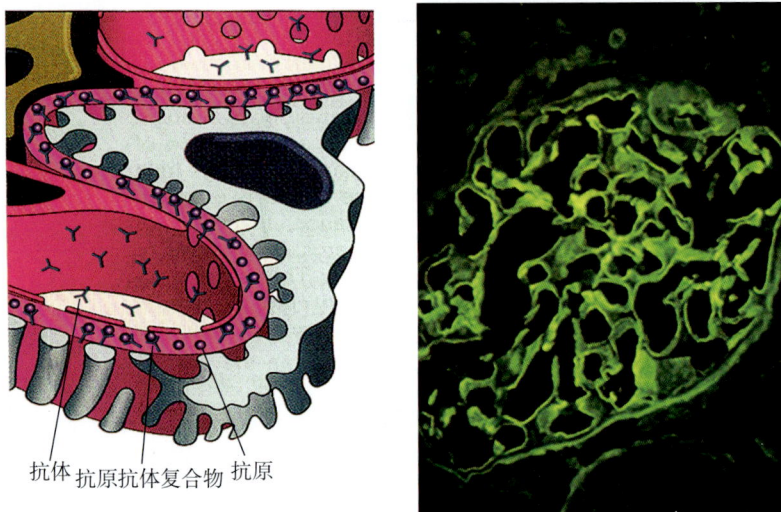

图 9-4　原位免疫复合物形成示意图　　图 9-5　肾小球基膜抗原（免疫荧光染色）

抗体　抗原抗体复合物　抗原

（2）植入性抗原：外源性抗原和内源性非肾性抗原通过不同方式（如理化反应等）与肾小球的基膜或系膜等不同成分结合而形成植入性抗原。免疫荧光检查可见抗体在肾小球基膜或系膜区内呈不连续的颗粒状荧光。

（3）其他肾小球抗原：典型代表是足细胞抗原引起的实验大鼠 Heymann 肾炎。Heymann 肾炎是指肾小球足细胞与肾近曲小管刷状缘具有共同抗原性，当用肾小管刷状缘抗原免疫大鼠产生相应抗体时，可与足细胞反应，在上皮下形成原位免疫复合物而致肾小球损伤。免疫荧光检查可见抗体沿肾小球毛细血管基膜与足细胞之间呈不连续的细颗粒状荧光。

3. 肾小球损伤的介质 一般认为，免疫复合物的形成和沉积只是肾小球肾炎的始发机制，对肾组织并无直接损伤作用；在此基础上只有激活炎细胞及释放炎症介质才会导致肾小球损伤。

（1）细胞性成分：中性粒细胞、单核巨噬细胞等炎细胞和血小板释放各种细胞因子和生长因子等，引起肾小球的炎症反应。近年研究发现肾小球固有细胞如系膜细胞也参与肾小球的炎症反应。

（2）可溶性介质：包括补体系统、凝血系统、花生四烯酸代谢产物、多种细胞因子等物质，通过介导炎细胞和肾小球固有细胞的活化、促进纤维蛋白的形成、引起肾血管舒缩活动以及毛细血管通透性改变等环节造成肾小球损伤。

4. 致敏 T 淋巴细胞的损伤　许多研究表明致敏 T 淋巴细胞也可引起肾小球的损伤。因此，细胞免疫在肾小球肾炎发病也具有一定作用。

总之，肾小球肾炎的发病机制较为复杂，有待进一步研究。

二、临床表现

肾小球肾炎的临床症状和体征较多，虽然相似的病变可引起不同的症状，或相似的症状可由不同的病变所引起，但常可形成与其结构和功能改变相关的综合征。肾小球肾炎所致临床综合征主要表现如下。

1. 急性肾炎综合征（acute nephritic syndrome）　患者主要表现为起病急，肉眼血尿，不同程度的蛋白尿、水肿和高血压，常可伴有少尿、无尿和氮质血症。

2. 急进性肾炎综合征（rapidly progressive nephritic syndrome）　患者主要表现为起病急，肾功能损害急骤进展。有较严重的血尿、蛋白尿，并迅速出现少尿、无尿伴氮质血症而导致急性肾功能衰竭。

3. 肾病综合征（nephrotic syndrome）　患者主要表现为大量蛋白尿（尿蛋白 ≥ 3.5g/d）、低蛋白血症（血浆蛋白 < 30g/L）、严重水肿和高脂血症。其中，前两者为必备条件。

4. 无症状性血尿、蛋白尿（asymptomatic hematuria or proteinuria）　患者主要表现为持续或反复发作的无症状性血尿、蛋白尿，或表现为单纯的肉眼或镜下血尿。

5. 慢性肾炎综合征（chronic nephritic syndrome）　为各型肾炎终末阶段的表现。患者主要表现为多尿、低比重尿和夜尿，以及高血压、贫血、氮质血症和尿毒症。

三、常见病理类型

下面仅介绍几种常见的原发性肾小球肾炎的病理类型。

（一）急性弥漫性增生性肾小球肾炎

急性弥漫性增生性肾小球肾炎（acute diffuse proliferative glomerulonephritis）是临床最常见的肾炎类型，多见于儿童，患者起病急。以肾小球毛细血管内皮细胞和系膜细胞增生为特征，伴中性粒细胞和巨噬细胞浸润，又称毛细血管内增生性肾小球肾炎。大多与链球菌感染有关，又称为急性链球菌感染后肾小球肾炎；少数与其他类型病原体感染有关者称为非链球菌感染性肾小球肾炎。临床主要表现为急性肾炎综合征，儿童患者大多预后良好。

1. 病理变化　肉眼观，双侧肾脏弥漫性肿大，被膜紧张，表面光滑，充血，呈红色，故称大红肾；若肾表面及切面出现散在的小出血点，状如蚤咬则称为蚤咬肾（图 9-6A）。镜下观，病变累及双侧肾脏绝大多数肾小球，表现为肾小球体积增大，细胞数量增多，主要是内皮细胞和系膜细胞增生、内皮细胞肿胀，同时常伴中性粒细胞、单核细胞浸润（图 9-6B）；毛细血管腔受压狭窄或闭塞，肾小球血量减少；病变严重者血管壁可发生纤维素样坏死而致局部出血。肾近曲小管上皮细胞因肾小球的病变而继发

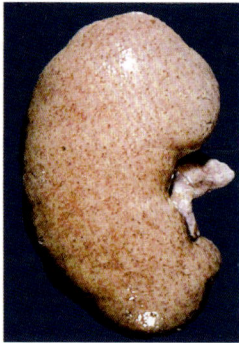

图 9-6A 急性弥漫性增生性
肾小球肾炎（大体）
蚤咬肾

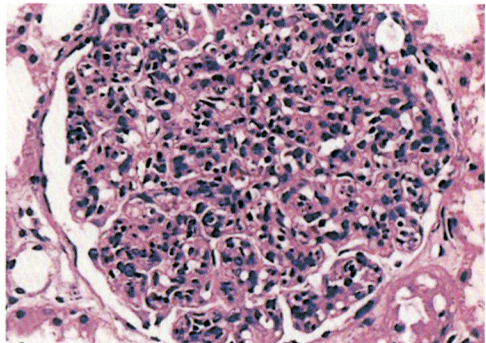

图 9-6B 急性弥漫性增生性肾小球肾炎（镜下）
肾小球细胞数量增多，毛细血管腔狭窄

缺血性损伤，可引起各种变性，如细胞水肿、脂肪变性等；肾小管管腔内可见由肾小球滤出的蛋白质、白细胞、红细胞、脱落的上皮细胞及其所形成的管型。肾间质常见充血、水肿及少量炎细胞浸润。

电镜观察，基膜与脏层上皮细胞之间见电子致密物沉积，呈小丘状突起，称为"驼峰"（也可见于内皮细胞下或基膜内等处）。

免疫荧光检查常见 IgG 和补体 C3 沿毛细血管壁呈不连续的颗粒状荧光。

2. 临床病理联系 主要为急性肾炎综合征。

（1）尿变化：表现为少尿或无尿、蛋白尿、血尿和管型尿。因双侧肾脏大部分肾小球受累，毛细血管腔受压狭窄或阻塞，以致肾小球缺血，滤过率下降导致少尿或无尿；血尿、蛋白尿系肾小球基膜损伤引起通透性增加，红细胞和血浆蛋白漏出至球囊腔内随尿排出所致；漏出至球囊腔内的蛋白及各种细胞随原尿在远端肾小管内浓缩、凝集而形成各种管型（蛋白管型、细胞管型、颗粒管型）随尿排出。

（2）水肿：主要系肾小球滤过率降低而引起钠水潴留所致；也与变态反应引起毛细血管壁通透性增加有关。水肿出现较早，轻者晨起眼睑水肿，重者可发生全身水肿。

（3）高血压：高血压主要系钠水潴留引起血容量增加所致。

3. 结局 一般预后较好，尤其是儿童，绝大多数病例临床症状可以消失，病变可逐渐消退。少数病例可缓慢进展为慢性肾小球肾炎，或发展为新月体性肾小球肾炎。成人病例预后较差，约 15% ~ 50% 转变为慢性肾小球肾炎。

（二）急进性肾小球肾炎

急进性肾小球肾炎（rapidly progressive glomerulonephritis，RPGN）多见于中青年。患者起病急、病情重、进展快，由血尿、蛋白尿等症状迅速发展为少尿、无尿，预后差。病变特点以肾球囊壁层上皮细胞增生形成新月体（cresent）为特征，故又称为新月体性肾小球肾炎（crescentic glomerulonephritis）。

1. 病理变化 肉眼观，双侧肾脏呈对称性肿大，颜色苍白，表面及切面易见散在出血点。镜下观，双侧肾脏大多数（50% 以上）肾小球内有新月体形成。新月体是指在球囊壁层由增生的壁层上皮细胞和渗出的单核细胞形成新月形或环状结构（图 9-7）。早期新月体以多层细胞组成，称为细胞性新月体；随后纤维成分逐渐增多，转变为纤维 – 细胞性新月体，最终形成纤维性新月体。新月体形成使肾小球囊腔变窄或闭塞，并压迫毛细血管丛，引起毛细血管丛萎缩、纤维化及玻璃样变性。此外，肾小管上皮细胞可发生萎缩、变性，肾间质可见水肿及炎细胞浸润。

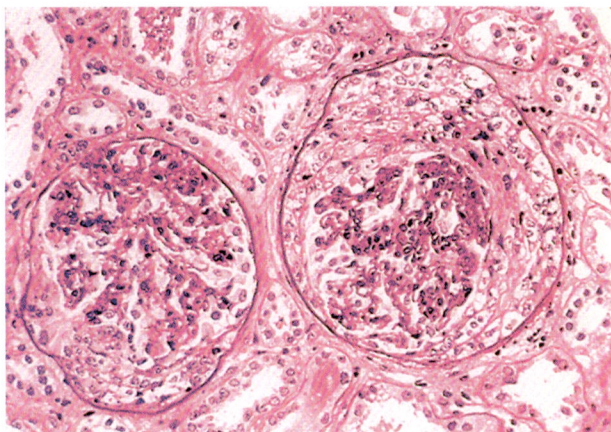

图 9-7　新月体性肾小球肾炎（镜下）
示纤维细胞性新月体，球丛萎缩

电镜观察，肾小球毛细血管基膜上、下或基膜内有致密物沉积，基膜局灶性断裂或缺损。现认为基膜损伤可使血浆纤维蛋白原渗入球囊腔内形成纤维素，继而刺激壁层上皮细胞增生而形成新月体。

免疫荧光观察，部分病例可见 IgG 和补体 C_3 沿肾小球毛细血管呈连续的线形荧光，或呈粗颗粒状荧光；约半数病例未见阳性荧光沉积物。

2. 临床病理联系　主要为快速进行性肾炎综合征。

（1）尿变化：主要表现为血尿及中度蛋白尿，并迅速出现少尿、无尿。血尿和蛋白尿系肾小球基膜缺损使大量红细胞和血浆蛋白漏出所致。少尿、无尿系弥漫性新月体形成使肾球囊腔闭塞和肾小球纤维化而肾小球滤过面积迅速减少所致。

（2）氮质血症：是由于肾小球滤过面积严重减少，使血中尿素、肌酐等排出障碍而造成非蛋白氮浓度增高所致。

此外，患者常有不同程度的高血压和水肿。

3. 结局　预后甚差，多数患者常因少尿、无尿、氮质血症而在数周或数月内死于尿毒症。患者的预后与出现新月体的肾小球比例相关，若受累肾小球比例低于 80% 的患者预后相对较好。

（三）膜性肾小球肾炎

膜性肾小球肾炎（membranous glomerulonephritiis）好发于中老年人，男多于女。是临床上引起成人肾病综合征的最常见病理类型。患者起病缓慢，病程较长。本病以肾小球毛细血管基膜弥漫性增厚为特征。早期光镜下肾小球炎性改变不明显，又称为膜性肾病（membranous nephropathy）。本病多为原发性（约占85%），其原因不明；部分为继发性，其发生与慢性乙型肝炎、系统性红斑狼疮、某些恶性肿瘤（肺癌、肠癌等）、金属或汞中毒等有关。该病为慢性免疫复合物性肾炎，主要是抗体与内源性或植入性抗原在原位反应引起的。

1. 病理变化 肉眼观，双肾肿大，颜色苍白，称为"大白肾"。

镜下观，早期肾小球基本正常，之后毛细血管壁呈弥漫性渐进性增厚；晚期可造成毛细血管腔逐渐狭窄甚至闭塞，最终导致肾小球硬化以及功能丧失。肾小球内通常未见细胞增生及炎细胞浸润等病变。肾小管上皮细胞可发生细胞水肿、脂肪变性等病变，晚期则发生萎缩。

银染色观察可见基膜外侧形成多数微细的钉状突起，钉突与基膜垂直相连而形如梳齿。

电镜观察，早期上皮细胞下免疫复合物沉积呈少数体积较小的电子致密物；继而沉积的电子致密物逐渐增多，体积逐渐增大，位于基膜与钉突之间；随后电子致密物被增生的基膜所包围，并逐渐被溶解、吸收形成虫蚀状空隙；最后电子致密物消失，基膜高度增厚。

免疫荧光检查可见 IgG 和补体 C_3 沿肾小球毛细血管壁呈弥漫性颗粒状荧光。

2. 临床病理联系 主要为肾病综合征。

（1）大量蛋白尿：膜性肾小球肾炎由于基膜严重损伤，其通透性显著增加，以致大量血浆蛋白，包括小分子和大分子蛋白均可滤出而出现非选择性蛋白尿。

（2）低蛋白血症：系大量血浆蛋白随尿排出而使血浆蛋白减少所致。

（3）高度水肿：主要系低蛋白血症使血浆胶体渗透压降低所致；同时可因组织间液增多继发血容量减少，刺激醛固酮和抗利尿素增多，导致钠水潴留而加重水肿。

（4）高脂血症：发生机制虽不很清楚，但现认为可能系低蛋白血症刺激肝脏合成脂蛋白增多而使血中胆固醇和甘油三酯增多所致。血脂过高可使血浆脂蛋白由肾小球滤出而继发脂尿症。

3. 结局 膜性肾小球肾炎是一种慢性进行性疾病，肾上腺皮质激素疗效不明显。本病病程较长，部分患者预后较好，症状可缓解；约40%的患者最终出现肾功能衰竭。

（四）微小病变性肾小球肾炎

微小病变性肾小球肾炎（minimal change glomerulonephritis）是引起儿童肾病综合征的最常见病理类型。光镜下肾小球无明显病变，肾小管上皮细胞内有脂质沉积，故又称为脂性肾病（lipoid nephrosis）。电镜下可见肾球囊脏层上皮细胞足突肿胀、消失，也称为足突病（foot process disease）。多发生于 2 ～ 8 岁儿童，起病缓慢。病因和发病机制尚不清楚，至今虽未见肾小球内免疫复合物沉积，但仍有体液和细胞免疫介导的可能。现认为其发病可能系肾小球毛细血管滤过膜电荷屏障破坏使其通透性显著增加所致。最近的研究显示编码 nephrin 等肾小球蛋白基因的突变与微小病变性肾小球肾炎的病变有关。

1. 病理变化 肉眼观，双肾肿大，颜色苍白，切面肾皮质增厚，并出现黄色放射状条纹（肾小管上皮细胞内脂质沉积所致）。

镜下观，肾小球无明显病变，而肾近曲小管上皮细胞则可见明显的脂肪变性。

电镜观察可见肾球囊脏层上皮细胞胞浆空泡变性，足突扁平、消失；这些病变是可逆的，经治疗可恢复正常。肾小球毛细血管基膜未见病变，亦无电子致密物沉积。

免疫荧光检查未见免疫复合物和补体沉积。

2. 临床病理联系 主要为肾病综合征，其中大量蛋白尿为选择性蛋白尿，为小分子的白蛋白，可能系肾小球滤过膜的阴离子丢失过多而使带负电荷的白蛋白易于滤出所致。

3. 结局 预后好，90% 以上的患儿经肾上腺皮质激素治疗可以恢复；少数病例预后较差，可反复发作而发展为慢性肾功能衰竭。

（五）慢性肾小球肾炎

慢性肾小球肾炎（chronic glomerulonephritis）是各种类型肾炎发展到晚期的共同表现，又称为硬化性肾炎或终末肾。以多数肾小球纤维化、玻璃样变性等硬化性病变为特征，因此又称为慢性硬化性肾小球肾炎（chronic sclerosing glomerulonephritis）。多见于成年人，病程长短不一，呈慢性进行性经过，预后差，约 20% 患者无明显的肾炎病史，发现时即为慢性。

1. 病理变化 肉眼观，双肾呈对称性缩小，颜色苍白，质硬，表面呈弥漫性细颗粒状，称为继发性颗粒性固缩肾（图 9-8A）；切面肾皮质明显变薄，皮髓质分界不清，肾盂周围的脂肪组织增多。

镜下观，早期肾小球具有相应类型肾炎的改变，随着病变进展，多数肾小球纤维化、玻璃样变性（图 9-8B）；所属肾小管萎缩、消失，间质纤维组织增生，伴淋巴细胞及浆细胞浸润。间质纤维化使肾小球相互靠拢、密集，呈"肾小球集中"现象。残存的较正常的肾小球呈代偿性肥大，肾小管扩张，肾小管管腔内有各种管型。这种由纤维

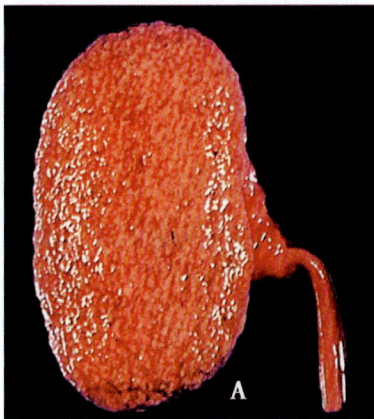

图 9-8A 慢性肾小球肾炎（大体）
继发性颗粒性固缩肾

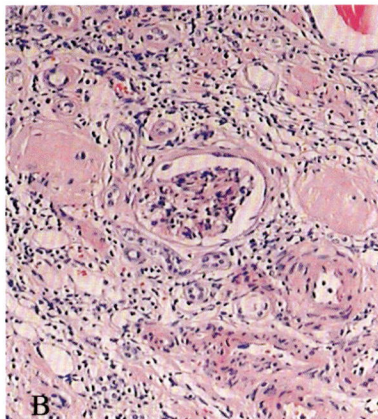

图 9-8B 慢性肾小球肾炎（镜下）
肾小球纤维化玻璃样变性，肾小管萎缩，慢性炎细胞浸润

化的肾小球和萎缩的肾小管组成的病变肾单位，与由肥大的肾小球和扩张的肾小管组成的代偿性肾单位的交错分布，使肾脏表面呈细颗粒状。

2. 临床病理联系 主要为慢性肾炎综合征。

（1）尿变化：主要为多尿、夜尿、低比重尿，系大量肾单位功能丧失，血流通道减少，残存肾小球血流速度加快，滤过速度加快，而肾小管重吸收功能有限所致。

（2）高血压：由于大量肾小球发生硬化，使肾组织严重缺血，肾素分泌增多，肾素－血管紧张素系统激活而致血压升高，进而导致全身细、小动脉硬化而使肾缺血加剧，血压持续升高，二者相互影响可引起左心室肥大及左心衰竭。

（3）贫血：大量肾单位破坏，使肾促红细胞生成素分泌减少和毒性代谢产物在体内积聚，抑制骨髓造血功能和促进溶血所致。

（4）氮质血症和尿毒症：由于大量肾单位结构被破坏，肾小球滤过率下降，使大量代谢废物排出障碍而在体内潴留，血中尿素、肌酐等非蛋白氮浓度增高造成氮质血症；随着肾功能的逐渐减退，最终可引起尿毒症。

3. 结局 预后较差，晚期患者常因尿毒症、心力衰竭、脑出血或继发感染而死亡。

第二节　肾盂肾炎

肾盂肾炎（pyelonephritis）是由细菌感染引起以肾盂、肾间质和肾小管化脓性炎为特征的疾病，是肾脏最常见的感染性疾病，可发生于任何年龄，多见于女性，其发病率可为男性的 9～10 倍。临床表现主要有发热、腰痛、脓尿、菌尿、血尿以及膀胱刺激症状等。

一、病因及发病机制

肾盂肾炎是由致病菌直接感染肾组织引起的，其中最常见的致病菌是大肠杆菌，其他还有变形杆菌、克雷白杆菌、葡萄球菌等。

肾盂肾炎的感染途径主要有两种。

1. 上行性感染 是肾盂肾炎最主要的感染途径，病原菌由尿道侵入膀胱，继而沿输尿管或输尿管周围的淋巴管上行到肾盂、肾盏及肾间质而引起炎症，又称为尿路感染。病原菌以大肠杆菌为主，病变可累及单侧或双侧肾。

2. 血源性（下行性）感染 是肾盂肾炎较为少见的感染途径，指病原菌从体内的感染灶侵入血流，并随血流到达肾组织引起炎症，继而蔓延到肾盏和肾盂，又称为下行性感染。病原菌最常见为葡萄球菌，病变常累及双侧肾脏。

肾盂肾炎的发生常有一定的诱因：①尿液潴留，如泌尿道结石或狭窄、肿瘤压迫、前列腺肥大等所致尿路完全或不完全梗阻引起尿流不畅，使病菌不易被冲走和引起尿液潴留而有利于细菌繁殖，均可促进肾盂肾炎的发生；②膀胱输尿管尿液反流，多见于输尿管先天性开口异常，使膀胱排尿后残尿增加，易于细菌繁殖，以致含菌尿液反流输尿管、肾盂、肾盏及肾间质而引起肾盂肾炎；③医源性，膀胱镜检查、导尿等所致尿道黏膜损伤，或带入病原菌，诱发肾盂肾炎；④解剖生理原因，女性发病率高可能与其尿道口距离肛门和阴道较近，易受到病菌污染，尿道短而宽易使病菌浸入尿道及妊娠子宫压迫输尿管易引起不完全梗阻等因素有关。

二、类型

肾盂肾炎一般分为急性和慢性两种，其中急性肾盂肾炎常由单种细菌感染引起，而慢性肾盂肾炎则常为多种病菌混合感染所致。

（一）急性肾盂肾炎

1. 病理变化　急性肾盂肾炎的病变特点是肾小管、肾间质和肾盂黏膜的化脓性炎，其病灶分布不规则，可累及单侧或双侧肾脏。

肉眼观，病变肾脏肿大、充血，表面和切面散在分布多数大小不等的黄白色脓肿；切面常见髓质内黄色条纹状化脓性病灶。上行性感染者肾盂部位病变较重，主要表现为肾盂黏膜的脓性卡他性炎，肾间质的蜂窝织炎和脓肿。近肾被膜部分病变较轻，病变分布不均匀。血源性感染者表现为双侧肾皮质栓塞性小脓肿，累及肾小球，并向周围肾间质和肾盂蔓延，严重者可向皮质伸延或相互融合成小脓肿及肾周围脓肿。

镜下观，肾间质内有大量中性粒细胞浸润，并形成多数大小不等的脓肿，脓肿破坏肾小管可使其管腔内充满脓细胞和细菌。肾盂黏膜充血、水肿、出血，伴大量中性粒细胞浸润及表面化脓。病变严重时可破坏肾小球。

2. 临床病理联系
（1）发热、寒战、白细胞增多等全身表现，系急性化脓性炎所致。
（2）腰痛，系肾脏肿大使肾被膜紧张所致。
（3）脓尿、菌尿、蛋白尿、管型尿和血尿，系肾盂和肾实质的化脓性炎症所致。其中，白细胞管型的形成提示病变累及肾脏，对肾盂肾炎的临床诊断有意义。
（4）尿频、尿急、尿痛等膀胱和尿道刺激症状，系急性炎症刺激所致。

3. 结局　急性肾盂肾炎预后好，大多数患者经及时、彻底的治疗可在短期内治愈。若治疗不彻底或尿路梗阻等诱因未消除可转变为慢性。严重尿路梗阻可致肾盂积脓。

（二）慢性肾盂肾炎

1. 病理变化　慢性肾盂肾炎的病变特点是肾小管、肾间质、肾盂的慢性炎症和纤维化、瘢痕形成，伴肾盂、肾盏变形；其病变分布不规则，可累及单侧或双侧肾脏，双侧肾脏受累者可因两侧病变不对称而大小不相等。慢性肾盂肾炎是慢性肾衰竭的常见原因之一。

肉眼观，病变肾脏体积缩小，质地变硬；表面呈粗大不规则的凹陷性瘢痕；切面皮髓质分界不清，肾乳头萎缩，肾盏、肾盂因瘢痕收缩而变形，肾盂黏膜增厚、粗糙。

镜下观，病变呈不规则的灶状或片状分布于相对正常的肾组织之间。表现为肾间质、肾盂黏膜大量纤维组织增生和淋巴细胞、浆细胞等炎细胞浸润；肾小管多萎缩、消失，有的肾小管呈代偿性扩张，其管腔内出现均质红染的胶样管型，形似甲状腺滤泡；肾小球一般不受累，但常因球周纤维组织增生而使其球囊壁增厚，严重时可致肾小球纤维化、玻璃样变性。慢性肾盂肾炎急性发作时出现大量中性粒细胞，并有小脓肿形成。

2. 临床病理联系

（1）慢性肾盂肾炎常反复发作，发作期间则可出现与急性肾盂肾炎相似的临床表现。

（2）慢性肾盂肾炎的病变常造成肾小管较早、较严重的破坏，可导致肾小管浓缩功能障碍而出现多尿、夜尿；钠、钾和碳酸氢盐丧失过多，可致低钠、低钾血症和代谢性酸中毒。

（3）晚期大量肾单位破坏可致高血压、氮质血症以及尿毒症。

3. 结局

病程较长，常反复发作。若及时治疗、消除诱因，可使病情得以控制。若双肾病变广泛而严重，最终可引起高血压、尿毒症等严重后果。

第三节　泌尿系统常见恶性肿瘤

一、肾细胞癌

肾细胞癌（renal cell carcinoma）是来源于肾小管上皮细胞的恶性肿瘤，故又称为肾腺癌，是最多见的肾恶性肿瘤，约占肾恶性肿瘤的 80%～90%，多发生于 60 岁左右的老年人，男性多于女性，两者之比约为 2：1。长期接触一些化学物质和吸烟是引起肾细胞癌的重要因素。

1. 病理变化　肉眼观，肾细胞癌可发生于肾的任何部位，但多见于肾之两极，尤以上极更为多见。一般为单个圆形，大小差别很大，小者直径 1～2cm，大者可重达数公斤，多数直径为 3～10cm。切面癌组织呈淡黄色或灰白色，其间常有出血、坏死、软化和钙化区，故常呈红、黄、灰白相间的多种色彩。癌组织与邻近的肾组织分界明显，常有假包膜形成，但肿瘤周围组织中常可见小肿瘤结节环绕，说明肿瘤具有侵袭性。肿瘤扩散可蔓延至肾盂、肾盏及输尿管，并常侵入肾静脉，在静脉腔内生长形成柱状的瘤栓。

镜下观，肾细胞癌有以下类型：①透明细胞癌，最为多见，约占肾细胞癌的 70%～80%，癌细胞轮廓清楚，胞质透明或颗粒状；②乳头状癌，约占肾细胞癌的 10%～15%，癌细胞立方或矮柱状，呈乳头状排列；③嫌色细胞癌，约占肾细胞癌的 5%，癌细胞大小不一，胞质淡染或略嗜酸性，预后较好。

2. 扩散方式　肾细胞癌除直接蔓延向邻近组织（肾盂、肾盏、输尿管、肾上腺和肾周软组织）外，可通过血道转移至肺、骨和肝；通过淋巴道转移至肾门和主动脉淋巴结。

3. 临床病理联系　肾细胞癌早期常无症状，肿瘤体积较大时才被发现。临床主要表现为三大典型症状，即血尿、腰痛和肾区肿块，但三者同时出现的比例很小。无痛性血尿是肾癌的主要症状，常为间歇性，早期可仅表现为镜下血尿。血尿多因癌组织浸润血管或侵及肾盂或肾盏。肿瘤体积大或侵犯包膜时，可引起腰部疼痛，并可触及肿块。

肾细胞癌可产生多种激素和激素样物质而引起多种副肿瘤综合征，如红细胞增多症、高钙血症、高血压和 Cushing 综合征等。

如无远处转移，则早期彻底手术切除，预后较好。若癌细胞侵入肾静脉或侵犯肾周围组织则预后差。

二、膀胱尿路上皮肿瘤

膀胱肿瘤中约 95% 起源于上皮组织。绝大多数上皮性肿瘤的成分为尿路上皮，因此又称为尿路上皮肿瘤，恶性者称为膀胱尿路上皮癌。另外膀胱还可以发生鳞状细胞癌、腺癌和间叶起源的肿瘤，但其发病率相对较低。

膀胱尿路上皮癌，多发生于 40 ~ 60 岁之间，男性发病率是女性的 2 ~ 3 倍，其发生与长期接触苯胺染料等化学物质、吸烟、膀胱慢性炎症及结石的长期刺激有关，部分可由膀胱尿路上皮乳头状瘤恶变而来。

1. 病理变化　尿路上皮癌多发生于膀胱侧壁和三角区近输尿管开口处，故易阻塞输尿管口引起肾盂积水和肾盂肾炎。肿瘤可为单发性或多发性，大小不等，可呈乳头状或息肉状，也可呈扁平斑块状。肿瘤可为浸润性或非浸润性。另外，根据世界卫生组织（WHO）和国际泌尿病理学会（ISUP）分类，将尿路上皮肿瘤分为尿路上皮乳头状瘤、低度恶性潜能尿路上皮乳头状瘤、低级别尿路上皮乳头状癌和高级别尿路上皮乳头状癌。

（1）尿路上皮乳头状瘤：占膀胱肿瘤的 1% 以下，多见于青年。肿瘤呈乳头状，细胞分化好。

（2）低度恶性潜能尿路上皮乳头状瘤：在组织学上与乳头状瘤相似，但上皮增厚，乳头粗大或细胞核普遍增大。

（3）低级别尿路上皮乳头状癌：其细胞和组织结构较规则。细胞排列紧密，维持正常极性，但有明显的小灶状核异型性改变，表现为核浓染、少量核分裂象（多见于基底部）和轻度核多形性。少数可发生浸润，术后可复发。

（4）高级别尿路上皮乳头状癌：细胞核浓染，部分细胞异型性明显，核分裂象较多，可有病理性核分裂象。细胞排列紊乱，极性消失。多为浸润性，并容易发生转移。

2. 扩散方式　据分析，不到 10% 的低级别膀胱乳头状癌为浸润性，但高级别膀胱乳头状癌发生浸润的比例可高达 80%。侵袭性强的肿瘤可累及临近的前列腺、精囊、输尿管、阴道、直肠等。40% 的浸润性肿瘤可发生局部淋巴结转移。高度变异的肿瘤晚期可发生血行转移，常累及肝、肺和骨髓。

3. 临床病理联系　各种膀胱肿瘤最常见的症状为无痛性血尿。肿瘤乳头断裂、肿瘤表面坏死、溃疡形成以及并发膀胱炎等皆可引起血尿。肿瘤侵犯膀胱壁，刺激膀胱黏膜及并发感染时可引起尿频、尿急和尿痛等临床表现。肿瘤阻塞输尿管开口可引起肾盂肾炎、肾盂积水，甚至积脓。

膀胱尿路上皮肿瘤的预后与肿瘤的分化程度和是否浸润有密切关系，分化程度越高预后越好。晚期患者往往死于广泛转移和输尿管阻塞引起的感染。

【复习题】

1. 简述急性弥漫性增生性肾小球肾炎的病理变化及临床病理联系。

2. 简述新月体性肾小球肾炎的病理变化及临床病理联系。

3. 简述慢性肾小球肾炎的病理变化及临床病理联系。

4. 简述肾盂肾炎的病因及发病机理。

5. 试述急性肾盂肾炎的病理变化及临床病理联系。

6. 简述膀胱尿路上皮肿瘤的病理变化及扩散途径。

7. 病例分析

【病史摘要】李某,女,8岁。主诉:浮肿及尿少6天入院。患者3天前发现双侧眼睑肿胀,后累及全身,并伴有尿量减少。半月前曾有咽喉痛病史。

【体格检查】血压150/91mmHg,咽部红肿,全身浮肿。化验:尿量少,尿蛋白(++),尿红细胞(++),透明管型(+),颗粒管型(+)。

入院3周后经治疗血压恢复正常,尿无异常,浮肿消退出院。

【讨论】

(1)本例患的是什么病?其诊断依据是什么?

(2)是怎样的病理变化导致患者出现尿变化、水肿和高血压等临床表现?

第十章　生殖系统和乳腺疾病

生殖系统和乳腺疾病包括男性、女性生殖系统疾病和乳腺疾病，常见的有炎症、肿瘤及内分泌紊乱引起的疾病和妊娠相关的疾病。

第一节　子宫疾病

一、慢性子宫颈炎

慢性子宫颈炎（chronic cervicitis）是育龄妇女最多见的疾病。常由链球菌、葡萄球菌等感染引起，也可因分娩、人流手术等造成子宫颈损伤，促发炎症。临床主要表现为白带增多。

慢性子宫颈炎的基本病变表现为宫颈黏膜及黏膜下间质的非特异性慢性炎症，镜下可见子宫颈黏膜充血水肿，间质内有慢性炎细胞的浸润，常伴有黏膜腺上皮的增生及鳞状上皮化生（图 10-1）。根据临床病理特点可分为四种类型。

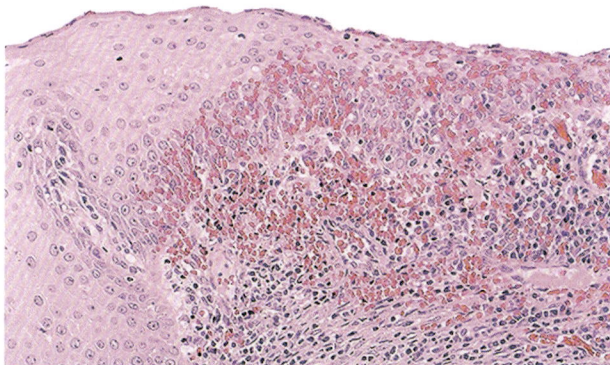

图 10-1　慢性子宫颈炎（镜下）

1. 子宫颈糜烂（cervical erosion）　是慢性子宫颈炎最主要的病变。慢性子宫颈炎时，子宫颈外口阴道部鳞状上皮可发生坏死脱落而形成表浅缺损为子宫颈真性糜烂，较少见。临床常见的子宫颈糜烂是子宫颈管柱状上皮增生下移取代损伤的鳞状上皮，由于柱状上皮较薄而易显露上皮下的血管，故肉眼观呈红色，好像无上皮被覆而称为子宫颈糜烂，实为假性糜烂。子宫颈黏膜下的间质可见充血、水肿，以及淋巴细胞、浆细胞、单核细胞等慢性炎细胞浸润。

2. 子宫颈息肉（cervical polyp） 子宫颈黏膜上皮、腺上皮及间质结缔组织局限性增生，可形成子宫颈息肉。

3. 子宫颈肥大（cervical hypertrophy） 子宫颈长期受慢性炎症刺激而持久充血、水肿，并伴有慢性炎细胞浸润及腺体和结缔组织增生，可形成子宫颈肥大。

4. 子宫颈腺囊肿 增生的鳞状上皮覆盖和阻塞子宫颈腺体开口，或间质结缔组织增生压迫其腺腔颈部而使黏液潴留在腺腔内，致使腺腔扩张并形成小囊肿，可形成子宫颈腺囊肿，或称为纳博特囊肿（Nabothian cyst）。

二、子宫平滑肌瘤

子宫平滑肌瘤（leiomyoma of uterus）是女性生殖系统中最常见肿瘤。30岁以上女性发病率高达75%，20岁以下女性很少见。与患者体内雌激素水平有关，雌激素水平升高可促进肿瘤生长。多数肿瘤在患者绝经期后可自行萎缩。

（一）病理变化

肉眼观，肿瘤多发生于子宫平滑肌层，少数可见于黏膜下层或浆膜下层。瘤体大小差别较大，大的直径可超过30cm，小的仅在显微镜下观察方可见。肿瘤数目可呈单发或多发，肿瘤表面光滑，无包膜，与周围组织分界清。切面灰白色，质地较韧，呈旋涡状或编织状。有时肿瘤会发生黏液样变性或钙化。

镜下观，肿瘤细胞与正常细胞相似，呈梭形，束状或旋涡状排列，胞核杆状，少见核分裂，缺乏异型性，胞浆红染。肿瘤组织与周围正常组织分界清。子宫平滑肌瘤极少发生恶变，绝大多数平滑肌肉瘤（leiomyosarcoma）开始发生时即为恶性。如肿瘤组织发生局部坏死，边界不清，肿瘤细胞有异型性，出现核分裂象，应考虑为平滑肌肉瘤。

（二）结局

子宫平滑肌瘤患者在临床上可无明显症状。有症状的患者主要是由黏膜下平滑肌瘤引起的出血，或瘤体压迫膀胱引起的尿频等。另外，平滑肌瘤还可导致孕妇发生自然流产和妇女绝经后再流血。平滑肌肉瘤切除后常复发，多数可发生血道转移至肺、骨、脑等远处器官，同时也可在腹腔内播散。

三、子宫颈癌

子宫颈癌（carcinoma of cervix uteri）为女性生殖系统最常见的恶性肿瘤之一。其发病年龄多为40～60岁女性。临床最常见的症状是阴道不规则流血、血性白带及接触性出血。近年来由于防癌普查的广泛开展，使早期癌得到及时诊断和治疗，使5年生存率明显提高。

子宫颈癌病因和发病机制尚未完全明了。近年来的研究提示子宫颈癌的发病可能与人类乳头状瘤病毒（HPV）或Ⅱ型单纯疱疹病毒（HSV-2）的感染有关。子宫颈癌可能还与早婚、早育、多产以及性伴侣较多和宫颈创伤、包皮垢刺激以及吸烟等危险因素有关。

（一）病理变化

子宫颈癌来源于子宫颈外口的鳞状上皮和子宫颈管黏膜的柱状上皮及腺体，以鳞状细胞癌最为常见（约占90%以上），腺癌较少，若有腺癌和鳞癌两种成分同时存在则称为腺鳞癌，甚为少见。

1.子宫颈上皮内异型性增生和原位癌　子宫颈上皮内异型性增生（cervical epithelial dysplasia）属癌前病变，是指宫颈上皮层内出现不同程度异型性的细胞，一般分为三级：Ⅰ级，异型性细胞仅局限于上皮层深部的1/3；Ⅱ级，异型性细胞累及上皮深部的1/3 ~ 2/3；Ⅲ级，异型性细胞超过上皮全层的2/3，但未累及上皮全层。若异型性细胞累及上皮全层但未突破基底膜浸润间质时则称为原位癌（carcinoma in situ）；原位癌细胞伸入子宫颈腺体并将其部分或全部取代而腺体基底膜完整时，称为原位癌，累及腺体，亦属于原位癌的范畴。由于从非典型增生到原位癌是一逐渐演进的连续过程，原位癌与重度非典型增生并无明确界限。

近年来常将这一系列的癌前病变统称为子宫颈上皮内瘤变（cervical intraepithelial neoplasia，CIN）。据报道，CIN既具有进展性，也具有可逆性，轻度非典型增生大多数能自然消退，有些原位癌也可长期存在而不发生浸润。一般而言，非典型增生的程度越重，其发展为浸润癌的可能性越大。

2.子宫颈浸润癌　其病理变化肉眼观，分为四型。

（1）糜烂型：与子宫颈糜烂相似，表现为局部黏膜潮红、粗糙或呈微细颗粒状，质脆易出血，多属原位癌或早期浸润癌。

（2）外生菜花型：肿瘤呈乳头状或菜花状，突出于子宫颈外口，质脆易出血，表面常形成溃疡及伴出血、坏死和感染（图10-2）。

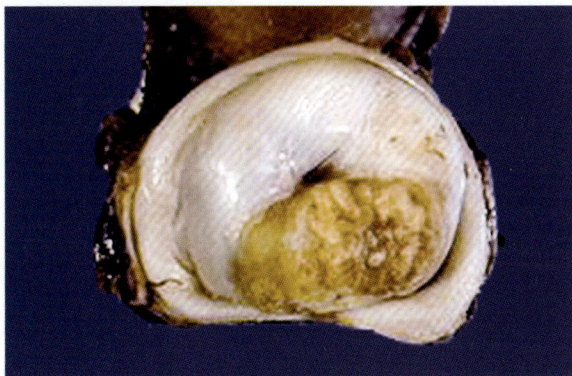

图10-2　子宫颈癌（外生菜花型，大体）

（3）内生浸润型：为常见类型，癌细胞主要向深层浸润，使宫颈肥厚、变硬。

（4）溃疡型：癌组织向深部浸润同时，表面伴有坏死脱落现象，形成溃疡，外观状似火山口。

3. 子宫颈浸润癌　镜下分两种类型。

（1）鳞状细胞癌：来源于子宫颈外口鳞状上皮和柱状上皮交界处及其附近的鳞状上皮或鳞状上皮化生。根据进展过程，分为早期浸润癌和浸润癌。

①早期浸润癌（early invasive carcinoma）：指原位癌癌细胞突破基底膜浸润到黏膜下间质的深度不超过 5mm，没有血管浸润和淋巴道转移，仅镜检时才能诊断，术后 5 年生存率达 100%。

②浸润癌（invasive carcinoma）：指癌组织明显浸润间质超过基底膜下 5mm 者。有高、中、低分化之分，其中以中分化鳞癌多见（约占 60%）。

（2）腺癌（cervical adenocarcinoma）：主要来源于子宫颈管黏膜柱状上皮和腺上皮。肉眼观，类型与鳞癌无明显差异。镜下观，多为腺管状腺癌。

（二）扩散方式

子宫颈癌的扩散和转移途径主要如下。

（1）直接蔓延：肿瘤向上可破坏整段子宫颈，但少见子宫体受累；向下可累及阴道；向两侧可侵犯双侧阔韧带及盆腔组织，可因压迫输尿管而引起肾盂积水；向前侵犯膀胱；向后侵犯直肠。

（2）淋巴道转移：最为多见，首先转移到子宫颈旁淋巴结，而后可转移到闭孔、髂外、髂总等盆腔淋巴结以及腹股沟深部淋巴结等。

（3）血道转移：较少见，晚期可经血道转移到肺、骨和肝。

四、子宫内膜腺癌

子宫内膜腺癌（endometrial adenocarcinoma）是来源于子宫内膜上皮细胞的恶性肿瘤，多见于 55 ~ 65 岁的绝经期和绝经后老年女性，临床表现主要为白带增多及阴道不规则流血。

子宫内膜癌的病因尚未阐明。目前认为其发生可能与雌激素长期持续刺激有关；伴非典型增生的子宫内膜增生症较易发展为子宫内膜癌。

（一）病理变化

肉眼观，子宫内膜腺癌一般依其累及范围分为两型。

（1）局限型：指癌组织局限于子宫内膜的某一局部，多见于子宫底部及后壁。肿瘤可呈菜花状、息肉状。

（2）弥漫型：指癌组织广泛累及大部分或全部子宫内膜，使其内膜显著增厚，并可伴多数不规则的乳头状突起。癌组织呈灰白色，质较脆，可侵犯肌层。

镜下观，癌组织有高、中、低三种分化类型，以高分化型腺癌最为多见。若腺癌组织中含有鳞状细胞癌成分称为腺鳞癌；若腺癌组织中含有分化成熟的鳞状上皮成分则称腺棘皮癌。

（二）扩散方式

子宫内膜腺癌一般生长较慢，常可较长时间局限于子宫内膜而不发生扩散，转移也较迟。扩散途径以直接蔓延和淋巴道转移多见。

（1）直接蔓延：肿瘤可侵犯子宫旁组织，甚至累及膀胱、直肠；向下可侵犯子宫颈、阴道。并可广泛种植于腹膜。

（2）淋巴道转移：子宫内膜癌多经淋巴道转移到腹主动脉旁淋巴结及盆腔淋巴结等。

（3）血道转移：少见，可经血道转移到肺、肝和骨等处。

第二节　滋养层细胞肿瘤

滋养层细胞肿瘤主要包括葡萄胎、侵蚀性葡萄胎和绒毛膜癌，其共同特点表现为滋养层细胞的异常增生。

一、葡萄胎

葡萄胎（hydatidiform mole）亦称水泡状胎块，是胎盘绒毛的一种良性病变，可见于育龄期任何年龄的妇女，通常患者年龄小于 20 岁或大于 40 岁认为可能与卵巢功能异常有关。该病病因尚未完全阐明，目前多数学者认为葡萄胎是一种良性滋养层细胞肿瘤，但仍有少数学者认为葡萄胎是一种病理性妊娠，可能是胚胎缺陷或胚胎早期死亡后绒毛产生继发性退变的结果。

葡萄胎的发病率有明显的地区差异，欧美国家较少见，约 1000 次妊娠中有一次发病；东南亚国家的发病率比欧美国家高 10 倍左右；我国亦较常见，发病率为 1/150 次妊娠。

1. 病理变化　肉眼观，典型的葡萄胎形状极似葡萄（图 10-3）。由于大部或全部胎盘绒毛间质水肿而显著肿胀，形成薄壁透明囊性葡萄样物，内含清液。大小不一，直

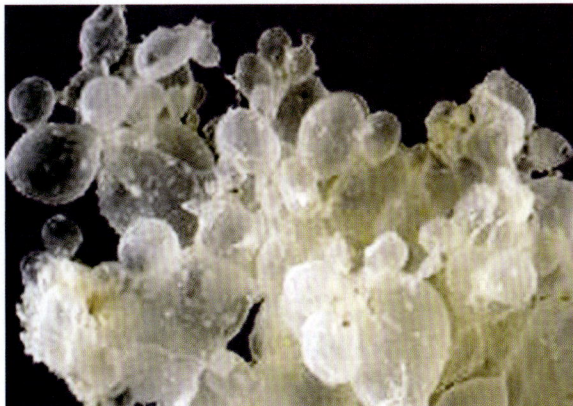

图 10-3　葡萄胎（大体）
外观呈大小不等的透明水泡

径 0.5 ~ 3cm，它们之间有细蒂相连，形如葡萄串。多数病例（约70%）所有绒毛都形成葡萄状，没有胎儿或其附属物，称完全性葡萄胎（complete mole）；较少数病例（约30%）部分绒毛形成葡萄状，仍有部分正常绒毛，且常伴有或不伴有胎儿或其附属物，称部分性葡萄胎（partial mole）。

镜下观，葡萄胎镜检有3个特点：①绒毛因间质水肿而增大，并有水泡形成；②间质血管消失或稀少；③滋养层细胞有不同程度的增生。其中以滋养层细胞增生最重要。增生的滋养层细胞可为合体细胞或细胞滋养层细胞，大多两者混合并存，并具有一定的异型性。完全性葡萄胎往往增生明显。部分性葡萄胎常为局限性、轻度增生。

2. 临床病理联系　由于胎盘绒毛肿胀，子宫明显增大，致超出正常妊娠月的子宫大小。胚胎常早期死亡，故子宫虽可大如5个月妊娠，但听不到胎心音。由于滋养层细胞显著增生，胎盘激素分泌显著增多，其中以绒毛膜促性腺激素（HCG）增多意义最大，能反映肿瘤的生长状态，是协助诊断的重要指标。葡萄胎一经确诊后应立即予以清除，大多数患者经彻底清宫后即可痊愈。约15%可恶变为侵蚀性葡萄胎，3%恶变为绒毛膜癌。部分性葡萄胎的恶变率很低。

二、侵蚀性葡萄胎

侵蚀性葡萄胎（invasive mole）是介于葡萄胎和绒毛膜上皮癌之间的交界性肿瘤，也称恶性葡萄胎（malignant mole），多数继发于葡萄胎之后。侵蚀性葡萄胎与良性葡萄胎不同之处是前者水泡状绒毛侵入子宫肌层，且往往侵入肌层深层，引起组织破坏，甚至穿破肌壁引起大出血，并可转移至邻近或远处器官。此外，滋养层细胞增生及异型程度亦往往较良性葡萄胎显著。

临床表现主要为在葡萄胎排出后，血或尿妊娠试验持续不正常；阴道持续或间断不规则流血；胸片示肺内往往有转移灶；有时阴道可出现紫蓝色结节，破溃时可发生反复大出血。近年来由于化学疗法的进展，治疗侵蚀性葡萄胎有很好的疗效。

三、绒毛膜癌

绒毛膜癌（choriocarcinoma）简称绒癌，是妊娠绒毛滋养层上皮细胞的高度恶性肿瘤。约50%继发于葡萄胎，25%继发于自然流产，20%以上发生于正常妊娠，5%以下发生于早产或异位妊娠等。主要临床表现是在葡萄胎、流产或足月产后阴道持续不规则流血，血及尿中HCG浓度显著升高。

肉眼观，子宫不规则增大，柔软，表面可见一个或多个紫蓝色结节。切面可见肿瘤呈暗红色、出血坏死的肿块充塞宫腔，或为多数结节浸润子宫肌层，常达浆膜，使子宫体积显著增大，或呈弥漫息肉状布满子宫内膜面，或在内膜和肌层内有小出血灶（图10-4）。

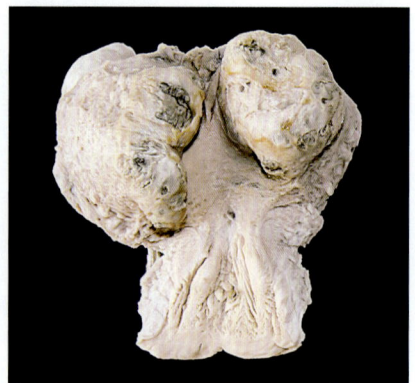

图10-4　子宫绒癌（大体）

镜下观，瘤组织由分化不良的细胞滋养层和合体滋养层两种瘤细胞组成，细胞异型性明显，核分裂象多见。肿瘤组织无间质血管，依靠侵袭邻近血管而得到营养，故肿瘤组织和周围正常组织有明显出血坏死。肿瘤组织不形成绒毛和水泡状结构，可与侵蚀性葡萄胎区别。

绒癌易侵入血管，故主要为血转道移，最多见转移至肺，其次为阴道、脑、肝、脾、肾、肠等。自应用化疗后，绒癌的死亡率已显著下降，绝大多数患者可治愈。

第三节 卵巢常见肿瘤

卵巢肿瘤种类繁多，结构比较复杂，依据其组织发生来源可分为三大类：①上皮性肿瘤，如浆液性肿瘤、黏液性肿瘤、子宫内膜样瘤及纤维上皮瘤等，这类肿瘤的性质可分为良性、交界性及恶性；②性腺间质肿瘤，如颗粒细胞瘤、卵泡膜细胞瘤及纤维瘤等；③生殖细胞肿瘤，如畸胎瘤、无性细胞瘤、内胚窦瘤及胚胎性癌等。

一、浆液性肿瘤

（一）良性浆液性囊腺瘤

良性浆液性囊腺瘤（serous cystadenoma）是浆液性肿瘤中最常见的一种，约占浆液性肿瘤的60%，多发生于20～40岁妇女，以单侧居多，也可双侧发生（约占20%）。

肉眼观，多为圆形或卵圆形囊肿，囊内充满稀薄、清亮的浆液，体积大小不一，小者直径仅数厘米，大者可达儿头大或更大，表面光滑，多为单房性，少数可为多房性。囊内壁光滑者为单纯性浆液性囊腺瘤；部分伴有乳头状突起，称为乳头状浆液性囊腺瘤。

镜下观，囊壁和乳头间质均由含血管的纤维结缔组织构成，被覆上皮呈单层低立方状、柱状、纤毛柱状或钉状，核多位于中央，染色质纤细，核仁缺如或不明显，无病理性核分裂象。有时在囊壁和乳头间质内可见圆形钙化小体（砂粒体）。

（二）交界性浆液性囊腺瘤

交界性浆液性囊腺瘤（borderline serous cystadenoma）约占浆液性肿瘤的10%，其形态结构介于良、恶性浆液性囊腺瘤之间，属低度恶性，预后比浸润癌为好。

肉眼观，与良性浆液性乳头状囊腺瘤相似，但乳头状突起往往比良性者丰富而广泛，常布满整个囊内表面，双侧发生率较高。

镜下观，主要表现为乳头上皮呈2～3层，乳头分支较稠密或有微乳头状突起，核异型性明显，核分裂象易见（每高倍视野不超过1～2个），无间质浸润。

（三）浆液性囊腺癌

浆液性囊腺癌（serous cystadenocarcinoma）约占浆液性肿瘤的30%，为卵巢恶性肿瘤中最常见的类型，约半数为双侧性。患者以 40 ～ 60 岁妇女为最多。

肉眼观，多数为多囊性，部分囊内或囊外有乳头状突起，囊内多含混浊液体，乳头状物多为实性菜花状，常侵犯包膜并有出血坏死（图 10-5）。

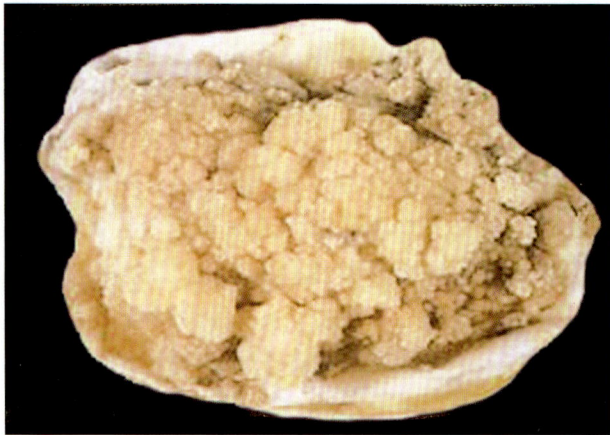

图 10-5　卵巢浆液性囊腺癌（大体）

镜下观，乳头分支多或呈实心团块，上皮细胞增生多呈 3 层以上，细胞有明显异型性，核分裂象常见，包膜和间质均有浸润，砂粒体较多见。根据乳头状结构的分化程度可将其分为高分化、中分化和低分化三型。

有外生乳头的良性及交界性肿瘤都可以有盆腔或腹腔腹膜的种植。交界性瘤的种植转移更多见。多数浆液性囊腺癌在就诊时已有转移，转移部位为腹腔、盆腔浆膜层，一部分病例可发生淋巴结转移，包括盆腔、肠系膜淋巴结及锁骨上淋巴结等，极少数有远处转移，如肝、肺等。

二、黏液性肿瘤

（一）黏液性囊腺瘤

黏液性囊腺瘤（mucinous cystadenoma）是上皮性肿瘤中较常见的一种肿瘤。主要来源于卵巢表面上皮，向宫颈内膜上皮分化；另一来源是良性囊性畸胎瘤的单胚叶生长，其上皮和肠上皮相似，并可见杯状细胞。多发生于 30 ～ 50 岁妇女，多数为单侧，很少为双侧。

肉眼观，囊性肿块大小不一，一般直径 15 ～ 30cm，甚至 50cm 以上，小者直径仅 1cm。圆或卵圆形，表面光滑，常为多房性，内含浓稠黏液。囊内壁光滑，很少有乳头（图 10-6）。

镜下观，上皮为单层高柱状黏液上皮，胞浆

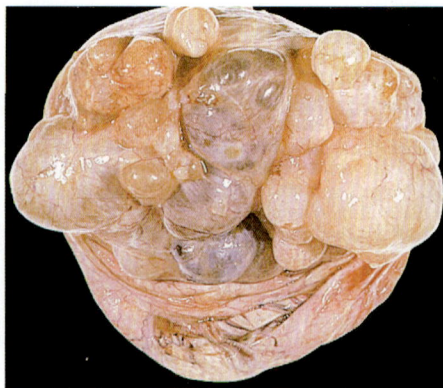

图 10-6　卵巢黏液性囊腺瘤（大体）
囊性肿块大小不一，卵圆形，表面光滑

含清亮黏液，核位于基底部，大小形状比较一致，染色质纤细，无明显核仁，亦无核分裂象。间质为纤维结缔组织。

（二）交界性黏液性囊腺瘤

交界性黏液性囊腺瘤（borderline mucinous cystadenoma）为低度恶性癌，形态结构介于良、恶性黏液性囊腺瘤之间。五年存活率为 95% ~ 98%。

肉眼观，与良性黏液性囊腺瘤无明显区别，但半数病例囊内壁可见乳头和包膜增厚，乳头或为简单分支，但多为生长活跃有复杂纤细分支的乳头。

镜下观，上皮高柱状，增生成 2 ~ 3 层，并失去极向，有轻或中度异型性，核分裂象可见。间质少，但无间质浸润。

良性及交界性黏液性囊腺瘤偶尔可自行穿破，使黏液性上皮种植在腹膜上继续生长并分泌黏液，形成腹膜假黏液瘤（pseudomyxoma peritonei）。

（三）黏液性囊腺癌

黏液性囊腺癌（mucinous cystadenocarcinoma）的大部分患者年龄在 40 ~ 60 岁。

肉眼观，肿瘤体积常较大，囊性或囊实性，表面光滑，常与周围器官粘连。20% 为双侧性。多为多房性伴有实性区域，实性区为灰白色或质松脆的乳头状物，常伴出血坏死。囊内含有黏液血性混浊液体。

镜下观，腺体密集，形状不规则，腺体上皮多超过 3 层，上皮细胞明显异型性，核仁明显，病理核分裂象易见。间质较少，可见包膜及间质浸润。根据上皮的分化程度可分为高分化、中分化和低分化三型。

卵巢黏液性囊腺癌可直接蔓延至阔韧带、输卵管和子宫，包膜浸润的癌细胞也可向腹腔内脱落或沿淋巴管扩散而转移，转移部位以盆腔、腹腔腹膜及各器官浆膜层为主，还包括大网膜、阑尾及对侧卵巢等。黏液性囊腺癌的 5 年存活率为 46% ~ 70%。

第四节　乳腺疾病

一、乳腺增生性疾病

乳腺增生性疾病是临床上常见的一种乳腺疾病，其发病率约占孕龄妇女的50%，常因内分泌紊乱及精神因素引起。

（一）乳腺纤维囊性变

乳腺纤维囊性变（fibrocystic changes）是最常见的乳腺疾患，多发于 25 ~ 45 岁的女性，绝经前达发病高峰，绝经后一般不再进展，极少在青春期前发病。发病多与卵巢内分泌失调有关，孕激素减少而雌激素分泌过多时，对此病的发生起一定的作用。但确切的发病机制仍不十分清楚。

乳腺纤维囊性变不是肿瘤性病变，是以小叶末梢导管和腺泡的高度扩张形成囊、间质纤维组织和上皮细胞不同程度增生为特点。

肉眼观，囊肿可单发或多发，囊腔大小不等，多少不一，常含有黄白色液体。

镜下观，中、小导管或腺泡扩张成囊，囊壁上皮细胞萎缩或增生，病理类型有非增生型纤维囊性变和增生性纤维囊性变两种。非增生型表现为囊肿被覆扁平、立方或柱状上皮，也可无上皮仅见纤维性囊壁，囊肿上皮细胞常见大汗腺化生。增生型除有囊肿形成和纤维增生表现外，常有末梢导管和腺泡上皮的增生，可呈乳头状增生突入囊内，当多数扩张的导管和囊肿内均有乳头状增生时，则称为乳头状瘤病。囊肿伴有上皮增生，尤其是伴有非典型增生时，易癌变，被视为癌前病变。

（二）乳腺硬化性腺病

乳腺硬化性腺病（sclerosing adenosis of breast）属于乳腺增生性纤维囊性变的一种类型，较少见。肉眼观，灰白，质硬，与周围乳腺界限不清。镜下观，病变主要特点是小叶中央或小叶间的纤维组织增生使小叶腺泡受压而扭曲变形，偶见萎缩，成细胞条索状。病变周围的腺泡扩张，一般无囊肿形成。影像学检查需与乳腺癌鉴别。

二、乳腺癌

乳腺癌（carcinoma of breast）是来源于乳腺终末导管小叶单元上皮的恶性肿瘤，为女性常见的恶性肿瘤之一。乳腺癌在欧美国家居女性恶性肿瘤的首位，在我国则仅次于子宫颈癌而居第二位；多见于40～60岁的老年女性，男性偶可发生。乳腺癌最常发生在乳腺的外上象限，以单侧多见，其次发生在乳腺中央区和其他象限。

（一）病因及发病机制

乳腺癌的病因和发病机制尚未完全阐明。现认为遗传、雌激素持续刺激和乳腺良性上皮增生性病变伴非典型增生者是乳腺癌发病的重要危险因素。据统计，有乳腺癌家族史的妇女，乳腺癌的发病率比无家族史者高2～3倍；乳腺癌最常见于45～49岁妇女，时值雌激素水平偏高的时期；初潮年龄早或绝经年龄晚的妇女、未产妇女和生育后很少哺乳的妇女发生乳腺癌的危险性增大。正常乳腺上皮细胞存在雌激素受体（ER）和孕激素受体（PR）。癌变后二者保留或消失，可作为内分泌治疗或估计预后的指标。ER、PR皆阳性者预后较阴性好，缓解率高，复发少。

（二）病理变化

肉眼观，可见肿瘤大小不一，质地较硬，与周围组织分界不清，常呈蟹足状侵入邻近组织，切面灰白色或灰黄

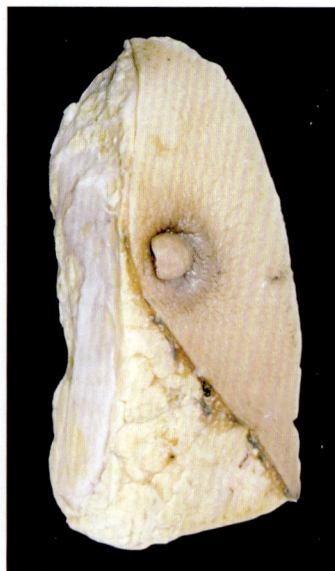

图10-7　乳腺癌（大体）
切面可见灰白色癌结节，乳头因大量纤维组织增生收缩而下陷

色。如肿瘤位于乳头下，常因伴大量纤维组织增生而收缩，致使乳头下陷（图10-7）。

如癌组织在乳腺真皮淋巴管内扩散而使淋巴管阻塞，可引起皮肤水肿，但毛囊、汗腺处的皮肤则受纤维组织牵拉而下陷，致使乳腺皮肤呈典型的橘皮样外观；如癌组织在乳腺内蔓延可在其周围形成多个小癌结（称为"卫星结节"）；晚期癌组织可穿破皮肤形成溃疡并继发出血、感染；癌组织侵及筋膜及胸肌时可使肿块固定而不能移动。

乳腺癌组织形态特点比较复杂，类型多，通常可分为非浸润性癌和浸润性癌两类。

1. 非浸润癌 又称为原位癌，又可分为导管内原位癌和小叶原位癌。

（1）导管内原位癌：病变特点是癌细胞仅局限于扩张的中、小导管内，而管壁基底膜完整。癌细胞在导管内可排列呈实体团块、乳头状、筛状或小管状。其中有的病例在实体癌细胞团中央可发生大片坏死。根据组织学特点不同可分为粉刺癌和非粉刺型导管内原位癌：①粉刺癌（comedocarcinoma）：多数位于乳腺中央部位，切面可见扩张的导管，其内含有灰黄色软膏样坏死物质，可从扩张的导管内挤出，状如皮肤粉刺，故命名为粉刺癌。②非粉刺型导管内原位癌（noncomedo intraductal carcinoma）：癌细胞之间异型程度不同，与粉刺癌相比异型性小，癌细胞体积较小，形态规则，通常无坏死或仅有轻微坏死可见。导管内的癌细胞排列成乳头状或筛状等形式。

（2）小叶原位癌：病变特点是癌细胞仅局限于受累小叶的管泡内，基底膜完整，小叶结构尚存。癌细胞较导管内癌的细胞体积小，大小形态较一致，核呈圆形或椭圆形，核分裂象少见，细胞坏死亦少见。

导管内原位癌和小叶原位癌均可进而演变为浸润性癌，但并非所有的原位癌都会发展为浸润性癌。

2. 浸润性癌（invasive carcinoma） 是最常见的乳腺癌，约占85%以上；可分为浸润性导管癌和浸润性小叶癌，其中以浸润性导管癌最为常见，约占浸润性癌的70%。

（1）浸润性导管癌（invasive ductal carcinoma）：由导管内癌发展而来，癌细胞破坏乳腺导管基底膜侵入周围间质而呈浸润性生长，是最常见的乳腺癌类型。镜下观，组织学形态多样，癌细胞可排列成条索状、巢状或伴有少量腺样结构。癌细胞大小形态各异，多形性明显，核分裂象多见，可见局部肿瘤细胞坏死。肿瘤间质有致密的纤维组织增生，癌细胞在间质内浸润生长。

乳头佩吉特病（Paget disease）是一种特殊类型的浸润性导管癌。发生于乳头附近的大导管，癌细胞沿大导管向乳头或乳晕表皮内浸润。肉眼观，局部皮肤鲜红色，伴脱屑、渗出和结痂，呈湿疹样外观。镜下观，病灶内有散在或巢状排列的癌细胞，其体积大而胞浆丰富、淡染，称为Paget细胞。

（2）浸润性小叶癌（invasive lobular carcinoma）：是癌细胞破坏小叶内管泡基底膜而侵犯间质而来。20%累及双侧乳腺，在临床检查和影像学检查中不易被发现。肉眼观，癌组织切面呈橡皮样外观，色灰白，质地柔韧，与周围正常组织界限不清。镜下观，癌细胞常呈单行线状或条索状浸润在纤维间质内，癌细胞小，大小一致，核分裂象少见。

该肿瘤的扩散和转移具有自身的特点，通常转移至脑脊液、卵巢、子宫和骨髓等处。

（三）扩散

乳腺癌的扩散包括：①直接蔓延，可直接侵入筋膜、胸肌、肋骨，甚至侵犯胸腔；②淋巴道转移，是乳腺癌最常见的转移途径，最早转移到同侧腋窝淋巴结，晚期可累及锁骨上、纵隔以及对侧腋窝淋巴结等；③血道转移：晚期乳腺癌可经胸导管或直接侵入乳腺内静脉而血道转移到肺、骨、肝、脑等部位。

乳腺解剖结构和各部位主要病变如图 10-8。

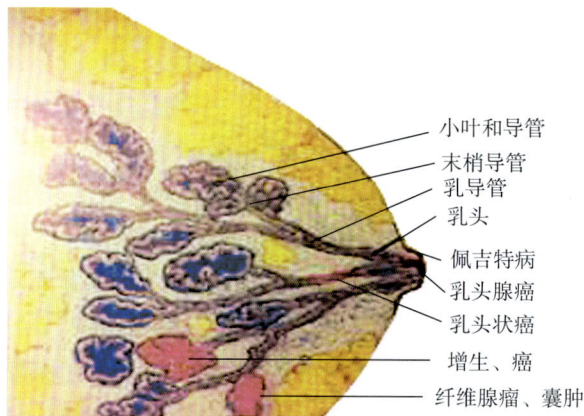

图 10-8　乳腺解剖结构和各部位主要病变

第五节　前列腺疾病

一、前列腺增生症

前列腺增生症（hyperplasia of prostate）是以前列腺腺体和间质增生而致前列腺呈结节状肿大为特点的常见疾病，又称为前列腺肥大或前列腺结节状增生。多见于 50 岁以上的老年男性，其发病率随年龄增长而增加，主要临床表现为排尿困难。

（一）病因及发病机制

前列腺增生症的病因及发病机制尚未完全阐明，现多认为与雄激素和雌激素平衡失调有关。位于尿道周围的前列腺内区（由尿道周围中叶和部分侧叶组成，所谓女性部）对雌激素很敏感，位于包膜下的前列腺外区（所谓男性部）对雄激素敏感。当体内雄激素减少而雌激素增多时，则可引起前列腺内区各种固有组织成分的增生。

（二）病理变化

前列腺增生主要发生在前列腺内区。

肉眼观，可见前列腺体积增大（正常约栗子大），一般可为正常的 2 ~ 4 倍，重量增加，重者可达到 300g（正常约 20g）。病变区常呈灰白色结节状，质地较坚韧；切面常见增生结节内出现多数大小不等的囊腔，腔内可有乳白色分泌物溢出；前列腺外区被内区的增生组织挤压、萎缩而呈包膜样结构，称为"外科包膜"。

镜下观，前列腺的腺体、平滑肌和纤维组织均呈不同程度的增生，其中增生的纤维组织和平滑肌细胞伸入增生的腺体之间，并伴淋巴细胞浸润，腺体常呈囊状扩张，有的腺腔内可见红染的同心圆状分泌物，称为淀粉样小体。

（三）临床病理联系

由于前列腺增生多发生在前列腺的中央区和移行区，导致患者尿道前列腺部受压而产生尿道梗阻的症状和体征，主要临床症状表现为排尿困难和尿液潴留。有的患者出现滴尿现象，可能系尿道括约肌受增生前列腺的牵拉和压迫而过度紧张，以致排尿时不易放松所致。长时间尿潴留可诱发尿路感染或发生肾盂积水，严重的患者可能导致肾功能衰竭。

（四）结局

前列腺增生压迫尿道可继发膀胱代偿性肥大和尿路感染，严重时可引起双侧输尿管和肾盂积水，甚至双肾压迫性萎缩而致尿毒症。现多认为前列腺增生症并非癌前病变，与前列腺癌可能并无直接关系，通常前列腺增生极少会发生恶变。

二、前列腺癌

前列腺癌（prostatic cancer）是男性生殖系统较常见的恶性肿瘤，绝大多数来源于前列腺外区腺泡导管上皮的腺癌。前列腺癌的发病率有明显的地理和种族差异，我国发病率较低。前列腺癌主要发生于 60 岁以上的老年男性。临床上，早期肿瘤较小时可无明显症状，若癌组织累及尿道可引起局部疼痛、排尿困难以及血尿等症状。

前列腺癌的病因尚未明了。有人认为前列腺癌主要发生在对雄激素敏感的前列腺外区，而不发生于阉割者，可能与雄激素刺激有关。此外，遗传和环境因素可能也是前列腺癌的危险因素。

（一）病理变化

肉眼观，约 70% 的肿瘤发生在前列腺周围区，以后叶多见。切面结节状，灰白色，质较坚实，和周围前列腺组织境界不清。

镜下观，多数前列腺癌为腺癌，并以高分化腺癌最多见。少数也可是移行细胞癌、鳞状细胞癌等。

（二）扩散方式

1. 直接蔓延 早期癌组织常浸润被膜；晚期可蔓延至膀胱、尿道等邻近组织；但直肠很少受累（前列腺后面的筋膜较厚而不易穿透）。

2. 淋巴道转移　较为常见，首先转移至闭孔淋巴结，随之到内脏淋巴结、胃底淋巴结、髂骨淋巴结、骶骨前淋巴结和主动脉旁淋巴结。

3. 血道转移　主要累及骨、肺和肝等器官，其中以脊柱下段和骨盆等处的骨转移多见。男性肿瘤骨转移应首先想到前列腺癌转移的可能。

早期前列腺癌一般无症状，因大多数前列腺癌呈结节状位于被膜下，故临床检查时肛诊可直接扪及。正常前列腺组织可分泌前列腺特异性抗原（prostatic-specific antigen, PSA），临床检查发现 PSA 分泌量明显增高时，应高度怀疑为前列腺癌。必要时，可行前列腺组织穿刺，进行活检明确诊断。

【复习题】

1. 解释下列名词：子宫颈糜烂、子宫颈上皮内瘤变（CIN）、原位癌、葡萄胎、乳腺癌。

2. 解释子宫颈上皮不典型增生、子宫颈原位癌、子宫颈早期浸润癌和子宫颈浸润癌这四种病变在组织学上的区别。简述它们是如何发展形成的。

3. 请描述子宫颈癌的病理变化及其扩散途径。

4. 请描述子宫内膜癌的病理变化及其扩散途径。

5. 请描述乳腺癌的病理变化、临床病理联系及其扩散途径。

6. 病例分析

【病史摘要】患者，女 48 岁。乳房包块 1 年，生长速度加快月余。1 年前无意中发现左乳腺外上方有一黄豆大小的肿块，无疼痛，局部不红不热，未引起重视。近 1 个月生长速度较快，现已长大至拇指大，乃就诊入院。

【体格检查】双乳不对称，左侧外上象限明显隆起。皮肤表面呈橘皮样改变，乳头略向下凹陷。扪之发现一个 2.5cm 直径的包块，质地较硬，边界欠清楚，较固定。左侧腋窝可触及 2 个黄豆大淋巴结。

【病理检查】肿瘤直径约 2cm, 呈浸润性生长，状如蟹足，质灰白，有浅黄色小点。镜下见瘤细胞成巢状排列，与间质分界清楚。瘤细胞呈条索状，无腺腔形成，大小、形态不一，核深染可见病理性核分裂象。巢状瘤细胞之间为大量的纤维增生，其中见到新生的小血管。

【讨论】

（1）本病的病理学诊断是什么？

（2）乳房皮肤的局部表现是怎样形成的？

（3）腋下淋巴结病变与乳房病变的关系？

第十一章　内分泌系统疾病

　　分泌系统包括内分泌腺、内分泌组织（如胰岛）和散在于各组织中的内分泌细胞。内分泌系统与神经系统共同参与调控机体的生长发育和代谢，对体内器官、系统的活动进行调节。内分泌系统的组织、细胞或相应受体发生病变，均可导致内分泌疾病的发生。本章主要介绍甲状腺非肿瘤性疾病及与机体代谢功能有关的内分泌疾病（糖尿病）。

第一节　甲状腺疾病

　　甲状腺非肿瘤性疾病最常见的类型有甲状腺炎和甲状腺肿，当它们形成结节性改变时易与甲状腺肿瘤相混淆，而两者的治疗方案和预后不同，应注意区别。

一、甲状腺炎

　　甲状腺炎（thyroiditis）可分为急性、亚急性和慢性三种。急性甲状腺炎常由链球菌或葡萄球菌感染引起，临床上较少见；亚急性甲状腺炎与病毒感染有关；慢性甲状腺炎又分为慢性淋巴细胞性甲状腺炎和纤维性甲状腺炎，前者与自身免疫反应有关，后者病因不明。

（一）亚急性甲状腺炎

　　亚急性甲状腺炎（subacute thyroidis）又称巨细胞性甲状腺炎或肉芽肿性甲状腺炎等。好发于中青年女性，是一种与病毒感染有关的肉芽肿性炎症。典型临床表现为起病急，颈部疼痛，低热、甲状腺轻度肿大和压痛。伴有短暂甲状腺功能障碍，病程短，1～2月内恢复正常。

　　肉眼观，甲状腺呈不对称性轻、中度肿大，结节状，边缘不规则，质实，橡皮样；切面病变处呈灰白或淡黄色，可见坏死或瘢痕，常与周围组织粘连。镜下观，部分滤泡被破坏，胶质外溢，引起巨噬细胞增生，形成"巨细胞肉芽肿"，类似结核结节，但无干酪样坏死（图11-1）。间质有多量中性粒细胞及不等量的嗜酸性粒细胞、淋巴细胞和浆细胞浸润，可形成微小脓肿。愈复期巨噬细胞显著减少，滤泡上皮细胞再生，间质纤维化和瘢痕形成。

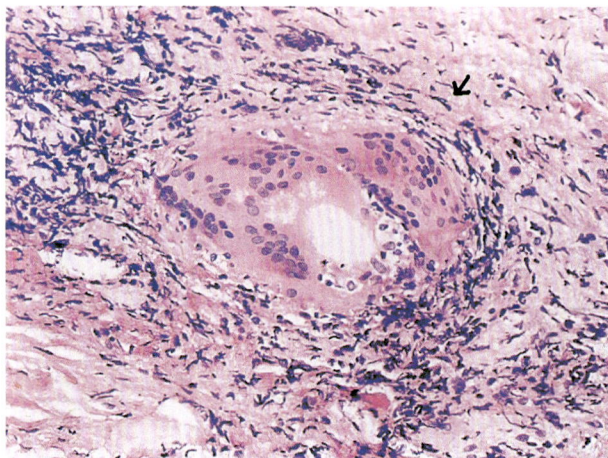

图 11-1 亚急性甲状腺炎（镜下）

部分滤泡被破坏，胶质外溢，引起巨噬细胞增生，形成巨细胞肉芽肿

（二）慢性甲状腺炎

1. 慢性淋巴细胞性甲状腺炎（chronic lymphocytic thyroidis） 亦称桥本甲状腺炎（hashimoto's thyroiditis），是一种自身免疫性疾病。起病缓慢，较常见于中年女性。

（1）病理变化：肉眼观，甲状腺弥漫性对称性肿大，质韧如橡皮，包膜完整、增厚；切面呈分叶状，色灰白或灰黄，晚期多呈结节状，被膜稍厚，但与周围组织无粘连。镜下观，甲状腺组织内可见大量淋巴细胞及不等量的嗜酸性粒细胞浸润，形成许多有生发中心的淋巴滤泡；甲状腺滤泡被破坏变形或萎缩，胶质明显减少，间质有不同程度纤维组织增生，形成不完整性结节（图 11-2）。

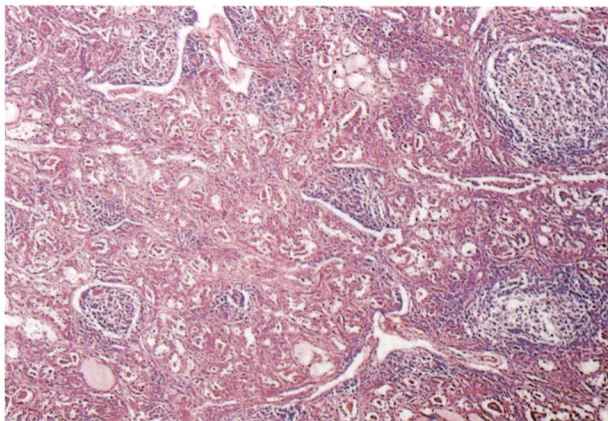

图 11-2 慢性淋巴细胞性甲状腺炎（镜下）

可见大量淋巴细胞及不等量嗜酸性粒细胞浸润，淋巴滤泡形成，纤维组织增生

（2）临床病理联系：本病临床上主要表现为双侧甲状腺无痛性肿大，质地坚韧，无压痛。血液检测自身抗体［（甲状腺球蛋白抗体（TGAb）和甲状腺过氧化物酶抗体（TPOAb）］滴度增高。发病早期可出现短暂性甲状腺功能亢进，以后功能恢复正常，晚

期由于免疫反应对甲状腺组织的持续破坏而出现甲状腺功能低下，儿童表现为克汀病，成人表现为黏液水肿及甲状腺多结节状改变。临床常误诊为结节性甲状腺肿而手术治疗。

2. 慢性纤维性甲状腺炎（fibrous thyroiditis） 又称 Riedel 甲状腺肿或慢性木样甲状腺炎（chronic woody thyroiditis），常合并身体其他部位纤维化，如腹膜后纤维化。原因不明，罕见。多发生于中年妇女。临床上早期症状不明显，晚期甲状腺功能低下，因增生的纤维组织压迫可致吞咽困难、呼吸困难或声音嘶哑等。本病注意与慢性淋巴细胞性甲状腺炎区别。

肉眼观，甲状腺呈结节状、不对称性中度肿大，质硬如木，与周围组织紧密粘连，切面灰白色。

镜下观，甲状腺滤泡广泛破坏萎缩，伴大量纤维组织增生、玻璃样变，有少量淋巴细胞浸润。

二、甲状腺肿

甲状腺肿（goiter）泛指非炎症性、非肿瘤性的甲状腺肿大。中医学称甲状腺肿为"瘿"。根据病变表现的不同，甲状腺肿可分为弥漫性甲状腺肿和结节性甲状腺肿；根据是否伴有甲状腺功能亢进，可将其分为非毒性甲状腺肿和毒性甲状腺肿。以下仅介绍弥漫性甲状腺肿。

（一）弥漫性非毒性甲状腺肿

弥漫性非毒性甲状腺肿（diffuse nontoxic goiter）亦称单纯性甲状腺肿（simple goiter），是由于多种病因使甲状腺激素分泌不足，而促甲状腺激素（TSH）分泌增多，引起的甲状腺弥漫性肿大，很少伴有甲状腺功能亢进。本型甲状腺肿多呈地方性分布，故又称地方性甲状腺肿（endemic goiter）。以远离海岸的内陆山区多见。女性发病率是男性的 3 ~ 5 倍。

1. 病因及发病机制

（1）缺碘：碘缺乏是弥漫性非毒性甲状腺肿的主要病因。碘是合成甲状腺激素的必需原料。碘缺乏导致甲状腺激素分泌不足，反馈刺激垂体致促甲状腺激素（TSH）分泌增多，甲状腺滤泡上皮增生肥大，滤泡内胶质堆积，导致甲状腺代偿性肿大。此外，外源性因素（如地方性水、土、食物中缺碘）和内源性因素（如青春期、妊娠、哺乳期、创伤和感染等对碘需求量增加均可导致碘的相对不足），也会引起甲状腺肿大。用碘化食盐和其他富含碘的食品可治疗和预防本病。

（2）遗传与免疫：家族性甲状腺肿的原因是甲状腺滤泡上皮细胞缺乏合成和释放甲状腺激素所需的某些酶（如过氧化物酶、脱碘酶等），甲状腺激素合成分泌障碍，引起遗传性甲状腺肿，也有人认为这种甲状腺肿的发生可能与自身免疫反应有关。

（3）高碘：碘摄入过多，影响酪氨酸氧化，造成碘的有机化障碍，导致甲状腺肿大。

（4）致甲状腺肿因子作用：某些食物（如木薯、大头菜等）、药物（如硫脲类药、磺胺药等）、水中的钙和氟等微量元素通过抑制甲状腺激素的合成和分泌，导致 TSH 增高，引起甲状腺肿。

2. 病理变化

（1）增生期：又称弥漫性增生性甲状腺肿（diffuse hyperplastic goiter）。肉眼观，甲状腺弥漫性对称性中度增大，表面光滑无结节。镜下观，滤泡数量增加，滤泡腔小，胶质量少，滤泡上皮增生呈立方或低柱状，可有小假乳头形成，间质血管扩张充血，甲状腺功能无明显改变。

（2）胶质贮积期　又称弥漫性胶样甲状腺肿（diffuse colloid goiter）。肉眼观，甲状腺弥漫性对称性显著增大，表面光滑，切面呈淡褐色、半透明胶冻状。镜下观，滤泡腔高度扩大，腔内大量胶质贮积，大部分滤泡上皮受压萎缩而变扁平（图11-3），有时大滤泡间可有成堆的小滤泡，部分滤泡上皮呈立方形或有假乳头形成。

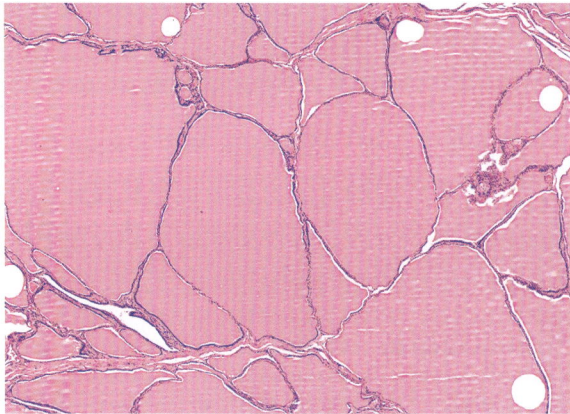

图 11-3　弥漫性非毒性甲状腺肿（胶质贮积期，镜下）
滤泡腔高度扩大，腔内大量胶质贮积，大部分滤泡上皮扁平

（3）结节期：又称结节性甲状腺肿（nodular goiter），是甲状腺肿最常见的类型。本病后期甲状腺滤泡上皮增生与复旧或萎缩不一致，逐渐形成不规则、凹凸不平的结节。

　肉眼观，甲状腺呈双侧不对称结节状肿大，切面见多个结节大小不一，境界清楚，无包膜或包膜不完整，这是甲状腺肿与甲状腺腺瘤的区别之处。结节内常有出血、坏死、囊性变、钙化和纤维化（图11-4）。镜下观，间质纤维组织显著增生、分割、包绕滤泡，

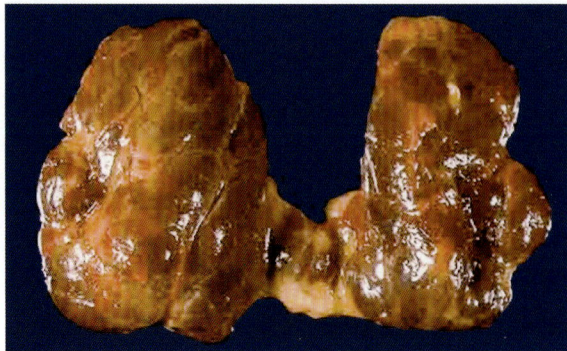

图 11-4　弥漫性非毒性甲状腺肿（结节期，大体）

形成大小不等的结节性病灶。结节内滤泡大小不一，过度扩张与萎缩滤泡并存，可见复旧性改变，滤泡扩张，腔内充满胶质，上皮细胞变扁平，间质血管减少。大部分滤泡上皮扁平或呈矮柱状，少数呈乳头状增生者，易发生恶变。

3. 临床病理联系　甲状腺肿大是本病的主要临床表现。早期轻、中度肿大，质软无压痛；随着病情发展，可产生压迫症状（如压迫气管、食道，出现刺激性干咳及声音嘶哑、吞咽困难）。甲状腺功能一般正常，少数患者可出现甲状腺功能亢进，即毒性结节性甲状腺肿的症状。极少数滤泡上皮发生癌变，一般表现为乳头状癌。当个别结节直径较大时，临床上易误认为甲状腺肿瘤。

（二）弥漫性毒性甲状腺肿

弥漫性毒性甲状腺肿（diffuse toxic goiter）临床上称为原发性甲状腺功能亢进症（hyperthyroidism），简称"甲亢"，又称 Graves 或 Basedow 病、突眼性甲状腺肿，是一种伴甲状腺激素分泌增多，涉及多系统的自身免疫性疾病，以 20 ~ 40 岁女性多见。治疗以药物控制为主，也可手术切除。

1. 病因及发病机制　本病病因尚未完全阐明，目前认为与下列因素有关。

（1）自身免疫性疾病：其根据是：①血中球蛋白增高，并有多种抗甲状腺自身抗体，且常与其他自身免疫性疾病并存；②血中存在与 TSH 受体结合的抗体，具有类似 TSH 的作用。

（2）遗传和精神心理因素：发现本病患者亲属中患有此病或其他自身免疫性疾病的比例高于一般人群；精神创伤等可能干扰了免疫系统而促进自身免疫疾病的发生。

2. 病理变化　肉眼观，甲状腺弥漫性对称性增大，约为正常的 2 ~ 4 倍；表面光滑，质较软；切面呈分叶状，红棕色，似肌肉样。

镜下观，以滤泡增生为主要特征，滤泡大小不等，滤泡上皮增生呈立方状或高柱状，核位于基底部，有的呈乳头状增生突向滤泡腔内；滤泡腔内胶质明显减少、稀薄，滤泡上皮与胶质间有较多大小不一的吸收空泡（图 11-5）；间质血管丰富，明显扩张充血，可见淋巴细胞浸润，甚至形成淋巴滤泡，但无纤维组织增生。免疫荧光检查可见滤泡基底膜上有 IgG 沉着。

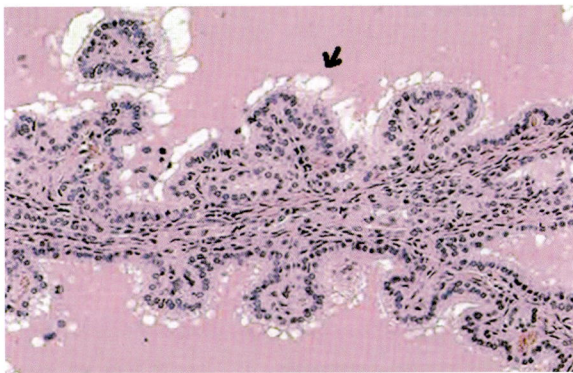

图 11-5　弥漫性毒性甲状腺肿（镜下）
滤泡上皮与胶质间有较多大小不一的吸收空泡

本病的组织形态与药物治疗有关，手术前经碘治疗后，上述病变有所减轻，经硫脲嘧啶治疗后，滤泡上皮增生比治疗前更明显。

甲状腺外的器官病理变化包括心脏代偿性肥大和缺血性改变、胸腺和脾肿大及全身淋巴组织增生。

3. 临床病理联系　临床上主要表现为甲状腺肿大、甲状腺功能亢进和眼球突出三大症状。

甲状腺不同程度弥漫性、对称性肿大，质地不等，无压痛。在肿大的甲状腺两叶上下极听诊可闻及血管杂音。由于甲状腺激素分泌过多导致高代谢综合征，患者常常皮肤温暖潮湿、怕热多汗；体内物质过度消耗，出现食欲亢进、易饥饿、消瘦、疲乏无力。另有交感神经兴奋症状，如心悸、心跳过速、多虑、易激动、性情急躁、双手震颤等。约 1/3 患者出现特异性突眼体征，眼球外突是由于球后结缔组织增多、眼球外肌水肿、眼眶内软组织纤维化和淋巴细胞浸润，将眼球推压向外所致。

第二节　糖　尿　病

成年人胰岛内由四种内分泌细胞组成：A 细胞（占 15% ~ 25%）分泌胰高血糖素；B 细胞（占 60% ~ 70%）分泌胰岛素；D 细胞（占 5% ~ 0%）分泌生长抑素；PP 细胞（占 2%）分泌胰多肽。糖尿病(diabetes mellitus)是一种由于体内胰岛素相对或绝对不足，或靶细胞对胰岛素敏感性降低，或胰岛素本身存在结构上的缺陷而引起碳水化合物、脂肪和蛋白质代谢紊乱的慢性代谢性疾病，是与遗传因素有关的多诱因性疾病。其主要特点是高血糖、尿糖。临床表现为多饮、多食、多尿和体重减轻（即"三多一少"），全身多系统可以受累，常并发心、脑血管疾病，严重者可引起酮症酸中毒、肢体坏疽、失明和肾功能衰竭等，是引起患者致残和死亡的主要原因。我国古代医学经典《黄帝内经》中就有关于糖尿病的记载，将其归属为"消渴"病的范畴。

一、类型、病因及发病机制

糖尿病依病因不同分为原发性和继发性两大类。继发性糖尿病是由于胰腺病变或其他内分泌疾病造成胰岛素分泌不足所引起。本节主要介绍原发性糖尿病。根据遗传特征及是否依赖胰岛素又分为以下两型。

（一）胰岛素依赖型糖尿病

胰岛素依赖型糖尿病（insulin-dependent diabetes mellitus，IDDM）又称 1 型糖尿病或幼年型糖尿病，约占糖尿病的 10%。青少年发病，起病急，发展快，病情重，三多一少症状明显。胰岛 B 细胞明显减少，血中胰岛素降低，易出现酮症酸中毒，依赖胰岛素治疗，胰岛自身抗体阳性。发病机制目前认为是在遗传易感性基础上，病毒感染或化学毒物直接或间接通过自身免疫性反应损伤 B 细胞，胰岛素分泌绝对不足引起的。

（二）非胰岛素依赖型糖尿病

非胰岛素依赖型糖尿病（non-insulin-dependent diabetes mellitus，NIDDM）又称 2 型糖尿病或成年型糖尿病，约占糖尿病的 90%。中老年人多见，起病缓慢，病情轻，发展较慢，胰岛数目正常或轻度减少，血中胰岛素可正常、增多或降低，肥胖者多见，很少出现酮症酸中毒，可以不依赖胰岛素治疗。胰岛自身抗体阴性。发病原因和机制尚不十分清楚，可能与遗传因素、过度肥胖有关。

二、病理变化

（一）胰岛病变

不同类型、不同时期的糖尿病，病变差异很大。胰岛素依赖型糖尿病早期为非特异性胰岛炎，胰岛内较多淋巴细胞浸润，后期胰岛 B 细胞颗粒脱失、空泡变性、坏死，胰岛变小、数目减少，甚至纤维化、玻璃样变性；非胰岛素依赖型糖尿病早期病变不明显，后期胰岛 B 细胞减少，间质内可见淀粉样物质沉积。

（二）血管病变

血管病变最具有特征性，从大、中动脉到毛细血管均可受累。大、中动脉发生动脉粥样硬化，胰岛素依赖性较非胰岛素依赖型出现早且严重；细、小动脉表现为内皮细胞增生、基底膜显著增厚，血管壁增厚、玻璃样变性或可见纤维素样变性，可有血栓形成或管腔狭窄。血管病变是糖尿病性肾病、神经疾病和视网膜病变的基础。

（三）肾脏病变

糖尿病性肾病引起的肾功能衰竭是引起糖尿病死亡的主要原因之一。主要的病变有：①结节性和弥漫性肾小球硬化；②肾小管萎缩变性和间质纤维化；③肾动脉及细小动脉硬化；④急、慢性肾盂肾炎或伴有肾乳头坏死。

（四）视网膜病变

视网膜病变是糖尿病患者的特征性和常见病变。主要指视网膜小血管壁增厚、玻璃样变性和通透性增加、微血栓形成和微小动脉瘤（microaneurysms）等病变，可导致视网膜渗出、水肿、出血等非增生性视网膜病变，还可因缺氧刺激纤维组织增生及新生血管形成等增生性视网膜病变。视网膜病变可引起白内障或失明。

（五）神经系统病变

躯体神经和感觉神经可因微血管病变与代谢异常引发缺血性损伤而出现感觉或运动障碍等症状，如肢体疼痛、麻木、感觉丧失、肌肉麻痹、胃肠功能障碍等，脑细胞也可发生广泛变性。

（六）其他组织或器官病变

可出现肝脂肪变性和核内糖原沉积、皮肤黄色瘤结节或斑块、骨质疏松、糖尿病性外阴炎及化脓性和真菌性感染等。

三、临床病理联系

（一）三多一少

糖尿病患者典型症状为多饮、多食、多尿、体重减轻。多尿是由于体内葡萄糖利用减少，糖原合成减少，引起血糖升高、尿糖增多并伴有渗透性利尿而引起多尿；多饮是由于多尿引起水电解质丢失过多，细胞内水减少，高渗性脱水而引起口渴；多食是因机体不能充分利用糖，加之血糖过高刺激胰岛素分泌，使患者产生饥饿感和食欲亢进；体重减轻是因糖代谢障碍使 ATP 减少及蛋白质分解代谢增强所致的负氮平衡、脂库减少，导致消瘦。

（二）感染

糖尿病患者常因脱水和抵抗力降低，易合并感染性，如皮肤疖、痈等化脓性感染，严重可引起败血症。

（三）失明

由于视网膜血管病变及纤维组织增生，易并发白内障、青光眼而导致患者失明。

（四）糖尿病足

糖尿病患者由于下肢远端神经异常和不同程度的周围血管病变造成足部（踝关节及以下部分）感染、溃疡、深层组织破坏，称为糖尿病足，是截肢和致残的主要原因。

（五）其他严重症状

胰岛素严重缺乏时，蛋白质、脂肪分解代谢增强而生成氨基酸和脂肪酸，脂肪酸在肝内氧化生成酮体，出现酮血症和酮尿症，导致酸中毒，发生糖尿病性昏迷。晚期患者常因心肌梗死、肾衰竭、脑血管病变及合并感染而死亡。

【复习题】

1. 解释下列名词：单纯性甲状腺肿、1 型糖尿病、2 型糖尿病。
2. 简述甲状腺炎的类型。
3. 请描述弥漫性非毒性甲状腺肿的三期病理特点。
4. 请描述 1 型糖尿病和 2 型糖尿病的异同点。

5.病例分析

【病史摘要】患者，女，28 岁，因心悸、烦热多汗，食欲亢进，消瘦乏力，体重减轻一年就诊。过去史无特殊。

【体格检查】T 36.8℃，P 94 次 / 分钟，R 22 次 / 分钟，BP 19/9.5kPa（140/75mmHg）。双眼球突出，双侧甲状腺弥漫性中度肿大，听诊有血管杂音。双手震颤。心尖部可闻及Ⅰ级收缩期吹风样杂音，两肺部听诊未闻及啰音，腹部平软，肝脾肋下未触及。实验室检查：基础代谢率 +50%（正常：−10% ～ 15%）。T_3、T_4 水平升高，甲状腺摄 ^{131}I 率增高。

【病理检查】肉眼观，甲状腺弥漫性肿大，表面光滑，切面结构致密，略呈分叶状，质坚实，色灰红，如新鲜牛肉状外观。镜下观，甲状腺滤泡弥漫性增生，滤泡上皮增生呈高柱状，有的呈乳头状增生突向滤泡腔，滤泡腔内胶质少而稀薄，靠近滤泡上皮边缘的胶质有较多吸收空泡形成，间质血管丰富、充血，有淋巴细胞浸润。

【讨论】请根据以上资料，写出病理诊断及诊断依据。

第十二章　传染病和寄生虫病

　　传染病是指由病原体侵入人体后所引起的具有传染性的一类疾病，能在人群中引起局部或广泛的流行，属于感染性疾病中的特殊类型。在发展中国家严重威胁人类的健康。在我国，有的病种已消灭，如天花；但一些已得到控制的传染病又死灰复燃，呈上升趋势，如结核病、淋病、梅毒等；另外出现新的传染病，如艾滋病、艾波拉出血热、严重急性呼吸综合征（SARS）等。传染病在人群中发生或流行必须同时具备传染源、传播途径和易感人群三个基本环节，也具有一定的地方性、季节性。病原体入侵人体，常有一定的传染途径和方式，病变往往定位于一定的组织或器官，并在该部位形成特征性病变，引起相应的临床表现。当然，能否引起发病，除取决于感染病原体的毒力、侵袭力和数量，也取决于人体的反应性。多数传染病通过人体抵抗力的增强和适当的治疗而痊愈，并可获得一定时期或终身免疫，但有些传染病也可引起严重的后遗症甚至死亡。

　　寄生虫病（parasitosis）是寄生虫作为病原体引起的疾病。部分寄生虫病在人群、动物群或人和动物之间的传播，受到生物因素、自然因素和社会因素的影响。本章主要介绍常见传染病、性传播疾病和寄生虫病。

第一节　结　核　病

一、概述

　　结核病（tuberculosis）是由结核分枝杆菌引起主要经呼吸道传染引起的一种慢性肉芽肿性炎症，病变特征是典型的结核结节形成和不同程度的干酪样坏死。全身各器官均可发病，以肺结核最常见。中医学称结核为"痨瘵"。《金匮要略》指出："气血恶弱，极易成痨"，认为是气血虚弱，正气不足，感染"痨虫"而致病。临床主要表现为低热、盗汗、食欲不振、消瘦乏力和血沉加快等。

　　近年来随着艾滋病的流行和耐药菌株的出现，结核病的发病率有逐渐上升的趋势。

（一）病因及发病机制

　　1.病原菌　结核病的病原菌是结核分枝杆菌，简称结核杆菌。引起人类结核病的结核杆菌有人型和牛型两种，以人型结核杆菌感染为多见。结核杆菌的致病性主要由菌体和细菌壁内的脂质、蛋白质和多糖类成分决定。菌体蛋白具有抗原性，与脂质中的蜡质 D 结合使机体发生超敏反应，引起组织坏死和全身中毒症状；菌体的脂质可刺激组织中的巨噬细胞转变为上皮样细胞，形成结核结节；多糖类可引起局部中性白细胞浸润并参与免疫反应。

2. 传染源和传播途径　结核病的传染源是活动性肺结核患者，主要通过呼吸道传播，少数经消化道传染或皮肤接触传染。患者咳嗽、打喷嚏或咳痰时，从呼吸道排出大量含有结核杆菌的微滴，易感人群吸入带菌飞沫而感染，引起肺结核病灶，一部分结核杆菌通过淋巴道、血道带到全身各处，可引起肺外器官结核。

3. 发病机制　结核病的发生和发展取决于感染结核杆菌的数量、毒力和机体的反应性，免疫反应和变态反应（Ⅳ型超敏反应）影响结核病的病变，并对结核病的转归起决定作用。免疫反应强对病原菌有杀伤作用，病灶较局限，病变则以增生为主，可形成结核结节；而超敏反应强，病变以渗出、坏死为主，组织干酪样坏死和全身中毒症状（午后低热、乏力、食欲减退等），甚至造成播散成为肺外结核的根源。

（二）病理变化

结核病是一种特殊类型的炎症，它具有变质、渗出、增生特点，因病变组织的特性不同，呈现三种不同的类型。

1. 以渗出为主的病变　出现在炎症早期或机体免疫力低下，结核菌量多、毒力强、超敏反应较强时，表现为浆液性或浆液纤维素性炎。早期病灶内有中性粒细胞浸润，但很快被巨噬细胞取代。在渗出液和巨噬细胞内可查见病原菌。此型病变好发于肺、滑膜、浆膜及脑膜等。

2. 以增生为主的病变　当机体免疫力较强，菌量少、毒力低、超敏反应较弱时，病变以增生为主，形成具有诊断价值的结核结节。镜下观，结核结节（图 12-1）是由类上皮细胞、郎汉斯巨细胞（Langhans giant cell）及其周围的淋巴细胞和少量增生的成纤维细胞构成的境界清楚的结节状病灶，又称结核性肉芽肿。典型的结核结节中央可见

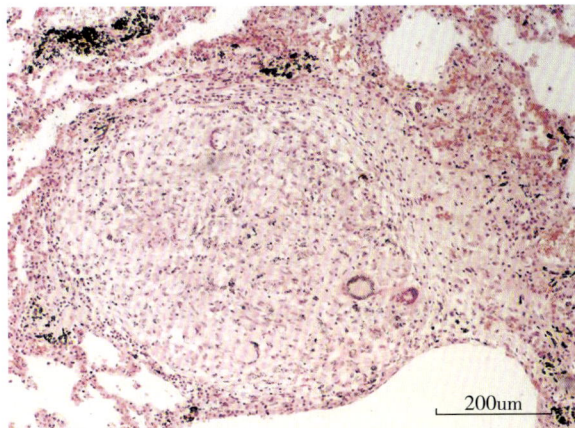

图 12-1　肺结核结节（镜下）
由郎汉斯巨细胞、类上皮细胞、淋巴细胞和纤维母细胞组成

干酪样坏死。吞噬细菌的巨噬细胞体积增大，逐渐变为梭形或多角形、细胞质丰富、淡染、界限不清的类上皮细胞，而且活性增加。多个类上皮细胞相互融合或形成一个类上皮细胞细胞核分裂而细胞质不分裂的多核巨细胞，核的数目由十几个到几十个不等，呈花环状、马蹄形或密集分布在胞质的一端，为郎汉斯巨细胞。肉眼观，单个的结核结节不易见到，3～4个结核结节融合在一起时可见约粟粒样大小、灰白色、半透明状团块，有干酪样坏死时微黄色，境界分明。病变愈复时，结核结节可伴随肉芽组织的增生而纤维化，在结核结节内不易发现结核杆菌。

3. 以坏死为主的病变 发生在感染菌量大，毒力强，免疫力低，超敏反应强的情况下，或上述渗出性病变、增生性病变继发而来。病变特点是发生干酪样坏死，极少形成结核结节。肉眼观，坏死因富含脂质而偏黄，均匀细腻、质地较实，状似奶酪，故称干酪样坏死。镜下观，为均匀红染无结构的颗粒状物（图12-2）。干酪样坏死物中常含有较多结核杆菌，可钙化，或被纤维组织包裹，使病变趋于静止。当发生更强烈的超敏反应时，干酪样坏死物可发生溶解液化，细菌大量繁殖，形成半流体物质，导致病原体蔓延扩散，成为结核病恶化进展的原因。

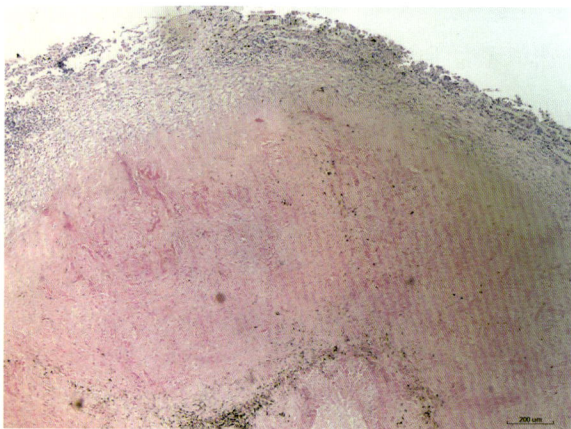

图 12-2 肺干酪样坏死（镜下）
红染无结构的颗粒样物

（三）转归

结核病的结局取决于机体的抵抗力和结核杆菌致病力之间的关系，病变可向愈合和恶化两方面发展。

1. 转向愈合

（1）吸收消散：为渗出性病变的主要愈合方式。渗出物和较小的干酪样坏死通过淋巴管或静脉吸收，使病变缩小或消散。临床上称为吸收好转期。X线检查发现云雾状病灶逐渐缩小或消失。

（2）纤维化、纤维包裹及钙化：无法吸收的渗出物和小的干酪样坏死被增生的肉芽组织取代，形成瘢痕愈合。较大的干酪样坏死则通过周围纤维组织包裹，坏死组织逐渐干燥浓缩，继而钙盐沉着，使病变相对静止，临床称为硬结钙化期。X线见病边缘清楚，密度增高，钙化灶密度更高。当机体免疫力降低时，其病变可复发，转变为渗出和干酪样坏死。

2. 转向恶化

（1）浸润进展：原有病灶范围扩大，周围出现渗出性病变和干酪样坏死。临床X线检查，病灶周围境界模糊，呈云雾状阴影。临床上称为浸润进展期。

（2）溶解播散：干酪样坏死物溶解液化，经体内自然管道（支气管、输尿管）排出，使肺、肾形成空洞。液化物中的结核杆菌亦可沿着自然管道播散到其他部位，形成多处新病灶。X线检查可见病灶阴影密度不均，大小不等，可有空洞形成，临床上称为溶解播散期。另外，结核杆菌还可经血道、淋巴道播散至全身各处，引起全身粟粒性结核病及淋巴结结核。

二、肺结核病

结核病中最常见的是肺结核病（pulmonary tuberculosis），其原因是结核杆菌大多经呼吸道传染。由于初次感染与再次感染结核杆菌时机体的反应性不同，肺部病变也各有特点，分为原发性肺结核病和继发性肺结核病两大类。

（一）原发性肺结核病

原发性肺结核病（primary pulmonary tuberculosis）是指机体第一次感染结核杆菌而发生的肺结核病。多见于儿童，又称儿童型肺结核病，偶见于未感染过结核杆菌的青少年或成年人。免疫功能严重受抑制的成年人由于丧失对结核杆菌的免疫力，可多次发生原发性肺结核病。

1. 病变特点
由原发病灶、结核性淋巴管炎和肺门淋巴结结核三者构成的肺原发综合征（primary complex）是原发性肺结核病的特征性病变。

原发病灶是结核杆菌被吸入肺泡后首先到达的部位，以右肺多见，通常只有一个，常位于通气较好的上叶下部或下叶上部，靠近肺膜下，直径1～1.5cm左右，中央常有干酪样坏死。而后沿着肺内淋巴管扩散导致肺内结核性淋巴管炎。继而到达肺门淋巴结，导致肺门淋巴结肿大、干酪样坏死。典型病变X线表现为哑铃状阴影。有时X线检查仅见肺门淋巴结肿大，看不到其他两种病变，称为肺门淋巴结结核病。

2. 发展及结局

（1）自然痊愈：绝大多数（95%以上）病例由于免疫力逐渐增强，小的病灶通过吸收消散、纤维化和纤维包裹钙化痊愈。

（2）恶化进展：少数营养不良或合并其他疾病的病例，肺原发病灶及肺门淋巴结结核病灶可通过支气管、淋巴道或血道蔓延扩散。

①支气管播散：较少见。原发病灶的干酪样坏死物溶解液化侵及支气管，结核杆菌沿支气管在肺内播散，引起邻近或远隔的肺组织发生小叶性干酪样肺炎。

②淋巴道播散：肺门淋巴结干酪样坏死物溶解液化，病菌可侵入淋巴管引起播散，引起气管叉、气管旁、纵隔、锁骨上、下及颈部淋巴结结核，或病菌逆流播散到腋下、

腹股沟、腹膜后及肠系膜淋巴结，引起相应部位的淋巴结结核。病变的淋巴结肿大，出现干酪样坏死，可相互粘连形成肿块。

③血道播散：结核病灶破坏血管病菌侵入血流引起血行播散性结核病，可表现为全身粟粒性结核病、肺粟粒性结核病、肺外器官结核病。

（二）继发性肺结核病

继发性肺结核病（secondary pulmonary tuberculosis）是指再次感染结核杆菌引起的肺结核病，多见于成人，故称成人型肺结核病。结核杆菌的来源有二：①外源性再感染，结核杆菌由外界再次侵入机体；②内源性再感染，结核杆菌由原发性肺结核病血源播散而致，当机体抵抗力下降时，潜伏病灶重新活动可在数年后发展为继发性肺结核病。目前比较多见的是内源性再感染。

1. 病变特点 病变多始于肺尖，因超敏反应，易发生干酪样坏死，同时机体具备了一定的免疫性，在坏死周围形成增生性病变——结核结节，而且肺门淋巴结一般不受侵犯。临床上病程较长，病情波浪起伏，病变复杂，上重下轻，上老下新，新老交替。病变恶化时，以支气管播散为主，少见淋巴道、血道播散。

2. 类型及病理变化

（1）局灶型肺结核：是继发性肺结核的早期病变。多数位于右肺肺尖，形成一个或多个小病灶，一般直径为 0.5～1cm，病灶边缘清楚，有纤维包膜，病变以增生为主，中央可有干酪样坏死，常发生纤维化、钙化。临床上一般无明显症状，常在体检时发现，X线显示边界清楚的灶状阴影。少数患者因免疫力降低而发展为浸润型肺结核。

（2）浸润型肺结核：是临床上最常见的活动性肺结核病，多由局灶型肺结核发展而来。病变多位于肺尖或锁骨下肺组织，以渗出为主，中央常有干酪样坏死。临床上常有低热、盗汗、乏力、咳嗽和咳血等全身中毒症状，X线呈模糊的云雾状阴影。多数病例经治疗后通过纤维化、包裹、钙化而痊愈，少数病例病情进展，病灶扩大，干酪样坏死液化，形成急性空洞。空洞内坏死液化物沿支气管播散可引起干酪样肺炎。急性空洞扩大累及胸膜可导致结核性脓气胸或自发性气胸。如果急性空洞经久不愈则发展形成慢性纤维空洞型肺结核。

（3）慢性纤维空洞型肺结核：多由浸润型肺结核、干酪样肺炎形成的急性空洞发展而来。病变特点是在肺上叶形成一个或多个纤维性厚壁空洞，壁厚可达 1cm 以上，其周围有新旧交替的结核病灶。镜下观，由内到外可分三层，内层为干酪样坏死物质（含多量结核杆菌），中层是结核性肉芽组织，外层为大量纤维结缔组织。临床上，较小空洞经治疗可闭合形成瘢痕。较大的空洞经治疗后可形成无传染性的开放性愈合。细菌随痰液排出体外传染他人（典型开放性肺结核），吞下含菌痰可引起肠结核。空洞扩大累及或穿破胸膜引发结核性胸膜炎或自发性气胸，累及破坏血管引起咯血或大出血窒息死亡。新旧病变交替，最终演变为局灶性肺硬化，并可导致肺动脉高压，引起慢性肺源性心脏病。X线显示一侧或两侧上、中部肺野有一个或多个厚壁空洞互相重叠，呈蜂窝状。

（4）干酪样肺炎：病变以广泛干酪样坏死为主，伴有大量浆液、纤维素渗出为特征。按病变范围可分为小叶性和大叶性干酪样肺炎。临床上起病急、病情重、中毒症状明显，可有明显的高热症状，病死率高，故有"奔马痨"之称。

（5）结核球：又称结核瘤，是一种孤立的有纤维组织包裹、界限清楚的球形干酪样坏死灶（图 12-3），多为单个，病灶直径 2～5cm，常见于肺上叶。临床上结核球为相对静止的病变，多无症状，由于其纤维包膜的存在，抗结核药物不易发挥作用，可恶化进展。不典型病例 X 线检查时需与肺肿瘤鉴别。

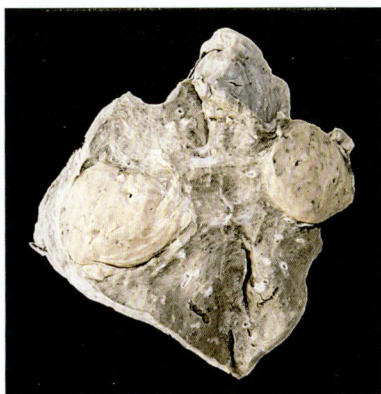

图 12-3　肺结核球（大体）
有纤维组织包裹的球形干酪样坏死灶

（6）结核性胸膜炎：按病变性质分类如下。

①渗出性结核性胸膜炎：多见于青少年。病变主要为浆液纤维素性炎，液体渗出量多时引起胸腔积液，呈草黄色或血性胸水。若渗出物中纤维素较多，则可因机化使胸膜增厚粘连。

②增生性结核性胸膜炎：病变较局限，以增生性改变为主，很少见胸腔积液。一般可通过病灶纤维化而痊愈。

三、肺外结核病

发生在肺外其他器官的结核病，病变多数只限于一个器官，呈慢性经过。淋巴结结核由淋巴道播散所致，消化道结核由吞下结核杆菌引起，皮肤结核由损伤皮肤感染而来，也可由血道扩散而来。其他器官结核大多由原发性肺结核病通过血道播散所致，此时肺内结核病灶有可能已痊愈。

（一）肠结核病

1.原发性肠结核病　很少见，常见于儿童，多因饮用带有结核杆菌的牛奶或乳制品而感染。可形成与原发性肺结核相似的肠原发综合征，由肠原发结核病灶、结核性淋巴管炎和肠系膜淋巴结结核三者组成。

2.继发性肠结核病　大多继发于开放性肺结核病，由反复吞下带菌的痰液感染引起。少数由结核杆菌经血道播散到肠。常发生在回盲部，因为该段淋巴组织丰富，并且食物在此停留时间长，细菌接触机会多。依其病变特点不同分两型。

（1）溃疡型：较多见。结核杆菌首先侵入肠壁淋巴组织，形成结核结节，结节逐渐融合并发生干酪样坏死，脱落形成溃疡。肠结核溃疡呈腰带状环绕肠壁，和肠管长轴垂直。溃疡较浅，边缘不整齐，溃疡相应的浆膜面常有密集的粟粒大的结核病灶。后期肠壁纤维化、增厚，易导致肠狭窄或梗阻，较少穿孔、出血。

（2）增生型：较少见，特点为肠壁内有大量结核性肉芽组织和纤维组织增生，肠壁高度增厚形成肿块，导致肠腔狭窄，黏膜有浅表性溃疡和息肉形成。临床常出现不完全性肠梗阻及腹部包块，易与肠癌混淆。

（二）结核性腹膜炎

大多继发于肠结核、肠系膜淋巴结结核和输卵管结核，血行播散者少见。肉眼观，腹膜面可见较多粟粒大小的结节。根据病变特征可分干型和湿型，通常以混合型多见。

1. 渗出型（湿型） 以浆液渗出为主，出现淡黄色或血性腹水。腹膜上密布结核结节，一般无腹膜粘连。临床上常有腹痛、腹胀、腹泻和结核中毒症状。

2. 增生型（干型） 以纤维素渗出伴增生为主，腹膜上可见结核结节。渗出物机化后可引起肠袢广泛粘连，肠蠕动受限，甚至出现粘连性肠梗阻。

（三）结核性脑膜炎

多见于儿童，主要经血源播散所致，常为全身粟粒结核的一部分。病变部位主要在蛛网膜下腔，尤以脑底最明显。肉眼观，呈灰黄色混浊胶冻样渗出物聚集，蛛网膜上可有灰白色粟粒样结节。镜下观，炎性渗出物有浆液、纤维素、巨噬细胞、淋巴细胞，可有结核结节形成。病变严重者可以累及脑皮质引起脑膜脑炎。临床上表现为脑脊液浑浊，颅内压增高和脑膜刺激征。严重的后遗症是脑积水及脑萎缩，患者可出现痴呆症状。

（四）肾结核病

多见于 20 ~ 40 岁男性。主要由血源性感染发病，常累及单侧肾。病变常始于肾皮髓质交界处或肾锥体乳头。初为局限性，随着病情进展，病变逐渐扩大，破入肾盂，形成多个急性空洞。并沿输尿管蔓延，导致输尿管、膀胱或对侧肾结核。输尿管阻塞导致肾盂积水或积脓。临床上患者出现肉眼血尿及膀胱刺激征（尿频、尿急和尿痛），有传染性。

（五）生殖系统结核病

男性生殖系统结核病多数与泌尿系统结核病有关，结核杆菌经尿道侵犯前列腺和精囊，蔓延到输精管、附睾。附睾结核最多见。

女性生殖器官结核病多由血道、淋巴道播散引起，也可由邻近器官结核直接蔓延扩散所致，输卵管结核病最为多见，其次为子宫内膜、卵巢、子宫颈，是女性不孕症的最重要原因之一。

（六）骨与关节结核病

多见于儿童及青少年，因此时骨骼生长旺盛，血供丰富，血道感染机会较多。骨结核最常侵犯脊椎骨。

1. 脊椎结核 最好发于胸椎的下段、腰椎的上段。病变开始于椎体，破坏椎间盘及相邻的椎体，由于重力的作用，脊柱发生后凸畸形（驼背）。病变处干酪样坏死物溶解液化后可穿破骨质，在周围软组织中积聚形成结核性脓肿，局部无一般炎症所出现的红、肿、热、痛的症状和体征而称为"冷脓肿"。

2. 关节结核　以髋、膝、踝、肘关节为常见。多继发于骨结核之后，病变始于骨骺或干骺端，而后侵犯关节软骨和滑膜，关节腔内有浆液、纤维蛋白渗出，凝集形成白色圆形小体，称为"关节鼠"，病变累及软组织和皮肤时形成窦道，关节软骨破坏及纤维化使关节强直。

（七）淋巴结结核病

淋巴结结核病多见于儿童和青年人，多因原发性或继发性肺结核的结核杆菌经淋巴管播散引起。也可以通过其他器官如皮肤、咽、肠结核播散而来，最常见为颈部淋巴结结核病，其次为支气管和肠系膜淋巴结结核。颈部淋巴结结核病变在干酪样坏死形成后可穿破淋巴结、皮肤，形成结核性窦道或瘘管。

第二节　细菌性痢疾

细菌性痢疾（bacillary dysentery）简称菌痢，是由痢疾杆菌引起一种肠道传染病。病变多局限于结肠，主要为假膜性肠炎和不规则浅表溃疡形成，临床上表现为腹痛、腹泻、黏液脓血便及里急后重，可伴有发热。中医学对痢疾早有记载，如巢元方所著《诸病源候论·赤白痢疾》有对"赤痢""白痢""脓血痢"等的描述。本病全年均可发病，夏、秋季节多见。儿童多见，其次是青壮年。

一、病因及发病机制

痢疾杆菌为革兰阴性短杆菌，按其抗原性及生化特性可分为四型：志贺菌、福氏菌、鲍氏菌、宋内菌，均能产生内毒素。志贺菌还可产生强烈的外毒素，其毒力最强。患者及健康带菌者是本病的传染源，痢疾杆菌随粪便排出后可直接或间接（苍蝇等为媒介）污染食物、饮水及餐具，再经消化道传染。细菌进入消化道后，未被胃酸杀灭的细菌进入肠道，侵入肠上皮细胞后，先在细胞内繁殖，然后进入固有层进一步繁殖，产生的内毒素引起肠组织炎症反应，导致黏膜坏死和浅表溃疡形成。内毒素吸收入血还可引起毒血症，志贺杆菌释放的外毒素，是导致水样腹泻的主要原因。

二、病理变化及临床病理联系

细菌性痢疾的病变主要发生于结肠。尤其是乙状结肠和直肠，严重时累及整个结肠甚至回肠下段。根据肠道病变及临床特点的不同，可分为以下三种类型。

（一）急性细菌性痢疾

典型病变过程为卡他性炎—假膜性炎—溃疡形成—溃疡愈合。

病变初期肠黏膜充血、水肿，黏液分泌亢进，可有点状出血，中性粒细胞浸润，呈急性卡他性炎。进一步发展形成本病特征性的假膜性炎，表现为黏膜表层坏死，大量纤维素渗出，纤维素与坏死组织、中性粒细胞、红细胞和细菌一起组成假膜（图 12-4A）。假膜首先出现在黏膜皱襞顶部（图 12-4B），呈现糠皮状，随病变发展可融合成片，灰白色，若出血严重则呈暗红色，被胆汁浸染时呈现灰绿色。假膜可脱落形成大小不一、形态不规则的地图状浅溃疡。溃疡表浅，修复后无明显瘢痕形成。临床上患者有发热、畏寒、乏力、食欲不振等全身中毒症状和腹痛、腹泻、里急后重，黏液液脓血便等肠道症状。

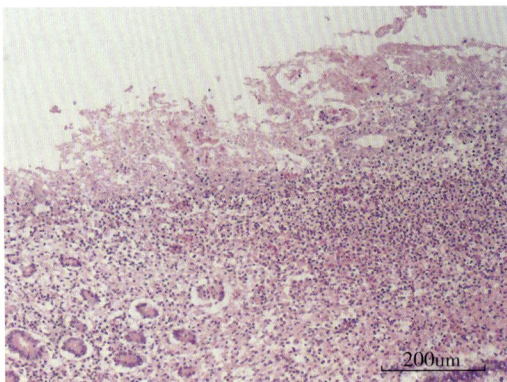

图 12-4A　细菌性痢疾的假膜（镜下）
黏膜表层坏死，大量纤维素渗出，纤维素与坏死组织、中性粒细胞、红细胞和细菌一起组成假膜

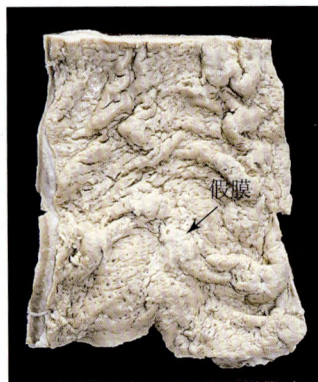

图 12-4B　细菌性痢疾的假膜（大体）
黏膜表层坏死，与纤维素、中性粒细胞、细菌等组成假膜

（二）慢性细菌性痢疾

病程反复长达 2 个月以上为慢性菌痢，多由急性菌痢转变而来的，福氏菌感染者常见。肠壁病变新旧交替，有慢性不规则溃疡和肉芽组织形成，黏膜常过度增生形成息肉。由于肠壁反复受损，纤维组织大量增生，肠壁不规则增厚、变硬，甚至造成肠腔狭窄。大便培养痢疾杆菌持续阳性，是慢性带菌者。

（三）中毒性细菌性痢疾

多见于 2 ~ 7 岁体质较好的儿童，常由毒力较低的福氏、宋氏菌引起。起病急骤，全身中毒症状严重，发病数小时后即可出现中毒性休克或呼吸衰竭死亡。肠道症状及病变轻微，仅表现为卡他性炎或滤泡性肠炎改变。发病机制不清楚，可能与患儿的特异性体质有关。亦有人认为与幼儿中枢神经系统发育未完善，功能不稳定，对痢疾杆菌内毒素呈现强烈过敏反应有关。

第三节　伤　寒

伤寒（typhoid fever）是由伤寒杆菌引起的急性传染病。特征性病变是全身单核巨噬细胞系统的细胞不同程度增生，形成伤寒肉芽肿，以回肠末端病变最常见，故又有肠伤寒之称。临床上表现为持续高热、腹痛、腹泻、相对心动过缓、脾肿大、皮肤玫瑰疹及外周血白细胞数量减少等。肠出血和肠穿孔为其主要及严重并发症。"伤寒"在中医学中是多种外感热病的总称，属"湿温"病范畴。

一、病因及发病机制

伤寒杆菌是肠道细菌属中一种活动力较强的革兰阴性细菌。具有菌体"O"抗原，鞭毛"H"抗原和表面"Vi"抗原，能使机体产生相应抗体。其中"O"和"H"抗原性较强，通过血清凝集试验（肥达反应）测定其抗体效价增高可协助诊断。菌体裂解所释放的内毒素是致病的主要因素。传染源为伤寒患者及慢性带菌者，苍蝇是主要传播媒介，通过消化道传染。

大量伤寒杆菌进入胃后，未被胃酸杀灭的细菌得以进入小肠，穿过肠黏膜，侵入肠壁淋巴组织，沿淋巴管扩散到肠系膜淋巴结。一方面被肠壁淋巴组织及肠系膜淋巴结的巨噬细胞吞噬，并在其中繁殖，另一方面沿淋巴管扩散经胸导管入血引起菌血症（此期无症状，称潜伏期）。血中的细菌被全身增生的单核巨噬细胞吞噬，并在其中繁殖，这一阶段患者无明显临床症状，潜伏期10天左右。随后大量的细菌及毒素再次释放入血并散布到全身各器官，引起败血症，造成全身中毒症状，血培养伤寒杆菌阳性（此期为病程第一周）。在发病的第二、三周，胆囊内的大量细菌随胆汁再次进入小肠，使原已致敏的小肠淋巴组织发生过敏反应而坏死，黏膜脱落形成溃疡。此期粪便培养伤寒杆菌阳性。在发病的第四周，致敏T淋巴细胞产生淋巴因子增强巨噬细胞吞噬细菌的功能，随着机体免疫力增强，细菌被清除，病变转向愈合。

二、病理变化及临床病理联系

本病是以巨噬细胞增生为特征的特异性增生性炎。增生活跃的巨噬细胞胞浆内常吞噬有伤寒杆菌、红细胞和坏死细胞碎片，吞噬红细胞的作用尤为明显，这种巨噬细胞称为伤寒细胞。伤寒细胞聚集成团，形成境界清楚的结节状病灶，称为伤寒肉芽肿（typhoid granuloma）或伤寒小结（typhoid nodule）（图12-5），是伤寒的特征性病变，具有病理

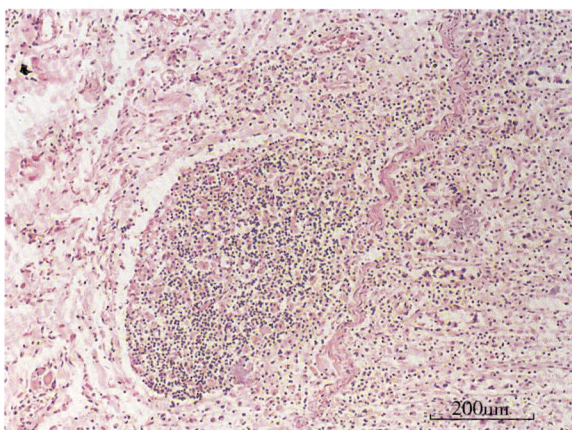

图12-5　伤寒肉芽肿（镜下）
由大量的伤寒细胞组成，境界清楚

诊断价值。

（一）肠道病变

以回肠下段孤立淋巴小结和集合淋巴小结最为明显。按其病变发展可分四期，每期约1周。

1. 髓样肿胀期 回肠下段集合和孤立淋巴小结增生、肿胀，稍隆起于黏膜面，色灰红，质软，表面形似脑沟脑回。以集合淋巴小结最为明显，可见淋巴小结中典型的伤寒肉芽肿形成（图12-6）。

2. 坏死期 肿胀的淋巴组织中心发生多灶性坏死，凹陷，周围淋巴组织肿胀凸起，外形似脐状，色灰白或被胆汁染成黄绿色。

3. 溃疡期 黏膜坏死脱落，形成溃疡，在集合淋巴小结的溃疡较大，椭圆形，其长轴与小肠长轴平行（图12-7），在孤立淋巴小结的溃疡较小，呈现圆形。溃疡较深时易穿孔，侵及小动脉引起严重出血。

4. 愈合期 溃疡处肉芽组织增生，填平缺损，相应黏膜上皮再生覆盖创面而愈合。很少引起肠狭窄。

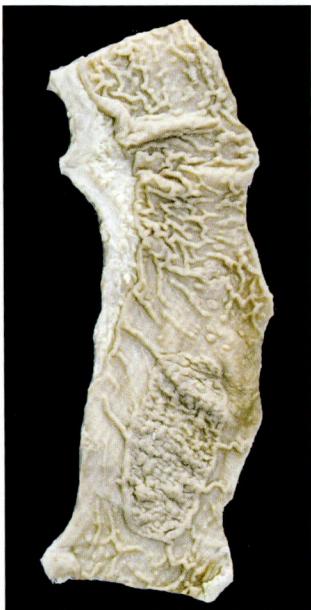

图12-6 肠伤寒（髓样肿胀期，大体）

（二）其他病变

肠系膜淋巴结、肝、脾及骨髓由于巨噬细胞的活跃增生而致相应组织器官肿大。镜检可见伤寒肉芽肿和灶性坏死。骨髓因受巨噬细胞增生、压迫的影响和细菌内毒素的作用，造血功能降低而致使外周血白细胞明显减少。由于伤寒杆菌内毒素的产生，心肌细胞水肿，甚至坏死，重症患者可出现中毒性心肌炎，因迷走神经兴奋，引起相对心动过缓；肾小管上皮细胞发生水肿，可发生免疫复合物性肾炎，出现蛋白尿；菌血症时，皮肤出现淡红色小丘疹（玫瑰疹）；膈肌、腹直肌和股内收肌常发生凝固性坏死

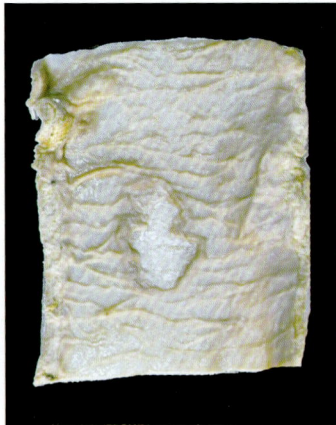

图12-7 肠伤寒（溃疡期，大体）

（亦称蜡样变性）；中枢神经系统表现为神经细胞变性、胶质结节形成和小血管炎。胆囊虽无明显炎症，但长期有菌生存，成为重要的传染源，在流行病学上具有重要意义。

三、结局及并发症

在无并发症的情况下，4～5周可痊愈，病后可获得较稳定的免疫力，很少出现再感染。肠出血、肠穿孔是重要的并发症，有些患者可继发支气管肺炎，小儿患者多见。

第四节 流行性脑脊髓膜炎

流行性脑脊髓膜炎（epidemic cerebrospinal meningitis）简称"流脑"，是由脑膜炎双球菌经呼吸道传染引起脑脊髓膜的急性化脓性炎症。散发病例多见，好发于儿童和青少年，多在冬春季流行。临床表现为发热、头痛、呕吐、皮肤瘀点（斑）、颅内压增高、脑膜刺激征、脑脊液为渗出液改变。中医学认为本病属"痉病""瘟疫病"范畴。

一、病因及发病机制

脑膜炎双球菌存在于患者及健康带菌者的鼻咽部，借飞沫经呼吸道传播，一般情况下，细菌进入呼吸道后，多数人仅引起轻微的上呼吸道炎症而无自觉症状，成为带菌者。只有2%～3%的人在抵抗力降低时，细菌经呼吸道黏膜血管入血，并在血液中繁殖引起菌血症或败血症，细菌到达脑脊髓膜引起急性化脓性炎。细菌可在蛛网膜下腔的脑脊液循环中迅速繁殖、播散，因此脑膜炎症常呈弥漫分布。

二、病理变化

根据病情进展，可分为三期：

1. 上呼吸道感染期　细菌在鼻咽部黏膜繁殖，引起轻度上呼吸道感染症状，黏膜充血、水肿，少量中性粒细胞浸润及分泌物增多等。

2. 败血症期　细菌在血液中生长繁殖，产生内毒素。主要病变为细菌栓塞小血管及内毒素损害血管壁所致的出血灶。大部分患者的皮肤、黏膜瘀点、瘀斑，此期血培养可阳性；瘀点、瘀斑处刮片也常可找见细菌。

3. 脑膜炎症期　本期的特征性病变是脑脊髓膜的化脓性炎症。肉眼观，脑脊髓膜血管高度扩张充血，病变严重的区域可见蛛网膜下腔充满灰黄色脓性渗出物，覆盖于脑沟脑回，以致结构模糊不清，脓液分布以额、顶叶表面最为显著，由于炎性渗出物的阻塞，脑脊液循环发生障碍，可引起不同程度的脑室扩张。镜下观，蛛网膜血管高度扩张充血，蛛网膜下腔增宽，其中有大量中性粒细胞、少量纤维素、淋巴细胞、单核细胞浸润（图12-8）。邻近的脑皮质可有轻度水肿。严重病例脑实质也可出现炎症，使神经细胞变性，称脑膜脑炎。

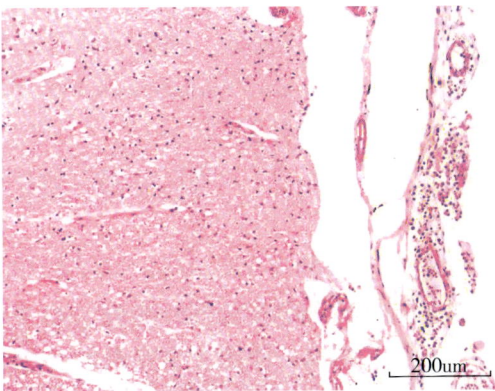

图12-8　流行性脑脊髓膜炎（脑膜炎症期，镜下）
软脑膜血管扩张充血，蛛网膜下腔内含大量中性粒细胞

三、临床病理联系

（一）脑膜刺激征

表现为颈项强直、角弓反张、克尼格征（Kernig sign）阳性。这些体征的发生是由于炎症造成脊神经根肿胀，使通过椎间孔处的神经根受压，当颈部运动时产生疼痛，从而引起颈部肌肉保护性痉挛，致使颈部僵硬，称为颈项强直。受压迫的神经根引起相应部位的肌肉痉挛，使脊柱向后弯曲，形成弓状，称为角弓反张。克尼格征阳性即屈髋伸膝时患者感觉腿部肌肉疼痛。

（二）颅内压增高

由于脑水肿及脑脊液量增多所致。表现为剧烈头痛、喷射状呕吐、视神经乳头水肿，小儿前囟饱满。

（三）脑脊液改变

表现为压力上升，脑脊液混浊，脓样，白细胞及蛋白含量增多，涂片或培养可找到脑膜炎双球菌。

四、结局及并发症

大多数患者治疗后可痊愈，病死率很低。少数患者因脑膜粘连、脑脊液循环障碍及颅神经受损可出现脑积水、耳聋、视力障碍和面神经麻痹等后遗症。

暴发性败血症型流脑，多见于儿童。病情凶险，病死率高。由于细菌内毒素大量释放入血液，24小时内即可发生周围循环衰竭、休克，导致患者死亡。患者出现高热、全身皮肤、黏膜大片瘀斑。常伴有两侧肾上腺严重出血以及急性肾上腺功能衰竭，又称为华－弗（Waterhouse-Friderichsen）综合征。

第五节　流行性乙型脑炎

流行性乙型脑炎（epidemic encephalitis B）简称乙型脑炎、乙脑，是乙型脑炎病毒经虫媒感染所致的急性变质性炎症。10岁以下儿童多见，夏秋之交流行，本病起病急，病情重，死亡率高。临床上主要表现为高热、嗜睡、呕吐、昏迷、抽搐等。中医学将本病列入"温病""伏暑"范畴。

一、病因及发病机制

乙型脑炎病毒为RNA病毒，传染源为患者及中间宿主家畜家禽。传播媒介为库蚊、伊蚊和按蚊等。带病毒的蚊子叮人吸血时，病毒可侵入人体，被感染后多表现为隐性或轻型感染，可产生抗体获得免疫力，仅少数发病。侵入人体的病毒在毛细血管内皮细胞及全身单核巨噬细胞中大量繁殖，入血引起短暂病毒血症。此时如免疫功能低下、血脑屏障功能被破坏者，病毒便侵入中枢神经系统，通过体液免疫或细胞免疫反应引起神经细胞损伤。

二、病理变化

乙型脑炎病毒是一种嗜神经性病毒，主要侵犯中枢神经系统，引起神经细胞变性坏死，属变质性炎。病变广泛累及大脑皮质、基底核、间脑，其次是小脑皮质、脑桥、延髓。脊髓的病变较轻，仅局限于颈段脊髓。

肉眼观，软脑膜充血、水肿，脑回变宽，脑沟变窄而浅。重者切面上脑实质有散在点状出血，也可见散在粟粒或针尖大的软化灶，其境界清楚，弥散或聚集成群。

镜下观，可有以下几种基本病变。

1. 血管变化和炎症反应 脑实质血管高度扩张充血，有时可见小出血灶；血管周围间隙增宽，有以淋巴细胞、单核细胞为主的炎细胞浸润，呈袖套状围绕血管周围，形成血管浸润套（图 12-9），是病毒性脑炎的重要特征。

2. 神经细胞变性、坏死 受侵犯的神经细胞肿胀、尼氏小体消失，胞浆出现空泡，核偏位。严重时神经细胞核固缩、溶解、消失，增生的少突胶质细胞围绕其周围，称卫星现象；小胶质细胞及中性粒细胞可侵入变性坏死的神经细胞内，称为噬神经细胞现象（图 12-10）。

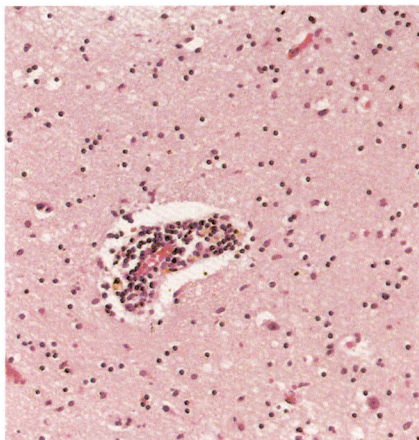

图 12-9 血管浸润套（镜下）
脑组织小血管周围可见有淋巴细胞和巨噬细胞浸润，形成血管浸润套

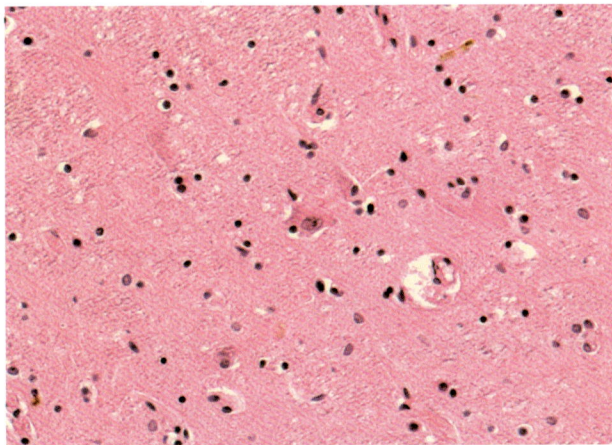

图 12-10 噬神经细胞现象（镜下）
小胶质细胞侵入变性坏死的神经细胞内

3. 软化灶形成 神经组织局灶性液化坏死，形成染色浅、质地疏松、界线清楚的筛网状类圆形病灶，称筛状软化灶（图 12-11）。

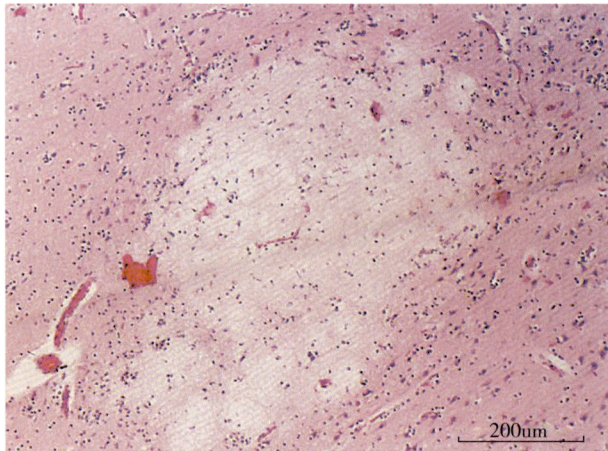

图 12-11 脑筛状软化灶（镜下）
脑组织内可见圆形或卵圆形境界清楚的筛状软化灶

4.胶质细胞增生 小胶质细胞呈弥漫性或局灶性，增生的小胶质细胞可聚集成群，形成小胶质细胞结节，多位于坏死的神经细胞周围或小血管旁，最终形成胶质瘢痕。

三、临床病理联系

由于神经细胞变性坏死，患者较早出现嗜睡和昏迷，成为主要症状；脑实质血管高度充血、内皮损伤致血管壁通透性增高引起脑水肿和颅内压增高，出现头痛、呕吐或脑疝；运动神经元损害引起抽搐、肌张力增高、腱反射亢进，吞咽困难，呼吸循环衰竭。

四、结局及并发症

大多数患者经治疗数月后可痊愈，部分患者因神经细胞受损严重而留下痴呆、语言障碍、肢体瘫痪等后遗症。

第六节 性传播性疾病

性传播性疾病（sexually transmitted disease, STD）简称性病。是指通过性行为而传播的一类疾病。传统的性病包括梅毒、淋病、软下疳、性病性淋巴肉芽肿和腹股沟淋巴肉芽肿，近十余年病种已多达 20 余种。本章主要介绍淋病、尖锐湿疣、梅毒和艾滋病。

一、淋病

淋病（gonorrhea）是由淋球菌引起的急性化脓性炎症，为最常见的性病。好发年龄为 15 ～ 30 岁，男性多见。传染源为患者和隐性感染者。成人多数通过性接触感染，也可经被污染的衣裤、毛巾、寝具等用具间接感染。淋球菌主要侵犯泌尿生殖系统，易侵袭柱状上皮和移行上皮，急性期主要表现为急性尿道炎，是一种化脓性炎症。

男性病变始于前尿道，并常逆行蔓延至后尿道、前列腺、精囊和附睾，睾丸极少受累。临床表现主要为急性尿道炎，尿道外口充血、水肿，有脓性分泌物流出。感染者经输精管逆行可引起精囊炎、附睾炎，造成不育。

女性病变最常累及尿道、尿道旁腺、外阴、阴道腺体、子宫颈、子宫内膜、输卵管和卵巢等，严重时病变可扩展至盆腔。临床常见患者尿道口、尿道旁腺以及前庭大腺开口处红肿，有脓性分泌物，可表现为较多的脓性白带、下腹疼痛等。

二、尖锐湿疣

尖锐湿疣（condyloma acuminatum）是由人类乳头状瘤病毒（HPV）感染引起的性传播性疾病。最常发生于 20 ~ 40 岁年龄组，潜伏期通常为 3 个月。本病始发于潮湿温暖的黏膜和皮肤交界部位。男性常见于阴茎冠状沟、龟头、系带、尿道口和肛门附近；女性多见于阴蒂、阴唇、会阴部及肛周，并可发生于身体的其他部位如腋窝等。

肉眼观，病变大小不等，初起为小而尖的突起，逐渐扩大，呈疣状或乳头状新生物，有蒂。典型病例呈尖刺状小突起，疣状颗粒，有时较大呈菜花状生长，色淡红或暗红，质软，表现凹凸不平，有分泌物或渗出物，易发生糜烂、渗液，触之易出血。

镜下观，鳞状上皮呈乳头状增生，表皮角化过度和角化不全，棘细胞层肥厚，偶见核分裂，特征性变化为浅棘层有灶性空泡细胞（又称凹空细胞，koilocyte），体积大，胞浆空泡状、淡染，有一大而圆居中染色深的核。真皮浅层水肿，毛细血管及淋巴管增生扩张，大量慢性炎细胞浸润。

临床上，病损常持续存在或反复发作，可无自觉症状，可有局部瘙痒、烧灼感，1/3 病例可自行消退。本病有癌变的可能，与 HPV 感染部位和病毒类型有关，约 15% 的阴茎癌既往患有尖锐湿疣。

三、梅毒

梅毒（syphilis）是由梅毒螺旋体引起的慢性性传播性疾病。是 STD 中危害性较严重的一种，其特点是病程的长期性和隐匿性。该病流行于世界各地，我国曾基本消灭了梅毒，但近年来在部分地区又有逐渐蔓延的趋势。

（一）病因及发病机制

梅毒螺旋体在体外活力低且不易生存，梅毒患者是唯一的传染源。95% 以上通过性交传播，少数可因输血、接吻、医务人员防护不当等直接接触传播（后天性梅毒）。梅毒螺旋体还可经胎盘感染胎儿（先天性梅毒）。潜伏期通常为 3 周左右。

机体感染病原体后第 6 周血清出现特异性抗体及反应素，在补体的参与下可将病原体杀死或溶解。随着抗体产生，机体对螺旋体的免疫力增强，螺旋体数量减少，以至早期梅毒病变有自愈倾向。然而不治疗或治疗不彻底者，播散在全身的螺旋体常难以完全消灭，导致梅毒复发或晚期梅毒病变的发生。少数人感染了梅毒螺旋体后，无症状和病变或在二、三期梅毒时局部病变消失，仅有血清反应阳性，均为隐性梅毒。

（二）病理变化

1. 闭塞性动脉内膜炎和小血管周围炎　见于各期梅毒。闭塞性动脉内膜炎为小动脉内皮细胞及纤维细胞增生，使管壁增厚、血管腔狭窄闭塞。小动脉周围炎指围管性单核细胞、淋巴细胞和浆细胞浸润，浆细胞恒定出现是本病的病变特点之一。

2. 树胶样肿　树胶样肿（gumma），又称梅毒瘤（syphiloma）。仅见于第三期梅毒，可发生于任何器官，最常见于皮肤、黏膜、肝、骨和睾丸。病灶呈灰白色结节状，质韧而有弹性，似树胶而得名。镜下观，其结构颇似结核结节，中央为凝固性坏死，形态虽类似干酪样坏死但不如其坏死彻底，坏死组织周围有大量浆细胞和淋巴细胞浸润，上皮样细胞和朗汉斯巨细胞较少，而且常有闭塞性小动脉内膜炎和周围炎，是有别于典型结核结节的形态特征。后期树胶样肿可被吸收、纤维化及瘢痕形成，常使器官变形，但绝少钙化，也有别于结核结节。

（三）临床病理联系

1. 后天性梅毒　梅毒螺旋体可侵犯全身任何器官，按病程经过分为三期。一、二期梅毒称早期梅毒，传染性强，三期梅毒又称晚期梅毒，因常累及内脏，又称内脏梅毒。

（1）一期梅毒：病变特点是硬性下疳形成，系病原体侵入局部的原发性损害，即初染病灶。梅毒螺旋体侵入人体后3周左右，侵入部位发生炎症反应，形成下疳。下疳多为单个，直径约1cm，表面可发生糜烂或溃疡，溃疡底部及边缘质硬，因其质硬乃称硬性下疳。镜下观，病变部位所见为闭塞性小动脉内膜炎和小血管周围炎。病变多见于阴茎冠状沟、龟头、子宫颈、阴唇，亦可发生于口唇、舌、肛周等处，无痛。

硬性下疳出现1~2周后，局部淋巴结肿大，约经1个月左右自然消退，病变自愈，临床上处于静止状态，但体内仍有病原体生存并可继续繁殖。

（2）二期梅毒：病变特点是出现梅毒疹。下疳发生后8周左右，潜伏在体内的病原体又大量繁殖，产生螺旋体血症，患者出现低热、头痛、肌肉和骨关节疼痛等中毒症状。由于免疫复合物的沉积，引起全身皮肤、黏膜广泛的梅毒疹。梅毒疹好发于躯干与四肢，常对称分布，呈斑疹和丘疹，并可见全身性非特异性淋巴结肿大。镜下观，典型的血管周围炎改变，病灶内可找到病原体，此期梅毒传染性大。梅毒疹可随机体免疫力增强而自行消退，也可复发或发展为三期梅毒。

（3）三期梅毒：病变特点是形成树胶样肿。常发生于感染后4~5年，病变常累及内脏，特别是心血管和中枢神经系统，如梅毒性主动脉瘤、主动脉瓣关闭不全、麻痹性痴呆和脊髓痨等。由于树胶样肿纤维化、瘢痕收缩引起严重的组织破坏、变形和功能障碍，患者可因重要器官的破坏性病变而死亡。病变若发生在面部可引起毁容，如鼻、唇树胶样肿可引起鼻、唇缺损；此外病变常造成骨和关节损害，如鼻骨破坏形成的马鞍鼻，长骨、肩胛骨与颅骨亦常受累。此期血清学检查多阳性，但病灶内不易查见病原体，故传染性很小。

（四）先天性梅毒

先天性梅毒根据被感染胎儿发病的早晚有早发性和晚发性之分。早发性先天性梅毒系指胎儿或婴幼儿期发病的先天性梅毒，发病在 2 岁以内。晚发性先天性梅毒患儿发育不良，智力低下，可引发间质性角膜炎、神经性耳聋及楔形门齿，并有骨膜炎及马鞍鼻等。间质性角膜炎、神经性耳聋及楔形门齿构成晚发性梅毒的三大特征，具有诊断价值。

四、艾滋病

艾滋病是获得性免疫缺陷综合征（aquired immunodeficiency syndrome，AIDS）的简称。是由人类免疫缺陷病毒（HIV）感染引起，以全身性严重免疫缺陷为主要特征，本病传染性强，病死率极高，传播迅速，遍及全世界。在我国，AIDS 的传播已进入流行期，感染率和发病率呈逐年上升的趋势。

（一）病因及发病机制

1. 病因 病原体为 HIV（HIV-1 和 HIV-2），是一种逆转录病毒。患者和无症状病毒携带者是本病的传染源。HIV 主要存在于宿主的血液、精液、子宫、阴道分泌物和乳汁中，其他如唾液、尿、泪液中也可分离出病毒。其主要传染途径：①性接触传播，最常见，即异性和同性之间无保护的性行为可传播，病毒可通过损伤的黏膜处进入对方体内，性伴侣越多，感染的危险越大。②血液传播，输入未经检测的血液或血制品；共用注射器吸毒，使用不洁的针具或理发、美容等能够刺破皮肤的工具都可被传染。③母婴传播，母体内的 HIV 可通过胎盘直接将病毒传染给婴儿，或通过乳汁传播。④其他，器官移植、医务人员的职业性感染等。HIV 很脆弱，它可为一般的消毒和清洁剂所灭活，病毒在干燥环境中不能存活，因此限制了 HIV 的传播方式，一般认为日常生活和工作接触、蚊虫叮咬不传播。

2. 发病机制

（1）HIV 感染 CD_4^+ T 细胞：HIV 进入人体后，选择性侵犯辅助性 T 细胞（T_H），即 CD_4^+ 细胞。病毒对辅助性 T 细胞有亲和力，与其表面的受体结合穿入该细胞后可使其破裂、溶解、消失，从而使机体的 T_H 细胞减少。T_H 细胞是调节整个免疫系统的枢纽细胞，因大量破坏总数下降，使免疫平衡遭破坏，导致细胞免疫功能严重缺陷，是构成艾滋病发病的中心环节，从而引起机会感染和恶性肿瘤的发生。

（2）HIV 感染组织中单核巨噬细胞：因单核巨噬细胞表达低水平 CD_4 分子，HIV 通过 gp120 与 CD_4^+ T 细胞表面受体结合而感染巨噬细胞，巨噬细胞也可直接通过吞噬方式摄入 HIV，使 HIV 在细胞内复制繁殖并随其扩散，也可通过血脑屏障引起中枢神经系统感染。

（二）病理变化

艾滋病无特异性病理形态变化，主要病理改变可分三大类。

1. 淋巴组织的形态变化　早期，全身浅表淋巴结肿大，淋巴结的改变大致可分为增生、部分破坏和全部破坏三个阶段。病变早期，淋巴结增大。镜下观，淋巴滤泡增生，生发中心活跃，有"满天星"现象，髓质内可出现较多的浆细胞、Warthin-Finkeldey 多核巨细胞，这有助于判断 HIV 引起的淋巴结病；随后淋巴滤泡外层淋巴细胞减少或消失，生发中心被零落分割，周围淋巴组织萎缩，呈现"燃烧尽"现象。晚期，淋巴结萎缩，其结构及淋巴细胞消失，呈现"一片荒芜"，仅有残留巨噬细胞和浆细胞。

2. 机会性感染　多发性的机会感染是艾滋病的又一特点，为人体免疫功能遭到严重破坏，发生免疫缺陷的特定条件下才引起的感染，其感染范围之广，牵涉病原之多均属罕见，是 AIDS 死亡的常见原因。常见的有卡氏肺囊虫、刚地弓形虫、新型隐球菌及多发于广西及东南亚的马尔尼菲青霉菌等。全身各器官均可受累，以呼吸道及中枢神经系统最多见，卡氏肺囊虫性肺炎为 AIDS 最常见的死因。中枢神经系统受累，如弓形虫或新隐球菌感染所致的脑炎或脑膜炎，HIV 直接感染引起的脑膜炎、亚急性脑病、痴呆等。

3. 恶性肿瘤　AIDS 患者由于细胞免疫缺陷导致免疫监视功能丧失，易并发恶性肿瘤，也是 AIDS 常见的死因。最常见的是卡波西肉瘤（Kaposi sarcoma），也称皮肤多发性出血性肉瘤，约 30% 艾滋病患者伴发，目前已将其列为本病的标记性病变。其次为非霍奇金淋巴瘤。

（三）临床病理联系

临床表现主要是以细胞免疫缺陷为主。自感染 HIV 到发展成艾滋病，临床上大致可经过急性感染期、艾滋病相关综合征期、艾滋病期三个阶段。艾滋病潜伏期约为 6 个月至 4 ～ 5 年。早期，患者在感染 HIV3 ～ 6 周后出现咽痛、发热、肌肉酸痛等非特异性表现并可自行缓解。AIDS 相关综合征期，患者可有持续发热、盗汗、乏力、食欲不振、体重明显下降和全身性淋巴结肿大等全身症状。艾滋病期出现明显的机会性感染及恶性肿瘤，机会性感染可发生于全身任何部位，但以呼吸道、中枢神经系统及消化道感染最为常见。此期病情恶化较快，随病程的延长，死亡率逐渐升高。

第七节　阿米巴病

阿米巴病（amoebiasis）是由溶组织内阿米巴原虫引起的传染性寄生虫病。经消化道传播，以结肠变质性炎症为其主要特征。还可累及肝、肺、脑、皮肤和泌尿生殖系统等引起继发性阿米巴病，其中以阿米巴性肝脓肿最为常见。本病遍及世界各地，以热带及亚热带地区为多见，多为散发，在我国南方多于北方，农村多于城市，男性多于女性，儿童多于成人。

一、肠阿米巴病

阿米巴原虫主要寄生在结肠引起原发病损，称为肠阿米巴病。临床上常出现腹痛、腹泻和果酱样黏液便等症状，故又称为阿米巴痢疾（amoebic dysentery）。

（一）病因及发病机制

病原体为溶组织内阿米巴原虫，其生活史分为包囊和滋养体两期，包囊是感染型病原体，滋养体是致病型病原体。由于滋养体在外环境很难生存，故不起传播作用。而包囊能耐受胃酸的消化，随食物或水顺利通过上消化道，在小肠下段发育成小滋养体，并不断分裂增殖。当结肠功能正常时，小滋养体不侵入肠壁而形成包囊随粪便排出，成为无症状的包囊携带者，为本病重要的传染源。当虫株侵袭力强、宿主肠道功能紊乱或免疫功能降低时，小滋养体侵及结肠黏膜，发育成大滋养体并大量繁殖，通过其接触性杀伤机制对宿主造成损伤，如变形、活动、黏附、酶溶解、细胞毒及吞噬作用等，造成肠黏膜溶解坏死及溃疡形成。大滋养体可随坏死组织排出体外后死亡，也可在肠腔中转变为小滋养体，进而形成包囊。

（二）病理变化

好发于盲肠和升结肠，其次为乙状结肠和直肠。基本病变为灶性坏死性结肠炎，以形成口小底大的烧瓶状溃疡为特点，根据病程可分为急性期和慢性期。

1. 急性期病变

（1）肉眼观：早期在病变处肠黏膜上皮形成灰黄色隆起的小坏死灶，中心有针帽大溃疡，周围有充血出血带包绕。随着坏死灶增大，呈圆形纽扣状。滋养体在肠黏膜层内不断繁殖，破坏组织，并突破黏膜肌层进入黏膜下层。由于黏膜下层组织疏松，阿米巴易于向四周蔓延，坏死组织液化脱落后，形成口小底大的烧瓶状溃疡，对本病具有诊断意义。相邻的溃疡底部可互相沟通形成隧道，其表面黏膜可大片坏死脱落，形成边缘为潜行性的巨大溃疡。少数溃疡可深达肌层、浆膜层造成肠穿孔，引起腹膜炎。

（2）镜下观：组织坏死溶解液化明显，炎症反应轻，无明显中性粒细胞浸润，溃疡边缘组织和肠壁小静脉内常有成群或散在的阿米巴滋养体。

2. 慢性期病变

新旧病变共存，包括肠壁坏死、溃疡、肉芽组织和瘢痕形成，严重者肠壁可因纤维组织增生而变厚变硬，引起肠腔狭窄，有时因肉芽组织大量增生形成局限性包块，称阿米巴肿，临床上易误诊为结肠癌，此期患者具有较强的传染性。

（三）临床病理联系

全身中毒症状很轻微，结肠因炎症刺激，蠕动强、黏液分泌增多，可引起腹痛、腹泻，呈暗红色果酱样稀便（黏液、血液及坏死溶解的肠壁组织），伴腥臭。因直肠及肛门病变较轻，故里急后重症状不明显，粪检时可找到阿米巴滋养体。肠阿米巴病的并发症有肠穿孔、肠出血、肠腔狭窄、阑尾炎及阿米巴肛瘘等，亦可引起肠外器官的病变。

二、肠外阿米巴病

阿米巴肝脓肿是肠外阿米巴病最重要和常见的并发症。脓肿多位于肝右叶，大小不一，常为单发病灶，脓肿内为液化坏死组织和陈旧血液混合而成的果酱样物质，非化脓性脓肿，患者以顽固性高热及肝区疼痛为主要临床表现，肝脏 B 超及病史问诊有助于诊断。

另外，阿米巴原虫还可以移行到肺、脑等器官引起相应病变，但较少见。

第八节　血吸虫病

血吸虫病（schistosomiasis）由血吸虫寄生于人体引起的寄生虫病。主要病变是由虫卵引起肝与肠的肉芽肿形成。在我国只有日本血吸虫病流行，主要分布于长江中下游及其以南的省市。

一、病因及发病机制

在我国，血吸虫病的病因是日本血吸虫，生活史可分为虫卵、毛蚴、胞蚴、尾蚴、童虫及成虫等阶段。主要以钉螺为中间宿主。以人体或其他哺乳动物，如猫、狗、猪、牛等为终宿主。虫卵随同患者（病畜）的粪便排入水中，卵内的毛蚴成熟孵化，破壳而出，钻入钉螺体内，经过母胞蚴及子胞蚴阶段后，发育成尾蚴，然后离开钉螺，再次入水。当人（畜）与疫水接触时，尾蚴钻入皮肤或黏膜并脱去尾部发育为童虫，童虫进入小静脉或淋巴管，随血流经右心到肺，以后由肺静脉入体循环向全身散布。通常在感染尾蚴后 3 周左右即可发育为成虫，雌雄成虫交配后产卵。虫卵随门静脉血流顺流到肝，或逆流入肠壁，虫卵成熟后可破坏肠黏膜而进入肠腔，并随粪便排出体外，再重演生活周期。血吸虫发育的不同阶段，虫卵、尾蚴、童虫及成虫等均可对宿主引起不同的损害和复杂的免疫反应，以虫卵引起的病变最严重，对机体的危害也最大。

二、病理变化

主要侵犯结肠、肝脏、脾脏和脑。肉眼观，急性期可见多个灰黄色或灰白色小结节，也可发展为浅溃疡。镜下观，充血、水肿及组织坏死，可见虫卵，周边有较多嗜酸性粒细胞、淋巴细胞、巨噬细胞浸润，亦可形成异物肉芽肿。慢性期主要为增生性改变，病灶内坏死物质逐渐被巨噬细胞清除，随后病灶内巨噬细胞变为上皮样细胞和少量异物巨细胞，病灶周围有淋巴细胞浸润和肉芽组织增生，形态上似结核样肉芽肿，故称为假结核结节，即慢性虫卵结节。最后，结节发生纤维化，伴有钙化及瘢痕形成。

三、临床病理联系

病变常累及结肠，患者可有腹痛、腹泻和脓血便，此时粪便虫卵检出率高。侵犯肝脏时可出现肝功能损害，肝因严重纤维化而变硬、变小，肝表面不平，严重时形成粗大结节。晚期发展为肝硬化。侵犯脾脏，大部分患者有脾肿大及脾功能亢进，临床上可出现贫血、白细胞减少和血小板减少等症状。脑内感染时，临床上出现脑炎、癫痫发作和疑似脑内肿瘤的占位性症状。少数病例中，胰腺、胆囊、心、膀胱及子宫等也可有血吸虫病变存在。

【复习题】

1. 请描述典型结核结节的形态特点。

2. 请比较原发性肺结核和继发性肺结核有何区别？

3. 请比较急性细菌性痢疾和急性阿米巴痢疾在病理变化及临床表现方面有何异同？

4. 请比较流行性脑脊髓膜炎和流行性乙型脑炎的临床和病理特点。

5. 病例分析

【病史摘要】患者，女，5岁，2个多月来发热、咳嗽，食欲减退，盗汗。近1周头痛、嗜睡，时有喷射状呕吐及阵发性强直性抽搐。实验室检查：WBC 12×10^9/L。分类：N 0.11，L 0.7，M 0.17，E 0.01。血沉 49mm/h。T 40.1℃。住院治疗 13 天，治疗无效，病情恶化，呼吸困难，抢救无效死亡。

【病理检查】尸检所见：右肺下叶上部肺膜下有一灰白色病灶，与上肺叶肺膜粘连，切面见病灶大小为 2cm×1.5cm，内为干酪样坏死物。两肺各叶表面及切面均可见弥漫散在的灰白色粟粒大小结节。肝脏、脾脏也布满白色粟粒大小的结节。脑膜有多量散在的灰白色粟粒大小结节，脑回变平，脑沟变浅，在脑桥、脚间池等处的蛛网膜下腔内有多量灰黄色浑浊的胶冻样液体。切面脑室扩张，室管膜表面有灰白色渗出物附着。镜下见脑膜血管充血、水肿，有多量的结核结节，并有大量淋巴细胞浸润。

【讨论】本例可作何诊断？写出诊断依据。

第十三章 常见损容性皮肤病

皮肤是人体最大的体表器官。它覆盖于全身表面，构成人体的外貌特征，是人体美的载体，尤其头面部与四肢暴露部位的皮肤是引人注目的审美器官、人体容貌的主要部分。皮肤的组织结构包括表皮、真皮和皮下组织。独特的组织结构使其具有特殊的病理变化，这些病理变化包括与身体其他组织器官相似的病理变化，如可以有炎症、萎缩、变性、坏死、瘢痕的形成、充血、缺血、代谢物质的沉积、肥厚，或肿瘤。也包括皮肤自然老化过程中形态学改变。皮肤组织的病理检查对诊断损容性皮肤病具有重要意义。现将皮肤常见病理变化、常见的损容性皮肤病及老化皮肤形态学改变分别加以介绍，为后续的临床课提供必要的基础知识。

第一节 皮肤常见病理变化

一、表皮组织的病理变化

表皮一般可以分为四层，即基底层、棘层、颗粒层、角质层。在某些部位如掌跖骨部位，在角质层的下方还可以见到透明层。表皮各层均能因不同的病变而发生不同的病理变化，一般用活体组织切片在光学显微镜下观察时，常见的表皮组织病理变化如下。

1. 角化过度（hyperkeratosis） 角质层的结构虽正常但比同一部位正常角质层异常增厚的现象称角化过度。角质细胞不含细胞核，细胞间没有界限，染色嗜酸性而呈波浪条状（图13-1a）。包括绝对角化过度，即角质形成过度伴棘层颗粒层相应增厚，常见于扁平苔藓、寻常疣、慢性皮炎等；相对角化过度，即角质潴留堆积不伴棘层颗粒层增厚，如寻常型鱼鳞病。

2. 棘层增厚（acanthosis） 系指棘细胞层厚度增加，但细胞的形态及排列均正常，又称棘层肥厚，常伴表皮突延长和增宽（图13-1b）。其主要原因是表皮棘细胞层数目增多（正常4～8层），可见于银屑病。

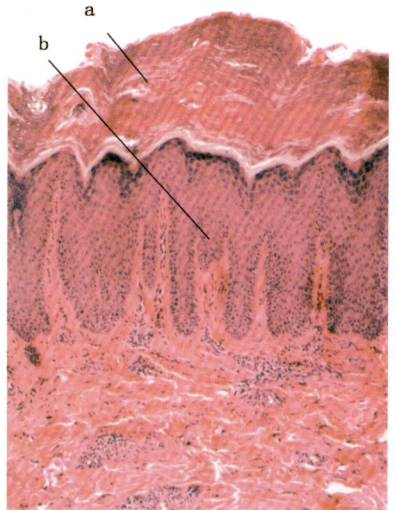

图13-1 角化过度伴棘层增厚（镜下）
a. 角化过度，角质层明显增厚，b. 棘层肥厚，细胞层次增多，表皮突不规则地向下延伸

而尖锐湿疣等仅由于棘层细胞体积增大所形成但其细胞数目并未增加的棘层增厚，称为假性棘层增厚。

3. 角化不全（parakeratosis）　系角化过程不完全，使表皮角质层细胞内残留有固缩的细胞核。镜下可见角质细胞仍保持细胞形状，细胞内仍残存浓缩的颗粒状细胞核（图13-2），核呈浓缩扁平状，其长轴与皮面平行。常见于银屑病、脂溢性皮炎、亚急性湿疹等。

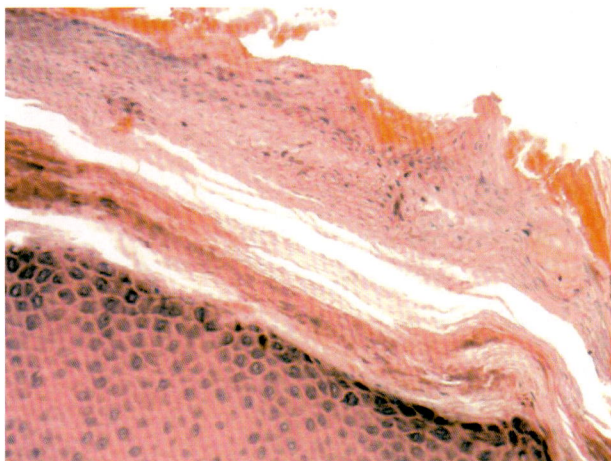

图 13-2　角化不全（镜下）
角质层内可见残存细胞核

4. 角化不良（dyskeratosis）　系指个别角质形成细胞在未生长至角质层就提前出现过度角化。表现为核固缩深染，胞浆鲜红，嗜酸性染色，棘突消失，可见于表皮或附属器。角化不良有良、恶两种类型，良性型多见于毛囊角化症、棘层松解性角化不良；恶性型多见于皮肤肿瘤，如皮肤原位癌、日光性角化病、Bowen病、鳞状细胞癌等。

5. 棘细胞松解（acantholysis）　由于棘细胞的黏合性物质——细胞间桥（桥粒及张力丝等）发生变性、溶解破坏，使棘细胞彼此失去紧密联系而松解分离，棘细胞间隙加宽，最终在表皮内形成裂隙、水疱或大疱的现象称为棘细胞松解，又称棘层松解（图13-3）。脱落在裂隙或疱腔内的棘细胞称棘层松解细胞。表现为棘突消失，胞体增大，胞核肿胀，胞核周围呈淡色晕状，单独或成群漂浮于疱液内。常见于寻常型天疱疮。

6. 乳头瘤样增生（papillomatous hyperplasia）
表现为真皮乳头不规则地向上或向下增生，皮肤表面形成不规则的波浪形乳头状起伏，伴有轻度颗粒层、棘细胞层增厚和角化过度，表皮突亦相对延长。常见于脂溢性角化病、疣状痣等。

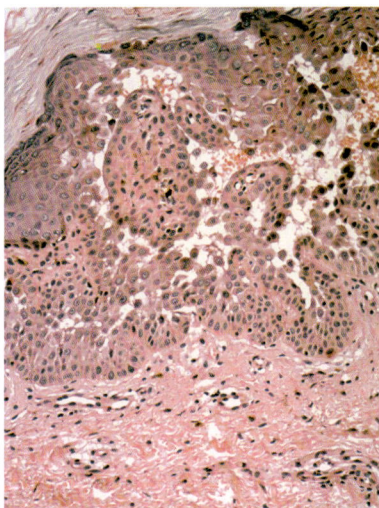

图 13-3　棘细胞松解（镜下）
棘层细胞彼此分离，细胞间隙加宽以至破裂

7. 表皮水肿（edema of epidermis） 分为细胞间水肿及细胞内水肿。

（1）细胞间水肿（intercelluar edema）：指棘细胞间液体增加，使细胞间隙增宽，细胞间桥拉长而清晰可见，状如海绵，故又称海绵水肿或海绵形成（spongiosis）。常见于湿疹的各种急性及亚急性皮炎。

（2）细胞内水肿（intraceelluar edema）：指棘层细胞内发生水肿，细胞体积增大，胞浆透明胞质变淡，核常固缩并偏于一侧，似鹰眼状，称为鹰眼细胞（图13-4a）。常见于湿疹、皮炎类疾病。

严重的细胞内水肿，细胞过度膨胀，胞膜破裂相互连接，形成许多网格，最后连成多房性水疱，网眼内充满水肿液，称为表皮网状变性（图13-4b）。多见于病毒性水疱性疾病、接触性皮炎等。

高度的细胞内水肿，胞体增大呈圆形气球状，细胞间棘突消失，细胞松解，形成表皮内水疱，称为气球样变性。为病毒性疱疹的特征病理表现。

8. 基底细胞液化变性（liquefaction degeneration of basal cells） 由于基底细胞之间及其下方水肿，正常基底细胞原有的栅栏状排列发生紊乱，或模糊不清，甚至消失。严重时棘细胞直接与真皮接触，表皮真皮界限模糊。最终可导致表皮下裂隙或水疱形成（图13-5）。常见于红斑狼疮、皮肌炎等。

9. 表皮萎缩（atrophy of epidermis） 表皮因各层细胞（主要是棘细胞层）减少而变薄，在显微镜下，表皮和真皮波浪起伏的形态消失，变成一条直带（图13-6）。常伴真皮变薄，皮脂腺及汗腺萎缩，甚至消失。常见于老年皮肤、红斑狼疮等。

10. 表皮色素变化

（1）色素增多（hyperpigmentatiom）：表皮基底细胞层及真皮乳头黑色素颗粒增多。常见于黄褐斑、固定性药疹及炎症后

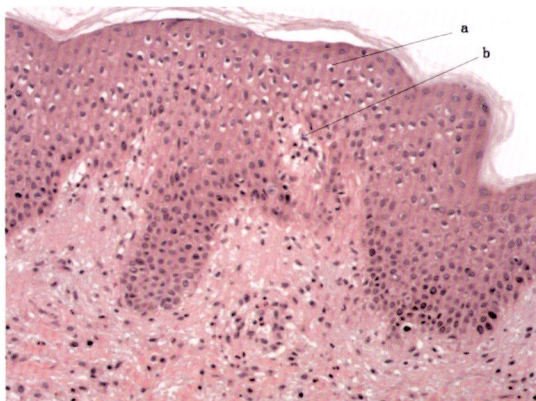

图13-4 表皮细胞内水肿（镜下）
a. 细胞体积增大，胞浆出现空泡，核被挤压呈鹰眼状（鹰眼细胞）； b. 水肿细胞破裂呈网状（网状变性）

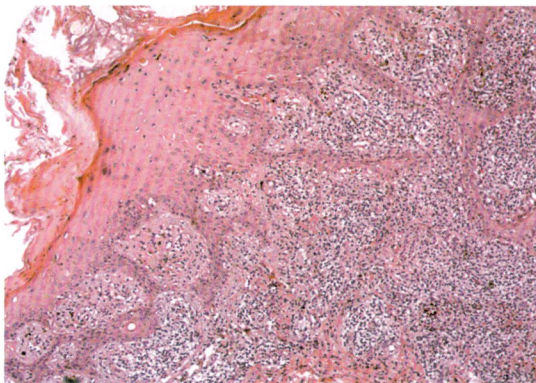

图13-5 基底细胞液化变性（镜下）
基底细胞排列紊乱、溶解破碎甚至消失

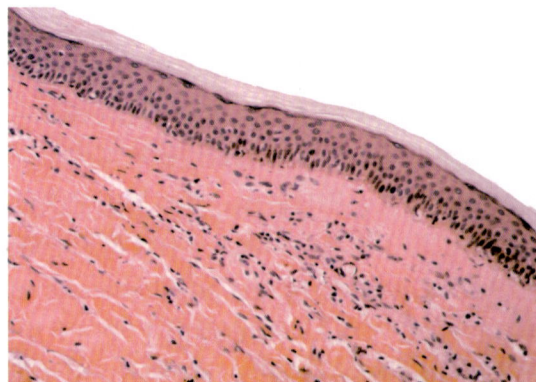

图13-6 表皮萎缩（镜下）
细胞层次减少，表皮突消失变平

的色素沉着等。

（2）色素减少（hypopigmentation）：表皮基底细胞层内黑素颗粒减少或消失。常见于白癜风、白化病、炎症后的色素脱失。

（3）色素失禁（incontinentia pigment）：基底细胞及黑素细胞受损后，脱落的黑色素聚集在真皮浅层，或被吞噬细胞吞噬，或游离在组织间隙中，这种色素游离现象称为色素失禁。多见于扁平苔藓、红斑狼疮、色素失禁症等。

二、真皮组织的病理改变

真皮主要由结缔组织构成，其病变与身体其他组织的病变基本相同，真皮内可出现所有基本病理变化。由于真皮有其特殊的组织结构，又可出现特殊的病理变化。

（一）萎缩、变性与坏死

1. 真皮萎缩（atrophy of dermis） 是由于真皮胶原纤维及弹力纤维减少，使其厚度变薄，常伴毛囊及皮脂腺和汗腺的萎缩或消失。见于萎缩性慢性皮炎等。

2. 变性（degeneration）

（1）胶原纤维的纤维蛋白样变性：是真皮中结缔组织常见的组织病理变化。表现为结缔组织中胶原纤维成分的变性改变，成分肿胀断裂，分解为强嗜酸性无结构物质，似纤维蛋白样，HE染色呈均质鲜红色。如变应性血管炎。

（2）色素沉着：指真皮内黑素颗粒及其他各种色素沉着。这些色素的微细颗粒通常存在于附属器、血管、神经附近，并常有噬色素细胞存在。色素的来源可以是内源性的，如含铁血黄素、胆红素、脂褐素、黑色素；也可以是外源性的，如纹身时的色素沉积等。

此外，真皮的结缔组织还可发生黏液变性、胶原变性、玻璃样变性、淀粉样变性等。

3. 坏死（necrosis） 真皮组织的坏死除可见一般坏死变化外，还有特殊的坏死变化，称渐进性坏死。渐进性坏死（necrobiosis）是一种不完全坏死，坏死区的结缔组织纤维、纤维细胞、脂肪细胞以及血管染色模糊不清，细胞核不完整或消失，纤维束形态隐约可见。坏死病变区内炎症反应轻，而在坏死区的边缘通常可见成纤维细胞、组织细胞或上皮样细胞呈栅栏状排列。常见于环形肉芽肿、类脂质渐进性坏死、类风湿结节等。

（二）血液及淋巴循环障碍

皮肤的血液循环障碍同身体其他部位出现的血液循环障碍一样，也可出现血管扩张充血、出血、血管腔闭塞及血栓形成、栓塞、淋巴循环障碍等。现介绍由血液及淋巴循环障碍导致皮肤出现的一种特殊的改变——真皮水肿。

真皮水肿（edema of dermis）出现在许多皮肤病变，尤其是炎症时，指真皮内出现不同程度的水肿。真皮水肿表现为结缔组织纤维肿胀疏松，间隙增宽，染色较淡。通常真皮乳头体及毛囊周围较乳头下层、网状层水肿要明显。真皮水肿较明显的皮肤病变有荨麻疹、虫咬皮炎等。

（三）炎症

皮肤的炎症具有一般炎症所共有的基本病理改变，按病程经过也可分为急性、亚急性和慢性炎症。还可按性质分为变质性炎、渗出性炎症、增生性炎症。按浸润炎细胞的性质分两大类，即非特异性炎症和肉芽肿性炎。从细胞浸润分布又可分为血管周围浸润、弥漫性浸润、块状浸润、袖口状浸润、带状浸润、苔藓状浸润。

（四）肿瘤

真皮组织良性肿瘤包括血管瘤、纤维瘤、神经纤维瘤等。恶性肿瘤包括鳞癌、基底细胞癌、恶性黑色素瘤、肉瘤。

第二节　损容性皮肤病

一、色素异常性皮肤病

皮肤的色素代谢异常是指由内（黑色素、含铁血黄素）、外（重金属、药物、纹身染料等）因素单独或共同作用使皮肤产生色素沉着。其中由黑色素代谢变化引起的皮肤损容性改变比较常见，因此重点予以介绍。

（一）黑素细胞的生物学性质

1. 黑素细胞　未成熟的黑素细胞（即成黑素细胞）起源于胚胎的神经嵴，逐渐移行至表皮的基底层而称黑素细胞，为树枝状型，HE 染色显示细胞的胞浆透明，胞核较小，细胞呈多角形，分枝长，胞突伸向棘细胞层，胞质中含有特征性的黑素小体（图13-7）。黑素细胞还有另外一种形态，即非树枝状型，如眼色素细胞层、视网膜等。这两种形态的黑素细胞，均能合成黑素小体，但前者具有将黑素小体输送到其他细胞的能力，而后者只能将合成的黑素小体停留于合成部位。黑素细胞几乎遍布所有组织，在面部、腋窝、乳晕、生殖器的分布密度较躯干部高，曝光部位较非曝光部位高 2 倍。

黑素小体是黑素细胞进行黑色素合成的场所，为含有酪氨酸酶的细胞器，可启动黑色素的合成及贮存过程。黑素小体为一椭圆形的膜状物，其内部结构为一纵行走向的围绕一中心轴的板层，或纵行走向的微丝，互相交互连接，形成黑色素沉着的支架。黑素小体根据其分化过程可分为四期：①Ⅰ期（黑素小体形成初期）：黑素小体是源于高尔基体的球形小泡，可见无定形蛋白和微泡；②Ⅱ期（黑素小体黑素化期）：黑素小体变圆，黑素化，可见黑素细丝和板层状物质；③Ⅲ期（黑色素合成期）：黑素小体在板层上开始黑色素合成，有黑色素沉着，可见板弓和黑色素；④Ⅳ期（黑色素成熟期）：黑素小体内充满黑色素。

2. 黑色素的合成、转运及降解　皮肤的黑色素分为两大类，即优黑素（eumelanin）和褐黑素（pheomelanin）。两者均在黑素细胞中形成，其生成过程为氧化过程。酪氨酸

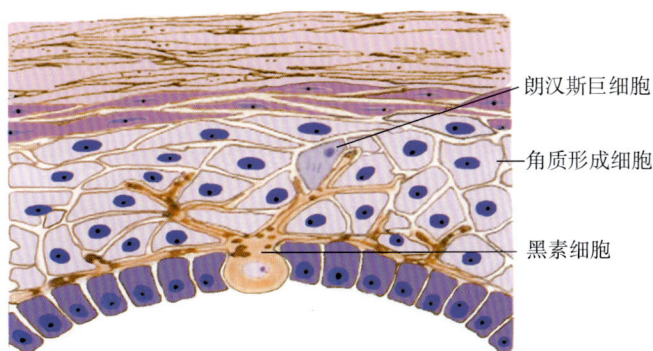

图 13-7　树枝状型黑色素细胞示意图

（朗汉斯巨细胞、角质形成细胞、黑素细胞）

酶使酪氨酸氧化成多巴，进而氧化为多巴醌，逐渐形成黑色素。再由黑素细胞的树枝状突起向上转运到角质形成细胞内，最终随角质细胞脱落于皮面排出体外。而表皮下的黑色素被重新吸收或被真皮内的白细胞吞噬进入血液循环。

3. 影响黑色素生成的因素　黑色素的生成与酪氨酸、酪氨酸酶形成的速度和量有关，常受下列因素影响。

（1）巯基：黑色素形成过程中，巯基（—SH）有调节作用，巯基可与酪氨酸酶所含的铜离子结合从而抑制酪氨酸酶的作用。正常情况下，黑素细胞所含有的巯基和酪氨酸酶保持动态平衡，巯基减少时黑色素增多，巯基大量存在时黑色素难以生成。如紫外线、放射线、炎症、重金属、维生素 A 缺乏等均能使巯基减少，黑色素生成增加。

（2）细胞因子：角质形成细胞在一定条件下释放多种细胞因子，这些细胞因子对黑素细胞的形态、增殖和黑色素合成具有一定的影响。如碱性成纤维细胞生长因子（bF-GF）、内皮素因子（ET-1）、神经生长因子（NGF），均能直接作用于黑素细胞，促进其增殖及黑色素合成。白细胞介素 6、肿瘤坏死因子能抑制黑素细胞产生黑色素。

（3）内分泌及神经因素：①黑素细胞刺激素（MSH）由脑垂体中叶分泌，与黑素细胞的膜受体结合可激活腺苷酸环化酶，使 cAMP 水平上升，增强酪氨酸酶的活性。如孕妇、肢端肥大症患者垂体分泌旺盛而黑色素生成增加。②促肾上腺皮质激素（ACTH），它的氨基酸序列中有 7 个氨基酸链与 MSH 相同，同样具有刺激黑素细胞增殖和黑色素合成的作用。如肾上腺功能减退的患者，肾上腺皮质激素分泌减少，促肾上腺皮质激素分泌增多，黑色素生成增加。③性激素，雌激素与黑素细胞膜上的雌激素受体结合，使酪氨酸酶活化，使黑色素增加。如妊娠期，孕妇面部常伴发黄褐斑，乳晕、腋下、腹白线等处着色加深。④甲状腺素，可促进酪氨酸及黑色素的氧化过程，使黑色素生成增加。⑤神经因素，肾上腺素由多巴生成，并由交感神经输出，因而多巴可经交感神经进入皮肤而产生黑色素。交感神经兴奋可使色素颗粒聚集，肤色变淡。副交感神经兴奋可使色素颗粒弥漫，肤色加深。

（4）其他因素：①氨基酸与维生素，酪氨酸、色氨酸及赖氨酸也参与黑色素的形成，可使色素增加；泛酸、叶酸、生物素等参与黑色素形成，可引起色素增加；维生素

C是还原剂，维生素E具有抗氧化作用，二者均可抑制色素形成；谷胱甘肽、半胱氨酸为酪氨酸酶中铜离子的络合剂，含量多，可抑制色素形成。②微量元素：在黑色素代谢中主要起酶的作用，其中最主要的是铜离子和锌离子，如若缺乏可使毛发变白。③黑色素抗体的免疫状态、黑素细胞异常、酪氨酸酶先天缺陷等。

（二）色素异常性皮肤病变

1. 雀斑（ephelides）　本病好发于颜面、肩部及手臂伸侧等日晒部位皮肤，表现为均一成群的黄褐色点状色素沉着斑。多在儿童期出现，青春期增多，老年期逐渐减淡。

（1）病因及发病机制：本病为常染色体显性遗传，在家族中往往相同部位患有相同形式的雀斑。皮损部黑素细胞内的酪氨酸酶的活性增加，经日光或其他紫外线照射后迅速产生大量黑色素。

（2）病理变化

①肉眼观：皮损多为针头到米粒大小的圆形或类圆形、不规则形，淡黄色至黑褐色斑点，境界清楚，孤立而不融合，呈对称性分布（图13-8a）。夏季日晒后斑点增大、增多、颜色增浓，秋季则减轻。

②镜下观：表皮结构正常。表皮基底层有增多的黑色素，而黑素细胞并不增加甚至减少，黑素细胞体积增大，有更多更长的枝状突（图13-8b）。

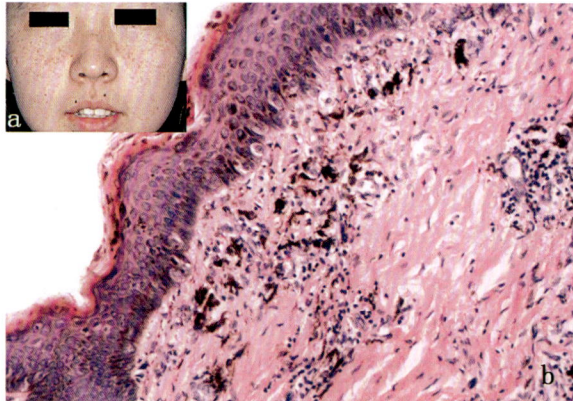

图 13-8　雀斑
a. 直径 1～2mm 的圆形或类圆形褐色斑点，界清，孤立而不融合；b. 基底层黑素细胞并不增加甚至减少，角质形成细胞内黑素颗粒轻度至中度增多

（3）防治方法：避免日晒及使用防晒霜；外用过氧化氢液脱色；可用液氮、干冰或苯酚脱色。

2. 黄褐斑（melasma）　常见于中青年女性面部，是对称性分布的淡褐色至深褐色的色素斑片，俗称"肝斑""蝴蝶斑"。

（1）病因及发病机制：常与女性激素（口服避孕药、激素替代疗法和怀孕）和日照有关。一些慢性疾病如肝胆病、甲亢、肿瘤等可以使体内代谢平衡失调，也可以出现黄褐斑。另外，长期营养不良、便秘、剧烈的精神刺激等都可引起黄褐斑。主要是体内雌激素增加刺激黑素细胞分泌亢进，皮肤局部黑色素增加并大量沉积于表皮细胞内引起。

（2）病理变化

①肉眼观：对称分布于两侧面颊、前额、鼻、唇周、颏部等颜面皮肤。皮损呈大小不定、形状不规则的淡褐色至深褐色斑片，境界清楚，倾向融合成大片，有时呈蝶状。多见于成年女性，亦可见于男性。无自觉症状，日晒后加重。

②镜下观：表皮的黑素细胞数量正常，但形成黑色素的活性增加。表皮基底层黑色素增加，真皮上部可见游离黑素颗粒，真皮乳头层有散在的噬黑素细胞，无炎细胞浸润。

（3）防治方法：口服维生素 C；避免日晒；外用脱色剂或遮洗剂，如 2% ~ 5% 氢醌霜等。

3. 太田痣（nevus of ota） 亦称眼上腭部褐青色痣或眼真皮黑变病。波及巩膜及同侧眼、上颌等三叉神经分布区域的皮损，表现为单侧发生界限不清的蓝灰色斑。

（1）病因及发病机制：本病沿周围神经分布，提示黑素细胞可能来自周围神经组织。太田痣的发生可能是由于一些黑素细胞向表皮移动时未能穿过真皮与表皮交界，而长期停留在真皮或真皮以下所致。

（2）病理变化

①肉眼观：多发生在颜面一侧的上下眼睑、颧部及颞部，偶然发生于颜面两侧，可累及巩膜、睑结膜、颊、鼻翼、额、头皮及耳。皮损为褐色、青灰色、蓝色、灰蓝色、黑色或紫色的斑状、网状或地图状。

②镜下观：表皮色素增加，黑素细胞数量增多。真皮胶原纤维之间多散在分布着黑素细胞，多与皮肤表面平行，形状不规则，胞核大，胞质中有大量均质高电子致密的黑素颗粒，包膜完整，颗粒大小不一。

（3）防治方法：采用染料脉冲激光治疗。

4. 颧部褐青色痣（zygomatic brown blue nevus） 又叫获得性双侧太田痣样斑或真皮斑，常对称分布于双侧颧部，不累及眼及上腭，群集而不融合的圆形或卵圆形褐青、灰蓝或深褐色斑点。多见女性，发病较晚。

（1）病因及发病机制：本病病因不明。在胚胎发育期，黑素细胞由神经嵴向表皮移行时由于某种原因未能通过表皮、真皮交界，停留在真皮内而形成的病变。或因某些因素激活原来即存在于真皮的潜伏的黑素细胞，产生黑色素而发病。

（2）病理变化

①肉眼观：常对称分布于双侧颧部，近下眼睑外侧。直径为 1 ~ 5mm 的圆形、椭圆形或不规则形的灰褐色、黑灰色或黑褐色色素沉着斑，境界较清楚，数目不等。

②镜下观：表皮正常，在真皮浅层可见少量散在分布的黑素细胞，其长轴与胶原纤维平行。

（3）防治方法：减少日晒、化妆品的刺激、外伤及药物；预防激光治疗后的色素沉着。

5. 白癜风（vitiligo） 白癜风是一种好发于颜面部、颈部、手背等暴露及摩擦部位的常见的后天性色素脱失性皮肤黏膜病。

（1）病因及发病机制：本病病因尚不清楚，是黑素细胞受损所引起，可能与多基因遗传、自体免疫反应、神经元介质影响及黑素细胞自毁学说有关。患者可有家族史，表明家族对白癜风的易感性较高。

（2）病理变化

①肉眼观：皮损大小、形态不一，数目不等，浅白色至乳白色，近圆形或椭圆形，亦可融合成不规则大片，边界清楚，无自觉症状。皮损周围可见着色较深的色素带或中央有岛屿状色素点。

②镜下观：皮损部位的表皮缺乏黑色素，皮损附近的表皮黑色素可增多。初期表皮的基底层中可见多巴阳性的黑素细胞及一些黑素颗粒。活动期皮损处黑素细胞减少，朗格汉斯细胞增多。后期皮损表皮的基底层中无多巴阳性的黑素细胞及黑色素。皮损边缘正常皮肤处黑素细胞往往变大，充满黑素颗粒，多巴反应阳性。

（3）防治方法：光化学疗法；糖皮质激素疗法；具有光感作用的中草药治疗；人工色素掩饰法；铜制剂；全层皮肤或表皮移植等方法并结合心理治疗。

二、表皮增生性病变

（一）脂溢性角化病

脂溢性角化病（seborrheic keratosis）又称老年斑或寿斑，如皮损有增生也称老年疣，为老年人最常见的良性表皮增生性肿瘤。好发于颜面、手背、胸、背等处，多为淡褐至黑色疣状损害，表面有油脂状鳞屑痂（图13-9a），通常无自觉症状，偶有痒感。

1. 病因及发病机制 尚不明确。常有家族史，多为常染色体显性基因所决定的先天性疾病，好发于中老年人。该病可能是一种皮肤老化现象，也可能与角质形成细胞成熟迟缓、日晒、慢性炎症刺激、老年人抗氧化功能降低等有关。

2. 病理变化

（1）肉眼观：通常多发，也可单发，直径多在0.5~3cm。起初为境界清楚的圆形、椭圆形或不规则形的扁平丘疹，以后缓慢增大、变厚，数目增多，变为皮色或棕黑色疣状斑块，质地油腻。有时呈圆顶状，表面光滑，有时有一个炎性的晕或呈湿疹样表现。

（2）镜下观：是一种肿瘤，而不是表皮的增生。包括角化型（乳头瘤状）、腺样型、棘层增厚型三种类型。均有表皮角化过度、棘细胞层不规则肥厚和乳头瘤样增生，表皮下界整齐，与邻近的正常表皮的下界几乎在同一平面上。其特点是基底样细胞增生，伴有不同程度的鳞状细胞分化（图13-9b）。

3. 防治方法 一般无需治疗，必要时可用冷冻、激光、微波或刮除术疗法；或手术切除并进一步做病理确诊。

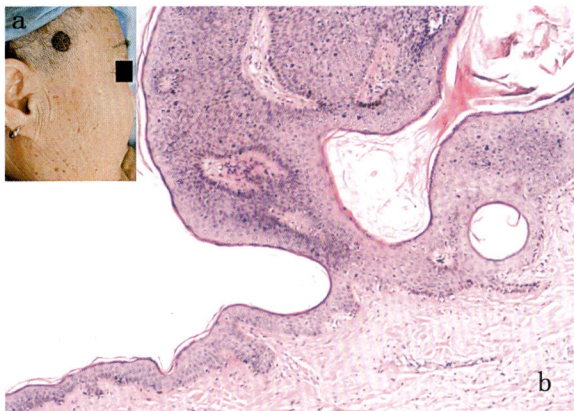

图 13-9　脂溢性角化病

a. 多为淡褐至黑色的表皮增生性肿瘤，表面有油脂状鳞屑痂；b. 表皮角化
过度、棘细胞层不规则地肥厚和乳头瘤样增生，表皮下界整齐

（二）扁平疣

扁平疣（verruca planar）又称青年扁平疣，由人类乳头瘤病毒选择性感染皮肤和黏膜引起的良性赘生物，表现为数目较多的扁平小丘疹，好发于青少年面部或手背。

1. 病因及发病机制　疣的临床类型与所感染的病毒亚型有关，通常引起扁平疣的是 HPV-2、3 或 10 型病毒，传染源为患者和健康带病毒者，主要经直接或间接接触传播，易感人群为免疫功能低下及外伤者。HPV 通过皮肤黏微小破损进入细胞内并复制、增殖，使上皮细胞异常分化和增生，引起上皮良性赘生物。

2. 病理变化

（1）肉眼观：好发于面部或手背，皮疹是呈米粒至黄豆大小的略隆起的圆形、椭圆形或不规则形，境界清楚，表面光滑，质硬，数目较多且密集，相邻的皮损可相互融合排列成行。多为皮肤色、褐色或灰黑色（图 13-10）。

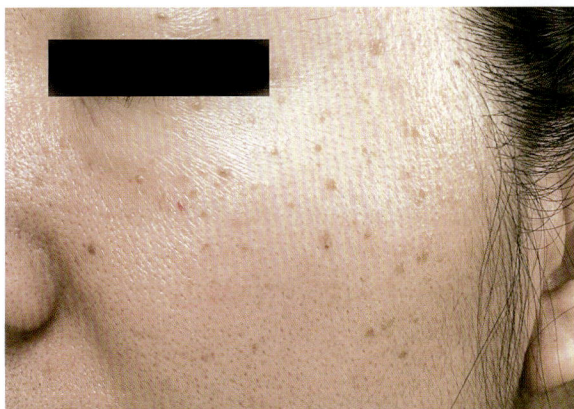

图 13-10　扁平疣

深肤色、褐色或灰黑色的米粒至黄豆大小，略隆起，界清，表面光滑，质硬，数目较多的皮疹

（2）镜下观：角化过度，棘层不规则轻度肥厚，有棘层肥厚造成的轻度乳头状改变，但无角化不全。角质层网篮状空泡形成，颗粒层亦有显著细胞胞质空泡化。基底层黑色素往往增多。

3. 防治方法 采取局部疗法如维 A 酸、2% 氟尿嘧啶、韦列明克斯溶液、二硝基氯苯等涂擦患处，或者液氮冷冻疗法或者电干燥法；全身药物疗法。

三、皮肤附属器病变

（一）细菌性毛囊炎

细菌性毛囊炎（bacterial folliculitis）为毛囊浅部或深部细菌感染的化脓性炎症。由红色丘疹演变成丘疹性脓疱，数目较多，孤立散在，自觉痛痒。成人好发于多毛的部位，小儿则好发于有头发的部位，愈后可有小片状秃发斑。

1. 病因及发病机制 主要由金黄色葡萄球菌感染引起毛囊及毛囊周围的化脓性炎症，有时亦可分离出表皮葡萄球菌。不清洁、搔抓及机体抵抗力低下等均可为本病的诱因。

2. 病理变化

（1）肉眼观：细菌性毛囊炎可分为浅表型和深在型。

①浅表型：皮损表现为红斑基础上的脓疱，与毛囊一致的针帽大小，中央可有毛发穿过。常在头面部及四肢见到，愈合后不留瘢痕。

②深在型：皮损为痛性红色结节，突出起皮面，中央有毛发贯穿，成熟后中央为脓栓，脓栓脱落后排出血性脓液和坏死组织，愈合后留有瘢痕，此时称疖。几个相邻的疖肿相互融合沟通则成为痈。好发于头、颈、胸背及臀部等部位。

（2）镜下观：毛囊口、毛囊内及毛囊周围可见大量中性粒细胞浸润，并伴有其他类型的炎细胞浸润。随着病变发展，毛囊破裂、脓肿形成进而出现肉芽肿反应。疖、痈等深部毛囊及漏斗部均可见细菌。

3. 防治方法 注意皮肤清洁卫生，避免搔抓、摩擦；切忌挤压，以免细菌入血引起败血症；可酌情选用抗生素，局部可用 1% 新霉素软膏或 2% 碘酊外涂；紫外线照射。

（二）寻常性痤疮

寻常性痤疮（acne vulgaris）是青年或中年人的一种常见的毛囊皮脂腺慢性炎症，好发于面部，也可发生于胸背甚至臀部。主要以粉刺、丘疹、脓疱、结节、囊肿及瘢痕多种损害为特征，常伴有皮脂溢出。

1. 病因及发病机制 引起痤疮发病的因素较多，发病机制尚未完全清楚。认为主要与遗传、饮食、内分泌、感染等因素密切相关。皮脂分泌增多，淤滞在毛囊口内造成毛孔堵塞，相对缺氧，使毛囊内正常存在的痤疮棒状杆菌等数目增多，异常聚集，分解淤滞的皮脂，产生游离脂肪酸，可刺激和破坏毛囊及附近组织而发生粉刺等皮损。

2. 病理变化

（1）肉眼观：本病好发于面部，尤以面部中央的额部、鼻部、双颊部、颏部为多，也见于胸、背甚至臀部。按其是否伴有炎症反应可分为炎性或非炎性损伤。

①非炎性损伤：非炎性损伤即俗称的粉刺。粉刺分为两种类型，即白头粉刺和黑头粉刺。白头粉刺为封闭的淡白色小结节，周围偶有红晕，缺乏明显的开口，不易挤出脂栓。黑头粉刺为开放性的，扩张的毛囊孔内有黑色填充物，其上端呈棕色或黑色点状，中下端为黄白色半透明脂栓，挤压时可挤出脂栓。

②炎性损伤：炎性损伤表现不一，有丘疹、脓疱、结节和囊肿，均为真皮内炎症反应。痤疮后瘢痕有两种：一为凹陷性瘢痕，宛如打孔样凹窝；另为肥大性瘢痕。

a.丘疹：呈淡红色至暗红色，小米至豌豆大小，高出皮面、局限性、略尖而坚硬的实性皮损。

b.脓疱：多见于丘疹顶部，因继发性感染而成脓疱，内含有脓液，可有触痛。

c.结节：深在，暗红或紫红色。有的埋藏较深，有的高出皮面呈半球形、圆锥形，长期存在或逐渐自行吸收，也可破溃形成溃疡，愈后留有瘢痕。

d.囊肿：出血性的胶冻状脓液，愈后可形成瘢痕。

e.瘢痕：常见于结节型痤疮和重度痤疮。真皮或皮下组织损伤后，由新生结缔组织修复而形成增生性瘢痕、萎缩性瘢痕或瘢痕疙瘩。

（2）镜下观

①粉刺：粉刺是毛囊漏斗部扩张而成，中央为成团的皮脂，其内含有角质栓（角化细胞、皮脂和某些微生物，并挤塞在毛囊口内）。白头粉刺的皮脂物质没有出口，黑头粉刺则达到扩大的毛囊口处，且顶部有较多的黑色素。

②丘疹：当粉刺合并炎症反应时即为丘疹。皮损的真皮层有很多噬中性粒细胞、淋巴细胞、浆细胞、异物巨细胞及增生的纤维细胞。同时可见部分毛囊壁开始碎裂。

③脓疱和结节：表现为毛囊漏斗部破裂，真皮内、毛囊中有大量中性粒细胞浸润，可发生液化坏死，形成巨大的囊肿。到了晚期，皮损等为纤维结缔组织所替代而有瘢痕形成，甚至结节。

3. 防治方法　改变饮食习惯，少吃辛辣刺激性食物及甜食；皮脂分泌过多的面部常用温热水及肥皂清洗；结合皮损情况选择用抗生素、激素类药物、异维 A 酸等药物治疗；可用含硫黄的复方洗剂、维 A 酸制剂等局部治疗；也可用液氮冷冻喷雾法等物理疗法治疗。

（三）脂溢性皮炎

脂溢性皮炎（seborrheic dermatitis）又称脂溢性湿疹，好发于新生儿及成人。以皮脂溢出部位发生红斑鳞屑性损害为特征的一种炎症性慢性皮肤病。

1. 病因及发病机制　尚不完全清楚，可能与先天性脂溢性体质及某些微生物有关。皮脂分泌增多的基础上，甘油三酯经痤疮棒状杆菌、厌氧葡萄球菌脂酶作用和空气氧化而生成游离脂肪酸，刺激皮肤引起炎症。皮脂增多及化学成分的改变使脂溢部位正常菌尤其是卵圆马拉色菌大量繁殖，侵犯皮肤并产生刺激。此外，精神因素、饮食习惯、B族维生素缺乏、嗜酒等外源性刺激均为皮炎的诱发因素。

2. 病理变化

（1）肉眼观：好发于多脂、多毛、多汗等皮脂腺较多的部位，如头皮、面部、颈部、躯干、四肢等。表现为轻重不同的黄红色或鲜红色斑片，边界清楚，被覆油腻鳞屑或痂皮。

①新生儿期：婴儿的头面部覆盖薄厚不等的黄褐色痂皮，可累及前额、眉、耳后、鼻唇沟等处，甚至躯干，表现为黄红色油腻性鳞屑。

②青春期：a. 头皮部：轻者可见头皮部局限性头屑增多，呈淡红色斑片，覆盖灰白色小片糠秕状鳞屑，较干燥，易脱落，基底无明显炎症，即所谓头皮屑或干性糠疹；较重者基底呈大片油腻性鳞屑性地图状斑片，可伴渗出和结痂。病程长者可引起脱发；严重者全头部被覆油腻性厚痂，常伴有臭味，头发可脱落稀疏。b. 面部的损害：在眉和鼻唇沟部可见红色丘疹聚集，形成斑片，上覆油脂性黄红色鳞屑或薄痂。耳后部可有糜烂、黄厚痂和皲裂。

（2）镜下观：①急性期：表皮可见轻度灶性海绵水肿。真皮浅层血管明显扩张，血管周围淋巴细胞、组织细胞浸润，可见少许中性粒细胞。另有真皮乳头水肿。②亚急性期：表皮可见轻度海绵水肿，并见灶性角化不全、棘层肥厚、表皮突向下延伸（银屑病样增生）。真皮浅层毛细血管明显扩张，血管周围有稀疏淋巴细胞、组织细胞浸润。毛囊内可见角质栓。③慢性期：除表皮呈银屑病样增生、毛囊角质栓外，毛囊壁可见角化不全。真皮浅层毛细血管继续呈扩张充血改变，血管周围有稀疏的淋巴细胞浸润，同时可见乳头下血管丛的小静脉及毛细血管明显扩张。

3. 防治方法 健康饮食，少食高脂肪、高糖和刺激性食物；少搔抓，洗头不宜过勤，避免化学物质刺激；可口服维生素 B_2、B_6 等或采取局部外用药，如去除鳞屑可用 2.5% 硫化硒香波；厚痂者可用角质溶解制剂，如水杨酸、硫黄等。

（四）酒渣鼻

酒渣鼻（rosacea）又称酒渣性痤疮，是以鼻部为中心，面部红斑、毛细血管扩张为特征的慢性皮肤病，可有痤疮样损害（丘疹、脓疱、结节），常见于中年人妇女。严重时皮脂腺过度肥大而引起鼻畸形，称为鼻赘。

1. 病因及发病机制 病因不明。可能由于各种因素作用使患者面部血管舒缩功能失调，毛细血管长期扩张所致。目前认为与饮食（刺激性食物、酒等）、胃肠功能紊乱（胃炎、习惯性便秘）、精神或情绪的影响、日光和外界温度的刺激、脂螨寄生感染等各种内外刺激因素有关。

2. 病理变化

（1）肉眼观：本病好发于面部中心线，如鼻、前额、颊、下颏等部位。病程缓慢，可分为三期。

①红斑期：表现为散在或弥漫的红斑，鼻尖及两颊部较显著，潮红，境界不清楚，毛细血管扩张，呈细丝状，分布如树枝。

②丘疹脓疱期：在红斑及毛细血管扩张的基础上出现暗红色针头到黄豆大小的圆

形丘疹和脓疱等痤疮样皮损，但无粉刺。毛细血管扩张加重，呈现纵横交错。

③鼻赘期：皮肤暗红或紫红，皮脂腺和结缔组织增生，鼻呈瘤状增大，凸凹不平，毛囊口明显扩大，皮脂分泌增多，可挤出白色黏稠皮脂物质。严重时可妨碍呼吸。

（2）镜下观

①红斑期：主要为真皮内毛细血管扩张，血管和皮脂腺周围有轻度的炎性浸润。

②丘疹脓疱期：真皮内炎细胞浸润加重，呈弥漫性，脓疱内可见大量中性粒细胞。毛囊和皮脂腺周围有大量淋巴细胞及少量组织细胞和浆细胞。可见小团集簇的上皮样细胞和巨噬细胞。

③鼻赘期：可见毛细血管增生和扩张，大量结缔组织增生，周围弥漫慢性炎性细胞浸润，或毛囊周围炎和毛囊内脓肿形成。皮脂腺数目增多且极度肥大，皮脂腺导管扩张，管内充塞着蛋白物质。

3. 防治方法　注意日常生活习惯并配合以全身疗法及局部疗法。尽量避免使颜面皮肤发红的刺激因素，如饮酒、食辛辣食物、精神紧张等。保持胃肠功能正常，调整内分泌功能。服用抗生素如四环素、红霉素，以减轻症状。服用维生素 B_2、B_6 也有益于症状改善。局部外用药疗法可用洗剂或擦剂，如复方硫黄洗剂，皮脂分泌较多时用 5% ~ 10% 过氧苯甲酰制剂。

（五）眼睑汗管瘤

眼睑汗管瘤（syringoma palpebrarum）是末端汗管分化的小汗腺导管的错构瘤。多见于青年女性，部分患者有家族史。

1. 病因及发病机制　由脂肪代谢障碍所引起的人体表皮小汗腺导管的一种痣样肿瘤。与青春期、内分泌、妊娠、月经及家族遗传等因素有关。

2. 病理变化

（1）肉眼观：常可见对称分布于下眼睑和上颊部的柔软小丘疹，直径约数毫米，呈肤色或淡黄色半球形或扁平丘疹，稍高于皮面，且表面有蜡样光泽（图 13-11a）。

（2）镜下观：真皮上部的网状层囊肿状小管，由两层扁平的立方形细胞组成，并可形成有护膜的管腔，管腔含有胶样物质。有的囊状小管带着一条上皮细胞所构成的尾巴，形成特征性的蝌蚪状或逗号状结构（图 13-11b）。

3. 防治方法　一般不需治疗；必要时可采用电灼术、液氮冷冻疗法等。

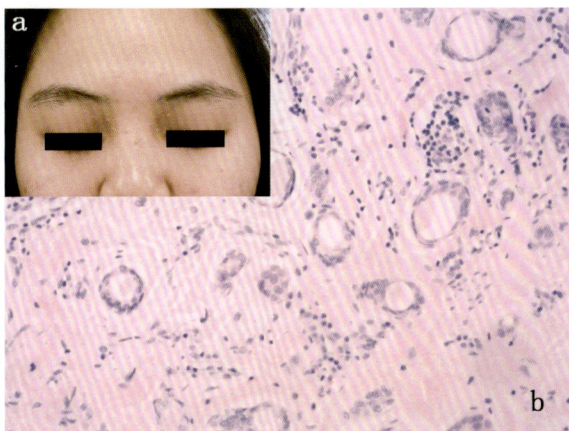

图 13-11　汗管瘤
a. 直径约数毫米的肤色或淡黄色半球形或扁平丘疹，稍高于皮面，且表面有蜡样光泽；b. 真皮上部的网状层的特征性蝌蚪状或逗号状结构

第三节　皮肤的老化

皮肤老化为一种隐匿的、渐进性的变性过程，这一复杂的生物学现象与机体衰老同步进展，在生命过程中不可避免。包括两方面因素：一是内源性自然老化（intrinsic ageing），很大程度上在衰老过程中起决定作用；另一个是受环境因素影响的外源性老化，其中紫外线的影响尤为主要，被更普遍的定义为光老化（photoageing）。皮肤位于机体最外层，人体的衰老在皮肤上表现得最为清楚。

一、皮肤自然老化

皮肤自然老化表现为细小皱纹、皮肤松弛、干燥和粗糙，反映了真皮细胞的减少和它们所分泌基质蛋白，与表皮分化的微小异常有关。

（一）病理变化

1. 表皮　老化的皮肤表皮变薄，主要表现为棘细胞层和颗粒细胞层数减少。细胞形态大小不一，可见角化不全。真皮、表皮交界处明显扁平。由于真皮、表皮交界处面积减小，导致真皮、表皮的黏附力降低，因此易使真皮、表皮分离，形成水疱。黑素细胞有灶性增殖、聚集形成色素沉着斑（老年斑）倾向。这些色素沉着斑随着年龄的增长而逐渐加重。

2. 真皮层　真皮层主要由细胞外结缔组织、血管、基质组成。胶原纤维和弹力纤维是结缔组织的主要构成成分。在老化的皮肤中，胶原纤维数量减少，纤维束变直，交织的纤维束呈疏松状排列，同时伴有结构紊乱；弹力纤维数量也减少，并发生变性、变短，如有断裂可呈碎片状；血管表现为血管分布减少，小血管壁变薄，垂直毛细血管减少。

3. 附属器　在老化的皮肤中毛囊数量和汗腺数量减少。毛囊的毛球和毛鞘部位的黑素细胞减少或丢失。汗腺的分泌细胞萎缩，管腔扩大，脂肪粒增多。皮脂腺的数量几乎不随年龄而变化，但老年人由于雄激素产生减少，皮脂分泌水平降低。因汗液和皮脂的分泌不足，使得皮肤表面的水脂乳化物含量减少，导致皮肤干燥、粗糙。由于毛囊数量和黑素细胞减少，老年人的头发稀疏灰白。

（二）发生机制

正常角质层中水的含量为15% ~ 20%，维持水的相对恒定主要依靠天然保湿因子（NMF），其中成分包含氨基酸、尿素、有机酸等。随着年龄的增加，NMF含量减少，使皮肤水和能力下降。同时年龄增长，皮肤的汗腺、皮脂腺数目减少且功能下降，减弱了保护角质层及滋润皮肤的作用，继而出现皮肤老化的表现。

二、光老化

光老化表现为皮肤松弛，弹性丧失，皱纹粗深，皮革样外观，而且常伴有局部色素过度沉着。慢性日光照射还会引起皮肤微循环的改变，早期可表现为毛细血管扩张，晚期可见皮肤营养性小血管减少，毛细血管网消失，使皮肤无光泽。

1. 病理改变　主要表现在结缔组织。真皮的结缔组织变性是皮肤光老化损伤的标志。真皮内炎性细胞浸润，弹性纤维增粗或聚集成团，胶原纤维嗜碱性变、均质化变性。表皮细胞不规则增生或发育不良。

2. 发生机制　对皮肤光老化影响最大的就是日光中的紫外线。现在主要认为与中波紫外线（UVB，波长 290 ~ 320nm）有关，长波紫外线（UVA，波长 >320nm）可加强其作用。紫外线照射皮肤后，产生过量的氧自由基，通过氧化或交联作用，损伤 DNA，引起皮肤细胞损伤、突变、转化。

三、延缓皮肤老化的方法

皮肤的老化是内因和外因综合因素所致的必然过程，是不可抗拒的。人们所能做到的只是如何延缓皮肤的老化。目前对延缓皮肤老化基本方法如下。

1. 良好的生活习惯　为防止皮肤衰老应合理安排饮食，多吃一些含有维生素 A、维生素 E、维生素 C 和硒、锌等特殊营养物质的食物，以增强清除氧自由基的非酶促系统功能。心情舒畅，锻炼身体，戒除烟酒不良嗜好，保证充足的睡眠。

2. 护肤美容　根据皮肤的肤质、年龄、季节变换选择正确的美容方法、护肤用品。以保持皮脂膜的完整性，不使皮肤的水分脱失。健康的皮肤表面呈弱酸性。中年开始后皮肤的碱中和能力下降，故不应使用碱性肥皂等，而应该用酸性化妆水调整皮肤的酸度。

3. 外用遮光剂　尽量防止过量紫外线对皮肤的照射。因紫外线使皮肤产生大量自由基，所以防光方法可用遮光用品或外用遮光制剂。在使用遮光制剂或制品时，应注意该制剂或制品的 SPF（防晒系数）值，要求 SPF>15。

4. 及时治疗皮肤病　对皮肤病，特别是皮肤炎症要及时治疗，防止炎症部位发生吞噬细胞聚集并释放氧自由基，促发皮肤的老化。

5. 医学美容　医学美容对皮肤老化的预防与治疗方法很多，但不外乎内治和外治两大类。内治主要是服用有抗皮肤衰老作用的制剂；外治除了外用具有抗皮肤衰老的制剂之外（例如肉毒毒素注射法），还有激光、光子以及外科手术等手段。

【复习题】

1. 解释下列名词：角化过度、角化不全、角化不良、表皮萎缩、表皮水肿。
2. 描述皮肤黑素细胞的形态、分布及代谢特点，列出影响黑色素调节的因素。
3. 描述雀斑、黄褐斑、太田痣的病理变化特点。
4. 描述扁平疣的概念及典型的镜下病理变化。
5. 列出常见皮肤附属器疾病，并描述它们的病理变化特点。

6.病例分析

【病史摘要】患者，男，18 岁，主诉：面部白斑半年。患者半年前发现眉间出现片状白斑，后鼻尖及唇部出现白斑。否认家族史，否认其他疾病史过敏史。

【检查】①伍德灯：面部斑片状完全脱失性白斑。②微量元素：铜离子降低。

【病理检查】镜检显示病损处黑素细胞全部缺失，表皮色素完全消失，无明显炎症改变。

【讨论】请根据以上资料，写出病理诊断及诊断依据。

下篇　病理生理学

第十四章　水和电解质代谢紊乱

　　水、电解质和酸碱物质广泛分布于机体细胞内外，统称为体液，是生命活动的重要场所。水、电解质代谢和酸碱平衡又名体液平衡。腹泻、发热、创伤、手术以及许多疾病均可能导致体内水、电解质和酸碱平衡紊乱。本章介绍水和电解质代谢紊乱，酸碱平衡紊乱将在下一章节中叙述。

第一节　水、电解质代谢概述

一、体液的分布

　　体液可分为细胞内液和细胞外液两部分，其量与性别、年龄及胖瘦有关。肌组织含水量较多（75% ~ 80%），而脂肪组织含水量较少（10% ~ 30%）。因此成年男性的体液量约为体重的60%，而成年女性的体液量约占体重的50%。两者均有 ±15% 的变化幅度。小儿的脂肪较少，故体液量占体重的比例较高，新生儿可达体重的80%。随其年龄增长，体内脂肪也逐渐增多，14岁之后已与成年人所占比例相似。细胞内液绝大部分存在于骨骼肌中，男性约占体重的40%，女性的肌肉不如男性发达，故女性的细胞内液约占体重的35%。细胞外液则男、女性均占体重的20%。细胞外液又可分为血浆和组织间液两部分。血浆量约占体重的5%，组织间液量约占体重的15%（图14-1）。细胞外液中最主要的阳离子是 Na^+，主要的阴离子是 Cl^-、HCO_3^- 和蛋白质。细胞内液中的主要阳离子是 K^+ 和 Mg^{2+}，主要阴离子是 HPO_4^{2-} 和蛋白质。细胞外液和细胞内液的渗透压相等，正常血浆渗透压为 290 ~ 310mmol/L。渗透压的稳定对维持细胞内、外液平衡具有非常重要的意义。

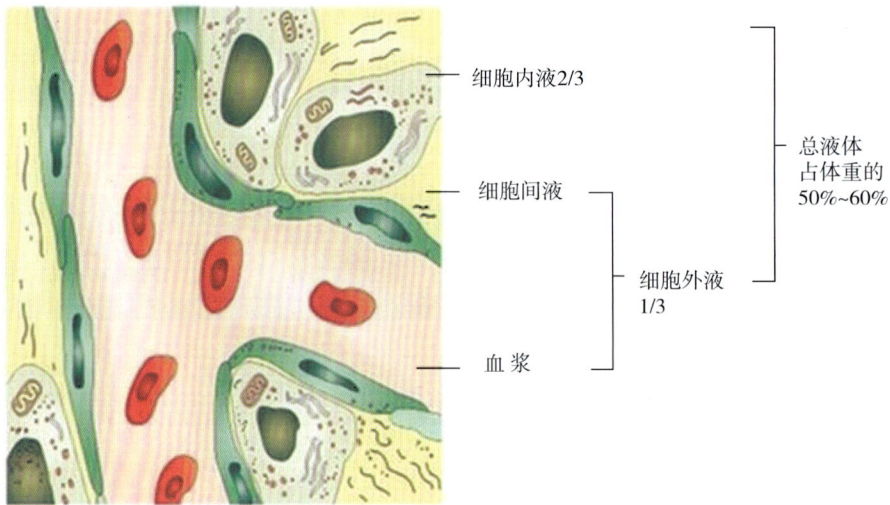

图 14-1 体液占体重的百分比

二、体液平衡及渗透压的调节

体液及渗透压的稳定是由神经－内分泌系统调节的。正常情况下渗透压通过下丘脑－垂体后叶－抗利尿激素系统来恢复和维持，血容量的恢复和维持则是通过肾素－醛固酮系统。两系统共同作用于肾，调节水及钠等电解质的吸收及排泄，从而达到维持体液平衡，使体内环境保持稳定之目的。血容量与渗透压相比，前者对机体更为重要。所以当血容量锐减又兼有血浆渗透压降低时，前者对抗利尿激素的促进分泌作用远远强于低渗透压对抗利尿激素分泌的抑制作用。目的是优先保持和恢复血容量，使重要器官的灌流得到保证，以维护生命安全。

在体内丧失水分时，细胞外液的渗透压则增高，可刺激下丘脑－垂体－抗利尿激素系统，产生口渴，机体主动增加饮水。抗利尿激素的分泌增加使远曲小管的集合管上皮细胞对水分的再吸收加强，于是尿量减少，水分被保留在体内，使已升高的细胞外液渗透压降至正常。反之，体内水分增多时，细胞外液渗透压即降低。口渴反应被抑制，并且因抗利尿激素的分泌减少，使远曲小管和集合管上皮细胞对水分的再吸收减少，排出体内多余的水分，使已降低的细胞外液渗透压增至正常。抗利尿激素的分泌反应十分敏感，只要血浆渗透压较正常有 ±2% 的变化，该激素的分泌就有相应变化，最终使机体水分能保持动态平衡。

此外，肾小球旁细胞分泌的肾素和肾上腺皮质分泌的醛固酮也参与体液平衡的调节。当血容量减少和血压下降时，可刺激肾素分泌增加，进而刺激肾上腺皮质增加醛固酮的分泌。后者可促进远曲小管对 Na^+ 的再吸收和 K^+、H^+ 的排泄。随着钠再吸收的增加，水的再吸收也增多。这样就可使已降低的细胞外液量增加至正常。

三、水、电解质平衡在医学中的重要性

在临床工作中，每天的诊疗和护理工作中都会遇到不同性质、不同程度的水、电

解质平衡问题，随时需要我们能识别并予以处理。许多急、重病症，例如霍乱、细菌性痢疾、大面积烧伤、消化道瘘、肠梗阻和严重腹膜炎等都可直接导致脱水、血容量减少、低钾血症等严重内环境紊乱现象。及时识别并积极纠正这些异常是治疗原发病外需要紧急解决的任务之一，因为任何一种水、电解质平衡失调的持续恶化都可能导致死亡。从外科手术角度，患者的内环境相对稳定是手术成功的基本保证。有电解质紊乱或酸中毒者，手术的危险性会明显增加。如果手术很成功，术后却忽视了对机体内环境的维持，最终将会导致治疗的失败。因此，术前纠正已存在的水、电解质紊乱和酸碱失调，术中及术后维持其平衡状态，是医务工作者都必须面对的问题。临床上发生水、电解质和酸碱失调的表现形式是多种多样的。可以只是发生一种异常，例如低钾血症。也可能同时存在多种异常现象，例如既有水、电解质紊乱，又有酸碱失调。此时，应予以全面纠正，不要疏漏。另外，外科患者伴有内科疾病是很常见的，如合并存在糖尿病、肝硬化或心功能不全等，会使治疗更为复杂。

第二节 水、钠代谢紊乱

体液平衡失调可以有三种表现：容量失调、浓度失调和成分失调。容量失调是指等渗性体液的减少或增加，只引起细胞外液量的变化，而细胞内液容量无明显改变。浓度失调是指细胞外液中的水分有增加或减少，以致渗透微粒的浓度发生改变，也即是渗透压发生改变。由于钠离子构成细胞外液渗透微粒的90%，此时发生的浓度失调就表现为低钠血症或高钠血症。细胞外液中其他离子的浓度改变虽能产生各自的病理生理影响，但因渗透微粒的数量小，不会造成对细胞外液渗透压的明显影响，仅造成成分失调，如低钾血症或高钾血症、低钙血症或高钙血症，以及酸中毒或碱中毒等。

一、脱水

在细胞外液中，水和钠的关系非常密切，故一旦发生代谢紊乱，缺水和失钠常同时存在。不同原因引起的水和钠的代谢紊乱，在缺水和失钠的程度上会有所不同，既可水和钠按比例丧失，也可缺水少于缺钠，或多于缺钠。这些不同的缺失形式所引起的病理生理变化以及临床表现也就不同。水、钠代谢紊乱可分为等渗性脱水、低渗性脱水和高渗性脱水三种类型，三者之间体液容量变动情况如图 14-2。

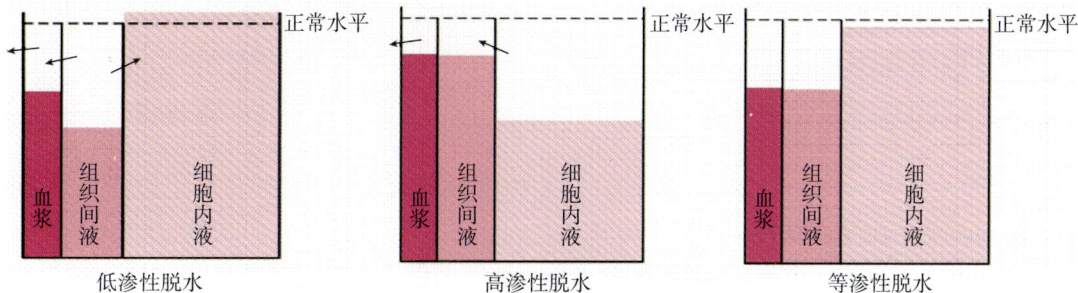

图 14-2 体液容量变动示意图

（一）等渗性脱水

等渗性脱水（isotonic dehydration）又称急性缺水或混合性缺水，血清钠浓度维持在 130 ~ 150mmol/L，血浆渗透压保持在 280 ~ 310mmol/L。这种缺水最易发生，此时水和钠成比例地丧失，因此血清钠仍在正常范围，细胞外液的渗透压也可保持正常。但等渗性缺水可造成细胞外液量（包括循环血量）的迅速减少。由于丧失的液体为等渗性，细胞外液的渗透压基本不变，细胞内液并不会代偿性向细胞外转移。因此细胞内液的量一般不发生变化。但如果这种体液丧失持续时间较久，细胞内液也将逐渐外移，随同细胞外液一起丧失，以致引起细胞缺水。机体对等渗性缺水的代偿启动机制是肾入球小动脉壁的压力感受器受到管内压力下降的刺激，以及肾小球滤过率下降所致的远曲小管液内 Na^+ 的减少。这些可引起肾素 – 醛固酮系统的兴奋，醛固酮的分泌增加。醛固酮促进远曲小管对钠的再吸收，随钠一同被再吸收的水量也有增加，从而代偿性地使细胞外液量回升。

1. 原因 常见原因有：①消化液的急性丧失，如肠外瘘、大量呕吐等；从十二指肠到回盲部的所有小肠分泌液以及胆汁和胰液的钠浓度都在 120 ~ 140mmol/L 之间。②体液丧失在感染区或软组织内，如胸腔、腹腔或腹膜后感染、肠梗阻、烧伤等。其丧失的体液成分与细胞外液基本相同。

2. 对机体的影响 细胞外液容量减少而渗透压在正常范围，故细胞内外液之间维持了水的平衡，细胞内液容量无明显变化。血容量减少可通过醛固酮和 ADH 的增多而使肾对钠、水的重吸收增加，因而细胞外液得到一定的补充，同时尿钠含量减少，尿比重增高。如血容量减少迅速而严重，患者也可发生休克。若不予及时处理，则可通过蒸发继续丧失水分而转变为高渗性脱水；若只补充水分而不补钠盐，又可转变为低渗性脱水。

3. 防治原则 原发病的治疗十分重要，若能消除病因，则缺水将很容易纠正。对等渗性脱水的治疗，是针对性地纠正其细胞外液的减少。可静脉滴注平衡盐溶液或等渗盐水，使血容量得到尽快补充。对已有脉搏细速和血压下降等症状者，表示细胞外液的丧失量已达体重的 5%，需从静脉快速滴注以恢复其血容量。注意所输注的液体应该是含钠的等渗液，如果输注不含钠的葡萄糖溶液则会导致低钠血症。另外，静脉快速输注上述液体时必须监测心脏功能，包括心率、中心静脉压或肺动脉楔压等。在纠正缺水后，排钾量会有所增加，血清 K^+ 浓度也因细胞外液量的增加而被稀释降低，故应注意预防低钾血症的发生。

（二）低渗性脱水

低渗性脱水（hypotonic dehydration）又称慢性缺水或继发性缺水，血清钠浓度 < 130mmol/L，血浆渗透压 < 280mmol/L。此时水和钠同时缺失，但缺钠多于缺水，故血清钠低于正常范围，细胞外液呈低渗状态。机体调整渗透压的代偿机制表现为抗利尿激素的分泌减少，使水在肾小管内的再吸收减少，尿量排出增多，从而提高细胞外液的

渗透压。但这样会使细胞外液总量更为减少，于是组织间液进入血液循环，部分补偿血容量。为避免循环血量再减少，机体将不再顾及渗透压的维持。此时肾素－醛固酮系统兴奋，肾减少排钠，增加 Cl^- 和水的再吸收。抗利尿激素分泌反应性增多，使水再吸收增加。如上述代偿功能无法维持血容量时，将出现休克。

1. 原因　常见原因有：①胃肠道消化液持续性丢失，例如反复呕吐、长期胃肠减压引流性肠梗阻，以致大量钠随消化液而排出；②大创面的慢性渗液；③应用排钠利尿剂，如酮、依他尼酸（利尿酸）等时，未注意补给适量的钠盐，以致体内缺钠多于缺水；④等渗性缺水治疗时补充水分过多。

2. 对机体的影响

（1）无口渴：体液低渗状态而使口渴中枢的兴奋性降低。

（2）血容量减少：细胞外液容量及血容量明显减少，导致心输出量降低，易发生低血容量性休克。

（3）尿的变化：①尿量的变化：低渗性脱水的早期无明显尿量减少，严重的低渗性脱水患者，尿量可明显减少；②尿钠含量的变化：由于细胞外液（尤其是血容量）减少，以及血钠浓度降低，可导致醛固酮分泌增多，使肾小管对 Na^+ 重吸收增加，尿钠减少。

（4）脱水征：因为血容量减少、血液浓缩和血浆胶体渗透压增大，毛细血管有效滤过压降低，组织液生成减少，同时促使一部分组织间液向血管内转移，所以组织间液的减少比血浆的减少更明显。患者可出现皮肤弹性减退甚至丧失、眼窝凹陷、婴儿囟门内陷和体重下降等脱水征。

（5）中枢神经系统功能紊乱：由于细胞外液低渗，水分进入细胞内增多，细胞内液容量增加，导致脑细胞水肿，严重者可出现中枢神经系统功能紊乱。

3. 防治原则　应积极处理致病原因。针对低渗性缺水时细胞外液缺钠多于缺水的的情况，静脉输注含钠溶液或高渗盐水，以纠正细胞外液的低渗状态和补充血容量。静脉输液原则是：输注速度应先快后慢，总输入量应分次完成。每 8 ～ 12 小时根据临床表现及检测资料，包括血 Na^+ 和 Cl^- 浓度、动脉血气分析和中心静脉压等，随时调整输液计划。一般总是先补充缺钠量的一部分，以解除急性症状，使血容量有所纠正。肾功能亦有望得到改善，为进一步纠正创造条件。如果将计算的补钠总量全部快速输入，可能造成血容量过高，对心功能不全者将非常危险。所以应分次纠正并监测临床表现及血钠浓度，必要时监测中心静脉压。在补充血容量和钠盐后，由于机体的代偿调节功能，合并存在的酸中毒常可同时得到纠正，所以不需在一开始就用碱性药物治疗。如经动脉血血气分析测定，酸中毒仍未完全纠正，则可静脉滴注 5% 碳酸氢钠溶液，以后视病情纠正程度再决定治疗方案。在尿量达到 40mL/h 后，同样要注意钾盐的补充。

（三）高渗性脱水

高渗性脱水（hypertonic　dehydration）又称原发性缺水，血清钠浓度 >150mmol/L，

血浆渗透压 >310 mmol/L。虽有水和钠的同时丢失，但因缺水更多，故血清钠高于正常范围，细胞外液的渗透压升高。严重的缺水可使细胞内液移向细胞外间隙，结果导致细胞内、外液量都有减少。最后，由于脑细胞缺水而导致脑功能障碍的严重后果。机体对高渗性缺水的代偿机制是：高渗状态刺激位于视丘下部的口渴中枢，患者感到口渴而饮水，使体内水分增加，以降低细胞外液渗透压。另外，细胞外液的高渗状态可引起抗利尿激素分泌增多，使肾小管对水的再吸收增加，尿量减少，也可使细胞外液的渗透压降低和恢复其容量。如缺水加重致循环血量显著减少，又会引起醛固酮分泌增加，加强对钠和水的再吸收，以维持血容量。

1. 原因　常见原因有：①摄入水分不够，如食管癌致吞咽困难，重危患者的给水不足，经鼻胃管或空肠造口管给予高浓度肠内营养溶液等；②水分丧失过多，如高热大量出汗（汗中含氯化钠 0.25%）、大面积烧伤暴露疗法、糖尿病未控制致大量尿液排出等。

2. 对机体的影响

（1）口渴：因失水多于失钠，细胞外液渗透压增高，刺激口渴中枢，患者有渴感。

（2）细胞脱水：由于细胞外液渗透压增高，使水分从细胞内向细胞外转移，引起细胞脱水。

（3）尿的变化：①尿量：除尿崩症患者外，细胞外液渗透压增高，刺激下丘脑渗透压感受器使 ADH 释放增多，肾重吸收水增多，尿量减少而比重增高；②尿钠含量的变化：早期或轻症患者，由于血容量减少不明显，醛固酮分泌不增多，故尿中仍有钠排出，其浓度还可因水重吸收增多而增高；晚期和重症患者，可因血容量减少、醛固酮分泌增多而致尿钠含量减少。

（4）中枢神经系统功能障碍的症状：由于细胞外液渗透压增高使脑细胞脱水引起嗜睡、肌肉抽搐、昏迷，甚至导致死亡。脑体积因脱水而显著缩小时，颅骨与脑皮质之间的血管张力增大，因而可导致静脉破裂而发生蛛网膜下腔出血或局部脑实质出血。

（5）脱水热：见于脱水严重的病例，尤其是小儿，由于从皮肤蒸发的水分减少，导致散热受到影响。

3. 防治原则　解除病因同样具有治疗的重要性。无法口服的患者，可静脉滴注 5% 葡萄糖溶液或低渗的 0.45% 氯化钠溶液，补充已丧失的液体。所需补充液体量可先根据临床表现，估计丧失水量占体重的百分比。然后按每丧失体重的 1% 补液 400 ~ 500mL 计算。为避免输入过量而致血容量的过分扩张及水中毒，计算所得的补水量，一般可分两天补给。治疗一天后应监测全身情况及血钠浓度，必要时可酌情调整次日的补给量。此外，补液量还应包括每天正常需要量 2000mL。高渗性脱水者实际上也有缺钠，只是因为缺水更多，才使血钠浓度升高。所以在纠正时只补给水分，不补适当钠，将不能纠正缺钠，可能反过来出现低钠血症。如需纠正同时存在的缺钾，可在尿量超过 40 mL/h 后补钾。经上述补液治疗后若仍存在酸中毒，可酌情补给碳酸氢钠溶液。

临床上，区别三种类型的脱水对治疗效果具有决定性意义（表 14-1）。

表 14-1　三种脱水的比较

	高渗性脱水	低渗性脱水	等渗性脱水
特征	失水>失钠	失水<失钠	钠水等比例丢失
血清钠浓度（mmol/L）	＞150	＜130	130～150
血浆渗透压（mmol/L）	＞310	＜280	280～310
细胞内、外液改变	细胞内液↓	细胞外液↓，细胞内液↑	细胞内、外液↓
口渴感	明显	早期无，严重者有	有
体温	升高	不升高	有时升高
尿量	减少	晚期减少	严重者减少
血压	严重者降低	易降低，可发生休克	易降低
眼窝凹陷	早期不明显	明显	明显

二、水中毒

水中毒（water intoxication）的特点是血清钠浓度<130mmol/L，血浆渗透压<280mmol/L，钠总量正常或增多，细胞内外的液体量均增多。正常人摄入较多的水时，通过神经－内分泌系统和肾脏的调节作用可将体内多余的水经肾脏排出，故不至于发生水潴留，更不会发生水中毒。

（一）原因

常见原因有：①水摄入过多：如用无盐水灌肠使肠道吸收水分过多，精神性饮水过量，低渗性脱水晚期的患者补水过多等。婴幼儿对水、电解质的调节能力差，更易发生水中毒。②水排出减少：主要见于急慢性肾功能不全少尿期，ADH 分泌过多。

（二）对机体的影响

1. 细胞内、外液容量均增多　细胞外液因水过多而被稀释，故血钠浓度降低，渗透压下降。加之肾脏不能将过多的水分及时排出，水分乃向渗透压相对高的细胞内转移而引起细胞水肿，结果细胞内、外液容量均增多而渗透压均降低。

2. 中枢神经系统症状　急性水中毒时，可出现脑神经细胞水肿和颅内压增高，故脑部症状出现最早而且突出，还有头痛、呕吐和视乳头水肿（称为"三主征"）以及凝视、失语、精神错乱、定向失常、嗜睡、烦躁等表现，严重者可因发生脑疝而导致呼吸心跳停止。

（三）防治原则

防治原发病。重症急性水中毒患者，除严格限制水分摄入外，应立即静脉输注甘露醇、山梨醇等渗透性利尿剂或呋塞米等强利尿剂以减轻脑细胞水肿和促进体内水分的排出。

三、水肿

水肿（edema）是指过多液体在组织间隙或体腔中积聚。如果过多的液体积聚在体腔则称为积液或积水，如胸腔积液、心包积液、腹腔积液（腹水）和脑积水等。按水肿波及的范围可分为全身性水肿和局部性水肿。按原因可分为肾性水肿、肝性水肿、心性水肿、营养不良性水肿以及淋巴性水肿和炎性水肿等。

（一）发病机制

1. 血管内外液体交换平衡失调——组织液生成多于回流　正常情况下组织间液和血浆之间的动态平衡主要受有效流体静压、有效胶体渗透压、淋巴回流三个因素的影响。任何因素失调，使组织液积聚过多，都可导致水肿发生。

（1）毛细血管流体静压增高：毛细血管流体静压增高导致有效流体静压增大，引起组织液生成增多，超过淋巴回流的代偿能力时便可引起水肿。毛细血管流体静压增高的原因主要是静脉回流受阻，常见的病因有：①右心衰竭引起全身体循环静脉压升高，导致全身性水肿；②左心衰竭引起肺静脉压增高，导致肺水肿；③肝硬化致门静脉高压，导致腹腔器官血液回流受阻，引起腹水；④静脉血栓形成、肿瘤或外力压迫血管等都可阻碍静脉回流，引起局部水肿。

（2）血浆胶体渗透压降低：血浆胶体渗透压的大小主要取决于血浆白蛋白的含量，其含量减少时，血浆胶体渗透压下降，组织液生成增加，引起水肿。血浆白蛋白含量下降的常见病因有：①蛋白质摄入不足：见于饥饿、禁食、胃肠消化吸收功能严重障碍的患者；②白蛋白合成减少：见于长期慢性肝病患者，如肝硬化；③蛋白质丢失过多：如肾病综合征患者大量蛋白质随尿排出；④蛋白质消耗增加：如结核病、恶性肿瘤等慢性消耗性疾病等。

（3）血管壁通透性增高：微血管壁由血管内皮细胞、细胞间连接及基底膜构成。正常情况下水分、晶体分子及极少量小分子蛋白可自由通过，所以血浆胶体渗透压远远大于组织液胶体渗透压。当微血管壁通透性增高时，血浆白蛋白滤出增多，会使血浆胶体渗透压降低而组织液胶体渗透压增高，组织液生成增多，引起水肿。常见的病因有：①炎症性疾病（包括过敏性疾病）产生的炎性介质如组胺、5-羟色胺等可扩张毛细血管，使微血管壁通透性增高；②烧伤、毒性物质进入体内可直接损伤微血管壁；③组织缺血、缺氧及再灌注时，产生的大量酸性物质、氧自由基等均可损伤微血管壁。

（4）淋巴回流受阻：含有蛋白质的组织液会积聚在组织间隙中，这种水肿称为"淋巴性水肿"。如果水肿液长期不能吸收，积聚的蛋白质可刺激局部纤维组织增生，导致组织肥厚。例如，丝虫病时丝虫阻塞淋巴管，引起阴囊、下肢等部位的水肿，称为"象皮肿"；恶性肿瘤细胞转移到淋巴结并阻塞淋巴管引起局部组织水肿；手术摘除淋巴结可致淋巴引流区域的局部组织水肿等。

2. 体内外液体交换失衡——钠、水潴留　体内外液体的交换平衡保持着体液容量的相对恒定。这主要依赖肾对钠、水排泄的调节。肾对钠、水的排泄取决于肾小球滤过率（GFR）和肾小管、集合管的重吸收功能，如果GFR减少和（或）肾小管、集合管重吸收增多，导致球、管平衡失调，就会引起钠、水潴留和全身性水肿。

（二）水肿的特点

1. 水肿液的性状　组织间液是从血浆滤出的，含有血浆全部晶体成分。根据水肿液中所含蛋白量的多少可将水肿液分为漏出液和渗出液，后者蛋白含量高，见于炎症。

2. 水肿的皮肤特点　皮下水肿是水肿的重要体征，表现为皮肤肿胀、光亮、弹性差、皱纹变浅，用手指按压会出现凹陷，称为凹陷性水肿或显性水肿。全身水肿患者在出现凹陷性水肿之前已有组织间液增多，甚至可达原体重的 10%，这种情况称隐性水肿。隐形水肿阶段之所以没有出现皮肤凹陷是因为在组织间隙分布着透明质酸、胶原及黏多糖等，对液体有强大的吸附能力和膨胀性，只有当液体积聚量超过这些物质的吸附能力时，才形成游离的液体，游离液体在组织间隙有移动性，用手按压皮肤，游离液体从按压点向周围散开，形成凹陷。

3. 全身性水肿的分布特点　最常见的全身性水肿是心性水肿、肾性水肿和肝性水肿。水肿出现的首发部位各不相同：①心性水肿首先出现在低垂部位，如下肢，这是因为毛细血管的流体静压与重力有关，与心脏水平面垂直距离越远的部位毛细血管的流体静压越高；②肾性水肿最先出现在眼睑、面部，这是因为水肿液的积聚与组织结构的特点有关，组织结构疏松、伸展度大的组织容易积聚水肿液，因肾性水肿与重力无关，所以首先出现在组织结构疏松、伸展度大的眼睑和面部；③肝性水肿多见腹水，如肝硬化的腹水。

（三）对机体的影响

除炎性水肿具有稀释毒素、运送抗体等抗损伤作用外，其他水肿对机体都有不同程度的不利影响。水肿对机体的不利影响取决于水肿发生的部位、程度、速度及持续时间。如脑水肿可引起颅内压增高，脑疝形成，压迫脑干血管供血，可造成患者呼吸循环衰竭而死亡；喉头水肿可引起窒息而死亡。

（四）防治原则

1. 治疗原发病是防治水肿的前提。

2. 卧床休息。平卧可增加肾血流量，提高肾小球滤过率，减少水钠潴留，轻度水肿患者卧床休息可与活动交替进行，活动量要限制，严重水肿者绝对卧床休息，并抬高水肿肢体以利于血液回流，减轻水肿。

3. 限制水、钠和蛋白质的摄入。

4. 保护水肿部位皮肤。

第三节　体内钾的异常

钾是机体重要的物质之一。体内钾总含量的 98% 存在于细胞内，是细胞内最主要的电解质。细胞外液的含钾量仅是总量的 2%，但它具有重要意义。钾参与、维持细胞的正常代谢，维持细胞内液的渗透压和酸碱平衡、神经肌肉组织的兴奋性，以及心肌正常功能等。正常血钾浓度为 3.5 ~ 5.5rnmol/L。钾的代谢异常有低钾血症和高钾血症，以前者为常见。

一、低钾血症

血清钾浓度低于 3.5mmol/L 称为低钾血症（hypokalemia）。

（一）原因和机制

1. 钾摄入减少　消化道梗阻、昏迷、手术后较长时间禁食的患者，因不能进食而引起钾摄入减少。如果给这些患者静脉输入营养时没有同时补钾或补钾不足，即可导致低钾血症。

2. 钾排出过多　①经胃肠道失钾：这是小儿失钾最主要的原因，常见于严重腹泻、呕吐等伴有大量消化液丧失的患者。②经肾失钾：这是成人失钾最主要的原因，如呋塞米、噻嗪类等利尿剂的长期连续使用或用量过多、远曲肾小管性酸中毒、原发性和继发性醛固酮增多症等。另外，碱中毒时肾小管上皮细胞排 H^+ 减少，Na^+–K^+ 交换加强，尿排钾增多。③经皮肤失钾：一般情况下，出汗不会引起低钾血症。但在高温环境中进行重体力劳动时，大量出汗亦可导致钾的丧失。

（二）对机体的影响

1. 对骨骼肌的影响　细胞兴奋性降低，先是四肢软弱无力，以后可延及躯干和呼吸肌，一旦呼吸肌受累，可致呼吸困难或窒息死亡。还可有软瘫、腱反射减退或消失。患者有厌食、恶心、呕吐和腹胀、肠蠕动消失等肠麻痹表现。

2. 对心脏的影响　心脏受累的主要表现为传导阻滞和节律异常。典型的心电图改变为早期出现 T 波降低、变平或倒置，随后出现 ST 段降低、QT 间期延长和 U 波。但并非每个患者都有心电图改变，故不应单凭心电图异常来诊断低钾血症（图 14-3）。

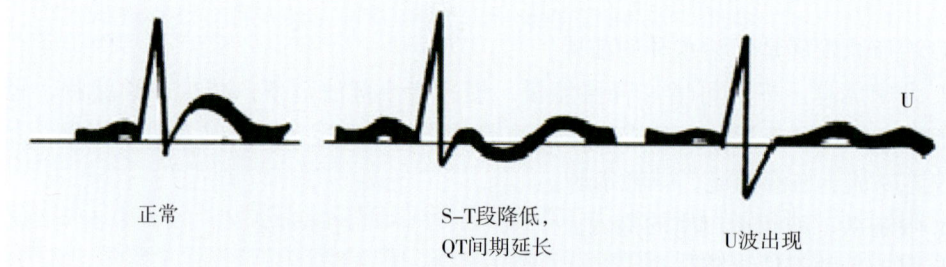

| 正常 | S-T段降低，QT间期延长 | U波出现 |

图 14-3　低钾血症时的心电图

3. 对肾脏的影响　主要为尿浓缩功能障碍而出现多尿和低比重尿，其机制：①远曲小管和集合管对 ADH 的反应不足；②低钾血症时髓袢升支对 NaCl 的重吸收不足，导致髓袢渗透压梯度形成障碍。

4. 对胃肠的影响　可引起胃肠运动减弱，出现腹胀、肠鸣音减弱或消失，甚至麻痹性肠梗阻。

5. 对酸碱平衡的影响　低钾血症可致代谢性碱中毒，这是由于一方面 K^+ 由细胞内移出，与 Na^+、H^+ 的交换增加（每移出 3 个 K^+，即有 2 个 Na^+ 和 1 个 H^+ 移入细胞内），使细胞外液的 H^+ 浓度降低；另一方面，远曲肾小管 Na^+–K^+ 交换减少，Na^+–H^+ 交换增加，使排 H^+ 增多。这两方面的作用即可使患者发生低钾性碱中毒。此时，尿却呈酸性（反常性酸性尿）。

（三）防治原则

1. 防治原发病　对造成低钾血症的病因作积极处理，如停用利尿药。

2. 补钾　通常是采取分次补钾，边治疗边观察的方法。无法口服钾剂者需经静脉补给。补钾量可参考血钾浓度降低程度，每天补钾 40 ~ 80 mmol 不等。因为细胞外液的钾总量仅 60 mmol，如果含钾溶液输入过快，血钾浓度可能短期内增高许多，将有致命的危险。

二、高钾血症

血清钾浓度高于 5.5mmol/L 时称为高钾血症（hyperkalemia）。

（一）原因和机制

1. 钾潴留　①肾排钾减少：这是引起高钾血症最主要的原因，常见于急性和慢性肾衰竭。另外，间质性肾炎患者、盐皮质激素缺乏、留钾利尿药（螺内酯、氨苯蝶啶）的大量使用也可导致肾排钾减少而引起高钾血症。②钾摄入过多：见于经静脉过多、过快地输入钾盐或输入大量库存血。

2. 细胞内钾释出过多　①酸中毒：酸中毒时细胞外液的 H^+ 进入细胞，而细胞内的 K^+ 释出至细胞外。②缺氧：缺氧时细胞内 ATP 生成不足，细胞膜上 Na^+–K^+ 泵运转发生障碍，所以钠离子潴留于细胞内，使细胞外液中的 K^+ 不易进入细胞。③细胞和组织的损伤和破坏：如血型不合输血时，红细胞的破坏使大量 K^+ 进入血浆；挤压综合征时由于肌肉组织的严重损伤，可释出大量的 K^+ 进入血液。

（二）对机体的影响

1. 对骨骼肌的影响　轻度高钾血症（血清钾 5.5 ~ 7mmol/L）时，肌肉的兴奋性增高。临床上可出现肢体感觉异常、刺痛、肌肉震颤等症状。在严重高钾血症（血清钾 7 ~ 9mmol/L）时骨骼肌细胞则处于去极化阻滞状态而不能被兴奋。临床上亦可出现肌肉无力甚至麻痹。肌肉症状常先出现于四肢，然后向躯干发展，重者可累及呼吸肌。

2. 对心脏的影响　①对心肌电生理特性的影响：轻度高钾血症时，心肌兴奋性增高；重度高钾血症常可致命，表现为心肌兴奋性降低、自律性降低、传导性降低、收缩性减弱，发生心室纤颤是最令人担忧的危险结果。②心电图的变化：由于传导性降低，心房去极化的 P 波压低、增宽或消失；代表房室传导的 P–R 间期延长；相当于心室去极化的 R 波降低；相当于心室内传导的 QRS 波增宽；由于复极化 3 期钾外流加速，相当于复极化 3 期的 T 波狭窄高耸；相当于心室动作电位的 Q-T 间期轻度缩短（图 14-4）。

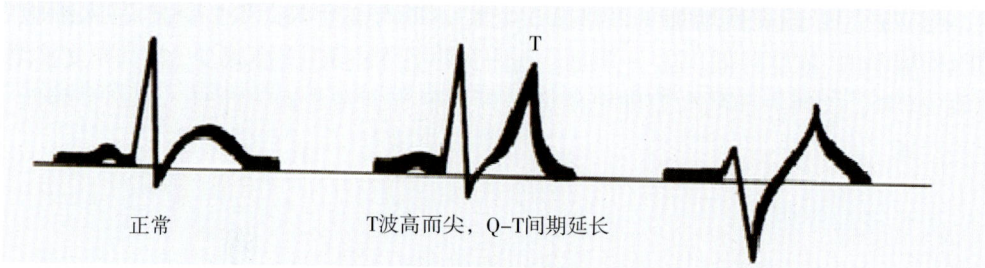

正常　　　　　　　T波高而尖，Q-T间期延长

图 14-4　高钾血症时的心电图

3. 对酸碱平衡的影响　高钾血症可引起代谢性酸中毒，同时发生反常性碱性尿。

（三）防治原则

高钾血症有导致患者心搏骤停的危险，因此一经诊断，应予积极治疗。首先应立即停用一切含钾药物或溶液。为降低血钾浓度，可采取下列几项措施：

1. 防治原发疾病，去除引起高钾血症的原因。

2. 促使 K^+ 转入细胞内：①输注碳酸氢钠溶液；②输注葡萄糖溶液及胰岛素；③钙与钾有对抗作用，静脉注射 10% 葡萄糖酸钙溶液 20mL 能缓解 K^+ 对心肌的毒性作用，以对抗心律失常。此外，还有阳离子交换树脂的应用和透析疗法。

3. 纠正其他电解质代谢紊乱。

【复习题】

1. 高渗性和低渗性脱水对机体的影响和机制是什么？

2. 高渗性和低渗性脱水的发生原因有哪些？

3. 高钾血症对酸碱平衡有何影响，试述其发生机制。

4. 高钾血症和低钾血症对神经肌肉兴奋性的影响有何不同？

5. 高钾血症和低钾血症对心脏的影响有何不同？

6. 病例分析

【病史摘要】王某，女，48 岁。3 天前因受风寒而出现轻度发热和头痛，乏力和食欲减退，曾服用链霉素 2 片，未见减轻，反而高烧不退，口渴明显，进而嗜睡昏迷，不能饮水进食，尿量减少。

【体格检查】呼吸深快，皮肤弹性缺乏，口腔黏膜干燥，体重降低、血压下降，表情淡漠，心动过速，体温增高。腋窝和腹股沟干燥。实验室检查：血清钠浓度＞150mmol/L，血清钾稍高，血浆渗透压＞310mmol/L。

经住院治疗，最后临床诊断为高渗性中度脱水。

【讨论】根据所学知识写出诊断依据。

第十五章　酸碱平衡紊乱

　　机体组织、细胞的正常生命活动必须具有适宜的酸碱环境。生理状态下，血液酸碱度在范围很窄的弱碱性环境变动，用动脉血 pH 表示是 7.35 ~ 7.45。虽然在生命活动过程中，体内不断生成酸性或碱性产物，亦从体外摄入酸性或碱性物质，但是通过机体自身的调节活动，血液 pH 值稳定在正常范围内。这种在生理条件下维持体液酸碱度的相对稳定性称为酸碱平衡（acid-base balance）。

　　尽管机体对酸碱负荷有强大的缓冲能力和有效的调节机制，但许多因素可以引起酸碱负荷过度或调节机制障碍导致体液酸碱度稳定性的破坏，这种稳定性的破坏称为酸碱平衡紊乱（acid-base balance disorders）。临床上酸碱平衡紊乱并不少见，正确掌握酸碱平衡紊乱的发生发展规律，对疾病的防治有重要意义。本章在介绍酸碱平衡调节机制的基础上，着重分析酸碱平衡紊乱的类型、病因、机制及其对机体的影响。

第一节　酸碱平衡概述

一、酸碱平衡的维持

　　体液中的酸性或碱性物质主要是细胞在物质代谢的过程中产生的，少量来自食物和药物。在普通膳食条件下，正常人体内酸性物质的生成量远远超过碱性物质的生成量。体内的酸性物质主要来自代谢产生的挥发酸和非挥发酸（固定酸）。挥发酸指 H_2CO_3，可转变成 CO_2，经肺排出体外。糖、脂肪和蛋白质氧化分解的终产物是 CO_2 与 H_2O，在碳酸酐酶作用下生成 H_2CO_3。非挥发酸只能经肾脏排出，主要来自蛋白质的分解代谢（磷酸、硫酸、尿酸），也可来自糖酵解（丙酮酸、乳酸）和脂肪代谢（γ- 羟丁酸、乙酰乙酸），正常成人每日由固定酸释放出的 H^+ 约为 50 ~ 100mol。体内的碱性物质主要来自食物，代谢也可产生一些碱性物质，如 HCO_3^-、氨基酸脱氨产生的氨等。

　　机体正常的生理活动和代谢功能需要一个酸碱度适宜的体液环境。通常人的体液保持一定的 H^+ 浓度，亦即是保持着一定的 pH 值（动脉血浆 pH 值为 7.40±0.5）。但是人体在代谢过程中，不断产生酸性物质，也产生碱性物质，这将使体液中的 H^+ 浓度经常变化。为了使血中 H^+ 浓度仅在很小的范围内变动，人体通过体液缓冲系统、肺的呼吸和肾的排泄完成对体内酸碱度的调节作用。血液中的缓冲系统以 HCO_3^-/H_2CO_3 最为重要。HCO_3^- 的正常值平均为 24mol/L，H_2CO_3 平均为 1.2mol/L，两者相比值 $HCO_3^-/H_2CO_3=$

24 / 1.2 =20 ∶ 1。只要 HCO_3^- / H_2CO_3 的比值保持 20 ∶ 1，无论 HCO_3^-、H_2CO_3 的绝对值有多少，血浆的 pH 值仍然能保持在 7.40。血液中的缓冲系统主要有 HCO_3^- / H_2CO_3、HPO_4^-/$H_2PO_4^-$、Pr^- / HPr 和 Hb^- / HHb、HbO_2^-/$HHbO_2$ 等。其中以 HCO_3^- / H_2CO_3 缓冲系统和红细胞内的 HbO_2^-/$HHbO_2$ 缓冲系统最为重要。血液中各缓冲体系的含量如表 15–1。

表 15–1　全血中各缓冲体系的含量

缓冲体系	占全血缓冲系统（%）
血浆 HCO_3^-	35
红细胞 HCO_3^-	18
HbO_2 及 Hb	35
血浆蛋白	7
磷酸盐	5

从酸碱平衡的调节角度，肺的呼吸对酸碱平衡的调节作用主要是通过 CO_2 经肺排出，使血中 $PaCO_2$ 下降，也即调节了血中的 H_2CO_3。如果机体的呼吸功能失常，本身就可引起酸碱平衡紊乱，也会影响其对酸碱平衡紊乱的代偿能力。肾在酸碱平衡调节系统中起最重要的作用，肾脏通过改变排出固定酸和保留碱性物质的量，来维持正常的血浆 HCO_3^- 浓度，使血浆 pH 值不变。如果肾功能有异常，不仅可影响其对酸碱平衡的正常调节，本身也会引起酸碱平衡紊乱。肾调节酸碱平衡的机制可归纳为：①通过 Na^+ –H^+ 交换而排 H^+；②通过 HCO_3^- 重吸收而增加碱储备；③通过产生 NH_3^+ 并与 H^+ 结合成 NH_4^+ 后排出而排 H^+；④通过尿的酸化过程而排 H^+。

二、酸碱平衡在医学中的重要性

正确掌握酸碱平衡紊乱的发生发展规律，对疾病的防治有重要意义。在临床工作中，酸碱平衡问题很常见，需要我们能尽早识别并予以处理。因为任何一种酸碱平衡失调的持续恶化都可能导致死亡。同时存在多种异常的现象也相当常见，例如既有水、电解质紊乱，又有酸碱平衡紊乱，甚至混合型的酸碱平衡紊乱。此时，应予以全面纠正，不要疏漏。

第二节　酸碱平衡紊乱

体液的适宜酸碱度是机体组织、细胞进行正常生命活动的重要保证。如果酸碱物质超量负荷，或是调节功能发生障碍，则平衡状态将被破坏，形成不同形式的酸碱失调。原发性的酸碱平衡失调可分为代谢性酸中毒、代谢性碱中毒、呼吸性酸中毒和呼吸性碱中毒四种。有时可同时存在两种以上的原发性酸碱失调，此即为混合型酸碱平衡失调。

当任何一种酸碱失调发生之后，机体都会通过代偿机制减轻酸碱紊乱，尽量使体液的 pH 值恢复至正常范围。机体的这种代偿，根据其纠正程度可分为部分代偿、代偿及过度代偿。实际上机体很难做到完全代偿。pH 值、HCO_3^- 及 $PaCO_2$（二氧化碳分压）是反映机体酸碱平衡的三大基本要素。其中，HCO_3^- 反映代谢性因素，HCO_3^- 的原发性增加和减少会引起代谢性酸中毒或代谢性碱中毒。$PaCO_2$ 反映呼吸性因素，$PaCO_2$ 的原发性增加和减少则引起呼吸性酸中毒或呼吸性碱中毒。

一、酸碱失衡的分类及常用检测指标

（一）酸碱失衡的分类

1. 根据血液 pH 值的高低分类　pH 值降低称为酸中毒，pH 值升高称为碱中毒。

2. 根据血浆 HCO_3^- 含量和 H_2CO_3 含量的变化特点分类　血浆 HCO_3^- 含量主要受代谢性因素的影响，HCO_3^- 浓度原发性降低或增高引起的酸碱平衡紊乱称为代谢性酸中毒或代谢性碱中毒；而 H_2CO_3 含量主要受呼吸性因素的影响，由于 H_2CO_3 浓度原发性增高或降低引起的酸碱平衡紊乱称为呼吸性酸中毒或呼吸性碱中毒。

3. 根据机体发生酸碱平衡紊乱时 pH 值是否正常分类　血液 pH 值正常，称为代偿性酸中毒或碱中毒；如果血液 pH 值高于或低于正常，则称为失代偿性酸中毒或碱中毒。

4. 临床分类　分为单纯型酸碱平衡紊乱和混合型酸碱平衡紊乱。

（二）常用检测指标

1.pH 值　为 H^+ 浓度的负对数。pH 值的变化反映了酸碱平衡紊乱的性质及严重程度，但 pH 值变化不能区分引起酸碱平衡紊乱的原因是呼吸性还是代谢性。pH 值在正常范围内，可见于三种情况：①表示机体未发生任何酸碱平衡紊乱；②酸碱平衡紊乱得到代偿；③混合型酸碱平衡紊乱。

2. 动脉血 $PaCO_2$　$PaCO_2$ 是指物理溶解于动脉血浆中的 CO_2 分子所产生的张力。正常范围为 33 ~ 47mmHg，平均值为 40mmHg。$PaCO_2$ 乘 CO_2 的溶解系数（$40 \times 0.03 = 1.2$mmol/L）等于血浆 H_2CO_3 浓度，故血浆 H_2CO_3 浓度与 $PaCO_2$ 成正比。原发性 $PaCO_2$ 升高表示有 CO_2 潴留，见于呼吸性酸中毒；原发性 $PaCO_2$ 降低表示肺通气过度，见于呼吸性碱中毒。在代谢性酸中毒、碱中毒时，由于机体的代偿调节，$PaCO_2$ 可发生继发性降低（代谢性酸中毒）或升高（代谢性碱中毒）。

3. 标准碳酸氢盐和实际碳酸氢盐　标准碳酸氢盐（standard bicarbonate，SB）是指全血在标准状态下，即温度为 38℃，$PaCO_2$ 为 40mmHg，血氧饱和度为 100% 的条件下测得的血浆 HCO_3^- 含量。实际碳酸氢盐（actual bicarbonate，AB）是指隔绝空气的条件下，在实际体温、血氧饱和度、$PaCO_2$ 条件下测得的血浆 HCO_3^- 浓度。SB 正常范围为 22 ~ 27mmol/L，平均值为 24mmol/L，正常人 SB 与 AB 相等。AB 与 SB 均高表明有代谢性碱中毒，AB 与 SB 均低表明有代谢性酸中毒。AB 与 SB 的差值反映了呼吸因素对酸碱平衡的影响。如 SB 正常，AB > SB，说明有 CO_2 潴留，见于呼吸性酸中毒。如果 SB 正常，AB < SB，说明 CO_2 排出过多，见于呼吸性碱中毒。

4. 缓冲碱　缓冲碱（buffer base，BB）是指血液中一切具有缓冲作用的阴离子总和。

全血缓冲碱包括 HCO_3^-、Hb^-、Pr^-、HPO_4^{2-} 等，正常范围为 45 ～ 55mmol/L，平均值为 48mmol/L。代谢性酸中毒时，BB 减少；代谢性碱中毒时，BB 增加。当慢性呼吸性酸碱平衡紊乱时，由于肾脏的凋节，BB 可出现继发性升高或降低。

5. 碱剩余　碱剩余（base excess，BE）是指在 38℃，血红蛋白完全氧合，$PaCO_2$ 为 40mmHg 以下，将 1L 全血或血浆滴定到 pH 值等于 7.4 所需要的酸或碱的量（mmol/L）。BE 正常值为 –3 ～ +3 mmol/L。若用酸滴定使血液 pH 值达到 7.4，则表示被测血液碱过多。

6. 阴离子间隙　阴离子间隙（anion gap，AG）是指血浆中未测定阴离子量（UA）与未测定阳离子量（UC）的差值，即 AG=UA–UC，Na^+ 占血浆阳离子总量的 90%，称为可测定阳离子。HCO_3^- 和 Cl^- 占血浆阴离子总量的 85%，称为可测定阴离子。正常时血浆中阴离子和阳离子总量相当，均为 151mmol/L，从而维持电荷平衡。AG 实质上是反映血浆中固定酸含量的指标，当 HPO_4^{2-}、SO_4^{2-} 和有机酸阴离子增加时，AG 增大。因而 AG 可帮助区分代谢性酸中毒的类型和诊断混合型酸碱平衡紊乱。

二、单纯型酸碱平衡紊乱

（一）代谢性酸中毒

代谢性酸中毒（metabolic acidosis）是指细胞外液 H^+ 增加和（或）HCO_3^- 丢失而引起的以血浆 HCO_3^- 原发性减少、pH 值呈降低趋势为特征的酸碱平衡紊乱。根据 AG 的变化又可将其分为 AG 增大型（血氯正常）与 AG 正常型（高血氯）。

1. 原因和机制

（1）AG 增大型代谢性酸中毒：其特点是血中固定酸增加，AG 增大，血浆 HCO_3^- 浓度减少，血氯含量正常。①固定酸摄入过多：过量服用阿司匹林等水杨酸类药物，使血浆中有机酸阴离子增加。②固定酸产生过多：各种原因引起的组织低灌注或缺氧时，如休克、心力衰竭、缺氧、严重贫血和肺水肿等，糖酵解增强导致乳酸大量增加引起的代谢性酸中毒称为乳酸酸中毒；糖尿病、严重饥饿及酒精中毒时，因血液中酮体含量增加引起的代谢性酸中毒称为酮症酸中毒。③肾排泄固定酸减少：急性和慢性肾衰竭晚期，GFR 降低到正常值的 20% ～ 25% 以下，机体在代谢过程中生成的 HPO_4^{2-}、SO_4^{2-} 等不能充分由尿排出，使血中固定酸增加。

（2）AG 正常型代谢性酸中毒：其特点是 AG 正常，血浆 HCO_3^- 浓度减少，血氯含量增加。①消化道丢失 HCO_3^-：胰液、肠液和胆汁中碳酸氢盐的含量均高于血浆，严重腹泻、小肠及胆道瘘、肠吸引术等均可引起 $NaHCO_3$ 大量丢失；②肾丢失 HCO_3^-：肾小管性酸中毒时由于遗传性缺陷或重金属（汞、铅等）及药物（磺胺类等）的影响，使肾小管排酸障碍，而肾小球功能一般正常；应用碳酸酐酶抑制剂，如乙酰唑胺可抑制肾小管上皮细胞内碳酸酐酶活性，使 H_2CO_3 生成减少，泌 H^+ 和重吸收 HCO_3^- 减少。③高血钾、稀释性酸中毒等。

2. 机体的代偿调节

（1）血浆的缓冲作用：代谢性酸中毒时，血浆中增多的 H^+ 可立即被血浆缓冲系统所缓冲，血浆 HCO_3^- 及缓冲碱被消耗，生成的 H_2CO_3 可由肺排出。

（2）肺的调节：血液中 H^+ 浓度增加或 pH 值降低可通过刺激化学感受器兴奋呼吸中枢，增加呼吸的深度和频率。肺的代偿反应迅速，在数分钟内可使肺通气量明显增加，CO_2 排出增多，$PaCO_2$ 代偿性降低，H_2CO_3 浓度继发性降低，从而使 HCO_3^-/H_2CO_3 比值接近 20：1，血液 pH 值变化不明显。

（3）细胞调节：细胞内缓冲多在酸中毒 2～4 小时后发生，通过细胞内外离子交换降低血液的 H^+ 浓度。细胞外液中增多的 H^+ 向细胞内转移，为细胞内缓冲碱所缓冲，而细胞内 K^+ 向细胞外转移，以维持细胞内外平衡，故酸中毒易引起高血钾。

（4）肾的调节：除肾功能异常引起的代谢性酸中毒外，其他原因引起的代谢性酸中毒，肾脏可通过排酸保碱来发挥代偿功能。肾代偿一般在酸中毒持续数小时后开始，3～5 天内发挥最大效应。酸中毒时肾小管上皮细胞中碳酸酐酶活性增高，促进肾小管泌 H^+ 和重吸收 HCO_3^- 增加；磷酸盐酸化增加，但肾小管泌 NH_4^+ 增加是最主要的代偿机制。管腔内 H^+ 浓度愈高，NH_4^+ 的生成与排出愈快，产生 HCO_3^- 愈多。通过以上反应，肾加速酸性物质的排泄和碱性物质的补充。因从尿中排出的 H^+ 增多，尿液呈酸性。

3. 常用指标的变化趋势　血浆 pH 值正常（代偿性代谢性酸中毒）或下降（失代偿性代谢性酸中毒）。其他指标的原发性变化：SB 降低，AB 降低，BB 降低，BE 负值增大；继发性变化：$PaCO_2$ 降低，AB ＜ SB，血 K^+ 升高。

4. 对机体的影响

（1）心血管系统：①心肌收缩力减弱：H^+ 浓度升高除使心肌代谢障碍外，还可通过减少心肌 Ca^{2+} 内流、减少肌浆网 Ca^{2+} 释放和竞争性抑制 Ca^{2+} 与肌钙蛋白结合，使心肌收缩力减弱。②心律失常：酸中毒使细胞内 K^+ 外移，加之肾小管细胞泌 H^+ 增加，而排 K^+ 减少，故血钾升高。高血钾可引起心律失常，严重时可发生心脏传导阻滞或心室纤颤。③血管对儿茶酚胺的敏感性降低：H^+ 增高可使毛细血管前括约肌及微动脉平滑肌对儿茶酚胺的反应性降低，导致外周血管扩张，血压可轻度降低。

（2）中枢神经系统：代谢性酸中毒时中枢神经系统功能障碍的主要表现是抑制，如反应迟钝、嗜睡等，严重者可出现昏迷。其发生与下列因素有关：① H^+ 增多抑制生物氧化酶类的活性，使氧化磷酸化过程减弱，ATP 生成减少，脑组织能量供应不足；②酸中毒使脑内谷氨酸脱羧酶活性增高，抑制性神经递质 γ- 氨基丁酸生成增多。

5. 防治原则

（1）预防和治疗原发病：如纠正水和电解质紊乱，恢复有效循环血量和改善肾功能。

（2）碱性药物的应用：轻症代谢性酸中毒患者可口服碳酸氢钠片，严重的代谢性酸中毒患者应给予一定量的碱性药物对症治疗。碳酸氢钠因直接补充血浆缓冲碱，作用迅速，为临床治疗所常用。

（二）呼吸性酸中毒

呼吸性酸中毒（ respiratory acidosis）是指 CO_2 排出障碍或吸入过多引起的以血浆

H_2CO_3 浓度原发性升高、pH 值呈降低趋势为特征的酸碱平衡紊乱。

1. 原因和机制

（1）CO_2 排出减少：各种原因导致肺泡通气量减少，使 CO_2 排出受阻是引起呼吸性酸中毒的常见原因。可见于以下情况：①呼吸中枢抑制：见于颅脑损伤、脑炎、脑血管意外、麻醉药或镇静药过量等，因呼吸中枢抑制使肺泡通气量减少，常引起急性 CO_2 潴留。②呼吸肌麻痹：见于病毒性脑脊髓炎、重症肌无力、重度低钾血症或家族性周期性麻痹等。因呼吸动力不足而导致肺泡扩张受限，CO_2 排出减少。③呼吸道阻塞：见于喉头痉挛或水肿、异物阻塞气管等，因呼吸道严重阻塞常引起急性 CO_2 潴留。④胸部疾病：见于胸部创伤、气胸、大量胸腔积液等，因胸廓活动受限而影响肺通气功能。⑤肺部疾病：见于肺炎、肺气肿、肺水肿、支气管哮喘和急性呼吸窘迫综合征等广泛肺组织病变，由于肺泡通气量减少，使 CO_2 排出障碍。

（2）CO_2 吸入过多：较为少见，在通气不良的环境中，例如，矿井塌陷等意外事故，因空气中 CO_2 增多，使机体吸入过多的 CO_2。也可见于人工呼吸机使用不当，通气量过小而使 CO_2 排出减少。

2. 机体的代偿调节　当体内 H_2CO_3 增多时，由于血浆碳酸氢盐缓冲系统不能缓冲挥发酸，血浆其他缓冲碱含量较低，缓冲 H_2CO_3 的能力极为有限。而且呼吸性酸中毒发生的最主要环节是肺通气功能障碍，故呼吸系统难以发挥代偿作用。呼吸性酸中毒时，机体的主要代偿调节方式有以下两种。

（1）细胞内外离子交换和细胞内缓冲：血红蛋白系统是呼吸性酸中毒较重要的缓冲系统：①潴留的 CO_2 可迅速弥散入红细胞，在碳酸酐酶作用下 CO_2 和 H_2O 生成 H_2CO_3，再进一步解离成 H^+ 和 HCO_3^-，H^+ 被 Hb^- 所缓冲，HCO_3^- 与血浆中 Cl^- 交换释放入血，使血浆 HCO_3^- 升高，血 Cl^- 降低；②血浆中 CO_2 和 H_2O 生成 H_2CO_3，解离出 H^+ 和 HCO_3^-，HCO_3^- 留在血浆中，使血浆 HCO_3^- 浓度升高，具有一定的代偿作用，而 H^+ 与细胞内 K^+ 交换，进入细胞内的 H^+ 可被蛋白质阴离子缓冲，K^+ 外移使血 K^+ 浓度升高。

（2）肾脏的代偿：由于肾脏对酸碱平衡的调节较为缓慢，在急性呼吸性酸中毒时往往难以发挥代偿作用，故肾脏的代偿是慢性呼吸性酸中毒（一般是指持续 24 小时以上的 CO_2 潴留）的主要代偿方式。$PaCO_2$ 升高和 H^+ 浓度增加可刺激肾小管上皮细胞的碳酸酐酶和谷氨酰胺酶活性，表现为泌 H^+、泌 NH_4^+ 和重吸收 HCO_3^- 增加，H^+ 随尿排出，血浆 HCO_3^- 浓度代偿性增加。

3. 常用指标的变化趋势　急性呼吸性酸中毒时，因肾脏来不及发挥代偿作用，故 $[HCO_3^-] / [H_2CO_3]$ 比值减少，血 pH 值降低，为失代偿性呼吸性酸中毒。原发性改变是 $PaCO_2$ 升高，AB > SB；继发性变化是 SB 和 AB 略升高（$PaCO_2$ 每升高 10mmHg，HCO_3^- 可代偿性升高 1mmol/L），BB 和 BE 变化不大。

慢性呼吸性酸中毒时，因肾脏发挥了强大的代偿作用，使血浆 $[HCO_3^-]$ 与 $[H_2CO_3]$ 均增高，两者比值可维持或接近 20∶1，血 pH 值正常或略降低，为代偿性或失代偿性呼吸性酸中毒。原发性改变为 $PaCO_2$ 升高，AB > SB；继发性改变是 $PaCO_2$ 每升高 10mmHg，HCO_3^- 可代偿性升高 3.5mmol/L，表现为 SB 升高，AB 升高，BB 升高，BE 正值加大，血 K^+ 升高。

4. 对机体的影响 呼吸性酸中毒对心血管系统的影响与代谢性酸中毒相似，对中枢神经系统的影响取决于 CO_2 潴留的程度、速度、酸血症的严重性以及伴发的低氧血症程度。呼吸性酸中毒尤其是急性 CO_2 潴留引起的中枢神经系统功能紊乱往往比代谢性酸中毒更为明显。早期表现为头痛、视觉模糊、疲乏无力；进一步发展可出现精神错乱、震颤、谵妄或嗜睡等，即易发生"CO_2 麻醉"。这是因为：①由于 CO_2 为脂溶性，故急性呼吸性酸中毒时，血液中积聚的大量 CO_2 可迅速通过血 – 脑脊液屏障，而 H_2CO_3 则为水溶性，通过血 – 脑脊液屏障极为缓慢，结果为脑脊液 pH 值降低更为明显；② CO_2 潴留可使脑血管明显扩张，脑血流量增加，引起颅内压和脑脊液压增高；③ CO_2 潴留往往伴有明显的缺氧。

5. 防治原则

（1）治疗原发病：例如，排除呼吸道异物，控制感染，解除支气管平滑肌痉挛，使用呼吸中枢兴奋药以及正确使用人工呼吸机等。

（2）使用碱性药物：对 pH 值降低较为明显的呼吸性酸中毒患者可适当给予碱性药物。但呼吸性酸中毒患者使用碱性药物应比代谢性酸中毒患者更为慎重。因为 HCO_3^- 与 H^+ 结合后生成的 H_2CO_3 必须经肺排出体外，在通气功能障碍时，CO_2 不能及时排出，有可能引起 $PaCO_2$ 进一步升高。

（三）代谢性碱中毒

代谢性碱中毒（metabolic alkalosis）是指细胞外液碱增多或 H^+ 丢失而引起的以血浆 HCO_3^- 原发性增多、pH 值呈上升趋势为特征的酸碱平衡紊乱。

1. 原因和机制

（1）消化道失 H^+：见于频繁呕吐或胃液引流时，含丰富 HCl 的胃液大量丢失。

（2）低氯性碱中毒：某些利尿剂（如噻嗪类、呋塞米等）能抑制肾髓袢升支对 Cl^-、Na^+ 的重吸收，到达远曲肾小管的尿液流量增加，NaCl 含量升高，促进远曲肾小管和集合管细胞泌 H^+、泌 K^+ 增加，以加强对 Na^+ 的重吸收，Cl^- 以氯化铵形式随尿排出。H^+-Na^+ 交换增强使 HCO_3^- 重吸收增加，引起低氯性碱中毒。

（3）肾上腺皮质激素增多：见于原发或继发性醛固酮增多症。醛固酮过多促使远曲肾小管和集合管 H^+– Na^+ 交换和 K^+–Na^+ 交换增加，HCO_3^- 重吸收增加，导致代谢性碱中毒及低钾血症。

（4）低钾性碱中毒：低钾血症使肾小管泌 H^+ 和重吸收 HCO_3^-，也是引起代谢性碱中毒的重要原因和维持因素。低血钾时，细胞内 K^+ 外移以代偿血 K^+ 降低，细胞外液 H^+ 移入细胞，造成细胞外碱中毒而细胞内酸中毒。同时，因肾小管上皮细胞缺钾，使 K^+–Na^+ 交换减少，代之以 H^+–Na^+ 交换增强，H^+ 排出增多，HCO_3^- 重吸收增多，造成低钾性碱中毒。

（5）碱性物质摄入过多：常为医源性。口服或输入过量 $NaHCO_3$ 可引起代谢性碱中毒。摄入乳酸钠、乙酸钠、枸橼酸钠等有机酸盐，其在体内氧化可产生碳酸氢钠，1L

库存血中所含的枸橼酸钠约可产生 30mmol HCO_3^-，故大量输入库存血，尤其是在肾的排泄能力减退时，可引起代谢性碱中毒。

2. 机体的代偿调节

（1）血浆缓冲系统：细胞外液 H^+ 浓度降低时，OH^- 浓度升高，OH^- 可被血浆缓冲系统的弱酸中和。但在大多数缓冲对的组成成分中，碱性成分多于酸性成分，故缓冲酸性物质能力远强于碱性物质，所以血液对碱中毒的缓冲能力较弱。

（2）肺的代偿：血浆 H^+ 浓度降低可抑制呼吸中枢，肺泡通气量降低，$PaCO_2$ 代偿性升高，使得 $[NaHCO_3]$ / $[H_2CO_3]$ 的比接近 20∶1。

（3）细胞内外离子交换：细胞外液 H^+ 浓度降低，细胞内 H^+ 外移，而细胞外 K^+ 内移，K^+ 浓度降低，故碱中毒会伴有低血钾。

（4）肾脏的代偿：血浆 H^+ 降低和 pH 值升高抑制肾小管上皮细胞内碳酸酐酶与谷氨酰胺酶的活性，肾泌 H^+、泌 NH_4^+ 减少，重吸收 HCO_3^- 减少，从而使血浆 HCO_3^- 浓度降低。由于排出的 H^+ 减少而 HCO_3^- 增加，尿液呈碱性。但在低钾性碱中毒时，因肾小管上皮细胞缺钾使 K^+-Na^+ 交换减少，H^+-Na^+ 交换增强，尿液中 H^+ 增多，尿呈酸性，称为反常性酸性尿，这是低钾性碱中毒的重要特点。

3. 常用指标的变化趋势　血 pH 值正常或升高，分别为代偿性或失代偿性代谢性碱中毒。原发性改变是 SB、AB、BB 均升高，AB > SB，BE 正值加大；$PaCO_2$ 继发性上升，血 K^+ 降低。

4. 对机体的影响　代谢性碱中毒时的临床表现往往被原发疾病所掩盖，缺乏特有的症状或体征。在急性或严重代谢性碱中毒时，主要表现为代谢功能障碍。

（1）中枢神经系统兴奋：血浆 pH 值升高时，脑内 γ-氨基丁酸转氨酶活性增高而谷氨酸脱羧酶活性降低，使 γ-氨基丁酸分解增强而生成减少，γ-氨基丁酸含量降低，其对中枢神经系统的抑制作用减弱，故出现烦躁不安、精神错乱、谵妄等兴奋的表现。

（2）神经肌肉应激性增高：正常情况下，血清钙是以游离钙与结合钙两种形式存在的，pH 值可影响两者之间的相互转变。Ca^{2+} 能稳定细胞膜电位，对神经肌肉细胞的应激性有抑制作用。急性代谢性碱中毒时，血清总钙量可无变化，但游离钙减少，神经肌肉应激性增高，表现为面部和肢体肌肉抽动、腱反射亢进及手足抽搐等。

（3）血红蛋白氧解离曲线左移：碱中毒使氧解离曲线左移，血红蛋白和 O_2 的亲和力增加，在组织内 HbO_2 不易解离而释放 O_2，可发生组织缺氧。

（4）低钾血症：碱中毒时，细胞外液 H^+ 浓度降低，细胞内 H^+ 外逸而细胞外 K^+ 内移，血钾降低；同时肾小管上皮细胞排 H^+ 减少，H^+-Na^+ 交换减少，而 K^+-Na^+ 交换增强，故肾 K^+ 增加，导致低钾血症。

5. 防治原则

（1）治疗原发病：积极去除引起代谢性碱中毒的原因及维持因素。

（2）输生理盐水：生理盐水含 Cl^- 量高于血浆，通过扩充血容量和补充 Cl^- 使过多的 HCO_3^- 从肾排泄，达到治疗代谢性碱中毒的目的。

（3）给予含氯药物：对于严重代谢性碱中毒患者，可给予少量含氯酸性药物，如 NH_4Cl 或 0.1mmol/L HCl，以消除碱血症对人体的危害。

（四）呼吸性碱中毒

呼吸性碱中毒（respiratory alkalosis）是指肺通气过度引起的以血浆 H_2CO_3 浓度原发性减少，pH 值呈升高趋势为特征的酸碱平衡紊乱。

1. 原因和机制　各种原因引起肺通气过度都可导致排出过多 CO_2 引起呼吸性碱中毒。

（1）低氧血症：初入高原由于空气中 PO_2 降低或肺炎、肺水肿等外呼吸障碍，使 PaO_2 降低，缺氧刺激呼吸运动增强，CO_2 排出增多。肺炎等疾病引起的通气过度还和刺激肺牵张感受器有关。

（2）刺激中枢神经系统：见于中枢神经系统疾病或精神障碍，如脑血管意外、脑炎、颅脑损伤及脑肿瘤等可通过直接刺激呼吸中枢引起通气过度；癔症发作时可引起精神性通气过度。

（3）机体代谢旺盛：见于高热、甲亢及革兰阴性菌败血症患者，由于血液温度增高和机体分解代谢亢进而引起呼吸中枢兴奋，导致通气过度。革兰阴性菌败血症患者常出现通气过度，还与炎性产物刺激有关。

（4）药物及化学物质刺激呼吸中枢：水杨酸可通过血－脑脊液屏障，直接兴奋呼吸中枢导致通气过度。

（5）呼吸机使用不当：使用呼吸机治疗通气障碍性疾病时，由于通气量过大而使 CO_2 排出过多。

2. 机体的代偿调节　呼吸性碱中毒时，虽然 $PaCO_2$ 降低对呼吸中枢有抑制作用，但只要刺激肺通气过度的原因持续存在，肺的代偿调节作用就不明显。

（1）细胞内外离子交换和细胞内缓冲：这是急性呼吸性碱中毒的主要代偿方式。由于血浆 H_2CO_3 迅速降低，HCO_3^- 浓度相对升高，机体的代偿调节表现为：① H^+ 逸出细胞外，与细胞外液中 HCO_3^- 结合形成 H_2CO_3，使血浆 HCO_3^- 浓度有所下降，H_2CO_3 浓度有所回升。同时细胞外 K^+ 进入细胞内，故血 K^+ 浓度降低；②血浆 HCO_3^- 进入红细胞，与红细胞内 H^+ 生成 H_2CO_3，再分解成 CO_2 和 H_2O，CO_2 逸出红细胞以提高 $PaCO_2$。在 HCO_3^- 进入红细胞时，有等量 Cl^- 从红细胞进入血浆，故血 Cl^- 浓度可增高。但上述代偿作用极为有限。

（2）肾脏的代偿：急性呼吸性碱中毒时，肾来不及发挥代偿调节作用。慢性呼吸性碱中毒时，肾可充分发挥调节能力，表现为肾小管上皮细胞泌 H^+ 减少，泌 NH_4^+ 减少，重吸收 HCO_3^- 减少，尿液呈碱性。

3. 常用指标的变化趋势　急性呼吸性碱中毒常为失代偿性，血 pH 值升高，$PaCO_2$ 原发性降低，AB ＜ SB；继发改变是 SB、AB 略降低（$PaCO_2$ 每降低 10mmHg，血浆 HCO_3^- 只代偿降低 2mmol/L），BB 与 BE 基本不变。慢性呼吸性碱中毒时，根据肾脏的代偿程度，血 pH 值可正常或升高，为代偿性或失代偿性呼吸性碱中毒。$PaCO_2$ 原发性降低，AB ＜ SB；SB、AB、BB 继发性减少。BE 负值加大。

4. 对机体的影响　呼吸性碱中毒对机体的损伤作用与代谢性碱中毒相似，亦可引起感觉异常、意识障碍、抽搐、低钾血症及组织缺氧。但急性呼吸性碱中毒引起的中枢神经功能障碍往往比代谢性碱中毒更明显，这除与碱中毒对脑细胞的损伤有关外，还与 $PaCO_2$ 降低使脑血管收缩、脑血流量减少有关。

5. 防治原则　首先应积极治疗原发病和去除引起通气过度的原因，大多数呼吸性碱中毒可自行缓解。对发病原因不易很快去除或者呼吸性碱中毒比较严重者，可用纸袋罩于患者口鼻，令其再吸入呼出的气体（含 CO_2 较多），或让患者吸入含 $5\%CO_2$ 的混合气体，以提高血浆 H_2CO_3 浓度。对精神性通气过度患者可用镇静剂。

各种单纯型酸碱平衡紊乱常用酸碱指标的变化及离子变化如表 15-2 所示。

表 15-2　酸碱平衡失调检验指标的变化

项目		正常值	代谢性		呼吸性		临床意义
			酸中毒	碱中毒	酸中毒	碱中毒	
血 pH 值		7.35~7.45	↓	↑	↓	↑	直接反映血液酸碱度
二氧化碳结合力（CO₂CP）		23~31mmol/L（50~70Vol% 或 27mEq/L）	↓	↑	代偿性↑	代偿性↓	反映血浆 HCO₃⁻ 中 CO₂ 量，测定 CO₂CP 可间接了解血中 HCO₃⁻ 的增减情况
呼吸因素	二氧化碳分压 PCO₂	4.67~6.00kPa（35~45mmHg，平均 40mmHg）	代偿性略↓	代偿性略↑	↑	↓	PCO₂ 代表在物理状态下溶解于血浆中的 CO₂，是反映呼吸性酸碱中毒的重要指标
代谢因素	碱剩余（BE）	±3mmol/L	↓	↑	代偿性↑	代偿性↓	血液滴定至 pH=7.4 时所需的滴定酸或碱量，表示体内碱贮备值增减，是反映代谢性酸碱中毒的重要指标
	[HCO₃⁻] 标准碳酸氢（SB）	22~27mmol/L，平均 24mmol/L	↓	↑			在标准状态下测得的 HCO₃⁻ 量，为代谢性酸碱中毒的指标
	缓冲碱（BB）	45~55mmol/L，平均 50mmol/L	↓	↑		↓	血中 HCO₃⁻、HPO₄⁻、蛋白质和血红蛋白等缓冲物质的总和，为代谢性指标

第三节　混合型酸碱平衡紊乱

同一患者有两种或两种以上单纯型酸碱平衡紊乱同时存在，称为混合型酸碱平衡紊乱，也可为双重型酸碱平衡紊乱和三重型酸碱平衡紊乱。

双重型酸碱平衡紊乱可以有不同的组合形式，通常两种酸中毒或两种碱中毒合并存在，其 pH 值向同一方向移动的情况称为酸碱一致型或相加型酸碱平衡紊乱，如代谢性酸中毒合并呼吸性酸中毒。如果是一种酸中毒与一种碱中毒合并存在，其 pH 值向相反方向移动时，称为酸碱混合型或相消型酸碱平衡紊乱，如代谢性酸中毒合并呼吸性碱中毒。但是，在同一患者体内不可能同时发生 CO_2 过多又过少，故呼吸性酸中毒和呼吸性碱中毒不会同时发生。

三重型酸碱平衡紊乱有两种类型：呼吸性酸中毒合并 AG 增高型代谢性酸中毒和代谢性碱中毒；呼吸性碱中毒合并 AG 增高型代谢性酸中毒和代谢性碱中毒。

需要指出的是，无论是单纯型酸碱平衡紊乱还是混合型酸碱平衡紊乱，都不是一成不变的，随着疾病的发展，治疗措施的影响，原有的酸碱失衡可能被纠正，也可能转变或合并其他类型的酸碱平衡紊乱。因此，在诊断和治疗酸碱平衡紊乱时，一定要密切结合患者的病史，观测血 pH 值、$PaCO_2$ 及 HCO_3^- 的动态变化，综合分析病情，及时做出正确诊断和当治疗。

【复习题】

1. 血液的 pH 值为 7.35 ～ 7.45 时，是否表示机体无酸碱平衡紊乱发生？为什么？

2. 哪些因素可引起代谢性酸中毒？酸中毒对机体有哪些影响？为什么？

3. 急性呼吸性酸中毒呈失代偿性，而轻度和中度慢性呼吸性酸中毒有可能呈代偿性，为什么？

4. 剧烈呕吐或严重腹泻可引起何种酸碱平衡紊乱？为什么？

5. 病例分析

【病史摘要】李某，女，62 岁。经临床诊断为慢性肺心病，右心衰竭伴全身水肿，长时间服速尿等利尿剂。血气分析指标为 pH 值 7.52，$PaCO_2$ 7.37kPa，$[HCO_3^-]$46mmol/L。

【讨论】试分析该患者发生了何种酸碱平衡失调？为什么？

第十六章 缺　　氧

　　氧是人体生命活动所必需的物质。氧的获得和利用是一个复杂过程，包括外呼吸、气体运输和内呼吸。机体通过肺的通气功能将大气中的氧吸入肺泡，然后弥散入血与血红蛋白结合，氧经血液携带运输，通过血液循环将氧气输送到身体各部位供组织细胞利用。成年人静息时需氧量约为 0.25L/min，而体内贮存的氧量为 1.5L，一旦呼吸和心跳停止，数分钟内就可能死于缺氧。组织的供氧量 = 动脉血氧含量 × 组织血流量，组织的耗氧量 =（动脉血氧含量 − 静脉血氧含量）× 组织血流量。故血氧指标是反映供氧量与耗氧量的重要指征。缺氧是损伤的最常见原因，见于临床各科多种疾病，也与航天医学、高原医学有密切关系。

　　缺氧（hypoxia）是指组织供氧不足或利用氧障碍，导致组织代谢、功能和形态结构发生异常变化的病理过程。

　　中医学许多病证中都有缺氧这个病理过程，如胸痹、喘证、虚劳等。许多治疗方法都可以改善缺氧的程度。如生脉散、补阳还五汤可以增强心脑细胞的摄氧能力。

第一节　常用血氧指标及其意义

一、血氧分压

　　血氧分压（partial pressure of oxygen，PO_2）指以物理状态溶解于血液中的氧所产生的张力。正常动脉血物理溶解的氧约为 3mL/L，动脉血氧分压（PaO_2）约为 100mmHg（13.3kPa），静脉血氧分压（PvO_2）约为 40mmHg（5.33kPa）。动脉血氧分压主要取决于吸入气体的氧分压和肺的外呼吸功能，是氧向组织弥散的动力因素；而静脉血氧分压主要取决于组织摄氧和利用氧的能力。

二、血氧容量

　　血氧容量（oxygen binding capacity，CO_{2max}）指 100mL 血液中血红蛋白（hemoglobin，Hb）被氧充分饱和时的最大带氧量。在 38℃，氧分压 150mmHg，二氧化碳分压 40mmHg 的条件下，血红蛋白可被氧充分饱和。正常血氧容量约为 200mL/L，取决于血红蛋白的质（与氧结合的能力）和量（每 100mL 血液所含血红蛋白的数量）。血氧容量的高低反映血液携氧能力的强弱。

三、血氧含量

血氧含量（oxygen content, CO_2）指 100mL 血液中的实际含氧量，包括血红蛋白实际结合的氧和血浆中物理溶解的氧。正常动脉血氧含量（CaO_2）约为 190mL/L，静脉血氧含量（CvO_2）约为 140mL/L。血氧含量取决于血氧分压和血氧容量。

四、血红蛋白氧饱和度

血红蛋白氧饱和度（oxygen saturation of hemoglobin,SO_2）指血液中氧合血红蛋白占总血红蛋白的百分数，简称血氧饱和度，也就是血红蛋白被氧饱和的程度。血红蛋白氧饱和度 = 血氧含量 – 物理溶解的氧量 / 血氧容量 ×100%。正常动脉血氧饱和度（SaO_2）约为 95% ~ 98%，静脉血氧饱和度（SvO_2）约为 70% ~ 75%。血氧饱和度主要取决于动脉血氧分压，两者的关系可用氧合血红蛋白解离曲线（oxygen dissociation curve,ODS）表示。由于血红蛋白结合氧的生理特点，氧离曲线呈 "S" 形。当血浆 pH 值降低、PCO_2 增高、2,3– 二磷酸甘油酸（2,3-DPG）增多及血温升高时，使血红蛋白和氧的亲和力下降，SO_2 减小，氧离曲线右移。反之，氧离曲线左移。P50 是血红蛋白氧饱和度为 50% 时的血氧分压，代表血红蛋白和氧的亲和力。正常值为 26 ~ 27mmHg（3.46 ~ 3.6kPa）。影响氧离曲线右移或左移的因素，均会改变 P50 的大小，氧离曲线右移时 P50 值增大，氧离曲线左移时 P50 值减小（图 16–1）。

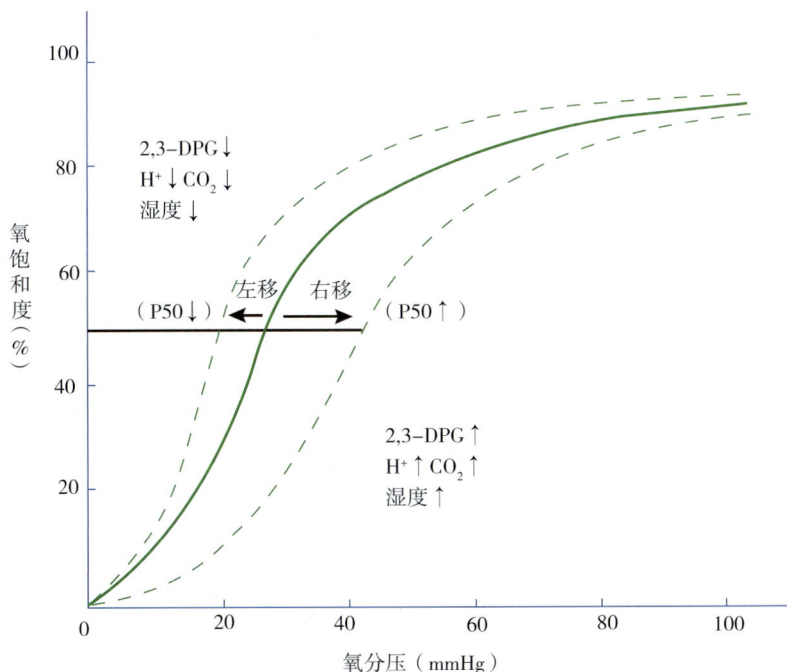

图 16–1　氧合血红蛋白解离曲线及其影响因素

五、动-静脉血氧含量差

动-静脉血氧含量差（A-VdO$_2$）指动脉血氧含量（CaO$_2$）与静脉血氧含量（CvO$_2$）的差值，取决于组织的摄氧量，反映组织的摄氧能力。正常动-静脉氧含量差约为 50mL/L，即通常 100mL 血液流经组织时约有 5mL 氧被利用。当血红蛋白的含量减少，血红蛋白与氧的亲和力异常增加，组织氧化代谢减弱或动-静脉分流时，动静脉血氧含量差变小，反之则增大。

第二节　缺氧的类型、原因和发病机制

外界氧被吸入肺泡，弥散入血液，由血液循环输送到全身，被组织细胞摄取利用，其中任何一环节发生障碍都能引起缺氧。根据缺氧的原因和血氧变化特点，一般将缺氧分为四型。

一、低张性缺氧

低张性缺氧（hypotonic hypoxia）也称乏氧性缺氧（hypoxic hypoxia），是指因动脉血氧分压降低，组织供氧不足而引起的缺氧。血氧分压降低和血氧含量减少为其基本特征。

（一）原因

1. 吸入气氧分压过低　多发生在海拔 3000m 以上的高原、高空，通风不好的矿井、坑道，或吸入低氧混合气体等，又称大气性缺氧。当吸入气中的氧分压低，使得进入肺泡的氧气不足，肺泡氧分压降低，导致 PaO$_2$ 降低，组织供氧不足，造成缺氧。

2. 外呼吸功能障碍　即肺通气或换气功能障碍而致的缺氧，又称呼吸性缺氧。

3. 静脉血分流入动脉　多见于先天性心脏病，如室间隔缺损伴肺动脉狭窄或肺动脉高压时，由于右心压力高于左心，出现右向左分流，使未经氧合的静脉血掺入左心的动脉血中，导致 PaO$_2$ 降低。

（二）血氧变化特点

由于肺或组织进行气体交换时，进入血液的氧总是先溶解，提高分压，再出现化学结合，故 PaO$_2$ 降低可直接导致动脉血氧含量和动脉血氧饱和度降低；若血红蛋白无质或量的异常变化，血氧容量一般正常。氧从血液向组织弥散的动力是二者之间的氧分压差，当动脉血氧分压过低，血液弥散供组织利用的氧量减少，故动-静脉血氧含量差减小。若慢性缺氧使组织利用氧的能力代偿性增强，则动-静脉血氧含量差也可变化不显著。一般 PaO$_2$ 在 60mmHg（8kPa）以下才会使动脉血氧含量和动脉血氧饱和度显著下降。同时，毛细血管中氧合血红蛋白必然减少，而脱氧血红蛋白浓度增加。当毛细血管中脱氧血红蛋白浓度达到 50g/L 以上时，可使皮肤与黏膜呈青紫色，称为发绀（cyanosis）。

二、血液性缺氧

血液性缺氧（hemic hypoxia）是指血红蛋白数量减少或血红蛋白性质的改变，导致血液携带的氧减少或与血红蛋白结合的氧不易释出而引起的组织缺氧。血液性缺氧时外呼吸功能正常，动脉血氧含量降低而动脉血氧分压正常，故也称为等张性缺氧（isotonic hypoxia）。

（一）原因

1. 贫血 红细胞数量或血红蛋白数量减少所致缺氧，又称贫血性缺氧（anemic hypoxia）。

2. 一氧化碳中毒 血红蛋白与一氧化碳（CO）结合形成碳氧血红蛋白（carboxyhemoglobin, HbCO），从而失去携带氧的能力。CO 与 Hb 的亲和力比 O_2 与 Hb 的亲和力大 210 倍。当吸入气中有 0.1% 的 CO 时，血液中的血红蛋白可能有 50% 为 HbCO，CO 还能抑制红细胞内糖酵解，使其 2,3-DPG 生成减少，氧离曲线左移，血红蛋白中的氧不易释出；一个血红蛋白分子虽然可同时与 CO 和 O_2 结合，这种血红蛋白所带的氧也很难释放。从而造成组织严重缺氧。

3. 高铁血红蛋白血症（menthemog lobinemia） 血红蛋白中的 Fe^{2+} 在氧化剂的作用下可氧化成 Fe^{3+}，形成高铁血红蛋白（menthemog lobin, $HbFe^{3+}OH$）。高铁血红蛋白中的 Fe^{3+} 因与羟基牢固结合而失去携氧的能力，而且血红蛋白分子中的四个 Fe^{2+} 中有一部分氧化为 Fe^{3+} 后还能使剩余的 Fe^{2+} 与氧的亲和力增高，从而让高铁血红蛋白不易释放所结合的氧，导致氧离曲线左移，加重组织缺氧。当亚硝酸盐、过氯酸盐、磺胺等中毒时，可以使血液中的血红蛋白转变为高铁血红蛋白，当高铁血红蛋白含量超过血红蛋白总量的 10% 时，可出现缺氧的表现，当血中高铁血红蛋白含量增加至 30% ~ 50% 时，就会严重缺氧，出现头痛、全身青紫、精神恍惚、意识不清、呼吸困难、心动过速、昏迷等症状。当食用大量含硝酸盐的腌菜后，经肠道细菌作用将硝酸盐还原为亚硝酸盐，而致肠源性发绀。

4. 血红蛋白与氧的亲和力异常增高 某些因素可增强血红蛋白与氧的亲和力，导致氧离曲线左移，氧不易释放出来，如输入大量库存血或输入大量碱性液体等，引起组织缺氧。

（二）血氧变化特点

血液性缺氧时，由于外呼吸功能正常，故动脉血氧分压及血氧饱和度正常，但因血红蛋白数量减少或性质改变，使血氧容量降低，因而血氧含量减少。贫血的患者虽然 PaO_2 正常，但动脉血氧含量降低，随着氧向组织中释出，毛细血管平均氧分压降低较快，氧向组织弥散的速度很快减慢，动 - 静脉血氧含量差低于正常。CO 中毒和高铁血红蛋白血症的患者，携氧能力显著降低，导致动脉血氧含量降低，同时又让氧离曲线左移不易释放出氧，所以动 - 静脉血氧含量差也低于正常。CO 中毒时，患者血氧含量降低。但将患者的血取出体外用氧充分饱和后，测得的血氧容量却是正常的。血红蛋白与 O_2 亲和力增强引起的血液性缺氧较为特殊，其动脉血氧容量和氧含量可不低，甚至有的还可高于正常，因结合的氧不易释出所致动 – 静脉血氧含量差小于正常。严重贫血的患者，即使合并低张性缺氧，毛细血管中脱氧血红蛋白仍然达不到 50g/L，故患者可无发绀。单纯贫血时，皮肤、黏膜呈苍白色。CO 中毒者血液中 HbCO 增多，HbCO 颜色鲜艳，故皮肤、黏膜呈樱桃红色；高铁血红蛋白呈棕褐色，故患者皮肤和黏膜呈咖啡色或类似发绀的颜色。

三、循环性缺氧

循环性缺氧（circulatory hypoxia）是指组织血流量减少引起组织供氧不足而导致的组织缺氧，又称低动力性缺氧。循环性缺氧还可分为缺血性缺氧和淤血性缺氧。前者是由于动脉血液灌流量减少所致；后者则由于静脉血液回流受阻，淤血所致。

（一）原因

1. 全身性循环障碍　见于休克和心力衰竭，由于心排血量减少，组织灌流不足而引起缺氧。休克患者心输出量的减少比心力衰竭者更严重，全身性缺氧也更严重，患者可死于因心、脑、肾等重要器官缺氧而发生的功能衰竭。

2. 局部性循环障碍　见于动脉粥样硬化、脉管炎、血栓形成、血管的栓塞、血管受压等。因血管阻塞或受压，引起局部组织缺血性或淤血性缺氧。

（二）血氧变化特点

单纯性的循环性缺氧时，由于外呼吸功能正常，血红蛋白的质和量正常，所以动脉血氧分压、动脉血氧饱和度正常，血氧容量和血氧含量也正常。由于血流缓慢，血液流经毛细血管的时间延长，从单位容量血液弥散给组织的氧量较多，静脉血氧含量降低，致使动 – 静脉血氧含量差大于正常。但流经毛细血管的血量减少，导致组织缺氧。由于静脉血的氧含量和氧分压较低，毛细血管中平均脱氧血红蛋白可超过 50g/L，因而可出现发绀。全身循环障碍累及肺，则可合并呼吸性缺氧，使动脉血氧分压、血氧含量和血氧饱和度降低。

四、组织性缺氧

组织性缺氧（histogenous hypoxia）是指组织、细胞利用氧障碍而导致的缺氧，又称氧利用障碍性缺氧。

（一）原因

1. 细胞中毒　如氰化物、硫化物等和某些药物使用过量可引起组织中毒性缺氧（histotoxic hypoxia），各种氰化物如 HCN、KCN、NaCN、NH_4CN 可由消化道、呼吸道或皮肤进入体内，迅速与氧化型细胞色素氧化酶的三价铁结合为氰化高铁细胞色素氧化酶，阻碍其还原成还原型细胞色素氧化酶，中断呼吸链，组织发生用氧障碍。硫化氢、砷化物（砒霜）和甲醇等中毒也是通过抑制细胞色素氧化酶而影响细胞氧化过程，导致缺氧。

2. 线粒体损伤　生物氧化过程主要在线粒体内进行，大量放射线照射、高温、高压、严重缺氧、细菌毒素作用等可损伤线粒体结构，使生物氧化障碍，引起氧的利用障碍。

3. 呼吸酶合成障碍　维生素 B_1 为丙酮酸脱氢酶的辅酶成分，维生素 B_2 是黄素酶的组成成分，维生素 PP 是辅酶 I 和辅酶 II 的组成成分，均参与氧化还原反应，这些维生素的严重缺乏可导致氧的利用障碍。

（二）血氧变化特点

组织性缺氧时动脉血氧分压、血氧饱和度、血氧容量和血氧含量均正常。由于内呼吸障碍使组织不能充分利用氧，故静脉血氧含量和血氧分压高于正常，动－静脉血氧含量差小于正常。患者皮肤、黏膜常呈鲜红色或玫瑰红色。

临床所见的缺氧常为混合性缺氧。如感染性休克时主要是循环性缺氧，内毒素还可引起组织利用氧的功能障碍，而发生组织性缺氧，并发休克肺时可有低张性缺氧。

各型缺氧的血氧变化及肤色变化特点总结如表 16-1。

表 16-1　各型缺氧的血氧变化及肤色变化特点

缺氧类型	PaO_2	SaO_2	CO_2max	CaO_2	$A-VdO_2$	肤色变化
低张性缺氧	↓	↓	N	↓	↓或 N	青紫色
血液性缺氧	N	N	↓或 N	↓	↓	苍白（贫血）樱桃红（CO 中毒）咖啡色（高铁 Hb 血症）
循环性缺氧	N	N	N	N	↑	青紫色
组织性缺氧	N	N	N	N	↓	玫瑰红色

第三节　缺氧时机体的功能和代谢变化

缺氧对机体的影响取决于缺氧的程度、速度、持续时间和机体的功能代谢状态。轻度缺氧主要引起机体代偿反应，快速严重的缺氧则出现代谢功能障碍，并可引起不可逆性损伤，甚至死亡。急性缺氧时由于机体来不及代偿易出现功能障碍。低温和适度锻炼可增强机体对缺氧的耐受性；而代谢高或活动大者对缺氧的耐受性差。本节主要以低张性缺氧为例，介绍缺氧时机体的功能和代谢变化。

一、呼吸系统的变化

（一）代偿反应

当 PaO_2 低于 60mmHg（8kPa）时可刺激颈动脉体和主动脉体化学感受器，反射性引起呼吸加深加快，从而使肺泡通气量增加，肺泡气氧分压升高，PaO_2 也随之升高。胸廓呼吸运动的增强使胸内负压增大，还可促进静脉回流，增加心输出量和肺血流量，有利于氧的摄取和运输。但过度通气使 $PaCO_2$ 降低，减低了 CO_2 对延髓中枢化学感受器的刺激，可限制肺通气的增强。低张性缺氧所引起的肺通气变化与缺氧持续的时间有关，同时血液系统代偿过强，可形成红细胞增多症，引起血液黏滞度增高，流动性降低，继而加重组织缺氧。血液性缺氧和组织性缺氧因 PaO_2 不低，故呼吸一般不增强；循环性缺氧如累及肺循环（如心力衰竭引起肺淤血和肺水肿时）可使呼吸加快。

（二）呼吸功能障碍

急性低张性缺氧，如快速进入海拔 3000m 以上高原，少数人可在 1 ~ 4 天内发生肺水肿，称高原性肺水肿。表现为头痛、胸闷、呼吸困难、发绀、咳嗽、咳出大量白色或粉红色泡沫样痰及肺部湿啰音等。高原性肺水肿的发病机制至今不明，一旦发生，应及时撤离并给氧。重度缺氧 $PaO_2 < 30mmHg$（3.99 kPa）时可直接抑制呼吸中枢，此时缺氧对化学感受器的兴奋作用不足以对抗缺氧对呼吸中枢的抑制作用，从而使呼吸节律和频率不规则，肺内通气量减少，发生中枢性呼吸衰竭，可出现周期性呼吸、潮式呼吸、间停呼吸。

二、循环系统的变化

（一）代偿性反应

1. 心输出量增加　心输出量增加可提高对组织器官的供氧量，对急性缺氧有一定的代偿意义。其机制为：①心肌收缩性增强。低张性缺氧时，PaO_2 降低，交感神经兴奋，儿茶酚胺释放增多，作用于心肌 β 肾上腺素能受体，增强心肌的收缩性。②心率加快。PaO_2 降低时，肺通气增加所致的肺膨胀使肺牵张感受器受刺激，反射性地兴奋交感神经，导致心率加快。③静脉回流增加。系胸廓呼吸运动增强，心率加快所致。

2. 血流分布变化　急性缺氧时，皮肤、内脏、骨骼肌和肾因交感神经兴奋，缩血管作用占优势，使血管收缩，组织器官的血流量减少；而心、脑血管因受乳酸等局部代谢产物的扩血管作用，组织器官的血流量增加，这种血流的重新分布，对保证心、脑等重要器官的血液供应，具有重要代偿作用。

3. 肺血管收缩　肺血管对缺氧极其敏感。肺泡缺氧及混合静脉血的氧分压降低都可引起肺小动脉收缩，从而使缺氧肺泡血流量减少，这有利于维持肺泡通气与血流的适当比例，使流经这部分肺泡的血液能获得较充分的氧，从而维持较高的 PaO_2。此外，正常情况下由于重力作用，肺尖部的肺泡通气量与血流量的比值过高，肺泡中的氧不能充分被血流运走。当缺氧引起较广泛的肺血管收缩导致肺动脉压升高时，肺上部的血流增加，肺上部的肺泡通气能得到更充分利用。缺氧致肺血管收缩的机制，尚未完全阐明，目前认为与三方面有关：①交感神经作用：缺氧致交感神经兴奋，直接作用于肺血管的 α 受体，引起肺血管收缩；②体液因素作用：缺氧促使肺组织一些细胞（肺泡巨噬细胞、肥大细胞、血管内皮细胞等）生成释放各种血管活性物质，当缩血管物质（白三烯、TXA_2、血管紧张素Ⅱ等）作用强于舒血管物质（PGI_2、NO、组胺等）时，可致肺血管收缩；

③缺氧直接对血管平滑肌作用：受缺氧的影响，血管平滑肌细胞不仅 K⁺ 通道关闭，K⁺ 外流减少，膜电位下降，而且 Ca^{2+} 通道开放，Ca^{2+} 内流增多，促进肺血管收缩。

4. 毛细血管增生 主要见于慢性缺氧。此时，机体毛细血管广泛增生，尤以脑、心和骨骼肌为甚，毛细血管的增生缩短了氧从血管向组织细胞弥散的距离，有利于增加对组织细胞的供氧量。

（二）循环功能障碍

重度全身性缺氧可导致循环功能障碍，甚至心力衰竭。高原性心脏病的发生就与肺血管收缩引起的肺动脉高压，缺氧直接使心肌结构破坏（变性、坏死），以及与呼吸中枢抑制造成胸廓的运动减弱，静脉血液回流减少等环节密切相关。

三、血液系统的变化

（一）红细胞和血红蛋白增多

急性缺氧时，随着缺氧程度的加重，缺氧持续时间的延长，红细胞和血红蛋白的增加越明显。主要是由于交感神经兴奋，脾、肝等储血器官血管收缩，储存的血液进入体循环，使血液中红细胞迅速增多。慢性缺氧时红细胞增多主要是骨髓造血功能增强所致。这是由于缺氧引起肾小管旁间质细胞内 HIF-1 蛋白含量增多，活性增高，促进促红细胞生成素基因表达，使促红细胞生成素合成释放增多，后者作用于骨髓，促进干细胞向原红细胞分化，并加速其增殖和成熟，释放入血液的红细胞增多，携氧能力增强。红细胞和血红蛋白的增加提高了血氧容量和血氧含量，从而增加了组织的氧供，是机体对慢性缺氧的一种重要代偿反应。但有少数人的红细胞会过度增多，使血液黏滞度和血流阻力增加，引起血液循环障碍，加重组织缺氧，出现头晕、头痛、失眠、心慌、气促、恶心、呕吐、乏力等多种症状。

（二）氧合血红蛋白解离曲线右移

缺氧时红细胞内糖酵解过程的中间产物 2,3-DPG 增加，导致氧离曲线右移。这时 Hb 与 O_2 亲和力下降，容易将结合的氧释放给细胞。其机制为：① 2,3-DPG 增多，有利于 2,3-DPG 与还原血红蛋白结合，进而稳定还原血红蛋白的空间结构，使之难以与氧结合；② 2,3-DPG 是一种不能通过红细胞膜的有机酸，其含量越多，红细胞内 pH 值则越低，但可通过 Bohr 效应（H⁺ 可以改变血红蛋白构型，使血红蛋白与氧结合力下降，尤其对曲线中段影响更显著，此现象称 Bohr 现象）来降低血红蛋白与氧的亲和力。

四、中枢神经系统的变化

在机体所有器官中，脑耗氧最高，所以脑对缺氧十分敏感。其中脑灰质比白质的耗氧量多 5 倍，对缺氧耐受性更差。急性缺氧可引起头痛，情绪激动，思维力、记忆力、判断力降低或丧失以及运动不协调等；慢性缺氧可出现易疲劳、嗜睡、注意力不集中及精神抑郁等症状。缺氧引起的脑组织形态学变化主要是脑细胞肿胀、变性、坏死及脑间质水肿；这些损伤往往在缺氧几分钟内发生。 缺氧引起中枢神经系统功能障碍的机制较复杂，神经膜电位降低、神经递质合成减少、ATP 生成不足、酸中毒、细胞内游离 Ca^{2+} 增多、溶酶体酶释放及细胞水肿等，均可致神经系统功能障碍，甚至神经细胞结构破坏。

五、组织细胞的变化

（一）代偿性反应

在供氧不足的情况下，组织细胞可通过增强用氧能力和无氧糖酵解，而获得维持生命活动所必需的能量。

1. 细胞用氧能力增强 慢性缺氧时，细胞内线粒体数目和表面积均增加，有利于氧的弥散和利用；与此同时，呼吸链中的琥珀酸脱氢酶、细胞色素氧化酶等数量增加，活性增强，有利于提高细胞对氧的利用能力，使细胞内呼吸功能相应增强。

2. 无氧糖酵解增强 缺氧时，ATP 生成减少，ATP/ADP 比值下降，以致磷酸果糖激酶活性增强，其活性增强可促使糖酵解过程加强，在不耗氧的情况下产生 ATP，所以在一定程度上可补偿能量的不足。

3. 肌红蛋白增加 与氧亲合力大是肌红蛋白的特点。肌红蛋白具有储存氧的功能，也可释放大量氧供组织细胞利用。慢性缺氧状态下肌肉中的肌红蛋白明显增多。

4. 低代谢状态 缺氧可抑制细胞的各种合成代谢和离子泵功能，使细胞耗能减弱，呈低代谢状态，从而有利于机体在缺氧环境中生存。细胞内酸中毒可能是合成代谢降低的一种因素。

近年研究表明，细胞缺氧不仅有能量代谢改变，使细胞适应在缺氧环境中生存，有些组织细胞对缺氧可发生特有的反应，有利于整体的生存。如颈动脉体化学感受器在缺氧时分泌神经递质，引起反射性呼吸运动增强；血管平滑肌细胞对缺氧发生舒缩反应，可改变血流分布；肾缺氧时肾小管旁间质细胞促进促红细胞生成素合成素释放增多，使骨髓红细胞生成增多；细胞缺氧时血管内皮生长因子基因表达增强，促进血管增生等，这些细胞反应可提高机体对缺氧的适应能力。

（二）损伤性反应

1. 细胞膜的损伤 导致膜对离子通透性增高，膜电位下降。① Na^+ 内流增多。缺氧使细胞 ATP 生成减少，Na^+-K^+ 泵功能障碍，细胞内钠水潴留，致细胞水肿。② K^+ 外流加快。直接造成细胞内缺钾，合成代谢障碍，各种酶生成减少，进一步妨碍离子泵的功能和减少 ATP 的生成。③ Ca^{2+} 内流增多。严重缺氧可使细胞膜对 Ca^{2+} 的通透性增高，同时可损害 Ca^{2+} 泵的功能，使 Ca^{2+} 内流增多，泵出减少，使得胞浆 Ca^{2+} 浓度增高。Ca^{2+} 浓度增高可抑制线粒体的呼吸功能；加速膜磷脂分解，引起溶酶体膜损伤；激活钙依赖的蛋白水解酶，增加氧自由基生成，加重细胞损伤。

2. 线粒体的损伤 急性缺氧时，线粒体氧化磷酸化功能降低，ATP 生产减少。重度缺氧可引起线粒体结构损伤，表现为线粒体肿胀，嵴断裂崩解、外膜破裂、基质外溢、钙盐沉积等超微结构的变化。

3. 溶酶体的损伤 缺氧时因糖酵解使乳酸、酮体增多，导致机体酸中毒，而酸中毒和钙超载可使磷脂酶活性增高，溶酶体膜上的磷脂被分解，膜的通透性增高，严重时溶酶体肿胀、破裂，进而大量溶酶体内蛋白水解酶释出，导致细胞及其周围组织的溶解、坏死。

除上述以外，肝、肾、胃肠道，内分泌等的功能均可因严重缺氧而受损害。

第四节　影响机体对缺氧耐受性的因素

影响机体对缺氧耐受性的因素很多，诸如年龄、健康状况、环境等，可归纳为两点，即代谢耗氧率与机体的代偿能力。

一、机体代谢耗氧率

基础代谢高者，如发热或甲状腺功能亢进患者，由于耗氧多，对缺氧的耐受性较低。体温降低、神经系统的抑制，能降低机体耗氧率，使机体对缺氧的耐受性升高。寒冷、体力劳动、情绪激动等可增加机体耗氧量，使缺氧的耐受性降低。体温降低、人工冬眠、低温麻醉等可提高患者对缺氧的耐受性。

二、机体的代偿能力

机体通过呼吸、循环和血液系统的代偿性反应增加向组织的供氧，通过组织、细胞的代偿性反应能提高利用氧的能力，这些代偿性反应存在显著个体差异。有心、肺疾病，血液病患者，老年人对缺氧的耐受性低。代偿能力可以通过锻炼提高，轻度缺氧刺激可调动机体的代偿能力，进入高原者采取缓慢阶梯式上升要比快速上升者能更好地适应；慢性贫血患者血红蛋白很低仍能维持正常生命活动，而急性失血使血红蛋白减少至同等强度就可能引起严重的代谢功能障碍。

第五节　氧疗和氧中毒

一、氧疗

去除病因，是治疗缺氧的前提和关键。

通过吸入氧分压较高的空气或纯氧治疗疾病的方法称为氧疗（oxygen therapy）。在临床上广泛应用，是治疗缺氧的首要措施。

缺氧患者均可吸氧，但效果因类型而异。低张性缺氧疗效最好，吸氧可提高肺泡气氧分压，使动脉血氧分压、血氧饱和度及血氧含量均升高，故组织供氧量增加。但静脉分流引起的低张性缺氧，吸氧改善缺氧作用较小。血液性缺氧、循环性缺氧者动脉血氧分压及氧饱和度正常，氧疗是通过进一步提高动脉血氧分压，使血中物理溶解的氧量增多以改善组织的供氧。CO 中毒可吸入纯氧，也可在高压氧舱内治疗，高压氧有利于取代 HbCO 中的 CO，加速 HbCO 的解离，恢复血红蛋白运输氧的功能，疗效显著。高铁血红蛋白血症患者，应在吸氧同时给予还原剂治疗，比如维生素 C 和亚甲蓝。组织性缺氧时，机体的供氧量是正常的，细胞利用氧障碍，所以氧疗的效果最差。

二、氧中毒

氧中毒（oxygen intoxication）是指因长时间吸入气氧分压过高的气体所致的一种临床综合征。吸入超过 0.5 个大气压以上的氧对细胞有毒性作用，可引起氧中毒。氧中毒的发生主要取决于吸入气体的氧分压而不是氧浓度。吸入气体氧分压与吸入气体的压力和浓度成正比，故而长时间吸入浓度过高的氧也可以导致氧中毒。氧中毒分为三种类型。

1. 肺型氧中毒　发生于吸入约一个大气压的氧 8 小时后，出现胸骨后疼痛、咳嗽、呼吸困难、肺活量减少、动脉血氧分压下降。肺部呈炎性病变，有炎性细胞浸润、充血、水肿、出血和肺不张。若发生肺型氧中毒，可使动脉血氧分压下降，加重缺氧，故氧疗时应控制吸氧的浓度和时间。

2. 脑型氧中毒　由吸入 2 ~ 3 个大气压以上的氧引起，患者主要出现视觉和听觉障碍、恶心抽搐、晕厥等神经症状，严重者可昏迷、死亡。高压氧疗时，患者出现神经症状，应区分脑型氧中毒与缺氧引起的缺氧性脑病。脑型氧中毒患者先抽搐后昏迷，缺氧性脑病患者先昏迷后抽搐。对氧中毒者应间断吸氧，但对缺氧性脑病者则应加强氧疗。

3. 眼型氧中毒　新生儿吸入高浓度氧或吸氧时间过长，常导致视力障碍，严重者可失明。主要发生于早产、低体重、有吸氧史的新生儿。对早产儿应严格控制吸氧时间，不使用高浓度氧。

【复习题】

1. 缺氧时一定发生紫绀和呼吸困难吗？为什么？

2. 为什么行心脏手术时用低温麻醉？

3. 低张性缺氧呼吸为什么会加深加快？

4. 严重缺氧时，哪些因素直接威胁生命？

5. 病例分析

【病史摘要】某男，40 岁，农民，在为蔬菜大棚火炉加煤时昏倒，4 小时后被发现入院。既往健康。

【体格检查】体温 37.5℃，呼吸 24 次/分钟，脉搏 110 次/分钟，血压 13.3/9.33kPa（100/70mmHg）。神志不清，口唇呈樱桃红色，其余正常。实验室检查：PaO_2 95mmHg（12.7kPa），HbCO30%。入院后立即吸氧，不久渐醒。给予纠酸、补液等处理后，病情迅速好转。

【讨论】试分析本例患者发生缺氧的类型及发生机制。

第十七章 发　　热

体温的相对稳定是人体进行正常生命活动的需要，是在体温调节中枢的调控下实现的，体温调节的高级中枢位于视前区－下丘脑前部（preoptic anterior hypothalamus，POAH），延髓、脊髓被认为是体温调节的次级中枢所在。正常成人体温在37℃左右，昼夜波动不超过1℃。体温升高见于生理情况和病理情况下。

发热（fever）是指机体在致热原作用下，体温调节中枢的体温调定点（set point，SP）上移而引起调节性体温升高，并超过正常值0.5℃。发热不是独立的疾病，而是存在于多种疾病中的重要病理过程和临床表现，也是疾病发生的重要信号。但体温升高并不一定就是发热，

生理性体温升高可见于妊娠期、月经前期、剧烈运动、情绪激动、进食后等情况下，属于生理反应。病理性体温升高见于发热和过热。通常发热很少超过41℃，有热限，而过热没有热限，体温可以很高。过热（hyperthermia）是指体温调节障碍所引起的非调节性、被动性体温升高，调定点没有上移，体温升高并超过调定点水平。见于①过度产热：如癫痫大发作、甲亢等；②散热障碍：如皮肤鱼鳞病、环境温度、湿度过高妨碍散热导致的中暑等；③体温调节中枢功能障碍：如下丘脑出血、损伤、炎症等。物理降温适用于过热，清除致热原降温针对发热。

在中医学中伤寒发热与温病发热及内伤发热中的大多数疾病均可列入发热的范畴。

第一节　发热的激活因素

发热是发热激活物作用于机体，激活机体内的产内生致热原细胞，产生和释放内生致热原（endogenous pyrogen，EP），再通过一些后续环节引起发热。内生致热原同时还作用于其他靶细胞，引起一系列内分泌、免疫和生理功能的改变。

凡能刺激机体内的产内生致热原细胞产生和释放内生致热原，引起体温升高的物质都称为发热激活物（pyrogenic activator）。可来源于体外的病原微生物及其产物，也可以是体内的代谢产物。由病原微生物引起的发热叫感染性发热，由体内产物引起的发热称为非感染性发热。

一、外源激活物

病原微生物及其产物均为外致热原（来源于体外的致热物质），多数发热性疾病都是由病原微生物及其产物引起。

1. 细菌 革兰阳性细菌（如葡萄球菌、溶血性链球菌、肺炎链球菌、白喉杆菌等）和革兰阴性细菌（如大肠杆菌、伤寒杆菌、淋球菌、脑膜炎球菌、志贺菌等）的菌体、代谢产物和毒素均是引起发热的激活物。革兰阳性菌感染是常见的发热原因，其释放的外毒素也是重要的致热物质。革兰阴性菌胞壁中所含的脂多糖（LPS），也称内毒素（endotoxin, ET），有极强的致热性，是最常见的外致热原。内毒素有较强的耐热性（需160℃，加热2小时方能将其彻底灭活），且在自然界分布极广，是血液制品和输液过程中的主要污染物。

2. 病毒 病毒包膜中的脂蛋白和血凝素，实验证明具有致热性。流感病毒、麻疹病毒、腮腺炎病毒、风疹病毒、流行性乙型脑炎病毒、流行性出血热病毒、柯萨奇病毒及新发现的SARS病毒都能够激活产内生致热原细胞，产生和释放EP。流感和SARS等病毒感染的主要症状就是发热。

3. 其他 真菌，如白色念珠菌、新型隐球菌、组织胞浆菌；螺旋体，如钩端螺旋体、回归热螺旋体、梅毒螺旋体；疟原虫等可作为发热激活物引起发热。

二、内源激活物

1. 抗原抗体复合物 实验证明抗原抗体复合物对产EP细胞有激活作用。许多自身免疫性疾病都有顽固的发热，如系统性红斑狼疮、类风湿、皮肌炎等，这与患者血中持续存在抗原抗体复合物有关。

2. 类固醇 体内某些类固醇对人体有致热作用，特别是睾酮的中间代谢产物——本胆烷醇酮是典型代表。在某些原因不明的发热患者血中，可见本胆烷醇酮增多。

3. 其他 如尿酸盐、硅酸盐结晶。组织无菌性坏死过程也可能释放某些发热激活物，可见于心肌梗死、脑梗死、肺梗死、大手术后、严重挤压伤、急性溶血反应等。

第二节 发热的调节机制

目前认为发热主要是发热激活物刺激机体的产内生致热原细胞使其产生和释放内生致热原，EP间接或直接作用于体温调节中枢，使调定点上移，从而导致体温升高。

一、内生致热原的种类及特性

产EP细胞在发热激活物的作用下，产生和释放能作用于体温中枢，引起体温升高的物质，称为内生致热原。所有能产生和释放EP的细胞都称为产EP细胞，包括单核细胞、巨噬细胞、内皮细胞、淋巴细胞、肿瘤细胞、神经胶质细胞等。EP是一组内源性、不耐热的小分子蛋白，比较公认的EP有以下几种。

1. 白细胞介素-1（interleukin-1, IL-1） 是由单核细胞、巨噬细胞、内皮细胞、成纤维细胞、角质细胞、星形胶质细胞、树突胶质细胞及肿瘤细胞等在发热激活物的作用下产生的多肽类物质。目前已发现两种亚型，即IL-1α和IL-1β。IL-1广泛分布于脑内，分布密度最大的区域位于下丘脑外侧，靠近体温调节中枢。IL-1除引起体温调定点上移外，亦有众多生物学效应，包括急性期反应物的诱导、淋巴细胞的活化、增殖，吞噬细胞杀菌功能的增强等。动物实验表明，鼠、兔等动物静脉内注入微量 IL-1 可引起发热。内毒素引起发热的动物血中有大量 IL-1 出现。

2. 白细胞介素 –6（interleukin–6,IL–6） 能分泌 IL-6 的细胞包括单核细胞、巨噬细胞、T 淋巴细胞、B 淋巴细胞、内皮细胞、成纤维细胞等。IL-6 除作为内生致热原外，也具有其他的生物学效应，如急性反应物的诱导、B 淋巴细胞的增殖分化、IgG 的合成，细胞毒 T 淋巴细胞（CTL）的诱导。IL-6 能引起各种动物的发热反应。但作用弱于 IL-1 和 TNF。

3. 干扰素（interferon，IFN） 是一种具有抗病毒、抗肿瘤作用的蛋白质，主要由单核细胞和淋巴细胞产生，特别是受病毒感染后可明显促进 IFN 的表达和分泌，有三种类型，即 IFN-α、IFN-β、IFN-γ。干扰素可能是病毒感染发热的重要内生致热原。此外，干扰素还具有增强 TNF、增强 NK 细胞活性的作用。

4. 肿瘤坏死因子（TNF） 是由巨噬细胞、淋巴细胞等产生的肽类物质，内毒素、链球菌、葡萄球菌等都可诱导以上细胞产生和释放肿瘤坏死因子。TNF 也有两种亚型，即 TNF-α 和 TNF-β，二者有相似的致热活性，其致热活性类似于 IL-1。另外，TNF 在体内和体外都能刺激 IL-1β 产生，IL-1β 也能诱导 TNF-α 的产生。

5. 巨噬细胞炎症蛋白 –1（macrophage inflammatory protein-1，MIP-1） 是内毒素作用于巨噬细胞所诱生的肝素结合蛋白质，它包括两种亚型，MIP-1α 和 MIP-1β。实验证明给家兔静脉注射 MIP-1 可以引起发热。

二、EP体温调节机制

EP 通过血液循环进入脑内，但它们不是引起调定点上移的最终物质。EP 可能首先作用于体温调节中枢，引起一些发热中枢介质的释放，包括正调节介质和负调节介质。进而引起调定点上移，导致发热。目前认为 EP 可能通过以下三种途径将信号传入体温调节中枢。

1. 通过下丘脑终板血管器作用于体温调节中枢。血脑屏障外的脑血管区称为终板血管器（OVLT），紧靠 POAH，是血脑屏障的薄弱部位，该处存在通透性高的有孔毛细血管，EP 可能经此入脑。也有人认为 EP 可能并不直接进入脑而是通过有孔毛细血管作用于巨噬细胞、神经胶质细胞等，后者产生信息介质，将信息传入 POAH。

2. 经血脑屏障直接进入下丘脑视前区前部。EP 可能经特异性转运进入脑内；也可能从脉络丛部渗入或异化扩散入脑。

3. 通过迷走神经向体温调节中枢传递发热信号。

三、发热中枢调节介质

（一）正调节介质

这是一类与体温变化呈正相关的介质，他们在脑组织中的含量增高时，使体温上升，称为正调节介质。

1. 前列腺素 E（prostaglandin E,PGE） 动物实验发现，向脑内（下丘脑）注射 PGE 可引起动物发热，且呈剂量依赖关系。发热动物的脑脊液及第四脑室中，PGE 的浓度增高。用下丘脑组织分别与 IL-1、干扰素和肿瘤坏死因子进行体外培养，培养液中 PGE 也增高；阻断 PGE 合成的药物，对 LP、IFN 及 TNF 造成的发热都能解热；给予退热药后，前列腺素在脑脊液及脑室中含量降低。这提示发热时脑部前列腺素升高。

2. 环磷酸腺苷 脑内有较高浓度的环磷酸腺苷（cAMP），并含有 cAMP 合成和降解酶类。cAMP 是调节细胞功能和突触传递的重要介质。实验证明，给猫、家兔、大鼠脑内注射 cAMP 可引起发热；用 EP 静脉注射引起家兔发热时脑脊液中 cAMP 较正常水平增高一倍。这提示脑内 cAMP 是 EP 发热的中枢介质。

3. Na^+/Ca^{2+} 比值 实验显示，给多种动物脑室内灌注 Na^+ 可使体温很快升高，灌注 Ca^{2+} 则使体温很快下降，脑室内灌注降钙剂也引起体温升高。Na^+/Ca^{2+} 比值改变可能是发热信号传递的中间环节，EP 可能先引起体温中枢内 Na^+/Ca^{2+} 比值升高，引起脑内 cAMP 增高而促使调定点上移。

4. 一氧化氮（nitric oxide，NO） 在发热过程中，NO 是新发现的信息传递分子、新型神经递质，广泛分布于中枢神经系统，其引起发热的作用机制可能是：①通过作用于 POAH、OVLT，介导发热时的体温升高；②使棕色脂肪组织的代谢旺盛导致产热增高；③可抑制发热时负调节介质的合成和释放。

5. 促肾上腺皮质激素释放素（corticotrophin releasing hormone,CRH） 实验证明，IL-1 和 IL-6 能刺激下丘脑释放 CRH，脑内灌注 CRH 引起实验动物发热，给予 CRH 受体阻断剂，可完全拟制 IL-1 和 IL-6 的致热作用。

（二）负调节介质

发热时，发热激活物作用于 EP 细胞产生释放 EP，EP 介导调定点上移，体温升高。体温升高的同时负调节中枢被激活，产生负调节介质。现已证实，负调节介质包括精氨酸加压素（arginine vasopressin,AVP）、黑素细胞刺激素（α-melanogyte-stimulating hormone, α-MSH）和脂皮质蛋白 -1（lipocortin-1）、白细胞介素 -10（interleukin-10,IL-10）等。负调节介质的释放，对调定点的上移和体温的上升起限制作用。故发热时，体温很少超过 41℃，体现了机体的自我保护功能和自我调节机制，具有重要的生物学意义。发热时体温上升的幅度被限制在特定范围的现象称为热限（febrile ceiling）。

中枢发热介质较复杂，上面介绍了代表性的几类。中枢正、负发热介质共同作用控制体温中枢调定点上移。体温中枢发出冲动，一方面通过运动神经引起骨骼肌紧张度增强，使产热增多；另一方面通过交感神经引起皮肤血管收缩，使散热减少，产热大于散热，体温上升直至与调定点相适应的水平。发热的发病学可概括如图 17-1。

发热激活物

激活↓

产EP细胞

产生↓释放

EP

三种途径↓信号传入

体温调节中枢

正调节介质	负调节介质
PGE$_2$	AVP
cAMP	α-MSH
Na$^+$/Ca^{2+}	Liportin-1
NO	1L-10
CRH	

调定点（SP）↑

运动神经兴奋　　　　　　交感神经兴奋

骨骼肌收缩（寒战）　　　皮肤血管收缩（皮肤苍白）

产热↑　　　　　　　　　散热↓

体温↑（发热）

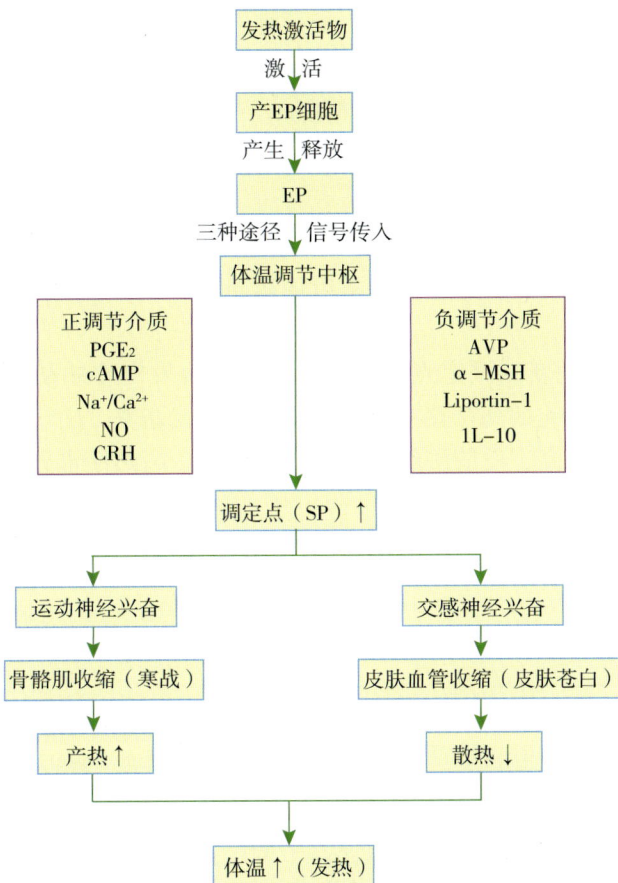

图 17-1　发热发病学示意图

第三节　发热的时相及其代谢特点

多数发热，尤其是急性传染病和急性炎症的发热，分为三个时相：体温上升期、高热持续期、体温下降期。

一、体温上升期

体温调节中枢调定点上移后，血温低于调定点，神经元发出神经信号使产热增加，散热减少，体温由正常升高到新调定点水平的这段时间为体温上升期（fervescence period）。持续时间短者数分钟，长者数天。临床表现主要有畏寒、寒战、皮肤苍白、起鸡皮疙瘩。

产热增加主要是因调定点上移后下丘脑发出冷冲动，使运动神经兴奋引起骨骼肌紧张度升高，出现寒战。寒战是骨骼肌不随意的节律性收缩，此种方式使产热量迅速增加 4～5 倍。此外，由于交感神经兴奋，物质代谢加快，特别是棕色脂肪细胞内脂质分解和氧化增强，产热增加。散热减少主要由于交感神经兴奋，使皮肤血管收缩，血流量减少，散热减少，皮温下降，颜色苍白。交感神经兴奋还使竖毛肌收缩，出现"鸡皮疙瘩"现象。皮肤温度下降刺激体表的冷感受器，使患者有畏寒的感觉。

此期的热代谢特点是散热减少，产热增加，产热大于散热，体温升高。

二、高热持续期

体温上升到新的调定点后就不再上升，而是在与新调定点相适应的高水平上波动，也称高峰期。持续时间短者数小时，长者可达数周。临床表现主要为患者自觉酷热，皮肤发红、口唇皮肤干燥。

此期，血温已达到新的调定点水平，下丘脑不再发出冷冲动，机体不再畏寒、寒战，鸡皮疙瘩也消失。此期高产热主要来源于升高的代谢率。由于皮肤血管舒张，血流量增加，故患者皮温升高，皮肤潮红，有酷热的感觉，高热使水分蒸发增加，故口唇皮肤干燥。

此期的热代谢特点是产热等于散热，产热和散热在较高水平上保持动态平衡，体温维持在较高水平。

三、体温下降期

发热激活物、EP 得到控制和清除，或依靠药物使调定点水平恢复正常后，机体出现明显的散热反应，也称退热期。该期持续几小时或一昼夜（骤退），甚至几天（渐退）。此期临床表现主要为大量出汗，皮肤潮湿，体重下降，重者出现脱水。

此期调定点已恢复正常水平，但血温高于调定点，POAH 的热敏神经元受刺激并发放冲动，通过调节作用使交感神经的紧张性活动降低，血管进一步扩张，散热增加，而冷敏神经元受抑制，产热减少，体温开始下降，逐渐恢复到与正常调定点相适应的水平。由于高血温及皮肤温度感受器传来的热信息对发汗中枢的刺激，汗腺分泌增加，引起大量出汗，严重者可致脱水。

此期热代谢特点是散热增加，产热减少，散热大于产热，体温开始下降，逐步恢复到正常调定点相适应的水平。

第四节　发热时机体的代谢和功能改变

一、代谢变化

体温升高时物质代谢加快，这主要是内生致热原增加的作用，特别是 TNF 和 IL-1，它们可直接刺激外周组织使蛋白质、糖原、脂肪分解，引起明显分解代谢过旺。实验证明，体温升高本身也可使代谢率升高，使组织耗氧量增加和糖原分解。

1. 糖代谢　发热时由于产热的需要，能量消耗增加，肝糖原和肌糖原分解及糖异生作用加强，可引起血糖增高，患者出现糖尿，糖原储备减少。葡萄糖分解加强，氧相对不足，特别是寒战期对氧的需求大幅度增加，无氧酵解增强，产生大量乳酸，出现肌肉酸痛。当寒战停止后，由于偿还氧债，乳酸又被逐渐消除。

2. 脂肪代谢　发热时由于机体糖原储备减少，加上饮食减少，使脂肪分解增加，产生能量，可占总能量的 60% ~ 80%（正常时，为 20% ~ 50%）。大量脂肪分解氧化不足，患者可出现酮血症和酮尿。长期发热，体内脂肪消耗，患者日渐消瘦。此外，发热时棕色脂肪的代谢增高，它主要参与非寒战性产热。

3. 蛋白质代谢　发热时机体分解糖原和脂肪的同时，蛋白质也分解供能。50kg 体重的正常人，日均蛋白质分解仅为 12g，发热时蛋白质分解量比正常高 3 ~ 4 倍，蛋白质分解加强，血浆蛋白减少并出现氮质血症，尿氮增加。此时如未能及时补充足够的蛋白质，机体则呈负氮平衡。机体则抵抗力下降，组织修复能力降低。

4. 水、电解质和维生素代谢　发热时，机体代谢增强而消耗增多，食欲不振，消化液分泌减少，患者往往出现维生素 C 和 B 族维生素的缺乏，因此适当补充维生素是必要的。

发热时在体温上升期，尿量常明显减少，水、钠、氯潴留于体内。而在退热期，皮肤和呼吸道水分蒸发增多和出汗增多，又导致脱水。发热时分解代谢增强，细胞内钾向细胞外释放，造成血钾及尿钾都增高。发热时代谢紊乱，耗氧量增加，血氧含量降低，酸性代谢产物堆积，可出现酸中毒。

二、功能改变

1. 中枢神经系统　发热时主要症状大部分集中在中枢神经系统，患者可能出现头晕、头痛、烦躁、嗜睡、谵妄、幻觉等症状。这些症状主要是致热性细胞因子直接引起的。另外小儿易出现抽搐（热惊厥），多发生于 6 个月至 4 岁幼儿，通常 24 小时内出现，幼儿大脑皮质发育不全可能是易导致热惊厥的原因。

2. 循环系统　发热时，体温每上升 1 ℃，心率约增加 18 次 / 分，儿童更快。心率加快主要是由于热血对窦房结的刺激所致，在一定限度内（小于 150 次 / 分）心率增加可提高心排出量；超过 150 次 / 分以上，心输出量反而下降，且加重心肌负荷，将失去代偿意义，可能导致心衰发生。在体温上升期，心率加快和外周血管收缩，可使血压轻度升高。高温持续期和体温下降期，外周血管舒张，血压可轻度下降。少数患者可因大汗而致虚脱，甚至循环衰竭，应及时预防。

3. 呼吸系统　发热时，患者可表现出呼吸加快、加深。这与体温升高、CO_2 生成增多、耗氧量增加等因素对呼吸中枢刺激有关。呼吸加快，潮气量增大，可增加肺泡通气量，有利于摄入氧，排出 CO_2 和散发热量。

4. 消化系统　发热时由于交感神经活动增强，消化液分泌减少和胃肠蠕动减弱，患者常出现消化系统功能异常。唾液分泌减少可引起口干、舌苔变厚。胃酸分泌减少，胃运动减弱，可使食物在胃内停留时间延长并发酵。胰液胆汁分泌不足，肠蠕动减弱，可导致蛋白和脂肪在肠内消化不良和食糜在肠内停滞，从而使发酵和腐败过程增强，故发热患者有便秘、腹胀等症状。前列腺素和 5- 羟色胺还参与食欲不振、恶心、呕吐等症状的发生。

5. 泌尿系统　发热时，尤其是体温上升期，交感神经兴奋，肾血管收缩，肾血流量下降，患者尿量常减少，尿比重增高。持续发热，肾小管上皮细胞水肿，尿中出现蛋白和管型。

6. 免疫系统　内生致热原本身是一些免疫调控因子，如 IL-1 可刺激 T、B 淋巴细胞的增殖和分化，增强吞噬细胞的杀菌活性，IL-6 可促进 B 细胞的分化，并促进肝细胞产生急性期反应蛋白等；IFN 是机体的主要抗病毒体液因子，除抗病毒外，还增强发热杀伤细胞与吞噬细胞活性；TNF 具有抗肿瘤活性，增强吞噬细胞的活性，促进 B 淋巴细胞分化，并诱导其他细胞因子生成；一定程度的体温升高也可使吞噬细胞吞噬活力增强。发热时免疫功能总体是增强的，各细胞因子有复杂的网络关系，过度激活将引起其平衡关系失调。

第五节　发热的防治原则

一、积极治疗原发病

发热不是独立疾病，而是疾病发展中的一种表现、一个信号，原发病去除，热会自然停止，对因治疗，还反映了中医学治病求本的治则。

二、解热原则

1. 对一般发热不急于解热　热型变化，可作为诊断、评价疗效和估计预后的重要参考，且适度发热有利于增强机体的免疫功能，故非高热或尚未查明原因的发热不要贸然退热，以免掩盖病情，延误诊断。

2. 下列情况应及时解热

（1）体温过高，如 40℃ 以上，患者出现明显不适，如头昏、头痛、意识障碍者。小儿高热容易诱发热惊厥，应及早预防。

（2）心脏病患者发热时心率加快、心脏负担加重，可诱发心衰。

（3）妊娠妇女应及时解热，发热或者人工过热（洗桑拿浴）都有致畸胎的危险，而且可能诱发心衰。

三、选择适宜解热措施

1. 药物解热

（1）化学药物：如吲哚美辛、乙酰水杨酸类等，可抑制前列腺素（PG）合成。

（2）类固醇解热药：如糖皮质激素，可以抑制 TNF、IL-6 等致热性细胞因子的合成和释放，抑制免疫反应和炎症反应。

2. 中医中药退热　中医学对热症的治疗积累了丰富的经验。实热证者，热邪炽盛，治以清热泻火；虚热证者，阴液亏耗，虚热内生，治以养阴清热。

3. 针刺退热　针刺大椎、曲池、合谷、内关等。

4.物理降温 在高热或病情危急时，可采用物理方法降温。如用冰帽或冰袋冷敷头部，四肢大血管处用酒精擦浴以促进散热等。也可将患者置于较低温度的环境中，加强空气流通，以增加对流散热。

四、加强对发热患者的护理

给予糖及维生素、易消化清淡饮食，以补充发热时营养物质的消耗，同时，注意纠正水、电解质、酸碱平衡紊乱，尤其补充水分、预防脱水。

【复习题】

1. 体温升高就是发热，对吗？为什么？

2. 发热和过热有什么不同？

3. 内毒素通过哪些环节使体温升高？

4. 发热时机体有哪些机能改变？

5. 发热过程分几个时期，各期的热代谢特点及主要的临床表现是什么？

6. 病例分析

【病史摘要】某男，25 岁，因喝酒淋雨后出现畏寒、高热、咳嗽、伴右胸部疼痛 1 天而入院。既往健康。

【体格检查】体温 39.1℃， 血压 13.3/9.33kPa（100/70mmHg），脉搏 115 次 / 分钟，呼吸 25 次 / 分钟。神清，精神萎靡，胸部透视见右肺大片模糊阴影。入院给予抗生素治疗。

【讨论】试分析本病患者所患何病？是什么原因引起的发热？其机制是什么？

第十八章　休　　克

　　休克（shock）是英语的英译，原意为打击和振荡，随着人们对休克的认识和研究的深入，近年越来越多的学者认为，休克是多病因、多发病环节、有多种体液因子参与，以机体循环系统，尤其是微循环功能紊乱、组织细胞灌注不足为主要特征，并可能导致多器官功能障碍甚至衰竭等严重后果的复杂的全身调节紊乱性病理过程。其临床症状是面色苍白、四肢湿冷、脉搏细数、尿量减少、精神烦躁，最后出现昏迷和死亡等。

第一节　休克的原因和分类

一、休克的原因

引起休克的原因很多，常见的如下。

1. 失血或失液

（1）失血：常见于外伤、消化性溃疡、食管静脉曲张破裂、妇产科疾病等引起的大出血。短时间内，若失血量达到总血量的20%以上，即可因有效循环血量急剧减少，发生失血性休克。

（2）失液：见于剧烈呕吐、腹泻等所致的大量体液丢失，称为失液性休克。

2. 创伤　见于严重创伤，特别是在伴有一定量出血时常发生创伤性休克。创伤性休克的发生主要与失血和强烈的疼痛刺激有关。

3. 烧伤　见于大面积烧伤，可因大量血浆外渗，使体液丢失，有效循环血量急剧减少而发生烧伤性休克。烧伤性休克发生早期主要与低血容量和疼痛有关，晚期可因继发感染而发展为感染性休克。

4. 感染　见于严重感染引起的休克，称为感染性休克。其中，以革兰阴性细菌感染引起的休克多见且较严重，约占70%~80%。在感染性休克发生发展过程中，内毒素起重要作用，故又称内毒素性休克或中毒性休克。感染性休克常伴有败血症，故又称败血症性休克。

5. 急性心功能障碍　见于大范围急性心肌梗死、严重心律失常、急性心包填塞等，可因心输出量急剧减少，有效循环血量降低而致心源性休克。

6. 过敏　见于过敏体质者注射某些药物（如青霉素）、血清制剂或疫苗等引发的I型超敏反应，可因肥大细胞和嗜碱性粒细胞释放组胺，导致血管扩张，血管容量扩大，以及毛细血管壁通透性增加，致使有效循环血量急剧降低发生过敏性休克。

7. 强烈的神经刺激 见于剧烈疼痛、高位脊髓麻醉或损伤等，可因交感缩血管神经调节功能障碍，引起血管扩张，血管容量扩大，循环血量相对不足发生神经源性休克。

二、休克的分类

（一）按休克的原因分类

可分为低血容量性休克（包括失血性休克和失液性休克）、创伤性休克、烧伤性休克、感染性休克、心源性休克、过敏性休克和神经源性休克。

（二）按休克发生的始动环节分类

不同原因引起的休克，在发生发展过程中均存在有效循环血量的急剧减少，但其始动环节不同，可概括为血容量减少、心输出量急剧减少和血管容量扩大。据此，可将休克分为：

1. 低血容量性休克 低血容量性休克（hypovolemic shock）始动发病环节是血容量减少。常见于大量失血、失液和大面积烧伤所致的休克。

2. 心源性休克 心源性休克（cardiogenic shock）始动发病环节是心输出量急剧减少，常见于大范围心肌梗死（梗死范围超过左心室体积的40%）、严重的弥漫性心肌病变如急性心肌炎、严重的心律失常、急性心包填塞等所致的休克。

3. 血管源性休克 血管源性休克（vasogenic shock）始动发病环节是外周血管（主要是微小血管）扩张所致的血管容量扩大。见于过敏性休克、神经源性休克、伴有剧烈疼痛的创伤性休克和部分感染性休克。

（三）按休克时的血流动力学特点分类

1. 低动力型休克（低排高阻型休克） 其血流动力学特点是：心输出量降低，外周血管阻力增高。由于皮肤血管收缩，灌流量显著减少，表现为皮肤温度降低，四肢冰凉，故亦称"冷休克"。低血容量性、心源性、创伤性和大多数感染性休克均属此型。本型休克在临床上最为常见，病情较重，预后差。

2. 高动力型休克（高排低阻型休克） 其血流动力学特点是：早期微动脉扩张，动-静脉吻合支开放，使外周血管阻力降低，但心输出量高。由于皮肤动-静脉吻合支丰富，表现为皮肤温暖，故亦称"暖休克"。见于部分感染性休克，此型休克病情较低动力型休克轻，但如治疗不及时，随着病情的发展可转变为低动力型休克。

第二节 休克的发生机制

休克的发生机制迄今尚未完全阐明。目前认为，虽然各类休克的原因不同，发生发展过程也各有其自身特点，但有效循环血量急剧减少，导致微循环灌流量严重不足，生命重要器官的功能和代谢障碍却是各种休克发生发展的共同规律。

以典型的失血性休克为例，按微循环的变化特征，可将休克分为三期。

一、缺血性缺氧期（休克代偿期）

1. 微循环变化特点　①微动脉、后微动脉、毛细血管前括约肌和微静脉持续收缩，其中以后微动脉、毛细血管前括约肌更为显著，毛细血管前阻力明显增加；②大量真毛细血管网关闭，而动 - 静脉吻合支开放；③微循环少灌少流，灌少于流，呈现严重的缺血缺氧状态。（图 18-1）。

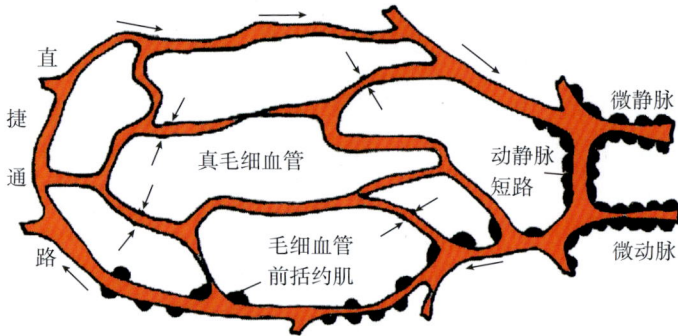

图 18-1　微循环缺血缺氧期示意图

2. 发生机制　休克的各种原因（如循环血量减少、血压降低、内毒素等）均可通过不同机制引起交感 - 肾上腺髓质系统强烈兴奋，大量儿茶酚胺释放入血，激活 α 受体，导致外周小血管如微动脉、后微动脉、毛细血管前括约肌和微静脉发生强烈收缩（心、脑除外），微循环灌流量急剧减少，缺血缺氧。因后微动脉、毛细血管前括约肌对儿茶酚胺的反应性较微静脉敏感，故收缩更为明显，导致毛细血管前阻力增加，微循环出现少灌少流，灌少于流的现象。同时激活 β 受体使动 - 静脉吻合支开放，血液直接从微动脉流入微静脉，加重了组织的缺血缺氧。这是休克早期微循环变化的主要机制。此外，还有许多血管活性物质也参与了休克早期的微循环变化，如强烈的应激反应可促使垂体释放血管升压素；交感 - 肾上腺髓质系统兴奋，肾血管收缩，肾血流量减少，激活肾素 - 血管紧张素 - 醛固酮系统，使血中血管紧张素 II 含量增多；儿茶酚胺、内毒素等可激活血小板生成和释放血栓素 A_2（thromboxane A_2，TXA_2），激活白细胞和血管内皮细胞生成和释放白三烯、内皮素等，这些物质均具有明显的缩血管作用。

3. 对机体的影响　休克早期的微循环变化虽可引起机体多数组织器官的缺血缺氧，但对维持生命重要器官的血液灌流有一定代偿意义。主要表现如下。

（1）有利于维持动脉血压：①"自身输血"作用，静脉系统属容量血管，正常情况下可容纳总血量的 60% ~ 70%。休克初期，儿茶酚胺等缩血管物质的大量释放，促使肝、脾等储血器官的血管收缩，回心血量增加。同时，动静脉吻合支开放，加速静脉回流。这种通过收缩容量血管及开放动 - 静脉吻合支增加回心血量的代偿措施，称为"自身输血"，构成了休克时增加回心血量的"第一道防线"。②"自身输液"作用，微循环中灌入少于流出，使毛细血管内流体静压降低，促使较多组织液进入毛细血管，有利于补充循环血量。此外，肾血管收缩，肾血流减少使肾小球滤过率下降。同时醛固酮和抗利尿激素的分泌增加，肾小管对钠水重吸收功能增强，有利于增加血容量。机体这种通过促进组织液回流、增加肾小管对钠水的重吸收起到了"自身输液"作用，构成了休克时增加回心血量的"第二道防线"。③交感神经兴奋引起的心率加快，心肌收缩力增强，可使心输出量增加。④小动脉和微动脉等阻力血管收缩，使外周阻力升高。上述环节的变化均有利于动脉血压的调节和维持，因此休克早期患者的血压可无明显降低。

（2）血液重新分配，有利于保证心、脑血液的优先供应：不同组织器官的血管对儿茶酚胺的反应性有很大差异。如皮肤、肾和腹腔内脏的血管因 α 受体密度高，呈明显收缩状态，血流量显著减少。而脑血管上 α 受体分布稀少，反应不明显，血流基本正常；冠状动脉因交感神经兴奋所致心脏活动加强，ATP 分解产物腺苷增多，常表现为扩张而使其血流量增加。机体这种在循环血量减少的情况下，心脑血流并不减少的现象称为血液的重新分配，它有利于保证生命重要器官的血液优先供应。

4. 主要临床表现　休克早期因皮肤灌流量显著减少，患者皮肤苍白，四肢厥冷。因交感神经兴奋，使分布有肾上腺素能节后纤维的手掌、颜面等部位汗腺分泌增加，出冷汗。因肾灌流量减少而肾小管对钠、水的重吸收增加，患者尿量减少，尿比重增高。因血管外周阻力增加，收缩压可无明显降低，而舒张压升高，故脉压减小。心脑灌流基本正常，但因交感神经兴奋，常表现脉搏增快、烦躁不安等。

此期是休克的代偿阶段，如能及早发现，及时补充血容量，合理使用血管活性药物，恢复微循环灌流，则休克很快逆转。否则，休克将继续发展进入休克失代偿期。

二、淤血性缺氧期（休克失代偿期）

1. 微循环变化特点　①微循环血管对缩血管物质的反应性降低，后微动脉和毛细血管前括约肌逐渐舒张，毛细血管前阻力降低；②大量血液流入毛细血管网，毛细血管开放数目增加；③血细胞在微静脉中黏附、聚积，造成微循环流出阻力增大，血液在毛细血管内淤积；④微循环灌入量大于流出量，呈现严重的淤血缺氧状态。（图 18-2 ）。

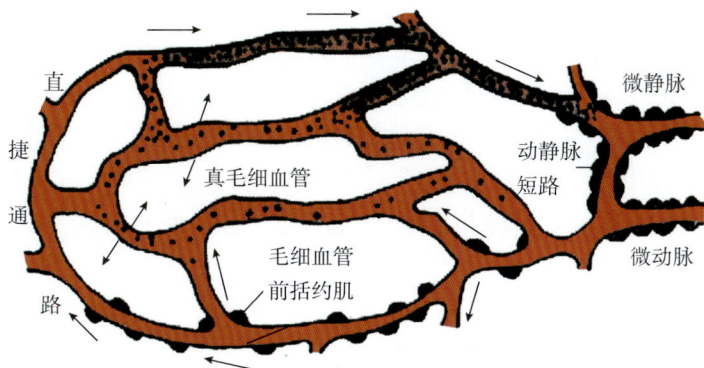

图 18-2　微循环淤血缺氧期示意图

2. 发生机制　主要与微循环血管对缩血管物质的反应性降低、局部扩血管物质的生成增多和血细胞黏附、聚积等有关。

（1）微循环血管对缩血管物质的反应性降低：随着休克的进展，微循环缺血缺氧进行性加重，有氧氧化过程受抑制，无氧酵解增强，乳酸大量堆积，发生局部酸中毒；同时血管平滑肌细胞中 ATP 严重缺乏。导致血管平滑肌张力降低，对缩血管物质调节的反应性下降而舒张。

（2）局部扩血管物质增多：缺血缺氧、酸中毒可刺激肥大细胞释放组胺，激活补体系统和激肽系统，促使 ATP 分解生成腺苷。这些产物特别是腺苷可促进微血管扩张，于是大量血液涌入毛细血管网。

（3）血细胞黏附、聚积，血黏度增大：缺血缺氧、酸中毒、组胺的释放等促使毛细血管壁通透性升高，血浆外渗，血液浓缩；血细胞黏附、聚积，流出阻力增大，导致微循环灌大于流，呈现严重的淤血缺氧状态。

3. 对机体的影响

（1）代谢性酸中毒：酸中毒是引起休克期微循环淤血的直接原因，而微循环淤血因不能及时运走细胞代谢产生的酸性物质，加剧酸中毒。两者在休克发展过程中互为因果，形成恶性循环。

（2）回心血量减少，血压明显降低：微循环淤血，毛细血管内压力升高，血管壁通透性增加，促使血浆外渗，血液浓缩，导致回心血量减少；小动脉和微动脉等阻力血管的扩张，使外周阻力降低，从而导致血压进行性下降。此时，心脑血液的灌流量难以维持正常。

（3）血液黏度增大：休克期由于毛细血管内压力升高，血管壁通透性增加，血浆外渗，血液浓缩，引起血小板黏附、红细胞聚集，白细胞嵌塞等血液流变学改变，加重微循环淤血。

4. 主要临床表现　由于微循环淤血，患者皮肤发凉加重、发绀，出现花斑。肾灌流量长时间严重不足，患者尿量进一步减少，出现少尿、无尿。因血压进行性下降，心脑供血明显减少，能量供应不足，患者出现脉搏细数，心音低钝，表情淡漠或神志不清等，严重者可发生心、肺功能不全。

此期是临床抢救休克的关键时期。治疗上，如针对微循环变化特点，采取扩充血容量、合理选用血管活性药物、纠正酸中毒等措施，患者仍可康复。否则，休克将进一步发展转入难治期。

三、微循环衰竭期（休克难治期）

1. 微循环变化特点　①微循环血管麻痹扩张，对各种血管活性物质失去反应性；②血液淤滞加剧，呈现"淤泥状"，常有大量微血栓形成，易发生 DIC；③微循环呈现微灌微流或不灌不流状态（图 18-3）。

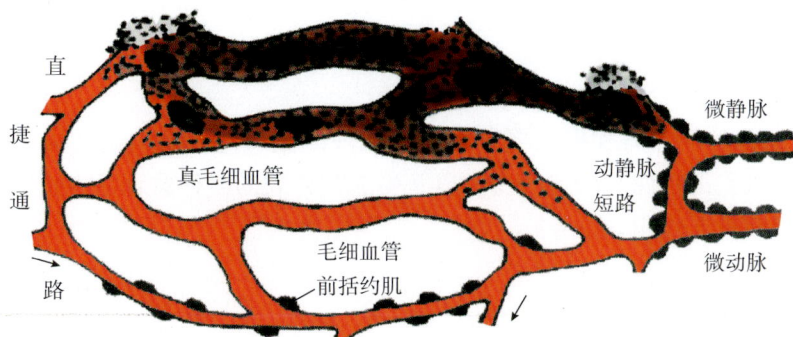

图 18-3 微循环衰竭期示意图

2. 发生机制

（1）微循环血管麻痹扩张：休克晚期，持续而不断加剧的缺氧、酸中毒及内毒素及其他毒性物质的作用，使血管壁结构和功能严重受损，微血管对神经体液的调节作用失去反应性而发生麻痹扩张。

（2）DIC 的形成：①严重缺氧、酸中毒及内毒素等作用，使血管内皮细胞广泛损伤，内膜下胶原纤维暴露，激活Ⅻ因子，启动内源性凝血系统；同时，受损的组织释放大量组织因子，启动外源性凝血系统。②血液淤滞加剧，血黏度增加，使血液凝固性升高。③促凝物质释放入血，红细胞聚积释放红细胞素和 ADP、血小板黏附聚集释放血小板因子和 TXA_2 等，均可促进 DIC 发生。④严重缺氧、酸中毒及内毒素等作用，使单核巨噬细胞系统功能和肝功能受损，机体清除毒性物质的能力降低，易发生内毒素血症，促进 DIC 发生。

DIC 一旦发生，将使微循环障碍更加严重，休克的病情进一步恶化，治疗十分困难。但应当指出，并不是所有休克都必然发生 DIC。DIC 发生与否及发生早晚与休克的原因密切相关，如失血性休克很少发生 DIC，而感染性休克、严重的创伤性休克和烧伤性休克不仅易发生 DIC，且发生时间较早。

3. 对机体的影响和主要临床表现

（1）循环衰竭：休克晚期，由于微血管对各种血管活性物质失去反应性，使血压进一步下降，甚至难以测出；脉搏更加细数，甚至不能触知，静脉塌陷，出现循环衰竭，可导致患者死亡。

（2）全身多部位出血：DIC 发生后，因凝血因子和血小板的大量消耗、继发性纤溶活性亢进，使血液呈低凝状态，患者易发生出血倾向，使回心血量进一步减少，病情加重。

（3）多器官功能衰竭：使病情迅速恶化，甚至死亡。

总之，上述 3 期微循环变化在休克发展过程中，既有区别又有联系。前两期主要是微循环的应激反应阶段，是可逆的；后一期主要是微循环衰竭，使休克由可逆阶段转向不可逆阶段。

第三节　休克时的细胞变化及发生机制

休克时细胞功能障碍和损伤可继发于微循环灌流障碍之后，也可由休克病因直接引起。休克中细胞的代谢和功能改变，以及生成和释放的多种血管活性物质在休克的发生发展过程中起重要作用。

一、细胞代谢变化

1. 物质代谢的变化　由于微循环严重障碍，休克时机体的代谢变化表现为耗氧减少，糖酵解加强，脂肪和蛋白质分解增加、合成减少。患者有一过性高血糖和尿糖，血中游离脂肪酸和酮体增多，出现负氮平衡。部分患者可能出现高代谢状态，与休克状态下应激激素（如儿茶酚胺、生长激素、皮质激素和胰高血糖素分泌增多，胰岛素分泌减少）对代谢活动的重新调整有关。

2. 细胞能量代谢障碍　休克时组织细胞严重缺氧，ATP 生成减少，使细胞膜上 Na^+ –K^+ 泵转运失灵，导致细胞水肿和血钾增高。

3. 代谢性酸中毒　由于缺氧，糖的酵解增强和脂肪酸氧化不全，局部酸性代谢产物堆积，加上肾功能障碍，可发生代谢性酸中毒，使休克恶化。

二、细胞损伤

休克时的细胞损伤首先是生物膜（包括细胞膜、线粒体膜和溶酶体膜等）发生损伤，表现如下。

1. 细胞膜的变化　细胞膜是休克时细胞最早发生损害的部位之一。缺氧、酸中毒、溶酶体酶释放等都会导致细胞膜损伤，引起细胞水肿。

2. 线粒体的变化　休克时，线粒体首先发生功能损害，休克后期线粒体发生肿胀等形态改变，最后崩解破坏，导致细胞死亡。

3. 溶酶体变化　休克时缺血、缺氧和酸中毒等，可引起溶酶体释放溶酶体酶。溶酶体酶能引起细胞自溶、激活激肽系统和形成心肌抑制因子等毒性多肽。除酶性成分外，溶酶体的非酶性成分可引起肥大细胞释放组胺，增加毛细血管壁通透性，加重休克时的循环紊乱，引起细胞和器官功能衰竭，在休克的发生发展和病情恶化中起着重要作用。休克时细胞的损伤最终可发展为细胞坏死。

细胞死亡有坏死和凋亡两种形式。其中，坏死是休克时细胞死亡的主要形式。近年研究发现，休克过程中形成的肿瘤坏死因子、自由基、白细胞介素 –1 等均可作为凋亡信号引发细胞凋亡。

总之，休克时生物膜损伤被认为是细胞发生损伤的开始，细胞损伤则是各脏器功能障碍的共同基础。

第四节 休克时机体主要器官的功能变化

一、心功能变化

早期，除心源性休克伴有原发性心功能障碍外，由于机体的代偿，能够维持冠脉血流量，心功能无明显变化。但随着休克的发展，血压进行性降低，冠脉血流量减少，引起心肌缺血、缺氧，心功能发生障碍而呈现急性心力衰竭的表现。心功能障碍导致心脏指数下降，需正性肌力药物的支持。其主要机制如下：①动脉血压降低和心率加快导致心室舒张期缩短，使冠状动脉血流量减少，心肌供血不足。心率加快和心肌收缩力加强，使心肌耗氧量增加，进一步加重了心肌缺氧。②休克时伴发的酸中毒和高钾血症，可抑制心肌收缩功能。③心肌抑制因子（MDF）使心肌收缩力减弱。MDF 是由缺血的胰腺产生，具有降低心肌收缩力、收缩内脏阻力血管和抑制单核吞噬细胞系统的作用。④心肌内 DIC 导致心内膜下出血和局灶性坏死使心肌受损。⑤细菌毒素特别是内毒素，通过内源性的介质，抑制心肌收缩。

二、肾功能变化

休克时，肾是最早而易受损的器官之一，因而会发生一系列形态和功能变化，通常将其称为休克肾。休克早期因肾灌流不足、肾小球滤过率减少，可发生急性肾功能衰竭，但如能及时恢复有效循环血量，肾灌流得以恢复，肾功能可立刻恢复，称为功能性肾衰竭。

休克持续时间延长，病情继续发展，由于肾缺血和肾毒素的作用，以及中性粒细胞活化后释放氧自由基作用和肾微血栓的形成，可引起急性肾小管坏死，此时即使通过治疗恢复正常肾血流量，也难以使肾功能在短期内恢复正常，只有在肾小管上皮修复后肾功能才能恢复，称为器质性肾衰竭。

三、肺功能变化

肺是休克时容易受损伤的又一脏器。据统计休克时呼吸功能障碍的发生率高达 83% ~ 100%。休克早期由于呼吸中枢兴奋，呼吸加快加深，通气过度，可发生低碳酸血症和呼吸性碱中毒。休克持续时间较长（超过 12 ~ 72 小时），部分患者可发生以明显的呼吸窘迫和进行性低氧血症为特征的急性呼吸衰竭，称为休克肺。休克肺即是休克引起的急性呼吸窘迫综合征（acute respiratory distress syndrome，ARDS）。

ARDS 发病的关键环节是急性弥漫性肺泡 - 毛细血管膜损伤，主要病理变化为严重的间质性肺水肿和肺泡水肿、肺淤血、出血、局灶性肺不张、微血栓和肺泡内透明膜形成等。其发生机制目前尚不十分清楚，可能与下列因素有关：①休克时，交感 - 肾上腺髓质系统兴奋、肥大细胞释放的组胺等均可引起肺血管收缩，血管壁通透性增加。②休克时产生的多种细胞因子，激活白细胞，使白细胞在肺小血管内黏附、聚集，释放大量氧自由基和多种蛋白酶，导致肺泡－毛细血管膜损伤，通透性增加，引起间质性肺水肿及肺泡水肿。③肺小血管内血细胞聚集和血管内皮细胞受损，导致肺毛细血管内微血栓形成。④肺泡Ⅱ型上皮细胞受损及水肿液的稀释使肺泡表面活性物质减少，肺泡表面张力增高，肺泡萎陷，出现局灶性肺不张。⑤渗出的血浆蛋白在肺泡内凝固形成肺透明膜。

上述以肺水肿为主的多种病理变化，使肺泡弥散功能障碍，通气/血流比例失调，导致急性呼吸衰竭。休克肺是休克患者死亡的重要原因之一，约有 1/3 的休克患者死于休克肺。

四、脑功能变化

休克早期，由于血液重新分布和脑循环的自身调节，可保证脑的血液供应，因而患者神志清醒，除了因应激引起烦躁不安外，没有明显的脑功能障碍。随着休克的发展，微循环障碍进一步加重，血压进行性下降，可引起脑的血液供应不足，再加上 DIC 的形成，脑组织严重缺血缺氧，能量耗竭，乳酸等有害代谢产物积聚，细胞内外离子转运紊乱，导致一系列神经功能损害，患者发生神志淡漠，甚至昏迷。而严重缺血缺氧还使脑血管壁通透性增高，引起脑水肿和颅内压升高，严重者可形成脑疝，压迫延髓生命中枢，导致患者死亡。

五、肝和胃肠功能变化

1. 肝功能变化　休克时常有肝功障碍，其主要原因有：①休克时由于腹腔内脏的血管收缩，肝血液灌流量急剧减少，肝细胞缺血缺氧；②肝内微循环障碍和 DIC 形成，加剧肝细胞缺血缺氧；③由于肝脏的解剖部位和组织学特征，使肠道产生的毒性物质吸收入血后，首当其冲作用于肝脏，对肝细胞造成损伤。

2. 胃肠功能变化　休克早期就有胃肠功能的改变，主要表现为：胃黏膜损害、肠缺血和应激性溃疡。其主要原因有：休克早期由于腹腔内脏的血管收缩，胃肠血流量就大为减少。胃肠缺血缺氧、淤血和 DIC 形成，导致胃肠黏膜屏障功能减弱，黏膜糜烂或形成应激性溃疡。

六、多器官功能衰竭

多器官功能衰竭（multiple organ failure，MOF）是指在严重创伤、感染、休克时或休克复苏后，原无器官功能障碍的患者同时或在短时间内相继出现两个或两个以上器官系统的功能障碍，又称多器官功能障碍综合征（multiple organ dysfunction syndrom，MODS）。MOF 是休克晚期患者死亡的重要原因，而且衰竭的器官越多，病死率越高。

MOF 有两种表现形式：①创伤和休克直接引起的速发型：发生迅速，发病后很快出现肝、肾和呼吸功能障碍，短期内或死亡，或恢复；②创伤、休克后继发感染所致的迟发型：患者往往有一个相对稳定的间歇期，多在败血症发生后才相继出现多器官功能衰竭。

MOF 的发病机制复杂，迄今仍未完全阐明。目前认为 MOF 的发生是多因素综合作用的结果，主要有：①休克时微循环灌流障碍所致的细胞缺血缺氧性损伤；②休克经适当治疗后，微循环灌流恢复，但在再灌注过程中形成了大量的氧自由基，导致细胞的再灌注损伤；③休克过程中多种炎症介质的失控性释放，引起了全身炎症反应失控；④肠黏膜屏障功能和肝脏解毒功能受损，使肠道内细菌和内毒素入血，形成肠源性感染和肠源性内毒素血症。

第五节 休克的防治原则

一、积极预防

积极防治原发病，阻断促使休克发生的因素，减少休克的发生。如严重感染时积极控制感染；外伤患者及时止血、镇痛；失血或失液过多者及时输液或输血；应用可能引起过敏性休克的药物或血清制剂前，务必做皮肤过敏试验等。

二、早期发现，及时合理治疗

休克的防护应在去除病因的前提下采取综合措施，以支持生命器官的微循环灌流和防治细胞损害为目的。

（一）改善微循环

1. 补充血容量 各种原因引起的休克均存在有效循环血量的严重不足，因此，及早补足血容量是改善微循环灌流的根本措施。休克的输液原则是"需多少，补多少"。但应注意补液过多、过快会导致肺水肿，促进休克肺的发生。

2. 纠正酸中毒 休克时由于微循环障碍常伴有代谢性酸中毒，酸中毒是加重微循环障碍，促使休克恶化的重要因素。因此，及时补碱纠酸是恢复微循环灌流的重要措施。

3. 合理应用血管活性药物 血管活性药物包括缩血管药物和扩血管药物。根据患者具体情况合理选用血管活性药物，对于改善微循环、提高组织灌流量有重要意义。应用原则应根据休克的不同类型选用不同的血管活性药物，如过敏性休克和神经源性休克，缩血管药效果良好，应尽早使用；而大多数感染性休克，必须在充分补充血容量的基础上，应用扩血管药物优于缩血管药物；当休克患者若血压过低而又不能及时补液时，短时间内可用缩血管药物提升血压以维持心脑血液供应。

4. 预防 DIC 发生 重建溶血和纤溶间的动态平衡。

（二）改善细胞代谢，防治细胞损伤

1. 适当补充能量物质 如葡萄糖、胰岛素和能量合剂等，对改善细胞营养和代谢，防止细胞损伤有一定的作用。

2. 稳定溶酶体膜，减少溶酶体酶释放，防止细胞受损 目前常用的溶酶体膜稳定药有糖皮质激素、前列腺素（PGI_2、PGE_1）、组织蛋白酶抑制剂等。

3. 应用自由基清除剂 随着对氧自由基在休克发生中所起作用的认识，近年来自由基清除剂已成为休克治疗中减轻细胞损伤的重要措施之一。目前常用的自由基清除剂有超氧化物歧化酶（SOD）、亚硒酸钠、谷胱甘肽过氧化物酶、维生素 C 和辅酶 Q 等。

（三）防治器官功能障碍与衰竭

MOF 重在预防。除应用上述综合性治疗措施外，还应密切观察病情变化，及时给予强心、利尿、吸氧、冬眠疗法等保护心、肺、肾、脑功能。MOF 一旦发生，则应针对不同器官的功能障碍采取不同的治疗措施。

（四）中医对休克的治疗

1. 针刺人中、内关等穴位，提高血压，改善微循环。

2. 应用中药改善微循环以增强循环系统功能。中药人参、熟附子等自古以来用于"回阳救脱"，目前临床应用生脉散、独参汤、参附汤、四逆汤治疗休克取得较好疗效。此外，枳实注射液具有升压和利尿作用，近年来应用东莨菪碱、山莨菪碱（654-2）在抗休克、改善微循环方面作用明显。

【复习题】

1. 解释下列名词：休克、休克肺。
2. 简述休克发病的始动环节，并举例说明。
3. 为什么休克缺血性缺氧期又称为代偿期？
4. 试说明休克与 DIC 的关系。
5. 成人急性失血 1000mL 会导致什么后果？止血后患者能否自行恢复？为什么？
6. 病例分析

【病史摘要】陈某，男，57 岁。因头晕，呕血，柏油便 3 天而入院。患者 4 年前曾患"消化道溃疡"。体格检查：T37.8℃，P102 次 / 分钟，诊断为"上消化道出血"，给予止血药物处理。患者用药后呕血停止，但仍有柏油样便。3 天后患者神情淡漠，皮肤发绀，无尿，BP11.20/8.80kPa。

【讨论】

（1）根据所学知识分析患者发生了怎样病理过程。
（2）结合患者症状、体征试述其发病机制及病情演变过程。

第十九章 凝血与抗凝血平衡紊乱

第一节 概 述

凝血与抗凝血功能平衡是机体重要的防御功能之一。当机体由于某种原因而导致血管损伤发生出血，可启动血液凝固系统，血管痉挛，血小板激活、吸附、聚集形成血小板止血栓堵塞血管伤口初步止血，并在局部形成纤维蛋白血凝块，而产生止血作用。凝血系统激活的同时，抗凝血系统和纤溶系统也被激活。抗凝系统的激活，可防止凝血过程的扩散。纤溶系统的激活则有利于局部血流的再通，以保证血液的供应。可见正常机体的凝血、抗凝血、纤溶系统之间，处于动态的平衡，保证正常的血液循环。

一、凝血系统的功能

（一）凝血因子

生理性凝血过程是在凝血因子（表18-1）作用下完成的。凝血系统各相关因子有序地活化，使血液中的可溶性纤维蛋白原转变生成不溶性纤维蛋白并形成血凝块的过程。

表 18-1 凝血因子

编号	同义名	编号	同义名
因子 I	纤维蛋白原	因子 VIII	抗血友病 A 球蛋白、抗血友病球蛋白 A、抗血友病因子 A、血小板辅助因子 I、血友病因子 VIII 或 A
因子 II	凝血酶原	因子 IX	抗血友病 B 因子、抗血友病球蛋白 B、抗血友病因子 B、血友病因子 IX 或 B
因子 III	组织因子	因子 X	自体凝血酶原 C
因子 IV	Ca^{2+}	因子 XI	抗血友病球蛋白 C、抗丙种血友病因子
因子 V	前加速素、促凝血球蛋白原或易变因子	因子 XII	接触因子、表面因子
因子 VII	转变加速因子前体，促凝血酶原激酶原，辅助促凝血酶原激酶	因子 XIII	纤维蛋白稳定因子、血纤维稳定因子

凝血过程在固相（如损伤血管管壁与组织、活化血小板膜及微颗粒）上才能迅速进行。凝血系统包括外源性凝血系统和内源性凝血系统。目前认为，在启动凝血过程中

起主要作用的是外源性凝血系统的激活。外源性凝血的启动因子是组织因子，内源性凝血的启动因子是因子Ⅻ。

（二）凝血过程

血液凝固是凝血因子按一定顺序激活，最终使纤维蛋白原转变为纤维蛋白的过程，可分为凝血酶原激活物的形成，凝血酶形成，纤维蛋白形成三个基本步骤。

1. 凝血酶原激活物的形成　凝血酶原激活物为因子Xa、因子Ⅴ、Ca^{2+}和PF3（血小板第3因子，为血小板膜上的磷脂）复合物，它的形成首先需要因子Ⅹ的激活。根据凝血酶原激活物形成始动途径和参与因子的不同，可将凝血分为内源性凝血和外源性凝血两条途径。

（1）内源性凝血途径：由因子Ⅻ活化而启动。当血管受损，内膜下胶原纤维暴露时，可激活因子Ⅻ为因子Ⅻa，进而激活因子Ⅺ为因子Ⅺa，因子Ⅺa在Ca^{2+}存在时激活因子Ⅸa，因子Ⅸa再与激活的因子Ⅷa、PF3、Ca^{2+}形成复合物进一步激活因子Ⅹ，上述过程参与凝血的因子均存在于血管内的血浆中，故名为内源性凝血途径。由于因子Ⅷa的存在，可使因子Ⅸa激活因子Ⅹ的速度加快20万倍，若因子Ⅷ缺乏使内源性凝血途径障碍，轻微的损伤可致出血不止，临床上称甲型血友病。

（2）外源性凝血途径：由损伤组织暴露的因子Ⅲ与血液接触而启动。当组织损伤血管破裂时，暴露的因子Ⅲ与血浆中的Ca^{2+}、因子Ⅶ共同形成复合物进而激活因子Ⅹ。因启动该过程的因子Ⅲ来自血管外组织，故称为外源性凝血途径。

2. 凝血酶形成　在凝血酶原激活物的作用下，血浆中无活性的因子Ⅱ（凝血酶原）被激活为有活性的因子Ⅱa（凝血酶）。

3. 纤维蛋白的形成　在凝血酶的作用下，溶于血浆中的纤维蛋白原转变为纤维蛋白单体；同时，凝血酶激活因子ⅩⅢ为因子ⅩⅢa，使纤维蛋白单体相互连接形成不溶于水的纤维蛋白多聚体，并彼此交织成网，将血细胞网罗在内，形成血凝块，完成血凝过程。

血液凝固是一系列酶促生化反应过程，多处存在正反馈作用，一旦启动就会迅速连续进行，以保证在较短时间内出现凝血止血效应。

二、抗凝系统及其功能

凝血反应是防止过度出血的抗损伤反应，但在凝血过程中始终存在一定的抗凝血制约机制，既保证凝血反应以一定强度在有限的局部进行而不至于影响全身的凝血-抗凝血平衡状态，也能保证适时清除凝血成分以利于损伤修复和血管再通。

正常情况下，血管中的血液一般不会发生凝固。其原因在于：血管内膜光滑平整，对因子Ⅻ和血小板无激活作用；血流速度快，不利于凝血因子集结；即使血管损伤，启动凝血过程，也只限于局部，会被血流冲走稀释，并在肝脾处被吞噬破坏；正常血液中还有抗凝物质和纤溶系统。

血浆中的抗凝物质主要是抗凝血酶Ⅲ和肝素。抗凝血酶Ⅲ能与凝血酶原以及因子Ⅶ、Ⅸa、Ⅹa结合使其失去活性，从而阻断凝血过程。肝素能增强抗凝血酶Ⅲ的活性，还能抑制凝血酶原的激活，抑制血小板黏附、聚集和释放。所以临床上肝素是一种常用的抗凝剂。临床上，可根据需要加速和延缓凝血过程。如外科手术中常用温热盐水浸泡纱布或明胶海绵压迫伤口来止血，这就是利用粗糙面加速因子XII激活和血小板的黏附、聚集、解体；且温热可提高酶的活性和酶促反应速度，从而加速凝血过程，有利于止血。又如手术患者术前注射维生素 K，目的在于促进肝脏合成凝血因子，可作为止血剂应用。在临床血液检验和输血时，为了使血液不凝固，必须将抽出的血液加入抗凝剂并放入冰箱中保存，以达到不凝固的目的。输血时，常用柠檬酸钠作抗凝剂。肝素的抗凝血作用也在临床上广泛应用。

三、纤溶系统的功能

血液凝固过程中形成的纤维蛋白被分解液化的过程，叫纤维蛋白溶解（简称纤溶）。参与纤溶过程的一系列化学物质组成的系统称为纤溶系统。纤溶是体内重要的抗凝血过程。它和凝血过程一样，也是机体的一种保护性生理反应。对体内血液经常保持液体状态与管道畅通起着重要的作用。纤溶系统主要包括纤溶酶原激活物、纤溶酶原、纤溶酶、纤溶抑制物等成分，其主要功能是使纤维蛋白凝块溶解，保证血流畅通，另外也参与组织的修复和血管的再生等。

第二节　凝血与抗凝血功能紊乱

一、凝血因子异常

血浆凝血因子量和（或）质的异常可引起凝血与抗凝血平衡紊乱。与血栓形成相关的血浆凝血因子异常分为先天性和获得性两类，主要与凝血因子增多和过度活化有关。

1. 遗传性凝血因子异常　主要见于血友病和血管性假性血友病。血友病患者由于缺乏 FⅧ、FⅨ、FⅪ，凝血酶原复合物形成障碍，导致凝血功能异常，产生出血倾向。血管性假性血友病患者由于血管性假性血友病因子缺乏，导致血小板的黏附、聚集障碍和 FⅧ活性降低，引起出血倾向。

2. 获得性凝血因子异常

（1）凝血因子生成障碍：维生素 K 缺乏可导致 FⅡ、FⅦ、FⅨ、FⅩ的合成减少；肝功能障碍导致的凝血因子合成减少，同时影响抗凝、纤溶等功能，引起出血倾向。

（2）凝血因子消耗增多：DIC 时广泛微血栓形成消耗了大量凝血因子，这是 DIC 导致出血的主要原因之一。

（3）获得性凝血因子增多：肥胖、糖尿病、高血压、高脂血症、吸烟等可使纤维蛋白原的浓度增高；恶性肿瘤、吸烟、酗酒等可使 FⅦ的浓度增高。这些病理因素所引起凝血因子增多，特别是纤维蛋白原增多与缺血性心脏病等的发生关系密切。

二、血浆中抗凝因子异常

（一）抗凝血酶Ⅲ减少或缺乏

1. 遗传性缺乏 抗凝血酶Ⅲ（AT Ⅲ）变异可导致 AT Ⅲ缺乏，引起反复性家族性深部静脉血栓症。

2. 获得性缺乏 肠道消化吸收蛋白减少及肝功能障碍致蛋白合成减少可导致 AT Ⅲ原料减少而 AT Ⅲ合成减少。肾病综合征、大面积烧伤患者可致 AT Ⅲ大量丢失。

（二）蛋白 C 和蛋白 S 缺乏

1. 遗传性缺乏或异常 包括数量缺乏和结构异常，临床上多发生深静脉血栓或血栓形成。

2. 获得性缺乏 蛋白 C 和蛋白 S 属维生素 K 依赖性抗凝因子。维生素 K 缺乏或应用维生素 K 拮抗剂、严重肝病、肝硬化等可使其合成障碍，引起蛋白 C 和蛋白 S 缺乏。

三、血浆中纤溶因子异常

（一）纤溶功能亢进

1. 遗传性纤溶功能亢进 目前已发现先天性 α_2 抗纤溶酶缺乏症可引起出血倾向。

2. 获得性纤溶功能亢进 富含纤溶酶原激活物的器官，如子宫、卵巢、心、肺等大手术或严重受损时可释放大量纤溶酶原激活物，导致纤溶亢进；某些恶性肿瘤（如白血病等）也可释放大量纤溶酶原激活物入血，引起纤溶亢进；DIC 时可产生继发性纤溶亢进。

（二）纤溶功能低下

PA 释放异常，有报告有一个家族存在 PA 释放障碍，使纤溶功能降低，约半数以上家族成员发生静脉血栓形成和（或）肺栓塞。

四、血细胞异常

1. 血小板异常 血小板异常主要指血小板增多和血小板活化。原发性血小板增多症时不但血小板数量增多，血小板也易于活化，其血栓栓塞的发生率可达13.3% ~ 20%。血小板活化的基本原因为：①在特殊流动环境下易引起血小板活化；②各种生物活性物质、药物、化学物质和免疫机制都容易使血小板激活。冠心病时，动脉粥样硬化使血管狭窄，血流状态改变，病变组织能促进血小板黏附。因此。局部血小板的黏附和聚集形成血小板栓子；血小板激活促进凝血反应和引起血管痉挛性收缩，往往促发心肌梗死并导致猝死。在肾炎、系统性红斑狼疮、DIC 等疾病中，血栓的形成都与血小板活化有密切关系。

2. 白细胞异常 白细胞是血栓中的一个成分。近年来白细胞在血栓形成中的作用颇受重视。

　　白细胞参与血栓形成与静脉血流淤滞、小动脉受压闭塞或血管内皮损伤时白细胞黏附和聚集有关。

　　3. 红细胞异常　红细胞在血栓形成中的作用主要表现于：在心肌梗死和恶性肿瘤等疾病中，循环中有成堆的红细胞聚集体，影响微循环血液灌流；红细胞数增多和红细胞变形能力降低，使全血黏度增加，血流阻力增高，流速减慢使组织缺血缺氧，易引起血管内皮和组织损伤；红细胞破坏引起溶血反应，能激活凝血系统。

五、血管异常

　　1. 血管内皮细胞损伤　血管内皮细胞直接接触血液，血液中的各种变化可直接刺激内皮细胞引起反应。血管内皮细胞可产生 TF 和 TFPI、t-Pa、PaI-1、ADP 酶和 PGI 等物质，当各种原因损伤血管内皮细胞后，使上述各种物质功能障碍，凝血、抗凝和纤溶功能平衡发生紊乱。

　　2. 血管壁结构的损伤　分为遗传性和获得性血管壁结构损伤。某些遗传因素如遗传性出血性毛细血管扩张症可造成先天性的血管壁异常；常见的获得性血管损伤主要是免疫性因素造成的。

第三节　弥散性血管内凝血

　　弥散性血管内凝血（disseminated intravascular coagulation, DIC）是指在某些致病因子作用下凝血因子或血小板被激活，大量促凝物质入血，从而引起以凝血功能障碍为主要特征的病理过程。其基本特点是由于凝血因子和血小板被激活，大量促凝物质入血，使凝血酶增加，在微循环中形成广泛的微血栓，进而由于微血栓形成消耗大量凝血因子和血小板，同时继发性纤维蛋白溶解活性增强，使血液转入低凝状态，导致患者出现明显的出血、休克、器官功能障碍和微血管病性溶血性贫血等临床后果。

一、DIC的病因和发生机制

（一）DIC 的病因

　　引起 DIC 的原因很多，如表 18-2。根据资料分析，在我国以感染最常见，其次为恶性肿瘤（包括急性白血病），广泛组织创伤、体外循环障碍及产科疾病也是 DIC 发生的常见原因。

表 18-2　DIC 的常见原因

类型	主要临床疾病
感染性疾病	革兰阴性或阳性细菌感染、败血症等；病毒血症
恶性肿瘤	肝癌、肺癌、胃肠癌、食管癌、膀胱癌、肾癌、子宫颈癌、卵巢癌、绒毛膜上皮癌、恶性葡萄胎、前列腺癌等，尤其是转移性恶性肿瘤
产科疾病	流产、子痫及先兆子痫、羊水栓塞、胎盘早剥、宫内死胎、子宫破裂、腹腔妊娠、剖腹产手术、妊娠高血压综合征或急性脂肪肝

续表

类型	主要临床疾病
创伤及手术	大面积挫伤或烧伤、大手术及器官移植手术、心肌梗死
代谢性疾病	糖尿病、高脂血症
胶原性疾病	系统性红斑狼疮、类风湿性关节炎、硬皮病
血液性疾病	异型输血引起溶血、急性白血病（急性早幼粒白血病）

（二）DIC 的发生机制

DIC 的发生机制比较复杂，到目前为止仍未十分清楚。其主要发生机制是在各种原因的作用下通过多种途径激活血液凝血系统、血小板和白细胞等，特别是外源性凝血系统，产生过量的凝血酶，使血液的凝固性增高，破坏了体内凝血与抗凝的平衡，促进微血栓的形成，导致 DIC 的发生和发展。

1. 血管内皮细胞损伤，凝血、抗凝调控失调　严重感染、内毒素血症、抗原抗体复合物、缺氧及酸中毒等可损伤血管内皮细胞，导致内皮细胞释放大量的组织因子，启动外源性凝血系统。同时，由于血管内皮下的胶原纤维暴露，激活凝血因子Ⅻ，启动内源性凝血系统。此外，损伤的血管内皮细胞可使抗凝作用降低，血小板的黏附、聚集能力增高，纤溶活性降低等，促进 DIC 的发生和发展。

2. 组织因子的释放　当组织损伤后可大量释放组织因子，激活外源性凝血系统，促进 DIC 发生。常见于严重的创伤、烧伤、大手术和产科疾病等引起的组织损伤；癌组织的坏死或广泛的血道转移；白血病或实质性肿瘤放、化疗后所致组织细胞被大量破坏等。组织因子广泛存在于各部位组织中，以脑、肺、胎盘等组织最为丰富。

3. 红细胞大量破坏，血小板被激活　①红细胞大量破坏：异型输血、疟疾和阵发性睡眠性血红蛋白血症等，血液中红细胞大量破坏，一方面破坏的红细胞可释放 ADP，激活血小板，促进血小板黏附聚集，导致凝血，另一方面红细胞释放的红细胞素具有组织因子样作用，激活凝血系统引起 DIC。②白细胞破坏或激活：急性早幼粒细胞白血病患者在化疗或放疗后，导致白细胞大量破坏，可释放大量组织因子样物质，激活外源性凝血系统，促进 DIC 的发生。血液中单核细胞、中性粒细胞在内毒素、IL-1、TNF-α等刺激下，表达组织因子，也可启动凝血反应。③血小板的激活：血小板的激活、黏附、聚集在血液凝固过程中起重要作用，因此，在 DIC 的发生发展中血小板也起着重要作用，但都为继发性作用，只有在少数情况下，可能起原发性作用，如血栓性血小板减少性紫癜。

4. 促凝物质进入血液　急性坏死性胰腺炎时大量胰蛋白酶进入血液循环，激活凝血酶原转变为凝血酶，促进血液凝固和 DIC 的形成。某些蜂毒和蛇毒能直接激活凝血因子Ⅹ、凝血酶原或直接使纤维蛋白原转变为纤维蛋白，引起 DIC。某些恶性肿瘤细胞可分泌某些促凝物质，直接激活凝血因子Ⅹ等促进 DIC 的发生。

二、影响DIC发生发展因素

1. 单核吞噬细胞系统功能受损　单核吞噬细胞系统具有吞噬功能，可清除血液中的凝血酶、纤维蛋白原、其他促凝物质、纤溶酶、纤维蛋白降解产物（FDP）和内毒素等。当单核吞噬细胞系统机能障碍或吞噬大量的其他物质时，可促进 DIC 的发生。如严重的革兰阴性细菌所致内毒素性休克。

2. 肝功能障碍　肝功能严重障碍时肝脏合成的抗凝物质减少，同时对已激活的凝血因子的灭活作用减弱，因而增加了血液的凝固性。此外，肝细胞大量坏死，又可释放大量组织因子，加剧和促进 DIC 的发生。

3. 血液高凝状态　妊娠 3 周开始孕妇血液中血小板及多种凝血因子（Ⅰ、Ⅱ、Ⅴ、Ⅶ、Ⅸ、Ⅹ及Ⅻ等）逐渐增多，抗凝血酶、t-PA 和 u-PA 等抗凝血的物质减少，此时来自胎盘产生的纤溶酶激活抑制物增加。到妊娠末期，血液呈明显的高凝状态，若出现严重产科疾病，如宫内死胎、羊水栓塞、胎盘早剥等时易导致 DIC　。

组织缺氧、酸中毒也可使血液处于高凝状态，促进 DIC 的发生。

4. 微循环障碍　休克引起微循环严重障碍时，血液淤滞和浓缩，血小板黏附、聚集，同时微循环障碍引起缺血缺氧，导致酸中毒及血管内皮细胞损伤，有利于 DIC 的发生。

5. 不恰当地应用纤维蛋白溶解抑制剂　某些药物使用不当（如 6- 氨基己酸），可造成纤溶系统的过度抑制，血液黏滞性增高，促进 DIC 的形成。

三、DIC的分期和分型

（一）DIC 的分期

根据 DIC 凝血功能障碍的病理生理特点，可将其典型经过分为三期。

1. 高凝期　由于凝血系统被激活，大量促凝物质入血，血液中凝血酶含量增多，微循环内形成大量微血栓，血液呈高凝状态，部分患者可无明显临床表现。实验室检查可见血液凝固时间明显缩短，血小板黏附性增加。

2. 消耗性低凝期　由于凝血系统的激活和微循环中广泛的微血栓形成，消耗了大量的凝血因子和血小板，此时也可发生继发性纤溶系统激活，使血液处于低凝状态，患者表现为不同程度的出血。实验室检查可见外周血小板计数减少、凝血酶原时间延长、纤维蛋白原含量减少、凝血时间延长。

3. 继发性纤溶亢进期　DIC 时产生大量凝血酶及凝血因子Ⅻ a 等激活纤溶系统，产生大量纤溶酶，纤维蛋白开始溶解形成 FDP，患者表现为明显的出血。实验室检查可见外周血小板计数减少、凝血酶时间延长、纤维蛋白原含量减少、出凝血时间延长。

（二）DIC 的分型

1. 按 DIC 发生的快慢分型

（1）急性 DIC：常见于严重感染、严重创伤、异型输血、羊水栓塞和急性移植排斥反应等。DIC 可在数小时或 1 ~ 2 天内发生，临床表现明显，以出血和休克为主，实验室检查明显异常，病情恶化迅速，分期不明显。

（2）慢性 DIC：常见于恶性肿瘤、胶原病和慢性溶血性贫血等。DIC 发病缓慢，病程较长，临床表现不明显，可有某些实验室检查异常和某脏器功能不全的表现，有些病例只在尸检中发现。

（3）亚急性DIC：常见于恶性肿瘤转移和宫内死胎等。DIC可在数天内逐渐发生，临床表现介于急性和慢性DIC之间。

2. 按DIC代偿情况分型

（1）失代偿型：主要见于急性DIC。此型特点是凝血因子和血小板的消耗超过生成，患者有明显的出血和休克，实验室检查显示血小板计数和纤维蛋白原明显减少。

（2）代偿型：主要见于轻症型DIC。此型特点是凝血因子和血小板的消耗与代偿之间基本保持平衡，实验室检查无明显异常。临床表现不明显或仅有轻度出血或血栓形成症状。

（3）过度代偿型：主要见于慢性DIC或恢复期DIC。此型患者代偿功能较好，凝血因子和血小板代偿性生成迅速，甚至超过消耗。临床上可出现纤维蛋白原等凝血因子暂时性增高，患者临床症状不明显。

四、DIC的主要表现

DIC的发病原因多样，但其临床表现均相似，主要表现为出血、休克、栓塞及溶血。

（一）出血

出血是由于凝血功能障碍所致，常为DIC患者最初的临床表现，如皮肤瘀斑、紫癜、鼻出血、牙龈出血、呕血、黑便、咯血、血尿等。轻者仅见伤口或注射部位渗血，严重者可同时多个部位大量出血。引起出血的机制可能是：①凝血物质被大量消耗：广泛微血栓的形成消耗了大量的凝血因子（如凝血酶原、纤维蛋白原以及因子Ⅴ、Ⅷ、Ⅹ等）和血小板，使凝血过程障碍，导致出血。②继发性纤溶功能增强：纤溶酶原被大量激活，不仅能降解纤维蛋白，还能水解包括纤维蛋白原在内的各种凝血因子，加剧凝血功能障碍，加重出血。③纤维蛋白原及纤维蛋白的降解产物形成：纤溶酶把纤维蛋白原及纤维蛋白降解为分子量大小不一的多肽（如碎片X、Y、D、E和其他一些碎片），从而形成大量的FDP。FDP具有抗凝血酶作用、妨碍纤维蛋白单体聚合以及降低血小板黏附、聚集、释放等功能，使患者出血倾向进一步加重。④血管损伤：由于缺血缺氧、酸中毒、细胞因子和自由基等多种因素，可导致微血管壁损伤，是DIC出血原因之一。

（二）休克

休克是由于微循环灌流障碍所致。急性DIC时常伴有休克，DIC和休克可互为因果，形成恶性循环。其主要机制是：①微血管内大量微血栓形成，阻塞微循环，使回心血量明显减少；②广泛出血可使血容量明显减少；③心肌受累损伤，心肌收缩力减弱，心输出量降低；④凝血因子Ⅻ被激活，可激活激肽系统和补体系统，使血管扩张和血管壁通透性增高，导致外周阻力降低，回心血量减少；⑤FDP的某些成分可增强组胺、激肽的作用，促进微血管扩张。

（三）器官功能障碍

器官功能障碍是由于器官微循环内广泛微血栓形成所致。微血栓阻塞微循环，引起组织缺血、缺氧和坏死，严重或持续时间较长可导致受累脏器功能衰竭，甚至出现多器官功能障碍综合征。尸检时可见微血管内有微血栓存在。

累及脏器不同，可有不同临床表现。如肺内广泛微血栓形成，可发生急性呼吸窘迫综合征，出现进行性呼吸困难和进行性低氧血症等临床表现；肾内广泛微血栓形成，可导致双侧肾皮质坏死及急性肾功能衰竭，出现少尿、血尿、蛋白尿和氮质血症等；心内微血栓形成可引起心肌收缩力减弱，心输出量降低，出现各种心功能指标和相关酶测定值的异常；消化系统可出现呕吐、腹泻和消化道出血等症状；肝脏受累可出现黄疸和肝功能障碍等；累及肾上腺时引起肾上腺皮质坏死，导致沃-弗综合征；累及垂体坏死，可致席汉综合征；神经系统病变可出现神志不清、嗜睡、昏迷、惊厥等非特异症状。

（四）微血管病性溶血性贫血

慢性 DIC 及亚急性 DIC 患者常可伴发一种特殊类型的贫血，称微血管病性溶血性贫血，是由于红细胞大量机械性损伤所致，除了具有溶血性贫血的一般特性之外，在外周血涂片中出现各种形态特殊的变形红细胞，可呈盔形、星形、多角形、小球形等，称为裂体细胞。周围血破碎红细胞数大于2%对 DIC 有辅助诊断意义。

引起红细胞破裂的原因是，DIC 早期血液发生凝固，纤维蛋白丝在微血管腔内形成细网，当红细胞流过网孔时可黏着、滞留或挂在纤维蛋白丝上，这些红细胞及红细胞碎片的脆性明显增高，在血流不断冲击下很易破裂而发生溶血。

五、DIC的防治原则

DIC 的病情严重，发展迅速。原发病与 DIC 两者互为因果，治疗中必须同时兼顾，严密观察临床表现及实验室检查结果的变化。

（一）防治原发病

预防和去除引起 DIC 的病因，是防治 DIC 的根本措施。如积极抗感染、及时纠正休克等。

（二）改善微循环

采取扩充血容量、解除血管痉挛等措施，改善微循环，增加其灌流量，在防治 DIC 的发生、发展中具有重要作用。

（三）重建凝血和纤溶间的动态平衡

在 DIC 的早、中期，常用肝素抗凝。在 DIC 中、晚期可在足量使用抗凝药物前提下使用抗纤溶制剂。在 DIC 恢复期可酌情输新鲜全血，或补充凝血因子、血小板等。

（四）中医对 DIC 的治疗

本病多虚实夹杂，但瘀血是本病的根本原因，贯穿于疾病的整个过程中，所以无论处于 DIC 的早期、中期还是晚期，中药活血是本病治法的关键环节。早期以邪实为主，祛邪为要；中期虚实并重，多攻补兼施；晚期正虚邪实为主，救急固脱为要。临床工作者根据临床脉症，将其辨证分为以下 7 种证型：热盛血瘀、寒凝血瘀、气滞血瘀、气虚血瘀、血虚血瘀、阴虚血瘀、阳虚血瘀。相应配以桃红四物汤合清瘟败毒饮、当归四逆汤、血府逐瘀汤、四君子汤合血府逐瘀汤、当归补血汤合血府逐瘀汤、桃红四物汤合杞菊地黄汤加减、桃红四物汤合参附汤。临床危急重症用药多选用中成药，特别是中药针剂静脉给药，以备急用。例如，祛瘀可选用复方丹参注射液或川芎嗪注射液或血必净注射液；止血可予参三七注射液或紫珠草注射液等静脉滴注；固脱可选用参附注射液或生脉注射液等静脉滴注；清热凉血、开窍醒神可选用醒脑静注射液或清开灵注射液等；清热解毒可选用双黄连粉针剂。此外，针还辅以刺、艾灸等非药物治疗。

【复习题】

1. 解释 DIC 的概念。
2. 阐述 DIC 的发生机制。
3. 比较 DIC 各期的特点。
4. 分析 DIC 时出现休克的机制？
5. 病例分析

【病史摘要】患儿，男，2 岁，因高热、呕吐、皮肤有出血点急诊入院。入院后进行出血点涂片检查，在涂片中找到脑膜炎双球菌，给予抗感染、降温等治疗，在治疗中出血点逐渐增多呈片状，血压由入院时的 92/94mmHg（12, 2/8.5kPa）降至 60/40mmHg（8.0/5.3kPa），呼吸急促，尿少，神志模糊，时有惊厥出现。

【讨论】

（1）可能的诊断是什么？依据是什么

（2）应进一步进行什么检查?

第二十章　心功能不全

心脏是血液循环的动力器官，通过其节律性收缩和舒张推动血液在血管系统内循环流动，同时不断地给组织、细胞运去所需的氧和营养物质并及时带走代谢废物，使机体的功能和代谢得以正常进行。在各种致病因素的作用下，心脏的收缩和（或）舒张功能发生障碍，使心输出量绝对或相对下降，以致不能满足机体代谢需要的病理生理过程称为心力衰竭（heart failure），简称心衰。

心功能不全与心力衰竭在本质上是相同的，只是程度上的差别。心功能不全常指心功能受损后从代偿阶段到失代偿阶段的全过程，而心力衰竭一般是指心功能不全的失代偿阶段，表现出明显的临床症状和体征。临床上，心功能不全和心力衰竭这两个概念往往是通用的，不进行严格区分。心力衰竭属于中医"水肿""心悸""喘证"等证范畴，认为系因心肾气阴两虚、心肾阳虚或心肾阴阳两虚发展而成。

第一节　心力衰竭的病因、诱因和分类

一、病因

引起心力衰竭的病因很多，但基本病因包括两类，即原发性心肌舒缩功能障碍和心脏负荷过度。

（一）心肌损伤

1. 原发性心肌病变　各种原因导致的心肌炎、心肌病、心肌梗死、心肌中毒等可引起原发性心肌细胞变性、坏死及组织纤维化等形态结构改变，导致心肌舒缩功能障碍。

2. 继发性心肌损伤　如冠状动脉粥样硬化、严重贫血等引起的心肌细胞缺血、缺氧，严重维生素 B_1 缺乏（因丙酮酸氧化脱羧酶的辅酶不足）引起的心肌能量代谢障碍，久之，这些继发性损伤会累及心肌结构，导致心脏泵血能力降低。另外，酒精和某些药物也可影响心肌的代谢或损害心肌的结构，使心脏舒缩功能降低。

（二）心脏负荷过重

1. 前负荷过度　前负荷系指心室舒张时承受的负荷，即心室舒张末期的容积，故又称容量负荷。动脉瓣或房室瓣关闭不全、房室间隔缺损等引起血液倒流，使心脏舒张时血容量过度增加，可导致容量负荷过重。

2.后负荷过度　后负荷系指心室收缩时所承受的负荷，又称压力负荷。左心室后负荷过度常见于高血压和主动脉瓣狭窄等。右心室后负荷过度常见于肺动脉高压、肺动脉瓣狭窄、慢性阻塞性肺疾患等。

（三）心室舒张期充盈受限

如限制型心肌病、房室瓣狭窄、缩窄性心包炎和心包填塞等可引起心脏舒张性能异常和顺应性降低，造成心脏舒张期充盈受限，舒张末期容积减少，因而使心输出量降低。

二、诱因

心衰的基本病因不一定总是导致心力衰竭的发生，常在一定诱因作用下才诱发或加重心衰。临床统计结果表明，约90%的心力衰竭病例都可找到诱因。因此，及时发现和清除诱因对预防和延缓心衰具有重要的临床意义。常见诱因主要有以下几方面。

（一）感染

全身感染特别是呼吸道感染是最常见的诱因。感染可通过加重心脏负荷，削弱心肌的舒缩能力而诱发心力衰竭，如内毒素可直接损害心肌，抑制心肌的舒缩；发热可使机体代谢率增加而加重心脏负担；心率加快，增加心肌耗氧量，缩短心舒期，使心肌供血、供氧不足；呼吸道感染可减少有效通气量，加重心肌缺血缺氧，同时缺氧使肺小血管收缩，增加右心后负荷等。

（二）酸碱平衡及电解质代谢紊乱

酸碱平衡和电解质代谢紊乱时，一方面可引起心律失常，另一方面可直接或间接抑制心肌的舒缩功能，从而诱发心力衰竭，甚至引起致命性的室颤而导致患者死亡。

（三）心律失常

心律失常是心力衰竭常见诱因之一，尤其是快速性心律失常。心率加快可使心肌耗氧量增加；舒张期缩短，冠脉血流不足，使心肌处于不同程度的缺血、缺氧状态；心室充盈不足，导致心输出量下降，诱发心力衰竭。心律失常亦可引起房室活动不协调，妨碍心室射血功能而诱发心力衰竭。

（四）妊娠与分娩

妊娠期血容量增加，心脏负荷加重；分娩时，宫缩疼痛、精神紧张等，使交感 - 肾上腺髓质系统兴奋，一方面使静脉回流增加，心脏前负荷加大；另一方面，外周小血管收缩，阻力增加，使左心室后负荷加重。又因心率加快使心肌耗氧量增加和冠脉流量不足等，从而诱发心力衰竭。

此外，过度劳累、情绪激动、贫血、过多过快的输液、洋地黄中毒、甲状腺功能亢进等也可成为心力衰竭的诱因。

三、分类

（一）按心力衰竭发生的部位分类

1.左心衰竭　比较常见，多见于冠心病、高血压病、二尖瓣关闭不全、主动脉瓣狭窄或关闭不全等疾患。主要引起肺循环淤血。

2.右心衰竭　多见于慢性肺源性心脏病、肺动脉瓣狭窄、广泛性肺动脉栓塞等。右心衰竭主要引起体循环淤血。

3.全心衰竭　是指左、右心衰同时存在。见于弥漫性心肌炎、心肌病和严重贫血；亦可见于持久的左心衰竭使右心后负荷加重并引起右心衰竭的患者。右心衰竭晚期也可引起左心衰竭。

（二）按心力衰竭起病及病情发展速度分类

1.急性心力衰竭　起病急骤，发展迅速，心功能尚来不及代偿，常出现心源性休克。多见于急性心肌梗死、严重的心肌炎等。

2.慢性心力衰竭　起病缓慢，多经过较长时间的心功能代偿阶段后才发生心力衰竭。常见于高血压、心瓣膜病和肺动脉高压等。

（三）按心输出量的高低分类

1.低输出量性心力衰竭　心衰发生时，心输出量低于正常，常见于冠心病、高血压、心瓣膜病、心肌炎等引起的心力衰竭。

2.高输出量性心力衰竭　主要见于甲状腺功能亢进、严重贫血、妊娠、动－静脉瘘等。由于患者的心输出量长期处于高输出状态，心力衰竭发生后，虽然心输出量较心力衰竭前降低，但仍高于或等于正常值，故称高输出量性心力衰竭。

第二节　心力衰竭发生的基本机制

心力衰竭的发生机制比较复杂，迄今尚未完全阐明。目前认为，其基本机制是心肌舒缩功能障碍。

一、心肌收缩性减弱

（一）心肌结构的破坏

心肌细胞正常的收缩性依赖于与收缩有关的蛋白质的结构和功能正常。心肌细胞死亡后，与收缩有关的蛋白质随即被分解破坏，心肌的收缩力亦随之下降。心肌细胞的死亡包括坏死和凋亡两种类型。

1. 心肌细胞死亡　严重的心肌缺血、缺氧、感染、中毒或负荷过重等因素均可使大量心肌细胞变性、坏死，坏死的心肌细胞内溶酶体破裂，释放出大量蛋白水解酶，引起细胞自溶，与收缩相关的蛋白质也在此过程中被彻底分解破坏，心肌的收缩功能严重受损。急性心肌梗死患者，当梗死面积达到左心室面积的 23% 时，便可发生心力衰竭。

2. 心肌细胞凋亡　凋亡是指各种因素触发预存的死亡程序而导致的细胞死亡，是一种生理性、主动性死亡。近年来有关细胞凋亡和心力衰竭关系的研究表明，心肌细胞凋亡过度引起的心肌细胞数量减少，可能在心力衰竭的发生和发展过程中起着重要的作用。引起细胞凋亡最后导致心力衰竭的机制可能与细胞应激－生长－凋亡失衡和促凋亡－抑凋亡失衡有关。心肌细胞凋亡不仅在调节细胞数量和心室重塑中起一定作用，而且在代偿性心肌肥大向失代偿转变过程中也占有重要地位。干预心肌细胞凋亡已成为心力衰竭防治的重要目标之一。

（二）心肌能量代谢障碍

在心肌的收缩和舒张过程中，无论是 Ca^{2+} 的转运，还是肌丝的滑行都需要消耗能量。因此，凡是干扰心肌能量代谢的因素，都可影响心肌的舒缩功能。

1. 心肌能量生成障碍　主要见于缺血、缺氧性疾病，如休克、冠心病和严重贫血等。由于心肌缺血、缺氧，氧化磷酸化障碍，导致能量生成不足，不能满足心肌收缩功能的需要。因此，心肌收缩性减弱。此外，在维生素 B_1 缺乏时，体内丙酮酸脱羧酶的辅酶生成不足，丙酮酸不能被氧化脱羧转化为乙酰辅酶 A 进入三羧酸循环，使 ATP 生成减少，亦可引起心肌的收缩性减弱。

2. 心肌能量利用障碍　临床上，长期的心脏负荷过重而引起心肌过度肥大时，心肌细胞内的肌球蛋白头部 ATP 酶活性降低，ATP 水解作用减弱，导致心肌的化学能向机械能转换过程障碍，心肌收缩性减弱。

（三）心肌兴奋－收缩耦联障碍

将电兴奋和机械收缩联系起来的中介机制，称为兴奋－收缩耦联。胞质内 Ca^{2+} 浓度升高和降低是引起心肌收缩和舒张的关键。心肌去极化时，细胞外 Ca^{2+} 内流，同时肌浆网向胞浆中释放 Ca^{2+}，当胞浆的 Ca^{2+} 浓度达到一定值时，Ca^{2+} 与肌钙蛋白结合，进而促进肌球－肌动蛋白复合体形成，同时激活肌球蛋白 ATP 酶释放能量，肌丝滑行，引起心肌收缩。心肌复极化时，Ca^{2+} 移动方向与去极化时相反，Ca^{2+} 外流，同时肌浆网摄取 Ca^{2+}，使肌浆中的 Ca^{2+} 浓度迅速下降，肌球－肌动蛋白复合体解离，心肌舒张。因此，凡是影响 Ca^{2+} 转运、分布的因素都会影响心肌的兴奋－收缩耦联。

1. 肌浆网摄取、储存、释放 Ca^{2+} 减少　肌浆网主要通过钙泵主动耗能摄取胞浆中的 Ca^{2+}。心肌缺血、缺氧，ATP 供应不足，肌浆网 Ca^{2+} 泵活性减弱以及能量利用障碍，导致肌浆网摄取 Ca^{2+} 的能力下降。其后果是：①心肌舒张时，肌浆网不能迅速从胞浆中摄回 Ca^{2+}，使胞浆 Ca^{2+} 处在高于舒张阈值的水平，导致收缩后的心肌不能充分舒张，影响心室充盈。　②肌浆网 Ca^{2+} 储存量减少，当心肌再兴奋时肌浆网释放的 Ca^{2+} 量下降；

如果伴有酸中毒，Ca^{2+} 与钙储存蛋白的结合更为密切，不易解离，使肌浆网释放 Ca^{2+} 量更趋下降，导致心肌收缩性减弱。

2. 胞外 Ca^{2+} 内流受阻　心肌细胞肌浆网不发达，贮存 Ca^{2+} 量有限，因此，心肌收缩时，胞浆中的 Ca^{2+} 大部分来自肌浆网，尚有 $10\% \sim 20\%$ 是由胞外流入胞内的。胞外 Ca^{2+} 的内流不但可直接提高胞浆 Ca^{2+} 浓度，而且还能触发肌浆网释放 Ca^{2+}。这对迅速提高胞浆 Ca^{2+} 的浓度，启动兴奋 – 收缩耦联具有重要的意义。多种因素可影响胞外 Ca^{2+} 内流。①长期负荷过重引起心肌过度肥大时，肥大的心肌细胞膜上的 β 受体减少，心肌内去甲肾上腺素含量也减少，因而胞膜上受体操纵性钙通道开放受阻，导致 Ca^{2+} 内流减少，肌浆 Ca^{2+} 浓度不能迅速上升，使心肌的兴奋 – 收缩耦联障碍；酸中毒时，β 受体对去甲肾上腺素的敏感性降低，亦可引起 Ca^{2+} 经受体操纵性钙通道内流受阻。②心肌缺血、缺氧时，ATP 生成减少和酸中毒可通过影响跨膜电位变化而影响膜电压依赖性钙通道开放，使胞外 Ca^{2+} 内流减少。③酸中毒时细胞外 K^+ 增多，竞争性地抑制 Ca^{2+} 内流。

3. Ca^{2+} 与肌钙蛋白的结合障碍　Ca^{2+} 与肌钙蛋白结合是启动兴奋 – 收缩耦联的关键，它不但要求胞浆内 Ca^{2+} 浓度要迅速上升到"收缩阈值"，同时还要求肌钙蛋白有正常的活性，能迅速与 Ca^{2+} 结合。若胞浆内无足够浓度的 Ca^{2+} 或肌钙蛋白与 Ca^{2+} 结合的活性降低均可导致心肌兴奋 – 收缩耦联障碍。如各种原因引起的心肌细胞酸中毒时，由于 H^+ 与肌钙蛋白亲和力较 Ca^{2+} 大，H^+ 占据了肌钙蛋白上的 Ca^{2+} 结合位点，此时即使胞浆内 Ca^{2+} 浓度已上升到"收缩阈值"，也无法再与肌钙蛋白结合，心肌的兴奋 – 收缩耦联因此受阻，进一步引起心肌收缩性减弱。

（四）心肌肥大时的不平衡生长

心肌肥大是心功能不全时强有力的代偿方式。但心肌过度肥大时，因存在不平衡生长反而会使心肌的收缩力降低，表现为：①心脏交感神经末梢分布密度下降，心肌内去甲肾上腺素含量减少，细胞膜上的 β 受体亦减少，使心肌收缩力下降。②心脏内微血管数量不能随心肌肥大而按比例增加，肥大心肌室壁张力增加和收缩时间延长，使毛细血管受压等，导致心肌供血、供氧不足。③肥大的心肌线粒体数量相对不足，导致心肌能量供应不足，收缩力下降。④肥大的心肌内肌球蛋白头部 ATP 酶活性降低，心肌能量利用障碍。⑤肥大心肌表面积相对减少，Ca^{2+} 内流不足，心肌兴奋 – 收缩耦联障碍。

二、心室舒张功能异常

心室舒张并充盈足够的血量是实现正常心输出量的保证。如心室充盈不足，心输出量必然会减少，进而导致心力衰竭。临床上，约有 30% 的心力衰竭病例是由于心室舒张功能异常所引起的。心室舒张功能障碍可能与下列因素有关。

（一）钙离子复位延缓

心肌缺血、缺氧引起心力衰竭时，ATP 供应不足或能量利用障碍，使胞内 Ca^{2+} 外流受阻，同时肌浆网不能及时将胞浆内 Ca^{2+} 摄取、贮存，造成肌浆中 Ca^{2+} 浓度不能迅速下降，导致 Ca^{2+} 不能及时与肌钙蛋白解离，从而使心肌舒张延缓或不全，引起心室舒张功能障碍。

（二）肌球–肌动蛋白复合体解离障碍

正常心肌舒张时需肌球蛋白头部与肌动蛋白作用点解离，这是一个耗能过程。因此心肌缺血缺氧引起 ATP 供应不足时，可使该过程受阻，从而导致心肌舒张不全或延缓。

（三）心室舒张势能减少

心室舒张功能除了取决于心肌的舒张性能之外，还与心室的舒张势能有关。心室舒张势能来自心室的收缩，心室收缩愈强，产生的舒张势能越大，心室的舒张也就越好。因此，凡是削弱心肌收缩性的病因，也可通过减小舒张势能影响心室的舒张。

（四）心室顺应性降低

心室顺应性系指心室在单位压力变化时所引起的容积改变（dv/dp）。心肌顺应性下降，意味着心室舒张末期容量稍有增加，心室内压即明显增加。从而引起心室的扩张充盈受到限制，导致心输出量减少，进而引起静脉系统淤血。心室顺应性降低主要见于心肌肥大、心肌炎、间质增生和心肌纤维化等使心室壁增厚和成分改变的疾病。另外，心包炎和心包填塞也可导致外源性心室顺应性降低（但心室本身顺应性是正常的）

三、心脏各部舒缩活动不协调

正常情况下心脏各部分之间，包括左右心之间、房室之间和心室壁各区域之间的活动处于高度协调状态，以保证有足够的心输出量。当心肌受损时，如心肌梗死、心肌炎、高血压性心脏病等，其病变区与非病变区的心肌在兴奋性、传导性、自律性及收缩性方面有很大差异，导致心脏各部在空间和时间上舒缩活动不协调，如兴奋的传导障碍可导致房室舒缩活动不协调和两侧心室不同步舒缩，使心输出量减少；在心肌梗死的心室壁，同一心室，病变轻的心肌舒缩减弱，病变重的心肌无收缩，非病变区心肌收缩功能相对正常，三种心肌同处一室，若受损面积较大必然引起心室各部舒缩活动的不协调，导致心输出量减少。

第三节　心力衰竭时机体的代偿反应

当心肌受损或心脏负荷过重引起心输出量减少时，机体通过一系列的代偿活动提高或维持心输出量。若通过代偿活动，心输出量能够满足机体正常活动而暂时不出现心力衰竭者称为完全代偿；若心输出量仅能满足机体在安静状态下的代谢需要，已发生轻度心力衰竭者称为不完全代偿；若心输出量不能满足机体安静状态下的代谢需要，出现明显的心力衰竭表现者称为失代偿。心力衰竭时，机体的代偿活动可分为心脏本身的代偿活动和心外代偿活动。

一、心脏代偿反应

（一）心率加快

心率加快是一种快速的代偿反应，其机制是：①当心输出量减少引起动脉血压下降时，通过减压反射，使心迷走神经的紧张性减弱，心交感神经的紧张性加强，心率加快。②心输出量减少时，心室舒张末期容积增大，刺激容量感受器，反射性引起交感神经兴奋，心率加快。在一定范围内的心率加快可提高心输出量，这对维持动脉血压、保证心、脑血管的灌流量具有积极的代偿意义。但是，如果心率过快（成人 > 180 次 / 分），可因为心肌耗氧量增加，心室舒张期过短，冠脉灌流量减少及心室充盈不足，而使心输出量降低，失去代偿意义。

（二）心脏扩张

在一定范围内，心肌收缩强度与前负荷呈正比。各种病因引起心输出量减少时，会导致心室舒张末期容积增加，心腔扩张，使心肌初长度增加，心收缩力增强，心输出量增加，这种伴有收缩力增强的心脏扩张称为紧张源性扩张；若心室舒张末期容积过大，心腔过度扩张，心肌过度拉长超过最适初长度时，心收缩力反而降低，这种无代偿意义的心腔扩张称为肌源性扩张。肌节过度拉长是心脏扩张从代偿转向失代偿的关键因素。

（三）心肌肥大

心肌肥大是心脏长期负荷过重时引起的一种慢性代偿方式，主要表现为心肌细胞体积增大，重量增加。肥大的心肌在两个方面发挥代偿作用，一是可以增加心肌的收缩力，有助于维持心输出量；二是室壁增厚可降低室壁张力，使心肌耗氧量减少，有助于减轻心脏负担。因此，心肌肥大具有积极的代偿意义。但心肌过度肥大时，因能量代谢及兴奋 – 收缩耦联障碍，心收缩力反而会下降，心输出量不再维持在代偿水平，心力衰竭发生。

二、心外代偿反应

（一）血容量增加

心力衰竭时心输出量减少，机体通过神经、体液因素的调节作用，使肾小球滤过率降低，肾小管对水、钠的重吸收增加，尿量减少，导致钠水潴留，血容量增加。而血容量增加有利于心室的充盈，对提高心输出量、维持动脉血压具有积极的代偿意义。但同时也增加了心脏的前后负荷，在心脏舒缩功能障碍的基础上易失代偿并促发心性水肿。

（二）血流重新分布

心力衰竭心输出量减少时，因交感 – 肾上腺髓质系统兴奋，外周血管收缩，血流量减少，以保证重要生命器官心脏和大脑有足够的血液供应，即实现血液重新分配。但是，周围器官的长期供血不足可导致脏器的功能紊乱，如肝、肾功能衰竭。同时，外周血管长期收缩，外周阻力增加可引起心脏后负荷增大，促发心力衰竭。

（三）红细胞增多

心力衰竭时，心输出量减少，肾组织供血不足，刺激肾脏合成、释放促红细胞生成素增多，促进骨髓造血，使红细胞生成增多，血液携氧能力增强，对改善周围组织的供氧有积极的代偿意义。但红细胞过多，可引起血液黏滞性增大，加重心脏后负荷。

（四）组织细胞利用氧的能力增强

心力衰竭时，由于血液循环系统对周围组织的供氧减少，组织细胞通过调节自身的代谢、功能、形态结构以克服供氧不足引起的不利影响。如组织缺氧时，氧解离曲线右移，氧合血红蛋白释放氧增多；缺氧的组织细胞内线粒体数量和膜的表面积均增多，呼吸链中酶的活性增加，使组织对氧的储存和利用能力增强；同时糖无氧酵解过程加强，也在一定程度上增加能量的生成。

第四节　心力衰竭的临床表现及病理生理基础

心力衰竭时，机体发生各种变化的最根本的环节在于心输出量绝对或相对减少，导致各器官、组织血液灌流不足；静脉血液回心受阻，使肺循环、体循环淤血，引起一系列的临床表现。

一、心输出量减少

心力衰竭时，因心肌的收缩和（或）舒张功能障碍，导致心输出量绝对或相对不足，出现一系列外周血液灌流不足的症状和体征，严重时将发生心源性休克。

（一）皮肤苍白或紫绀

由于心输出量减少，加上交感－肾上腺髓质系统兴奋，皮肤血管收缩，血流量减少，引起皮肤苍白、温度降低，汗腺分泌等。严重时皮肤呈斑片状或浅蓝色。这是由于静脉回流受阻，循环时间延长，组织摄氧过多，皮肤毛细血管床中血液去氧血红蛋白含量达 $50g/L$ 以上时即可发生紫绀。若同时伴有肺循环淤血，血中去氧血红蛋白不能充分氧合，也会导致或加重紫绀。

（二）尿量减少

心力衰竭时心输出量减少，肾供血不足；同时交感神经兴奋引起肾血管收缩，使肾血流量进一步减少，造成肾小球滤过率下降和肾小管重吸收功能增强，尿量减少。尿量在一定程度上可反映心功能状况，心功能改善时，尿量增加。

（三）中枢神经系统功能紊乱

在轻度心力衰竭时，由于机体的代偿，特别是体内血流的重新分布可使脑血流仍保持在正常水平。机体的代偿失调后，脑血流量减少，供氧不足，导致中枢神经系统功能紊乱，表现为头痛、失眠、烦躁不安、眩晕等症状。严重者出现意识模糊甚至昏迷。

（四）心源性休克

轻度、慢性心力衰竭时，由于机体的代偿作用，如心率加快、外周血管收缩、血容量扩大等，动脉血压仍可维持相对正常。急性、严重心力衰竭（如大面积心肌梗死）时，由于心输出量急剧减少，机体来不及代偿，血压可急剧下降，组织的灌流量显著减少，发生心源性休克。

二、体循环淤血

右心衰竭或全心衰竭时，因钠水潴留和静脉回流障碍，可引起不同程度的淤血，主要表现为体循环静脉系统过度充盈，压力增高，内脏器官淤血、水肿等。

（一）静脉淤血和静脉压升高

右心衰竭或全心衰竭时，因心输出量减少，余血量增多，心室舒张时室内压增高，静脉回流受阻，使体循环静脉系统大量血液淤积，充盈过度，压力升高。临床上表现为颈静脉怒张，肝颈静脉反流征阳性等。引起静脉淤血，压力增高的主要原因有：①钠、水潴留，使血容量扩大；②右心室内压升高，引起右心房压升高，静脉回流受阻。

（二）水肿

习惯上将右心衰竭引起的水肿称为心性水肿。它是全心衰竭特别是右心衰竭的主要表现之一。由于重力的关系，水肿首先出现于身体的下垂部位，严重时发展为全身性水肿，并可出现胸、腹水。钠水潴留和毛细血管流体静压升高是心性水肿的主要发病因素。

（三）肝肿大、肝功能异常

右心衰竭时肝肿大者占 95% ~ 99%，是右心衰竭的早期表现之一。由于右心衰时下腔静脉压升高，肝静脉血液回流受阻，肝小叶中央静脉及其周围的肝血窦扩张、充血及周围水肿，导致肝脏肿大。肿大的肝脏牵张肝包膜，引起疼痛，触摸时引起压痛。在慢性右心衰竭的患者，因肝脏长期的淤血、缺氧引起肝细胞变性、坏死及纤维组织增生可致心源性肝硬化。

（四）右室舒张末期压力（RVEDP）升高

当右心室收缩功能减弱，容量负荷过度或心室顺应性降低时，都可使 RVEDP 升高，进而引起右房内压力升高。由于在临床上测定右房压和 RVEDP 比较困难，常用中心静脉压（CVP）来反映右房压和 RVEDP。正常时中心静脉压和右房压、RVEDP 比较接近，当中心静脉压＞12cmH$_2$O 时，说明右心室的泵血功能降低或回心血量超过心脏所能负荷的最大限度。但如同时伴有心源性休克时，因回心血量减少，CPV 可不升高甚至降低。

三、肺循环淤血

左心衰竭时，因心室舒张末期容积增加，压力升高，肺静脉血液回流受阻，引起肺循环淤血。临床上主要表现为各种形式的呼吸困难和肺水肿。

（一）呼吸困难

1. 呼吸困难的发生机制　肺淤血、水肿是导致呼吸困难的主要原因。①由于肺淤血、水肿，肺的顺应性降低，呼吸肌必须做更大的功和消耗更多的能量才能完成正常的肺通气，因此患者感到呼吸费力。②因肺间质水肿及毛细血管压力升高，对肺泡毛细血管旁的感受器刺激增强，兴奋经迷走神经传入中枢，使呼吸加深加快。③因肺淤血、水肿引起肺通气和换气功能障碍，使动脉血中 PaO$_2$ 降低和 PaCO$_2$ 升高，反射性引起呼吸加深加快。④支气管黏膜因淤血肿胀而使管腔狭窄，气道阻力增加，患者会感到呼吸费力。

2. 呼吸困难的表现形式

（1）劳力性呼吸困难：是指伴随着体力活动而发生的呼吸困难，休息后可减轻或消失。劳力性呼吸困难的发生机制是：①体力活动时机体需氧量增加，而衰竭的心脏不能提供与之相适应的心输出量，机体缺氧加剧，反射性地兴奋呼吸中枢，引起呼吸运动加强。②活动时心率加快，心舒期缩短，冠脉灌流量减少，心肌缺血、缺氧加剧；同时心率加快，心肌耗氧量增加。③心舒期缩短，左室充盈减少可加重肺淤血、水肿。④体力活动时回心血量增加，肺淤血、水肿加重，肺顺应性降低，呼吸肌作功增加，患者感到呼吸困难。

（2）端坐呼吸：左心衰患者平卧可加重呼吸困难而被迫采取半卧位或坐位以减轻呼吸困难的状态，称为端坐呼吸，提示心衰已引起明显的肺循环淤血。其机制是：①平卧时机体下半身血液回流增加，加重肺淤血、水肿。端坐时部分血液因重力关系转移到腹腔和下肢，使肺淤血减轻。②平卧时，特别是有肝肿大和腹水的患者，膈肌位置上移，胸廓容积减少，肺扩张受限。端坐时膈肌位置相对下移，胸廓容积增大，有利于肺的扩张，改善呼吸状况。③平卧时，身体下半部的水肿液回收入血增多。而端坐体位可减少水肿液的吸收，使肺淤血缓解。

（3）夜间阵发性呼吸困难：患者夜间入睡后因突感气闷而惊醒，在端坐咳喘后缓解，称为夜间阵发性呼吸困难。若发作时伴有哮鸣音，则称为心性哮喘。其发生机制为：①因平卧位使膈肌上移，肺扩张受限；静脉回心血量增多，肺淤血加重。②入睡后迷走神经兴奋性升高，支气管平滑肌收缩，肺通气阻力增大。③睡眠时中枢神经系统处于相对抑制状态，对刺激的敏感性降低，只有当 PaO_2 降到较严重水平时，才刺激呼吸中枢，使患者突感窒息而惊醒，被迫采取坐位。

（二）肺水肿

肺水肿是急性左心衰竭最严重的表现。由于肺淤血引起肺毛细血管流体静压升高、毛细血管壁通透性增加，导致肺泡、肺间质水肿；肺泡内的水肿液可稀释破坏肺泡表面活性物质，使肺泡表面张力加大，加重肺水肿。此外，左心衰患者因输液过多、过快，导致血容量急剧增加，亦可加速肺水肿发生。临床上主要表现为突发严重的呼吸困难、紫绀、端坐呼吸、咳嗽、咳粉红色泡沫样痰等。

（三）左室舒张末期压力升高

当左心室收缩功能减弱、负荷过度或顺应性降低时，都可使左室舒张末期压力（LVEDP）升高。因左室舒张末期压力和左房压的测量很困难，故临床上常通过肺毛细血管楔压来了解 LVEDP 和左室的功能状态。正常时肺毛细血管楔压和左房压、LVEDP 比较接近，当左室衰竭时肺毛细血管楔压升高。

第五节 心力衰竭的防治原则

一、防治原发病和消除诱因

防治原发病和消除诱因是心力衰竭防治的重要原则。绝大多数心衰患者发病时都有明确的诱因，因此在临床上有效地防治诱因，针对每个患者的不同情况，积极有效地防治原发疾病。如高血压病引起的心衰，应及时、适当控制血压。

二、改善心脏舒缩功能

因心肌收缩性减弱引起的心衰可适当应用强心药物如洋地黄和地高辛等，提高心肌收缩性。因心室顺应性降低和舒张功能不全所致的心衰，可应用钙拮抗剂、β 受体阻断剂等提高心肌的顺应性，改善心肌的舒张功能。

三、调整心肌的前、后负荷

一方面选择适当的扩血管药物，降低心脏的后负荷，提高心脏的搏出量；另一方面调整心脏前负荷，使其处于适当水平，以减轻心脏负担，维持一定的心输出量。

四、控制水肿和降低血容量

控制水肿和降低血容量是治疗慢性充血性心力衰竭的重要措施。通过适当限制食盐的摄入量和应用利尿药物，可排出多余的水钠，降低血容量。

五、改善组织供氧

吸氧是心力衰竭患者的常规治疗措施。

六、中医中药治疗

中医以辨证论治内服药为主，心衰持续或左、右心均衰竭者宜用西药纠正心衰，或选用真武汤温阳利水以治其标，待心功能改善后再补阳益气治其本。急救中成药如参附注射液、参麦注射液等对缓解病情亦有作用。

【复习题】

1. 请说出心力衰竭的主要病因有哪些？
2. 请说出心肌能量代谢障碍主要从哪几个方面影响心肌的收缩、舒张？
3. 请说出心力衰竭时心肌有哪些代偿方式？并解释各有何特点？
4. 何谓端坐呼吸和夜间阵发性呼吸困难？其主要发生机制有哪些？
5. 右心衰竭对机体有哪些影响？
6. 病例分析

【病史摘要】刘某，男，65 岁。咳嗽、咯痰 8 年余，每年冬季加重，曾被诊断为慢性支气管炎，肺气肿。3 年前开始出现下肢浮肿、心悸、气短，夜间不能平卧。3 天前因感冒发烧，心悸气短加重入院。

【体格检查】T 38.4℃，BP 16/10.67kPa，P 132 次 / 分钟，R 27 次 / 分钟，端坐体位，口唇发绀，颈静脉怒张，胸呈桶状，肋间增宽，呼吸急促，叩诊为过清音，两肺满布干、湿啰音。心音低钝遥远，未闻及杂音。肝大肋下 5cm，剑突下 4cm，质地较硬，肝颈回流征（+），移动性浊音（+）。肺肝界于右锁骨中线第六肋间叩得，下肢胫前水肿。实验室检查：pH7.25，$PaCO_2$ 6.4kPa，PO_2 7.0kPa，$[HCO_3^-]$20.6mmol/L，$[K^+]$5.3 mmol/L，$[Na^+]$140 mmol/L，心电图示右心室肥厚、心肌缺血。

【讨论】

（1）请给出正确的诊断，并说明发生原理？
（2）患者出现酸碱平衡紊乱的类型是什么？

第二十一章　呼吸功能不全

肺的主要功能是与外界进行气体交换，通过呼吸不断给机体提供氧气，排出二氧化碳，以维持机体血气平衡和内环境稳定，因此完整的呼吸功能包括外呼吸、内呼吸和气体运输三个环节。其中外呼吸的基本功能是摄取氧气和排出二氧化碳，以维持动脉血中正常的氧和二氧化碳分压。因此，呼吸衰竭通常是外呼吸功能严重障碍的后果。呼吸衰竭属中医学中"肺气虚""肺阴虚"的范畴。

呼吸衰竭（respiratory failure）指由于各种原因引起外呼吸功能严重障碍，导致在海平面，静息呼吸状态下，出现动脉血氧分压（PaO_2）降低，伴有或不伴有动脉血二氧化碳分压（$PaCO_2$）增高的病理过程。通常判断呼吸衰竭的主要血气标准为 PaO_2 低于 8kPa（60mmHg），$PaCO_2$ 高于 6.67kPa（50mmHg）。

呼吸衰竭根据动脉血气特点可分为Ⅰ型呼吸衰竭（低氧血症型）和Ⅱ型呼吸衰竭（低氧血症伴高碳酸血症型）。此外，根据发病机制特点，可分为通气性和换气性；根据原发病变部位特点，分为中枢性和外周性；根据发病的缓急，分为慢性和急性呼吸衰竭。

第一节　病因和发病机制

外呼吸包括通气和换气两个基本环节。各种致病因素通过引起的肺泡通气障碍、弥散障碍、肺泡通气与血流比例失调，使通气和（或）换气过程发生严重障碍而导致呼吸衰竭。

一、肺通气功能障碍

正常成人在静息时肺泡通气量（有效通气量）约为 4L/min，当肺通气功能障碍使肺泡通气不足时可发生呼吸衰竭。肺通气障碍包括限制性和阻塞性通气不足。

1. 限制性通气不足　指吸气时肺泡的扩张受限制所引起的肺泡通气不足。其发生原因如下：

（1）呼吸肌活动障碍：中枢或周围神经的器质性病变如脑血管意外、脑外伤、脑炎、脊髓灰质炎、多发性神经炎等；过量安眠药、镇静药和麻醉药抑制呼吸中枢；呼吸肌收缩功能障碍如长时间呼吸困难和呼吸运动增强所导致的呼吸肌疲劳、因营养不良导致呼吸肌萎缩；因低钾血症、酸中毒、缺氧、破伤风等所致的呼吸肌无力等，均可引起呼吸动力不足而发生限制性通气不足。

（2）胸廓和肺的顺应性降低：呼吸肌收缩使胸廓与肺扩张时，需克服组织的弹性阻力，弹性阻力的大小直接影响肺与胸廓是否容易扩张，其扩张的难易程度通常以顺应性（compliance）表示。在同样外力作用下，易扩张者顺应性大；反之顺应性小。①肺的顺应性降低：包括肺容量减少如肺切除、肺不张等；肺组织弹性下降如肺淤血、肺纤维化等；肺泡表面张力增加，肺泡表面活性物质减少，如感染、休克等造成Ⅱ型肺泡上皮受损所致的成人呼吸窘迫综合征，或Ⅱ型肺泡上皮发育不全所致新生儿呼吸窘迫综合征，肺缺血缺氧、肺水肿造成肺泡表面活性物质生成减少或破坏增多等，均导致肺弹性阻力增加，肺顺应性下降。②胸廓顺应性降低：严重的胸廓畸形、脊柱后（侧）凸、胸膜纤维化、气胸、血胸及多发性肋骨骨折等造成胸廓弹性阻力增大可限制胸廓的扩张。

（3）胸腔积液和气胸：胸腔大量积液或张力性气胸压迫肺，限制肺的扩张（图21-1）。

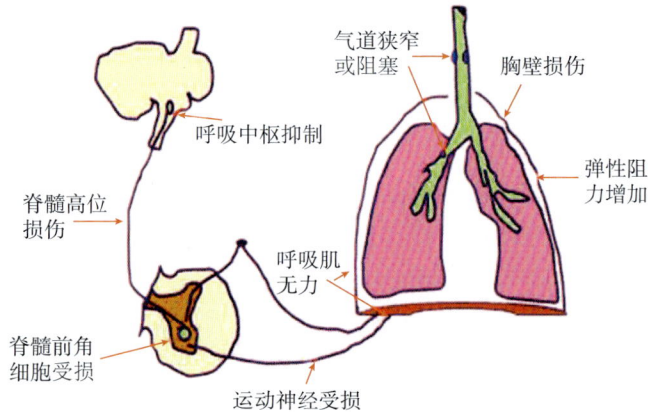

图21-1　引起通气功能障碍的发病环节示意图

2. 阻塞性通气不足　由于气道狭窄或阻塞，导致气道阻力增加引起的肺泡通气障碍称为阻塞性通气不足。影响气道阻力的因素有气道内径、长度和形态，气流速度和形式如层流、湍流等，其中受气道内径影响最大。生理情况下气道阻力80%以上在气道直径大于2mm的支气管与气管，20%以下来自直径小于2mm的外周小道。气道阻塞可分为中央性和外周性两类。

（1）中央性气道阻塞：是指气管分叉处以上的气道阻塞。阻塞若位于胸外，如白喉、喉头水肿、气管异物、声带麻痹及肿瘤等，吸气时气流经病灶引起的压力下降，可使气道内压明显小于大气压，故可使气道狭窄加重；呼气时则因气道内压力大于大气压而可使阻塞减轻，故此类患者吸气更为困难，表现出明显的吸气性呼吸困难。若阻塞位于胸内，吸气时气道内压大于胸内压，故使阻塞减轻；呼气时由于胸内压升高而压迫气道，使气道狭窄加重，患者表现为呼气性呼吸困难（图21-2）。

（2）外周性气道阻塞：是指内径小于2mm以下的细支气管阻塞。这类细支气管具有管壁薄、无软骨支撑、与周围肺泡紧密相连，其内径可随吸气与呼气而扩大和缩小等特点。吸气时随着肺泡的扩张，细支气管受周围组织牵拉，其口径变大，管道变长，阻力减轻；呼气时相反，小气道缩短变窄，阻力加大，表现为呼气性呼吸困难。常见于慢性支气管炎、支气管哮喘和阻塞性肺气肿，患者主要表现为呼气性呼吸困难。

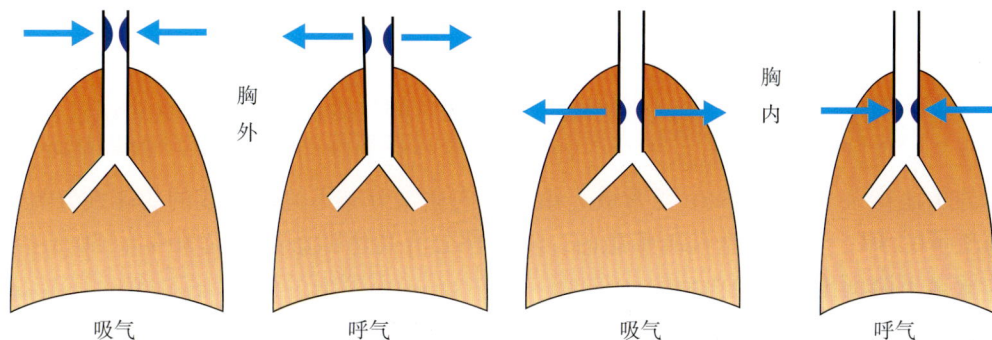

图21-2　不同部位气道阻塞所致呼气与吸气时气道阻力的变化

上述两种情况可使 O_2 吸入和 CO_2 排出均受阻，导致肺泡通气不足而使 PaO_2 降低和 $PaCO_2$ 升高，常表现为 Ⅱ 型呼吸衰竭。

二、肺换气功能障碍

肺换气功能障碍包括弥散障碍、肺泡通气与血流比例失调及解剖分流增加。

1. 弥散障碍（diffusion impairment）　指肺泡膜面积减少或肺泡膜异常增厚及弥散时间缩短引起的气体交换障碍。肺泡气与肺泡内毛细血管血液之间的气体交换是一个物理弥散过程。

（1）肺泡膜面积减少：正常人肺泡总面积约 $80m^2$，静息时参与换气的面积约为 $35 \sim 40m^2$，运动时可增加到 $60m^2$。只有当肺泡膜面积减少一半以上时，才会引起换气功能障碍。肺泡膜面积减少常见于肺叶切除、肺实变、肺不张等。

（2）肺泡膜厚度增加：正常肺泡膜厚度不到 $1\mu m$，通透性大，气体易于弥散，交换很快，O_2 和 CO_2 都易通过。在某些病理情况下，如肺水肿、肺泡透明膜形成、肺纤维化及间质性肺炎等，引起肺泡膜厚度增加，使肺泡膜通透性降低或弥散距离增宽、弥散速度减慢。

（3）弥散时间缩短：正常静息时，血液流经肺泡毛细血管的时间约为 0.75 秒钟，血液氧分压只需 0.25 秒钟就可升至肺泡气氧分压的水平。当低于 0.25 秒钟时，时间过短，血红蛋白不能与氧充分结合，出现弥散障碍。在体力负荷增加使心输出量增加和肺血流加快时，血液和肺泡接触时间过短，导致气体交换不充分而发生低氧血症。

由于二氧化碳弥散速度比氧大 20 倍，血液中的二氧化碳能很快弥散入肺泡，只要患者肺泡通气量正常，就可保持血液中二氧化碳分压维持正常状态，故单纯性弥散障碍多属低氧血症性呼吸衰竭（Ⅰ型呼衰），只有 PaO_2 下降，不伴有 $PaCO_2$ 上升。

2. 肺泡通气与血流比例失调　这是肺部疾患引起呼吸衰竭最常见、最重要的机制。因为血液流经肺泡时能否获得足够的 O_2 并充分排出 CO_2，使血液动脉化，还取决于肺泡通气量与血流量的比例。正常成人在静息状态下，每分钟肺泡通气量（V）约为 4L，肺血流量（Q）约为 5L，二者的比率（V/Q）约为 0.8，此时气体交换效率最高。V/Q 失调有以下两种形式。

（1）部分肺泡通气不足：V/Q 比值显著降低，< 0.8。见于支气管哮喘、慢性支气管

炎、阻塞性肺气肿等引起的气道阻塞，以及肺实变、肺纤维化和肺不张等引起的限制性通气障碍，其通气的分布常严重不均匀，病变严重部位肺泡通气明显减少，但血流并无相应减少，并可因炎性充血而有所增加，出现相对的气少血多局面，使 V/Q 显著降低，大量流往病变肺泡的静脉血未能充分氧合便汇流到肺静脉的动脉血中，称功能性分流，又称静脉血掺杂（图 21-3）。正常成人由于肺内通气分布不均匀形成的功能性分流约占肺血流量的 3%，慢性阻塞性肺疾患时，功能性分流高达肺血流量的 30% ~ 50%，导致 PaO_2 显著下降而出现低氧血症。

（2）部分肺泡血流不足：V/Q 比值增高，> 0.8。见于肺动脉栓塞、弥散性血管内凝血、肺动脉炎、肺血管收缩等，可造成部分肺泡血流不足，而肺泡通气相对正常，这种血流少、通气多，使肺泡通气不能充分被利用的通气现象，犹如气道死腔，故称死腔样通气（图 21-3）。正常人生理死腔约占潮气量的 30%，疾病时功能性死腔可显著增多，使死腔样通气增加高达 60% ~ 70%，从而导致呼吸衰竭。此时 PaO_2 下降，$PaCO_2$ 的变化则取决于代偿性呼吸增强的程度，只有在代偿失调时才合并 $PaCO_2$ 升高，出现高碳酸血症（Ⅱ型呼衰）。

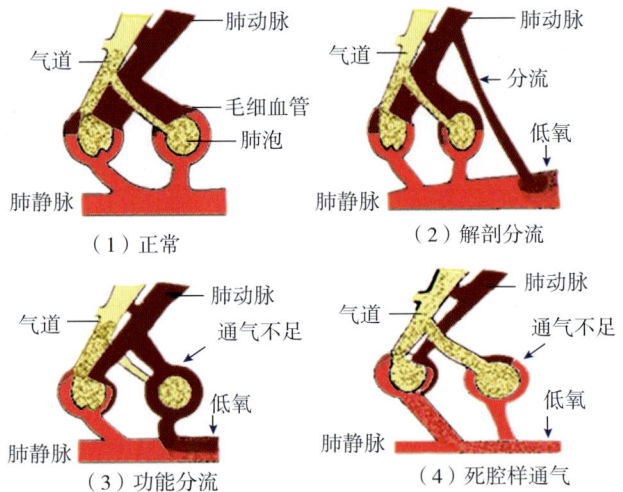

图 21-3　肺泡通气与血流比例失调示意图

3. **解剖性分流增加**　在生理情况下，肺内也存在解剖分流，即一部分静脉血可以不经过肺泡，而通过支气管静脉和极少的肺内动-静脉吻合支直接流入肺静脉。正常情况下，这种解剖分流仅占心输量的 2% ~ 3%。但在病理情况下，如支气管扩张可伴有支气管血管扩张、严重创伤、烧伤、休克、先天性肺动脉瘘等，使肺内动-静脉短路开放，使解剖分流增加，静脉血掺杂异常增多，而导致呼吸衰竭。因解剖分流的血液完全未经肺泡进行气体交换，呈完全未氧合状态，故称为真性分流。肺实变、肺不张时，病变肺泡完全失去通气功能，但仍有血流，流经的血液完全未进行气体交换而掺入动脉血，类似解剖分流，可导致 PaO_2 明显降低。吸入纯氧可有效地提高功能性分流的 PaO_2，而对真性分流的 PaO_2 则无明显作用，用这种方法可对两者进行鉴别。

在呼吸衰竭发生机制中，很少是单一因素引起，往往是一种因素为主，几种因素同时存在或相继发生作用。如慢性支气管炎合并阻塞性肺气肿时，发生呼吸衰竭的机制有通气障碍、换气障碍和通气血流比例失调。因此，在临床上对各种疾病发生呼吸衰竭的机制必须进行具体综合分析。

此外，临床所见急性呼吸窘迫综合征（ARDS）是由急性肺损伤（ALI）引起的一种急性呼吸衰竭。急性肺损伤的原因很多，可以是化学性因素如毒气、烟雾等；物理性因素如反射性损伤等；生物性因素如肺部冠状病毒感染引起的严重急性呼吸综合征（SARS）或全身性病理过程如休克、大面积烧伤等因素所致。而慢性阻塞性肺疾病（COPD）则是引起慢性呼吸衰竭最常见的原因。

第二节　呼吸衰竭时主要代谢和功能变化

呼吸衰竭时，低氧血症和高碳酸血症可引起机体各系统代谢和功能的改变。首先是引起一系列代偿适应性反应，以改善组织的供氧，调节酸碱平衡和改变组织器官的功能代谢以适应新的环境。呼吸衰竭严重时，如机体代偿不全，则可出现各系统严重的代谢、功能紊乱。

一、酸碱平衡及电解质代谢紊乱

呼吸衰竭时可出现呼吸性酸中毒、代谢性酸中毒、呼吸性碱中毒，也可合并代谢性碱中毒，但呼吸衰竭时常发生的是混合型酸碱平衡紊乱。

1. 代谢性酸中毒　严重缺氧时，无氧代谢加强，乳酸等酸性代谢产物增多，可引起代谢性酸中毒。此外，呼吸衰竭时可能出现功能性肾功能不全，肾小管排酸保碱功能降低也可导致代谢性酸中毒。此时血液电解质的变化主要有高血钾和血清氯浓度增高。

2. 呼吸性酸中毒　Ⅱ型呼吸衰竭时，由于大量二氧化碳潴留，可引起呼吸性酸中毒，此时可有高血钾和低血氯。形成低血氯的主要原因是由于高碳酸血症使红细胞中 HCO_3^- 生成增多，后者与血浆中 Cl^- 交换使 Cl^- 转移进入细胞；酸中毒时肾小管产生 NH_3 增加及 $NaHCO_3$ 重吸收增多，使尿中 NH_4Cl 和 $NaCl$ 排出增加，均可使血清 Cl^- 降低。当呼吸性酸中毒合并代谢性酸中毒时血 Cl^- 可正常。

3. 呼吸性碱中毒　Ⅰ型呼吸衰竭时，因血中 PaO_2 降低引起肺代偿性过度通气，二氧化碳排出增加，$PaCO_2$ 明显下降，引起呼吸性碱中毒。此时患者可出现低钾血症和高氯血症。

4. 代谢性碱中毒　临床上若呼吸衰竭的患者应用人工呼吸机、过量利尿剂或 $NaHCO_3$ 等，则可因纠正酸中毒过度等因素引起医源性代谢性碱中毒。

二、呼吸系统变化

PaO_2 降低作用于颈动脉体与主动脉体化学感受器（其中主要是颈动脉体化学感受器），反射性增强呼吸运动，但此反应要 PaO_2 低于 60mmHg 时才明显，PaO_2 为 30mmHg 时肺通气最大。缺氧对呼吸中枢有直接抑制作用，当 PaO_2 低于 30mmHg 时，此作用大于反射性兴奋作用而使呼吸抑制。二氧化碳潴留主要作用于中枢化学感受器，使呼吸中枢兴奋，引起呼吸加深加快，增加肺泡通气量。但当 $PaCO_2$ 降超过 80mmHg 时，则抑制呼吸中枢，此时呼吸运动主要靠动脉血的低氧分压对外周化学感受器的刺激得以维持。在这种情况下，氧疗只能吸入 30% 的氧，以免缺氧完全纠正后反而抑制呼吸，加重高碳酸血症而使病情更加恶化。

引起呼吸衰竭的呼吸系统疾病本身也会导致呼吸运动的变化。如阻塞性通气障碍时，由于气流受阻，呼吸运动加深，或由于阻塞部位不同，以及阻塞是可变还是固定，可表现为呼气性呼吸困难和吸气性呼吸困难。对肺顺应性降低的疾病，则因牵张感受器或肺 – 毛细血管旁感受器（J 感受器）兴奋而反射地引起呼吸运动浅快。中枢性呼吸衰竭时可出现呼吸运动浅慢，可表现为潮式呼吸、间歇呼吸、抽泣样呼吸、吸气样呼吸等呼吸节律紊乱。

在生理情况下，肺通气 1L 呼吸肌耗氧约为 0.5mL。在静息时呼吸运动的耗氧量约占全身耗氧量的 1% ~ 3%。呼吸衰竭时，如存在长时间增强的呼吸运动，使呼吸肌耗氧量增加，加上血液供应不足，可导致呼吸肌疲劳，使呼吸肌收缩力减弱，呼吸变浅变快。呼吸浅则肺通气量减少，可加重呼吸衰竭。

三、循环系统变化

1. 低氧血症和高碳酸血症对心血管系统的影响 一定程度的缺氧可反射性兴奋心血管运动中枢，使心率加快，心输出量增加，皮肤及腹腔内脏血管收缩，发生血液重分布和血压轻度升高。缺氧时也可间接地因通气加强，胸腔负压增大，回心血量增加而影响循环功能。这种变化在急性呼吸衰竭时较为明显，且有代偿意义。一定程度的二氧化碳潴留可与缺氧协同作用，反射性地引起循环功能的代偿性变化。二氧化碳潴留对心、血管的直接作用是抑制心脏活动，并使血管扩张（肺血管除外）。严重的缺氧和二氧化碳潴留可直接抑制心血管中枢和心脏活动，扩张血管，导致血压下降、心肌收缩力下降、心律失常等严重后果。

2. 肺源性心脏病 呼吸衰竭可累及心脏，主要是右心肥大与衰竭，即肺源性心脏病。肺源性心脏病的主要发病机制是：①缺氧和二氧化碳潴留导致血液氢离子浓度增高，可引起肺小动脉收缩，使肺动脉压增高，因此加重右心后负荷；②原发肺部疾病引起肺小动脉壁增厚、管腔狭窄或纤维化、肺毛细血管网受压破坏与减少、毛细血管内皮细胞肿胀或微血栓阻塞等变化，则亦可增加肺循环阻力而导致肺动脉高压；③慢性呼吸衰竭可引起代偿性红细胞增多症，使血液中的红细胞增多，从而增高血液黏滞性，也加重肺血流阻力和右心负荷；④呼吸困难时，用力呼气则使胸内压异常增高，心脏受压，影响心脏的舒张功能，而用力吸气时胸内压异常降低，可导致心脏外面的负压增加，影响心脏的收缩功能，导致右心衰竭；⑤呼吸衰竭引起右心衰竭的另一发病因素是心肌受损。缺氧、高碳酸血症、酸中毒和电解质代谢紊乱均可损害心肌。长期持续缺氧还可引起心肌变性、坏死、纤维化等病变。

四、中枢神经系统变化

中枢神经对缺氧很敏感，故最易受损。PaO_2 为 60mmHg 时可出现智力和视力轻度减退。如 PaO_2 迅速降至 40 ~ 50mmHg 以下时，就会引起一系列神经精神症状，如头痛、不安、定向与记忆障碍、精神错乱、嗜睡，以致惊厥和昏迷，PaO_2 低于 20mmHg 时，只需几分钟就可造成神经细胞的不可逆性损害。二氧化碳潴留发生迅速而严重时，也能引起严重的中枢神经系统功能障碍。当 $PaCO_2$ 超过 80mmHg 时，可引起头痛、头晕、烦躁不安、言语不清、扑翼样震颤、精神错乱、嗜睡、昏迷、抽搐、呼吸抑制等，即称为二氧化碳麻醉（carbon dioxide narcosis）。

　　呼吸衰竭引起的脑功能障碍称为肺性脑病（pulmonary encephalopathy）。Ⅱ型呼吸衰竭患者肺性脑病的发生机制为：①酸中毒和缺氧对脑血管的作用：二氧化碳直接作用于脑血管，使之扩张。$PaCO_2$升高10mmHg，脑血流量约可增50%；另外，缺氧也使脑血管扩张。缺氧和酸中毒损害血管内皮细胞引起毛细血管通透性增高，导致脑间质水肿；缺氧使细胞ATP生成减少，影响细胞钠泵功能，形成细胞水肿。脑血管充血、脑间质、脑细胞水肿使颅内压升高和视神经乳头水肿。严重时还可导致脑疝形成。②酸中毒和缺氧对脑细胞的作用：正常脑脊液的缓冲作用较血液为弱，其pH值也较低，而$PaCO_2$却比动脉血的高。血液中的碳酸氢根离子及氢离子又不易通过血脑屏障进入脑脊液，故脑脊液的酸碱调节较缓慢。呼吸衰竭时脑脊液的pH值变化比血液更明显。神经细胞内酸中毒一方面可增加谷氨酸脱羧酶活性，使γ-氨基丁酸生成增多，导致中枢抑制；另一方面可增强磷脂酶活性，使溶酶体水解酶释放，引起神经细胞和组织的损伤。

五、其他系统功能变化

　　1. 肾功能变化　呼吸衰竭可导致肾功能损害，轻者尿中出现蛋白、红细胞、白细胞及管型等，严重时可发生急性肾功能衰竭，出现少尿、氮质血症和代谢性酸中毒。此时肾脏结构往往无明显变化，故常为功能性肾功能衰竭。只要外呼吸功能好转，肾功能就可较快恢复。肾功能衰竭的基本发病机制在于缺氧与高碳酸血症反射性地通过交感神经使肾血管收缩，从而使肾血流量严重减少。

　　2. 消化系统功能变化　严重缺氧可使胃壁血管收缩，从而能降低胃黏膜的屏障作用。二氧化碳潴留可增强胃壁细胞碳酸酐酶活性，使胃酸分泌增多，而且有的患者还可合并弥散性血管内凝血、休克等，故呼吸衰竭时可出现胃肠道黏膜糜烂、坏死、出血与溃疡形成等变化。

第三节　呼吸衰竭的防治原则

一、防止与去除呼吸衰竭的原因

　　引起呼吸衰竭的原发病是呼吸衰竭发生的根本原因，因此应积极有效地针对原因进行预防，或在发病后及时进行处理，并同时防止诱因的作用。

二、纠正缺氧、提高PaO_2

　　纠正低氧血症是治疗呼吸衰竭的重要措施，因此纠正缺氧、提高动脉血PaO_2是十分必要的，应尽快争取将提高到50～60mmHg，动脉血氧饱和度升至85%左右。Ⅰ型呼吸衰竭有缺氧而无二氧化碳潴留，可吸入较高浓度的氧（一般不超过50%）。慢性Ⅱ型呼吸衰竭时，由于呼吸中枢反应性的变化，给氧原则一般以持续低浓度低流量（不超过 30%）为宜。应使 PaO_2 达到 50 ~ 60mmHg 的安全水平，以避免引起高碳酸血症，进而根据患者情况调整并逐渐提高吸入氧的浓度及流量。如在给氧时出现二氧化碳分压进行性上升，可行人工通气以促进二氧化碳的排出。

三、改善肺通气

常用增加肺通气的方法如下。

（1）解除呼吸道阻塞：如用抗生素治疗气道炎症；解除支气管痉挛；清除气道内异物、分泌物等（必要时做气管插管或切开术）。

（2）增强呼吸动力：如用呼吸中枢兴奋剂尼可刹米等。但慢性呼吸衰竭患者应慎用中枢兴奋剂。

（3）人工辅助通气：掌握适应证，正确而恰当地使用人工呼吸机辅助通气。

（4）补充营养：慢性呼衰患者因胃肠消化、吸收功能差，常有营养不良，更易发生呼吸肌疲劳，应补充营养以改善呼吸肌功能。

四、改善内环境及保护重要器官功能

密切观察监护，综合治疗，纠正酸碱平衡与水、电解质代谢紊乱，维护心、脑、肾等重要器官的功能，预防和治疗严重并发症。

【复习题】

1. 解释下列名词：呼吸衰竭、肺性脑病、死腔样通气、功能性分流、二氧化碳麻醉。
2. 简述呼吸衰竭的发病机制。
3. 简述呼吸衰竭时机体的主要功能和代谢的变化。
4. 了解呼吸衰竭的防治原则。
5. 病例分析

【病史摘要】某患者，男性，68 岁，有吸烟史。因胸闷、咳嗽、气短入院。患者于 20 年前因受凉而发生咳嗽、咯痰，痰为白色泡沫样。此后每遇受凉感冒即出现上述症状。发作以冬春季频繁，常持续 2 ~ 3 个月，5 年前出现气短、胸闷等症。3 天前上述症状加重，且出现喘息、心悸、伴下肢浮肿、口唇青紫等症而入院。

【体格检查】T36.5℃，P82 次 / 分，R22 次 / 分，BP20/9.3kPa，胸廓呈桶状，双侧呼吸动度均等；触觉语颤减弱；双肺叩诊呈过清音；听诊双肺满布哮鸣音，并伴较密集的小水泡音。心尖搏动于剑突下清晰可见，心界缩小，律齐，余未见异常。

【讨论】分析患者产生呼吸衰竭和肺心病的原因和机制。

第二十二章　肝功能不全

肝脏是人体最大的腺体，参与人体内的消化、代谢、排泄、解毒及免疫等多种功能。来自胃肠吸收的物质，几乎全部进入肝脏，在肝内进行合成、分解转化、贮存。各种导致肝损害的病因作用于肝组织后，可引起不同程度的肝细胞损伤及功能障碍。各种严重致肝损害的因素作用于肝脏，或长期反复作用于肝脏后，一方面可引起肝脏形态结构的改变，另一方面可导致肝脏功能发生不同程度的障碍，机体出现黄疸、出血、感染、肾功能障碍及肝性脑病等一系列临床综合征，称为肝功能不全（hepatic insufficiency）。肝功能不全晚期阶段称为肝功能衰竭（hepatic failure），临床表现主要是肝性脑病和肝肾综合征。本章主要介绍肝性脑病。

第一节　病因和分类

一、概念

肝性脑病是指在排除其他已知脑疾病的前提下，继发于严重肝功能紊乱，以意识障碍为主的精神神经综合征。肝性脑病早期具有人格改变、智力减弱、意识障碍等特征，并且这些特征为可逆的，肝性脑病晚期发生不可逆性肝昏迷甚至死亡。

中医认为肝性脑病属"心窍蒙蔽"或"肝风内动"，称本病为"肝厥"，属"急黄""鼓胀""厥证"等范畴。

二、分类

肝性脑病根据发病的原因和毒性物质的来源，将其分为内源性和外源性两类。内源性是指因重型病毒性肝炎或严重急性肝中毒，使肝细胞广泛坏死而引起的肝性脑病，常呈急性经过，无明显诱因。外源性是指由肠管吸收后未经肝解毒就直接进入体循环的毒性物质所引起的肝性脑病，多继发于晚期肝硬变或门－体静脉分流术后，常呈慢性经过，反复发作，有明显诱因，近期预后较好。根据起病的缓急，将肝性脑病分为急性、亚急性和慢性。

三、分期

肝性脑病在临床上按神经精神症状的轻重分为四期：一期（前驱期）：轻微的精神神经症状，可表现出欣快、反应迟钝、睡眠节律的变化，有轻度的扑翼样震颤等。二期

（昏迷前期）：较一期症状加重，可出现行为异常、嗜睡、淡漠、理解力减退及精神错乱，出现明显的扑翼样震颤等。三期（昏睡期）：有明显的精神错乱、昏睡，可唤醒。四期（昏迷期）：神智丧失，不能唤醒，无扑翼样震颤等。

第二节　发病机制

肝性脑病的发病机制尚不完全清楚。病理形态学研究表明，肝性脑病时脑内并无特异性组织形态变化，主要表现为星形胶质细胞受累。因此，多数学者提出肝性脑病的发生主要是由于脑组织的功能和代谢障碍所致。现将目前的主要学说介绍如下：

一、氨中毒学说

动物实验及一系列临床研究表明，肝性脑病的发生与血氨水平升高所致的氨中毒有关。肝性脑病患者中约 80% 确有血氨水平升高，而且采用各种降血氨的治疗措施后有效。在正常情况下，血氨的生成与清除保持动态平衡，使血氨水平处于相对稳定，一般不超过 59μmol/L。当氨的生成过多或清除不足使动态平衡发生破坏时，就会引起血氨水平升高，过量的氨通过血脑屏障进入脑内，作为神经毒素诱发肝性脑病。

（一）血氨增高的原因

1. 氨清除不足　肝脏疾病时所致的鸟氨酸循环障碍使体内产生的氨不能在肝内合成尿素而解毒；肝内侧支循环和门体侧支循环建立时，来自肠道的氨可绕过肝细胞的清除，直接进入体循环。

2. 氨的产生增多　生理情况下，血氨主要来源于肠道，少部分由肾、肌肉产生。肠道内氨的来源主要是：①肠道里的蛋白质经消化变成氨基酸，在肠道细菌释放的氨基酸氧化酶作用下可产氨；②经肠 – 肝循环弥散入肠道的尿素，在细菌释放的尿素酶作用下也可产氨。

肝功能严重障碍时可造成血氨增多：①肝硬变时，由于门脉高压，消化道黏膜淤血、水肿，食物的消化、吸收和排空发生障碍，致使肠内未消化的蛋白质等成分增多，肠道细菌生长繁殖加快，由细菌分解蛋白质而生成的氨显著增多；②肝硬变晚期因合并尿毒症，潴留于血中的大量尿素弥散至胃肠道，经肠内细菌的作用，生成氨增多；③严重肝疾病引起的消化道出血，血液蛋白质在肠道细菌作用下，生成较多的氨；④严重肝病时，由肾、肌肉和脑等组织器官中氨基酸经脱羧作用生成的氨增多。

此外，肠道 pH 值对氨的吸收有重要的影响。肠腔内 pH 值降低，可减少从肠腔吸收氨，因而临床上常用在肠道不易吸收的乳果糖等，降低肠腔 pH 值，减少氨的吸收，而达到减少血氨的作用。

（二）氨对脑的毒性作用

氨进入脑内与很多因素有关。血氨主要以 NH_4^+ 形式存在，NH_4^+ 不易通过血脑屏障，当血浆 pH 值增高时转变为 NH_3 形式，可自由通过血脑屏障进入脑内。血脑屏障的通透性可直接影响氨的入脑，细胞因子、自由基等可使血脑屏障通透性增高，氨进入脑增多，从而加重肝性脑病。进入脑内的氨增高，可产生如下作用（图 22-1）。

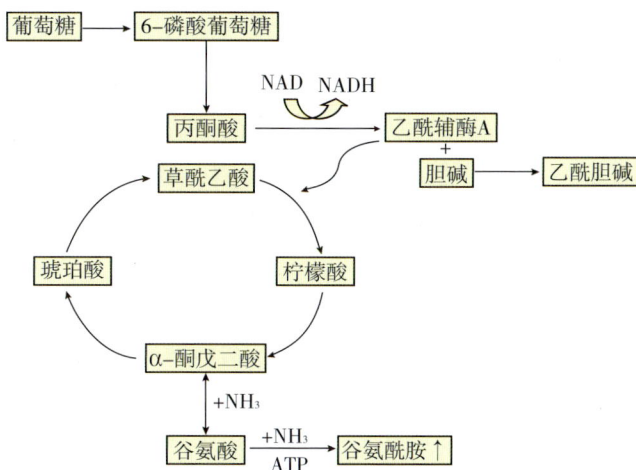

图 22-1　氨对脑组织的毒性作用示意图

1. 干扰脑细胞能量代谢　血氨增高主要是干扰脑组织的葡萄糖生物氧化过程的正常进行。一般认为：①进入脑内的氨与 α-酮戊二酸结合，形成谷氨酸，消耗了大量三羧酸循环的重要中间产物 α-酮戊二酸，使 ATP 生成减少。②消耗了大量 NADH，NADH 是呼吸链中完成递氢过程的重要物质，可使 ATP 产生减少。③氨还可抑制丙酮酸脱羧酶的活性，妨碍丙酮酸的氧化脱羧过程，使乙酰辅酶 A 生成减少，影响三羧酸循环的正常进行，也可使 ATP 产生减少。④大量的氨与谷氨酸合成谷氨酰胺时消耗了大量 ATP。ATP 的产生减少而消耗增多，导致脑细胞完成各种功能所需的能量严重不足，从而不能维持中枢神经系统的兴奋活性而昏迷。

2. 氨使脑内神经递质发生改变　正常状态下，脑内兴奋性神经递质与抑制性神经递质保持平衡。如进入脑内的氨增多，与谷氨酸结合生成谷氨酰胺增多，导致中枢兴奋性递质谷氨酸减少，而中枢抑制性递质谷氨酰胺增多；氨可抑制丙酮酸的氧化脱羧，使乙酰辅酶 A 减少，造成中枢兴奋性递质——乙酰胆碱生成减少，而使中枢抑制性递质——γ-氨基丁酸增多。因此，导致中枢神经系统功能紊乱。

3. 氨对神经细胞膜的抑制作用　氨可与钾离子竞争通过细胞膜上的钠泵中进入细胞内，造成细胞内钾缺乏；氨干扰神经细胞膜 Na^+-K^+-ATP 酶活性，这些可影响细胞内外 Na^+、K^+ 正常分布，进而影响膜电位和动作电位的产生，使神经系统的兴奋及传导等功能紊乱。

（三）氨中毒学说的不足

血氨水平升高虽与肝性脑病密切相关，但并不能完全解释肝性脑病的发病机制，而且缺乏足够的实验依据。临床观察发现，肝性脑病的患者中约有 20% 血氨仍保持在正常水平；并且有的肝硬化患者血氨水平虽明显增高，但并未发生肝性脑病。此外，还有的肝性脑病患者其昏迷程度与血氨水平无平行关系，当给昏迷患者采取减氨疗法后血氨虽降至正常水平，但患者的昏迷程度并无相应好转等。总之，氨中毒学说不是解释肝性脑病发生的唯一机制。

二、假性神经递质学说

假性神经递质学说认为，肝性脑病的发生是由于假性神经递质在网状结构的神经突触部位堆积，使神经突触部位冲动的传递发生障碍，从而引起神经系统的功能障碍而导致昏迷的。

（一）脑干网状结构与清醒状态的维持

在脑干网状结构中存在着具有唤醒和保持大脑清醒状态功能的系统，这一系统称为脑干网状结构上行激动系统。脑干网状结构中的神经递质种类较多，而去甲肾上腺素和多巴胺等为主要神经递质，在维持脑干网状结构上行激动系统的唤醒功能中具有重要作用。当这些正常的神经递质（又称真性神经递质）被结构相似但生理效应极弱的物质（假神经递质）所取代时，则使上行激动系统的功能活动减弱，大脑皮质将从兴奋转入抑制状态，产生昏睡等情况。

（二）假性神经递质的产生

食物中蛋白质在消化道中经水解产生氨基酸，其中芳香族氨基酸——苯丙氨酸和酪氨酸经肠道细菌释放的脱羧酶作用，分别被分解为苯乙胺和酪胺。正常时，苯乙胺和酪胺被吸收后进入肝脏，在肝脏单胺氧化酶作用下被氧化分解而解毒。当肝功能严重障碍时，由于肝脏的解毒功能低下，或经侧支循环绕过肝脏直接进入体循环，均可使其血中浓度增高，进入脑内增多。在脑干网状结构的神经细胞内，苯乙胺和酪胺分别在 β-羟化酶作用下生成苯乙醇胺和羟苯乙醇胺。苯乙醇胺和羟苯乙醇胺在化学结构上与正常神经递质——去甲肾上腺素和多巴胺相似，但不能完成真性神经递质的功能，被称为假神经递质（图 22-2）。当假神经递质增多时，可取代去甲肾上腺素和多巴胺被肾上腺

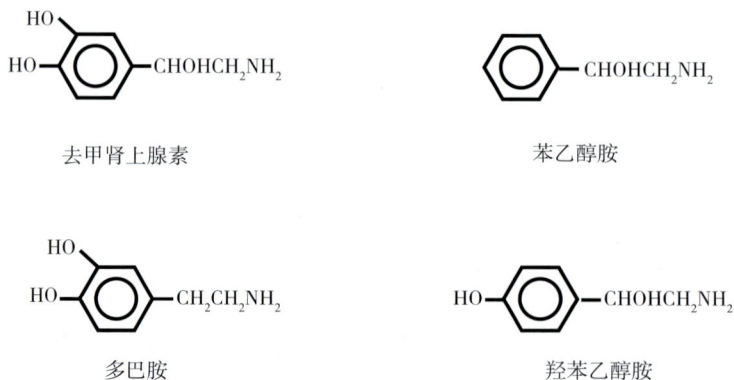

去甲肾上腺素　　　　　　　　　　苯乙醇胺

多巴胺　　　　　　　　　　　　　羟苯乙醇胺

图 22-2　正常及假性神经递质

素能神经元所摄取，并贮存在突触小体的囊泡中，但其被释放后的生理效应远较去甲肾上腺素和多巴胺弱。因而脑干网状结构上行激动系统的唤醒功能不能维持，从而发生昏迷。

三、氨基酸失衡学说

研究发现，在肝性脑病患者血液中氨基酸含量有很大的变化，表现为支链氨基酸（亮氨酸、异亮氨酸、缬氨酸）减少，而芳香族氨基酸（苯丙氨酸、酪氨酸、色氨酸）增多，两者比值为 0.6 ~ 1.20（正常成人支链氨基酸/芳香族氨基酸之比值接近 3 ~ 3.5）。若用中性氨基酸混合液将此比值矫正到 3 ~ 3.5，中枢神经系统功能即会得到改善。

（一）血浆氨基酸失衡的原因

肝功能严重障碍时肝细胞灭活胰岛素和胰高血糖素的功能降低，使两者浓度均增高。由于胰高血糖素的增多，促进肝和肌肉组织的蛋白分解代谢增强，导致大量芳香族氨基酸由肝和肌肉释放入血。肝功能严重障碍，一方面降低对芳香族氨基酸的降解能力；另一方面造成糖异生作用障碍，使芳香族氨基酸转为糖的能力降低。这些均可使血中芳香族氨基酸含量增高。

（二）芳香族氨基酸与肝昏迷

生理情况下，芳香族氨基酸与支链氨基酸同属电中性氨基酸，借同一载体转运系统通过血脑屏障并被脑细胞摄取。血中芳香族氨基酸的增多和支链氨基酸的减少，必然使芳香族氨基酸进入脑细胞增多，其中主要是苯丙氨酸、酪氨酸。

苯丙氨酸和酪氨酸进入脑内增多的结果可使脑内产生大量假性神经递质，这些假性神经递质可进一步抑制正常神经递质的产生过程。由此可见，血中氨基酸的失平衡可使脑内产生大量假性神经递质，并使正常神经递质的产生受到抑制，最终导致昏迷。事实上，氨基酸失衡学说是假性神经递质学说的补充和发展，假性神经递质学说和氨基酸失衡学说尚待进一步深入研究和验证。

四、氨基丁酸学说

氨基丁酸（GABA）属于抑制性神经递质，介导突触后及突触前神经抑制。目前认为 GABA 能神经元活动变化与肝性脑病的发生发展密切相关。有学者证明，急性肝功能衰竭患者血清 GABA 水平比正常人高 10 倍；一些动物实验结果也与此类似，且发现动物脑神经元突触后膜上的 GABA 受体密度增加。

神经细胞内 GABA 主要是由谷氨酸在谷氨酸脱羧酶作用下脱羧产生。血中 GABA 主要由肠道细菌作用于肠内容物产生。正常时，GABA 可在肝脏进一步代谢，当肝功能严重障碍时，GABA 分解减少或通过侧支循环绕过肝脏，使其在血中含量增加；特别是伴有上消化道出血时，由于血液是细菌形成 GABA 的良好底物，导致来自肠道的 GABA

更多，使血中 GABA 浓度明显增多。正常时 GABA 并不能通过血脑屏障进入脑内，但严重肝病引起血脑屏障通透性增高时，GABA 可进入脑内，并在突触间隙产生抑制作用，导致中枢神经系统功能抑制，产生肝性脑病。

GABA 学说主要是从中枢神经系统抑制性递质 GABA 和相应受体相互作用的角度来探讨肝性脑病的发病机制，因此越来越受到人们的关注。

五、其他神经毒质在肝性脑病发病中的作用

研究发现许多神经毒质可能参与肝性脑病的发生发展过程。其中主要有锰、硫醇、脂肪酸、酚等物质。

肝性脑病的发病机制较为复杂，并非单一因素所致。随着研究的深入，诸多因素间的内在联系及其相互作用得以揭示。氨中毒学说已成为解释肝性脑病发病机制的中心环节，与其他学说之间的联系越来越密切。目前对肝性脑病的发病机制虽然尚未定论，随着研究的深入，观点基本趋向一致。

第三节　肝性脑病的诱因

一、氨的负荷增加

氨的负荷过度是诱发肝性脑病的最常见原因。肝硬化患者常见的上消化道出血及过量蛋白饮食、输血等外源性负荷过度，可由于促进血氨增高而诱发肝性脑病。由于肝肾综合征等所致的氮质血症、低钾性碱中毒或呼吸性碱中毒、便秘、感染等内源性氮负荷过重等，也常诱发肝性脑病。

二、血脑屏障通透性增强

正常情况下一些神经毒性物质不能通过血脑屏障，血脑屏障通透性的增高，可使神经毒性物质入脑增多，参与肝性脑病发病过程。实验表明，TNF-α、IL-6 等能改变血脑屏障的通透性，在肝性脑病的发生中有一定作用。能量代谢障碍等所致的星形胶质细胞功能下降也可使血脑屏障通透性增强。此外，严重肝病患者合并高碳酸血症、脂肪酸以及饮酒等也可使血脑屏障通透性增高。

三、脑敏感性增高

严重肝脏病患者，体内各种神经毒性物质增多，在毒性物质的作用下，脑对药物或氨等的敏感性增高。因而，当使用止痛、镇静、麻醉以及氯化铵等药物时，易诱发肝性脑病。感染、缺氧、电解质紊乱等也可增强脑对毒性物质的敏感性而诱发肝性脑病。

总之，凡能增加毒性物质来源，提高脑对毒性物质的敏感性以及使血脑屏障通透性增高的因素，均可成为肝性脑病的诱因，引起肝性脑病的发生。

第四节　肝性脑病的防治原则

一、防止诱因

1. 减少氮负荷，严格控制蛋白摄入量，减少组织蛋白质的分解，减少氮负荷。
2. 防止上消化道大出血。
3. 防止便秘，以减少肠道有毒物质进入体内。
4. 预防因利尿、放腹水、低血钾等情况诱发肝性脑病。
5. 由于患者血脑屏障通透性增强、脑敏感性增高，因此，肝性脑病患者用药要慎重，肝功能不全者特别要慎用止痛、镇静、麻醉等药物，防止诱发肝性脑病。

二、降低血氨

1. 口服乳果糖等使肠道 pH 值降低，减少肠道产氨和利于氨的排出。
2. 应用谷氨酸或精氨酸降血氨。
3. 纠正水、电解质和酸碱平衡紊乱，特别是要注意纠正碱中毒。
4. 口服新霉素等抑制肠道细菌产氨。

三、促进正常神经传导功能恢复

1. 纠正氨基酸的失衡，可口服或静注以支链氨基酸为主的氨基酸混合液。
2. 可给予左旋多巴，促进患者清醒。
3. 采取一些保护脑细胞功能、维持呼吸道通畅、防止脑水肿的措施。

四、肝移植

肝移植可用于治疗严重和顽固性的肝性脑病。

总之，由于肝性脑病的发病机制复杂，应结合患者的具体情况，采取综合性治疗措施进行防治，这样才能获得满意的疗效。

【复习题】

1. 解释何为肝性脑病。
2. 说出两种假性神经递质的名称。
3. 描述肝性脑病的诱因。
4. 病例分析

【病史摘要】患者，男，53 岁，患肝硬化已 5 年，平时状态尚可。近日进食不洁肉食后，出现高热（39℃）、频繁呕吐和腹泻，继之出现谵语，扑翼样震颤，最后进入昏迷。

【讨论】

（1）该患者发生了什么病变？

（2）对该患者可采用何种防治措施？

第二十三章　肾功能不全

第一节　急性肾功能衰竭

急性肾功能衰竭（acute renal failure，ARF）是指由于各种原因在短期内（数小时至数日）引起肾脏泌尿功能急剧障碍，以致机体内环境出现严重紊乱的病理过程。临床上主要表现为少尿或无尿、水中毒、氮质血症、高钾血症和代谢性酸中毒等。本病属于中医"溺毒""关格""癃闭"等范畴。根据患者尿量变化分为少尿型和非少尿型，以少尿型多见。

一、分类和病因

根据急性肾功能衰竭时的临床表现和病情轻重，可分为少尿型、非少尿型急性肾功能衰竭。

根据急性肾功能衰竭时肾脏是否发生器质性损害，可将急性肾功能衰竭分为功能性急性肾功能衰竭和器质性急性肾功能衰竭。

根据引起急性肾功能衰竭的原因，可将急性肾功能衰竭分为肾前性、肾性和肾后性三大类。

（一）肾前性急性肾功能衰竭

见于各型休克的早期、急性心力衰竭等。由于失血、脱水、创伤、感染、心衰等各种原因，引起有效循环血量减少和肾血管的强烈收缩，肾血液灌流量急剧减少，肾小球滤过率显著降低，导致尿量减少和氮质血症等，但肾小管功能尚属正常，肾脏并未发生器质性病变，故又称功能性急性肾功能衰竭，如治疗及时，预后良好。否则，持续的肾缺血可导致肾小管变性坏死，出现肾性急性肾功能衰竭。

（二）肾性急性肾功能衰竭

由肾实质的器质性病变引起的急性肾功能衰竭称为肾性急性肾功能衰竭。

1. 急性肾小管坏死

（1）肾缺血和再灌注损伤：严重而持续的肾缺血可引起肾小管坏死，休克复苏后、肾移植等再灌注损伤也是引起肾小管坏死的主要原因之一。由于肾小管损害，肾小管功能发生障碍，尿中可含有各种管型、红细胞、蛋白质等。

（2）肾毒物：包括外源性和内源性肾毒物两大类，如重金属（铅、汞、砷、锑等）、抗生素（新霉素、卡那留素、庆大霉素、多黏菌素等）、磺胺类药物、某些有机化合物（四氯化碳、氯仿、甲醇、酚等）、生物性毒物（蛇毒、生鱼胆、蘑菇毒等）、造影剂、肌红蛋白和血红蛋白及内毒素等均可直接损害肾小管，引起肾小管上皮细胞变性、坏死。

2. 肾脏本身疾患　如急性肾小球肾炎、狼疮性肾炎、肾盂肾炎、恶性高血压和两侧肾动脉血栓形成或栓塞等，均可引起肾实质损害，导致急性肾功能衰竭。

（三）肾后性急性肾功能衰竭

指下尿路（肾盏至尿道口）任何部位急性梗阻引起的急性肾功能衰竭。常见于双侧输尿管结石、盆腔肿瘤压迫输尿管和前列腺肥大引起的尿路梗阻，早期并无肾实质损害，由于肾小球有效滤过压下降导致肾小球滤过率降低，可出现氮质血症、酸中毒等。如及时解除梗阻，肾泌尿功能可很快恢复。

二、发生机制

各种原因引起的急性肾功能衰竭的发病机制不完全相同，且其确切机制尚未彻底阐明。现将肾缺血、肾毒物等引起的急性肾小管坏死发生少尿的发病机制进行阐述。

（一）肾小球因素

当肾血流动力学调节异常时，肾血流灌注量减少，肾缺血而发生急性肾小管坏死。因为肾缺血的程度与形态改变、功能障碍呈平行关系，所以多数学者认为，肾缺血是急性肾小管坏死初期的主要发病机制。造成肾缺血与下列因素有关。

1. 肾血液灌注量和灌注压降低　当全身动脉血压显著下降时，肾灌注压显著下降，肾脏缺血。当平均动脉压低于 60mmHg 时，肾血流量和肾小球滤过率（GFR）降低 1/2 ～ 2/3；当全身血压降低到 40mmHg 时，肾血流量和 GFR 几乎为零。

2. 肾血管收缩　肾缺血和肾毒素刺激可引起多种调节肾血流动力学平衡的血管活性物质分泌和释放异常，表现为交感 – 肾上腺髓质系统兴奋和肾素 – 血管紧张素系统激活（管 – 球反馈机制），使血中儿茶酚胺、血管紧张素 Ⅱ、内皮素等血管收缩活性物质的分泌释放增加；前列腺素（PGE$_2$、PGI$_2$）、NO 等血管舒张活性物质分泌释放减少，导致肾血管持续性收缩。如果不能及时恢复有效循环血量，持续性肾缺血将导致急性肾小管坏死。

3. 肾血管内皮细胞肿胀　肾缺血时，肾血管内皮细胞因缺血缺氧导致"钠泵"失灵，因而发生肿胀，使管腔变窄，肾血流减少。休克复苏后的肾缺血 – 再灌注可产生大量氧自由基，损伤血管内皮细胞，也可造成内皮肿胀，管腔狭窄。

4. 肾血管内凝血　研究显示，部分急性肾小管坏死患者，其肾小球毛细血管内可有微血栓形成，从而堵塞血管，使肾血流量减少。

（二）肾小管因素

1. 肾小管阻塞 异型输血、挤压伤、磺胺结晶等引起的肾小管坏死时，坏死脱落的上皮细胞、肌红蛋白、血红蛋白等形成的管型阻塞肾小管，使阻塞上段的肾小管腔内压增高，肾小球囊内压增高，GFR 降低导致少尿。

2. 原尿反流至肾间质 动物实验证明，ARF 时，受损的肾小管上皮细胞通透性增加，或经坏死的肾小管上皮，原尿反流入肾间质。间质水肿压迫肾小管，加重肾小管阻塞；压迫周围毛细血管，加重肾缺血，进一步加重肾损害。

总之，ARF 的发病机制复杂，未知因素仍然很多。在功能性肾功能衰竭和急性肾功能衰竭的初期，肾血管收缩使肾血流减少起重要作用；在急性肾功能衰竭持续期，肾小管病变的作用可能更为重要。

三、发病类型及功能代谢变化

根据尿量变化，ARF 可分为少尿型与非少尿型两种。由于少尿型 ARF 对机体危害大、后果严重，故重点介绍少尿型 ARF 时机体的变化。

（一）少尿型急性肾功能衰竭

少尿型 ARF 的发病过程可分为少尿期、多尿期和恢复期三个阶段。

1. 少尿期 病情最危险阶段，一般持续几天到几周，持续时间越长，预后也越差。此时内环境严重紊乱。

（1）尿量和尿成分的变化：①尿量：尿量迅速减少，24 小时尿量可少于 400mL（少尿）或 100mL（无尿），其机制与 GFR 降低、原尿由坏死的肾小管反流至肾间质及肾小管阻塞等因素有关。②尿比重和渗透压：由于肾小管重吸收水和钠的功能障碍，故尿比重低，尿渗透压低于 350mmol/L。③尿钠高：肾小管对原尿中的钠离子重吸收障碍所致。④尿沉渣和尿蛋白：由于肾小球滤过膜通透性增高和肾小管上皮细胞坏死脱落，尿中含有蛋白、红细胞、白细胞和各种管型。

以上尿液的改变在功能性与器质性急性肾功能衰竭有明显差别（表 23-1），临床应注意鉴别。

表 23-1 功能性与器质性急性肾功能衰竭鉴别诊断要点

	功能性 ARF	器质性 ARF
尿比重	> 1.020	< 1.015
尿渗透压（mmol/L）	> 700	< 250
尿钠含量（mmol/L）	< 20	> 40
尿肌酐 / 血肌酐	> 40：1	< 10：1
尿蛋白	阴性或微量	+ ~ ++++
尿沉渣镜检	正常	各种管型、RBC、WBC、上皮细胞

（2）水潴留和水中毒：肾脏排尿严重减少、体内分解代谢增强致内生水过多以及输入液体过多等，可引起体内水潴留，这种低渗性的水过多称水中毒。水中毒时细胞外液低渗，水分向细胞内转移而引起细胞水肿，严重者可并发肺水肿、脑水肿和心功能不全。

（3）高钾血症：高钾血症是 ARF 少尿期最危险的变化，为少尿期 1 周内死亡的主要原因。其原因是：① ARF 患者少尿或无尿时，肾排钾减少；②细胞内钾外释：组织损伤、分解代谢增强、溶血、缺氧、酸中毒等，促使细胞内钾向细胞外转移；③钾的来源增多：摄入富含钾的食物或输入含高浓度钾的库存血。高钾血症可引起心律失常、心室颤动、心跳骤停，导致患者死亡。

（4）代谢性酸中毒：ARF 时产生代谢性酸中毒的机制是：①体内酸性产物经肾脏排出减少；②体内分解代谢增强，使酸性代谢产物生成增多。酸中毒可使心肌收缩性降低，动脉血压下降，还可引起高钾血症。因此，应尽早纠正酸中毒，以便有效地防止高钾血症的进展，帮助患者度过少尿期，降低病死率。

（5）氮质血症：由于肾脏功能障碍，血中非蛋白质含氮物质如尿素、尿酸、肌酐等不能充分随尿液排出，使其在血中增多，称为氮质血症。

患者如能安全度过少尿期，而且体内已有肾小管上皮细胞再生时，即可进入多尿期。

2. 多尿期　尿量进行性增多是肾功能逐渐恢复的信号。ARF 患者的尿量增加至每日多于 400mL 标志着已进入多尿期。一般最初几天每天尿量增加一倍，1 周时可达 3 ～ 5L/d。多尿期一般可持续 2 ～ 4 周。

多尿发生的机制：①肾灌注量增加，肾小球滤过功能逐渐恢复正常；②肾小管上皮细胞虽已再生修复，但新生的肾小管上皮细胞重吸收钠、水的功能低下，原尿不能充分被浓缩；③少尿期潴留在血中的尿素等代谢产物经肾小球大量滤出，使原尿中溶质增加，引起渗透性利尿；④由于多尿，肾小管中的管型被冲走，肾小管的阻塞得到解除；⑤肾间质水肿消退而产生多尿。

此期由于肾小管上皮细胞的修复和功能完善是逐渐的，患者仍可能因水、电解质、酸碱平衡紊乱或感染而导致死亡。

3. 恢复期　一般在发病后 1 个月左右进入恢复期。需要数月至一年，甚至更长时间。此期肾小管上皮细胞再生、修复，肾功能逐渐恢复，肌酐清除率逐渐升高，尿量和血中非蛋白氮含量都基本恢复正常，水、电解质和酸碱平衡紊乱得到纠正。少数患者由于肾小管上皮和基底膜破坏严重和修复不全，可转变为慢性肾功能衰竭。

（二）非少尿型急性肾功能衰竭

非少尿型急性肾功能衰竭是指无少尿表现的急性肾功能衰竭，其主要特点是：①尿量减少并不明显，可在 1000mL/d 左右；②尿比重低而固定，尿钠含量也低；③氮质血症。

少尿型 ARF 和非少尿型 ARF 可以互相转化。少尿型经利尿或脱水治疗有可能转化为非少尿型；非少尿型如漏诊延误治疗或治疗不当，可以转变为少尿型。非少尿型向少尿型的转变，表示病情继续恶化，预后严重。

四、防治原则

1. 针对病因治疗。

2. 合理用药，避免药物和毒性物质对肾脏的损害作用。

3. 针对不同类型、不同时期的 ARF 进行治疗。

（1）功能性 ARF 如能妥善治疗，肾功能损害多在 1 ~ 3 天内逆转。应及时补充血容量，应用甘露醇和利尿剂，使用扩张血管药物等。

（2）器质性 ARF 主要是维持水、电解质和酸碱平衡。少尿期应严格控制液体输入量，防止水中毒的发生。多尿期要注意纠正水和电解质紊乱，以防脱水、低钾和低钠。

4. 透析疗法。应用血液透析或腹膜透析，可以有效地清除血液中的有害物质以及纠正水、电解质和酸碱平衡失调，可显著提高患者的治愈率，降低死亡率。

5. 中医中药治疗，在少尿期以清热解毒为主；多尿期滋阴清热或温阳固涩；恢复期宜益气养阴。

第二节　慢性肾功能衰竭

各种慢性肾脏疾病引起肾单位进行性破坏，经过一段相对较长的发展过程后，残存的有功能的肾单位不能充分排出体内的代谢废物和维持内环境稳定，出现代谢产物及毒性物质在体内潴留，水、电解质及酸碱平衡紊乱，并伴有一系列临床症状的综合征，称为慢性肾功能衰竭(chronic renal failure , CRF)。CRF 呈慢性、进行性发展，病情复杂，常以尿毒症为结局而导致死亡。中医学中，本病属"关格""溺毒""肾风虚损""癃闭"等范畴，多见于水肿、淋证等病后期。

一、病因

1. 肾脏疾患　慢性肾小球肾炎、高血压性肾小动脉硬化症、慢性肾盂肾炎以及系统性红斑狼疮、肾结核、糖尿病肾病、多囊肾、肾肿瘤等。以往研究认为，慢性肾小球肾炎是 CRF 最常见的原因，近年的研究表明，糖尿病肾病、高血压病性肾损害也是致 CRF 发病率增加的主要原因。

2. 慢性尿路梗阻　如尿路结石、肿瘤、前列腺肥大等。

3. 其他　药物性肾损害、肾挫伤等。

二、发展进程

因肾脏有强大的储备和适应代偿能力，故随着肾脏损害的逐步加重，残存的肾单位难以维持内环境稳定，逐渐出现肾功能不全。CRF 的慢性进行性发展过程可分为四个时期。

1. 肾脏储备功能降低期（代偿期） 轻度或中度肾脏受损时，肾单位损伤率＜60%，健存肾单位尚能维持内环境稳定，内生肌酐清除率在正常值的30%以上，血液生化指标无明显改变，无临床症状。但在突然增加水、钠负荷或感染等应激情况下，肾的储备功能难以适应肾脏负荷的加重，则可出现内环境失衡，易发生水、电解质和酸碱平衡紊乱。

2. 肾功能不全期 当肾单位损伤率在60%～75%时，内生肌酐清除率下降至正常值的25%～30%，此时肾脏已不能维持机体内环境的稳定，临床可出现轻、中度氮质血症、酸中毒和一定程度的贫血。由于肾脏浓缩功能减退，可有夜尿和多尿等症状。

3. 肾功能衰竭期 当肾单位损伤率在75%～90%时，健存肾单位进一步减少，内生肌酐清除率下降至正常值的20%～25%。此时机体内环境严重紊乱，临床出现较重的氮质血症、严重贫血、代谢性酸中毒、低钙、高磷、低钠血症，并伴有部分尿毒症中毒的症状。

4. 尿毒症期 为CRF的晚期，由于大量肾单位严重受损，肾单位损伤率超过90%，内生肌酐清除率下降至正常值的20%以下。机体内环境严重失衡，有明显的水、电解质和酸碱平衡紊乱以及多系统功能障碍，并出现一系列尿毒症的各种中毒症状。

三、发病机制

目前对于肾单位进行性破坏的机制尚不十分清楚，有以下几个学说解释。

1. 健存肾单位学说 该学说认为，不同原因引起的慢性肾损害，最终都会造成肾单位的破坏而丧失功能，肾功能只能由健存的肾单位来承担，维持内环境基本稳定。随着病变进展，健存肾单位数越来越少，当不足以维持内环境稳定时，则出现CRF的临床表现。

2. 矫枉失衡学说 该学说认为，当肾单位和肾小球滤过率进行性减少时，使某些溶质滤过减少，导致其在血液中的浓度增高，作为适应性反应，机体可通过其调节机制（如激素）提高肾脏对这些溶质的排泄率而代偿适应，称之为"矫枉"。然而，激素等体液因子在血中增多，尽管能促进某些溶质的排泄，但对机体其他系统的生理功能则产生不良影响，使机体内环境产生另外一种紊乱，即称之为"失衡"，最终导致肾功能衰竭进一步加重。例如，当肾功能衰竭时，磷排泄减少，引起高磷血症和低钙血症，后者促使甲状旁腺激素分泌增多，通过其抑制近曲小管对磷酸盐的重吸收而使肾排磷增加，尽管有一定的代偿适应作用，但随着病情发展，肾功能进一步降低，经尿排出的磷酸盐减少，加重高磷和低钙血症，导致继发性甲状旁腺功能亢进，后者引起骨质脱钙，出现肾性骨营养不良。

3. 肾小球过度滤过学说 该学说认为，慢性肾疾病晚期大量肾单位破坏后，健存肾单位的肾小球毛细血管血压和血流量增加，使肾功能提高，而使健存肾单位过度代偿、过度滤过，此状态长期发展，则使肾小球纤维化而硬化，最终导致肾小球硬化和功能衰竭。

肾小球过度滤过是CFR发展至尿毒症的重要原因之一。

4. 肾小管 - 肾间质损害学说 该学说认为，慢性肾疾病患者肾功能损害程度与慢性肾小管 - 间质的病变也有密切关系。动物实验表明，慢性肾功能不全大鼠摄入大量蛋白质时，可见肾小管明显肥大，伴有囊性变、萎缩、间质炎及纤维化，集合管也有增生性改变，如给予低蛋白、低磷饮食，且纠正酸中毒，可减轻健存肾单位肾小管 - 间质的损害，减缓肾损伤的进展。

四、机体的功能和代谢变化

（一）泌尿功能障碍

1. 尿量的变化 早期常有夜尿、多尿。晚期出现少尿。

（1）夜尿：常为 CRF 的早期表现。正常成人每日尿量约 1500mL，白天尿量占总尿量的 2/3，夜间尿量只占 1/3。当夜间排尿量超过 500mL，甚至夜间排尿量与白天尿量相近或超过白天，这种情况称夜尿。其形成机制尚不清楚。

（2）多尿：是 CRF 较常见的泌尿功能变化。24 小时尿量超过 2000mL，称多尿，但很少有每日尿量超过 3000mL 者。其形成机制可能是：①大量肾单位破坏后，健存肾单位血流量增多、肾小球滤过率增大而代偿，由于这些肾小球滤过原尿增多，在肾小管内流速增快，肾小管重吸收作用未能相应增加，故排出水分增多；②由于残存肾单位滤过的原尿中溶质含量较多，肾小管来不及重吸收，产生渗透性利尿效应；③在肾小管髓袢功能受损时，由于 Cl^- 的主动吸收减少，使髓质的高渗环境形成障碍，因而尿的浓缩功能降低。

（3）少尿：当肾单位大量破坏，健存肾单位极度减少时，每日终尿总量可少于 400mL/d 而出现少尿，表明肾损害严重。

2. 尿液渗透压的变化 由于尿比重的测定方法简便，临床常以尿的比重来判断尿渗透压的变化。慢性肾功能衰竭早期，肾浓缩功能降低而稀释功能正常，因而出现低比重尿或低渗尿，此时，尿比重最高只能达到 1.020。随着病情发展，肾脏浓缩及稀释功能均发生障碍，终尿的渗透压接近血浆渗透压，尿比重常固定在 1.008 ~ 1.012，称为等渗尿。

3. 尿液成分的变化

（1）蛋白尿：很多肾疾患可使肾小球滤过膜通透性增强，使肾小球滤出蛋白增多；或肾小球滤过功能正常，但因肾小管上皮细胞受损，对滤出到原尿中的蛋白重吸收减少，或二者兼有之，均可导致蛋白尿。

（2）血尿和脓尿：一些慢性肾脏疾病时，由于肾小球基底膜完整性被破坏，通透性增高，血中的红细胞、白细胞可经肾小球滤过，随尿排出，出现血尿和脓尿。

（二）水、电解质及酸碱平衡紊乱

1. 水、钠代谢障碍 CRF 时，肾脏对水负荷变化的调节适应能力减退，当水的摄入量增加时，可因不能相应地增加排泄而发生水潴留，引起肺水肿、脑水肿和心力衰竭；当水摄入过少时，则又可由于肾脏对尿的浓缩与稀释能力降低而不能减少水的排出，出现血容量减少，使病情进一步恶化。

慢性肾功能衰竭时，肾脏调节钠的能力下降。低盐饮食以及患者食欲减退、恶心、呕吐，也使钠摄入减少，促进低钠血症的发生。低钠血症使细胞外液和血浆容量减少，导致 CFR 进一步下降，加重内环境紊乱，形成恶性循环，甚至威胁生命。但补充钠盐不宜过多。因为残存肾单位有限，补充钠盐过多易造成钠、水潴留，使细胞外液及血浆容量扩大，从而加重高血压，甚至导致心力衰竭。

2. 钾代谢障碍 CRF 患者只要尿量不减少，血钾可长期维持正常水平。少数情况下可见高钾血症或低钾血症。

（1）高钾血症：见于 CRF 晚期尿量过少（每天尿量低于 600 ~ 900mL），以致钾排出过少。也可见于长期使用保钾利尿剂、严重酸中毒、输入库存血和急性感染时。

（2）低钾血症：见于反复应用排钾性利尿剂，使钾丢失过多；或厌食、呕吐、腹泻等使钾摄入不足或丢失。

3. 镁代谢障碍 慢性肾功能衰竭晚期伴少尿时，镁排出障碍，可引起高镁血症。若同时用硫酸镁降低血压或导泻，更易造成血镁升高。后者对神经肌肉有抑制作用，患者表现为肌肉无力、嗜睡甚至昏迷。

4. 钙、磷代谢障碍 主要表现为血磷升高和血钙降低。

（1）高血磷：正常人 60% ~ 80% 的磷由尿排出。在 CRF 早期，尽管肌酐清除（CFR）逐渐下降，但临床血磷可维持正常，这是因为 GFR 降低虽使血磷暂时上升，但钙磷乘积为一常数，由于血钙降低，后者刺激甲状旁腺，引起继发性甲状旁腺激素（PTH）分泌增多，PTH 能抑制近曲小管对磷酸盐的重吸收，使尿磷排出增多，血磷降至正常水平。但到 CRF 晚期，肌酐和血磷的滤过都显著减少，继发性 PTH 分泌增多已不能维持磷的充分排出，故血磷增高。而且 PTH 增多又可加强溶骨活性，使骨磷释放增多，形成恶性循环，导致血磷水平不断增高。

（2）低血钙：CRF 出现血钙降低的原因是：①血磷增高：因血浆钙磷浓度的乘积为一常数，血磷浓度增高时，则血钙浓度降低；②维生素 D_3 活化障碍：肾实质破坏后，1,25-（OH）$_2D_3$ 活化障碍，肠道对钙的重吸收减少；③血磷过高时，肠道分泌磷酸根增多，在肠内与食物中的钙结合，形成不易溶解的磷酸钙，妨碍钙的吸收；④尿毒症时，血液中潴留的某些毒性物质可损伤胃肠道黏膜，使钙的吸收减少。

5. 代谢性酸中毒 慢性肾功能衰竭早期，由于肾小管上皮细胞泌 H^+ 减少，出现轻度代谢性酸中毒。当受损肾单位增多，肾小球滤过率显著下降时，出现明显的代谢性酸中毒。因为除有肾小管上皮细胞泌 K^+、NH_3 减少，重吸收 HCO_3^- 减少，还有血中的非挥发性酸性产物（如硫酸、磷酸、有机酸）从肾小球滤过减少，而潴留体内。

（三）氮质血症

由于 GFR 下降，使尿素、肌酐等含氮代谢终产物在体内蓄积，血中非蛋白氮含量增高，> 28.6mmol/L（> 40mg/dL），称为氮质血症。

1. 血尿素氮（BUN） BUN 与 GPR 有密切关系，但非直接关系，因为 BUN 值还与外源性蛋白质摄入及内源性尿素负荷（如感染、胃肠道出血）有关。因此，BUN 不是反映肾功能的灵敏指标。

2. 血浆肌酐 血浆肌酐浓度主要与肌肉中磷酸肌酸分解产生的肌酐量级和肾脏排泄肌酐的功能有关，与外源性蛋白摄入无关。因此，血浆肌酐浓度变化更能反映 GPR 的变化。但是在慢性肾功能衰竭早期，血浆肌酐的变化也不明显。

3. 血浆尿酸 慢性肾功能衰竭时，肾远曲小管分泌尿酸增多和肠道分解尿酸增强，故血浆尿酸虽有一定程度的升高，但较 BUN、肌酐等变化轻。

（四）肾性高血压

肾脏疾病引起的高血压称为肾性高血压，慢性肾功能衰竭患者在疾病发展过程中多伴有高血压。其发病机制如下。

1. 钠水潴留 慢性肾功能不全时，由于肾排钠、排水功能降低，钠、水在体内潴留，血容量增加和心输出量增大，产生高血压。此时血管外周阻力可正常甚至低于正常。此种高血压称为钠依赖性高血压。

2. 肾素分泌增多 对某些肾脏疾病患者，由于肾脏相对缺血，激活了肾素 – 血管紧张素而引起高血压，称为肾素依赖性高血压。其主要机制是血管收缩，使外周阻力增高。

3. 肾脏降压物质生成减少 此类物质（如前列腺素 A_2 和 E_2、一氧化氮等）有舒张血管、抑制肾素的分泌、利水利钠等效应，所以能对抗血压升高，其分泌减少可促进血压升高。

（五）肾性骨营养不良

肾性骨营养不良是指慢性肾功能不全时引起的骨病，包括幼儿的肾性佝偻病、成人的骨软化、骨质疏松和纤维性骨炎。

1. 钙磷代谢障碍和继发性甲状旁腺机能亢进 CRF 患者高血磷引起低钙血症，后者刺激 PTH 的大量分泌，促使骨质溶解。

2. 维生素 D_3 活化障碍 由于 $1,25-(OH)_2D_3$ 合成减少，既影响肠道对钙、磷的吸收，又影响胶原蛋白的合成，均导致骨质钙化不佳，发生肾性骨营养不良。

3. 酸中毒 细胞外液 H^+ 增高，动员骨盐缓冲，促使骨盐溶解。此外，酸中毒还干扰 $1,25-(OH)_2D_3$ 的合成并抑制肠对钙、磷的吸收。

（六）肾性贫血

肾性贫血是 CRF 的重要表现之一，据统计，97% 患者有肾性贫血，且贫血程度常与肾功能损害程度一致。其发生机制如下：①促红细胞生成素生成减少，使骨髓干细胞形成红细胞受抑制，红细胞生成减少。②血液中的毒性物质抑制红细胞生成，引起溶血和出血，加重贫血。③毒物潴留使红细胞脆性增加，红细胞破坏速度加快。④铁从单核巨噬细胞释放受阻，使铁的再利用障碍。⑤CRF 时，患者的出血倾向与出血症状会加重贫血。

（七）出血倾向

慢性肾功能衰竭患者有出血倾向，表现为皮下淤斑和黏膜出血、鼻衄、胃肠道出血等。目前认为，血小板的黏附和聚集功能减弱及第 3 因子活力减低等功能障碍是出血的主要机制。可能是毒性物质在体内蓄积所致，例如尿素、胍类、酚类化合物等都可能改变血小板的功能。

第三节　尿　毒　症

一、尿毒症、尿毒症毒素

急慢性肾功能衰竭发展到最严重阶段，除水、电解质、酸碱平衡紊乱和肾脏内分泌功能失调外，还出现内源性毒性物质蓄积而引起的一系列自身中毒症状，称为尿毒症。

研究发现，尿毒症患者血浆中有 200 多种代谢产物或毒性物质，其中很多可引起尿毒症症状，故称之为尿毒症毒素。

二、常见的尿毒症毒素

1. 尿毒症毒素来源　①正常代谢产物在体内蓄积，如尿素、胍、多胺等；②外源性毒物未经机体解毒、排泄，如铝的潴留等；③毒性物质经机体代谢又产生新的毒性物质；④正常生理物质浓度持续升高，如甲状旁腺激素（PTH）等。

2. 尿毒症毒素分类　①小分子毒素：分子量小于 500，如尿素、肌酐、胍类、胺类等；②中分子毒素：分子量为 500 ~ 5000，多为细胞和细菌的裂解产物等；③大分子毒素：主要是血中浓度异常升高的某些激素，如 PTH、生长激素等。

三、机体的功能变化和临床表现

发生尿毒症时，除上述水、电解质、酸碱平衡紊乱、高血压、出血、贫血等进一步加重外，还出现全身各器官系统功能障碍及代谢障碍，有人形象地将它称作"集各系统症状于一身的综合征"。

（一）神经系统

中枢神经系统功能紊乱是尿毒症的主要表现。早期表现为头痛、头晕、理解力及记忆力减退等；进一步发展出现烦躁不安、肌肉颤动等；严重时出现精神抑郁、嗜睡甚至昏迷，称为尿毒症性脑病。周围神经病变的表现有乏力、足部发麻、腱反射减弱或消失，最后可发生麻痹。

（二）消化系统

消化系统症状出现最早、最突出。早期有食欲不振、恶心等，后期出现呕吐、腹泻、消化道出血等症状。这些症状的产生与肠道细菌的尿素酶分解尿素、产氨增多和胃泌素灭活减少，导致胃肠道黏膜发生溃疡有关。恶心、呕吐也与中枢神经系统功能障碍有关。

（三）心血管系统

心血管系统主要表现为充血性心力衰竭和心律紊乱，这是由于肾性高血压、酸中毒、高钾血症、钠水潴留、贫血及毒性物质等作用的结果。晚期可出现尿毒症性心包炎，是由于尿素、尿酸渗出，刺激大量纤维素渗出而发生，患者有心前区疼痛，听诊可闻及心包摩擦音。

（四）呼吸系统

呼吸系统可出现酸中毒固有的深大呼吸。尿素经唾液酶分解产生氨，故呼出气有氨味。尿素刺激可引起纤维素性胸膜炎、尿毒症肺炎。严重者可因心力衰竭、低蛋白血症、钠水潴留而引起肺水肿，患者可出现呼吸困难、咳泡沫痰，两肺可闻及干湿性啰音。

（五）免疫系统

免疫系统主要表现为细胞免疫功能障碍，但体液免疫变化不大。细胞免疫功能异常可能与毒性物质对淋巴细胞的分化和成熟有抑制作用，或者对淋巴细胞有毒性作用等有关。临床约有 60% 以上尿毒症患者常有严重的感染，这也是尿毒症患者死亡的主要原因之一。

（六）皮肤变化

患者常有皮肤瘙痒、干燥、脱屑等。皮肤瘙痒可能与毒性物质刺激皮肤感觉神经末梢及继发性甲状旁腺功能亢进所致皮肤钙沉积有关。由于高浓度尿素通过汗腺排泄，在汗腺开口处沉着形成细小白色结晶，称为尿素霜。

（七）代谢紊乱

1. 糖代谢 约半数患者伴有葡萄糖耐量降低，出现轻度或中度糖尿病症状。其主要原因可能是：①尿素、肌酐和中分子量毒物等的毒性作用，使胰岛素分泌减少；②胰岛素与靶细胞受体结合障碍；③拮抗胰岛素的生长激素分泌增多；④肝糖原合成酶活性降低。

2. 蛋白质代谢 出现低蛋白血症。发生原因有：①蛋白质摄入不足；②因恶心、呕吐、腹泻导致蛋白吸收障碍；③毒性物质（如甲基胍）使组织蛋白分解加强；④长期蛋白尿使蛋白丢失过多；⑤出血导致蛋白丢失；⑥合并感染可致蛋白分解加强。为维持尿毒症患者的氮平衡，其蛋白质的摄入量应与正常人没有明显差异。单纯追求血液尿素氮降低而过分限制蛋白质摄入，可使自身蛋白质消耗过多，反而对患者有害。

3. 脂肪代谢 出现高脂血症，主要是甘油三酯升高。这是由于胰岛素拮抗物使肝脏合成甘油三酯增加，以及周围组织脂蛋白酶活性降低而甘油三酯清除减少所致。

四、慢性肾功能衰竭和尿毒症的防治原则

1. 治疗原发病，防止肾实质进一步被破坏。

2. 消除任何能加重肾功能负担的因素，如感染、外伤、大手术、肾毒性药物等。

3. 注意卧床休息，避免过度劳累。

4. 进食易消化、无刺激性、低盐食物（视尿量的多少适当控制钠盐的摄入）。行透析治疗者原则上不必限制蛋白质的摄入，未行透析者给予高热量、高维生素、优质动物蛋白饮食。

5. 控制高血压。

6. 使用重组人红细胞生成素，逆转肾性贫血。

7. 一旦发生尿毒症，要尽早进行肾透析，可延长患者生命。

8. 肾移植，是目前治疗尿毒症最佳的方法。

9. 对症处理。

【复习题】

1. 解释下列名词：急性肾功能衰竭、慢性肾功能衰竭、氮质血症、尿毒症。

2. 简述急性肾功能衰竭的分类、病因及其功能代谢变化。

3. 简述慢性肾功能衰竭的功能、代谢变化。

4. 病例分析

【病史摘要】患者，女性，43 岁，因"反复水肿 18 年，尿闭 1 日"就诊。患者 18 年前无明显诱因出现晨起眼睑水肿，无乏力、腰痛、血尿等，于当地医务所测血压 150/90mmHg，未规律诊治。此后水肿间断出现，时有时无，时轻时重，未予重视。近 3 年来出现夜尿增多，3 ~ 4 次 / 夜，未诊治。患者近半个月无诱因感乏力、厌食，有时伴恶心、腹胀，无腹痛、腹泻或发热。自服多潘立酮（吗丁啉）无效。近 1 周来尿少、水肿加重、食欲锐减、恶心，全身皮肤瘙痒，四肢麻木。1 天来尿闭，头晕恶心加重入院。

【实验室检查】血压 150/100mmHg，血常规：Hb47g／L，红细胞数 1.49×10^{12}/L；尿常规：蛋白（++），RBC（++）；粪便常规（-）。血磷升高，血钙降低。B 超：双肾缩小，左肾 8.7cm×4.0cm，右肾 9.0cm×4.1cm，双肾皮质回声增强，皮髓质分界不清。X 线检查：骨质普遍疏松及骨质变薄。

【讨论】

（1）该患者是否出现慢性肾功能衰竭？依据是什么？

（2）本病例是否存在高血压、肾性骨营养不良？

（3）本病例是否有尿毒症？表现在哪些方面？

第二十四章　脑功能不全

人脑由数以亿计的神经细胞和突触组成，具有极为复杂精细的结构和功能，人的感觉、思维、情感和行为都受到脑的调控。然而，目前对脑的正常功能以及在不同疾病时的病理改变知之甚少。因此，当代自然科学面临的最大挑战是揭示脑的奥秘。

由脑和脊髓组成的中枢神经系统以及由脑神经和脊神经组成的周围神经系统构成了一个完整、和谐、统一的整体，指挥和协调躯体的运动、感觉和自主神经功能，感受机体传来的信息并做出反应，参与学习、记忆、综合分析、意识等高级神经活动。脑功能异常对人的意识、行为以及几乎所有的脏器功能都会产生不同程度的影响。

第一节　概　　述

一、脑的结构、代谢与功能特征

脑位于颅腔内，这种结构特点一方面对脑起保护作用，另一方面，颅骨对脑组织的限制也常常是颅内高压和脑疝形成的结构基础。从细胞水平，脑由神经元和胶质细胞组成，前者是脑各种功能的行使者，后者对神经元起营养和保护作用。

脑是体内能量代谢最活跃的器官，血流量与耗氧量很大。葡萄糖的氧化是脑组织的主要能量来源，但由于脑内氧及葡萄糖的贮存量很少，故需不断地从血液中摄取。多种损伤因素均可通过影响脑的能量代谢而导致脑的结构和功能异常。

脑是调控各系统、器官功能的中枢，参与学习、记忆、综合分析、意识等高级神经活动。脑功能异常对人的精神、情感、行为、意识以及几乎所有脏器功能都会产生不同程度的影响。

二、脑疾病的表现特征

（一）损伤的特点

1. 脑位于颅腔内，这种结构特点一方面对脑起保护作用，另一方面，颅骨对脑组织的限制导致脑损伤时，常常形成颅内高压和脑疝。

2. 脑病变部位和功能障碍之间紧密相关。例如，枕叶病变主要引起视觉障碍；位于海马区的病变可损伤学习与记忆；位于小脑蚓部的疾病可引起躯干的共济失调等。

3. 相同的病变发生在不同的部位，可出现不同的后果。如发生在额叶前皮质联络区的小梗死灶可不产生任何症状，但如发生在延髓则可导致患者死亡。

4.分化成熟的神经细胞无再生能力。神经细胞是永久性细胞，因此神经细胞受损后，不能再生修复。神经细胞的损伤将导致脑不同功能区萎缩，从而出现相应的功能障碍。

5.病情缓急常引起不同的后果。如急性脑功能不全常导致意识障碍，慢性脑功能不全则导致认知功能障碍。

（二）损伤后的病变

脑损伤后的基本病变如下。①结构的改变：常见于出血、外伤和炎症等。表现为神经细胞的变性、坏死、凋亡、退行性变性（如轴突和树突断裂、缩短、细胞萎缩）。同时神经胶质细胞、星形胶质细胞炎性反应、增生、肥大，少突胶质细胞脱髓鞘。②代谢和功能改变：表现为意识障碍、感觉、运动、感知和精神的异常变化。

第二节　认知障碍

认知是机体认识和获取知识的智能加工过程，涉及学习、记忆、语言、思维、精神、情感等一系列随意、心理和社会行为。认知障碍指与上述学习记忆以及思维判断有关的大脑高级智能加工过程出现异常，从而引起严重学习、记忆障碍，同时伴有失语、失用、失认、失行等改变的病理过程。任何能引起大脑皮质功能和结构异常的因素均可导致认知障碍。

一、认知的脑结构基础

认知的结构基础是大脑皮层。大脑皮层由主区和辅助区组成，对事物的观察、分析与判断以及对躯体运动的协调均由主区控制，但主区完成这些功能依赖辅助区对行为和智能进行高层次整合。Brodman 根据形态特征将大脑皮层分为 52 个功能区，并提出不同的皮层形态分区分别执行不同的功能。

1.额叶皮层区负责自主运动，书写、记忆、创造性思维、判断、远见、社会责任感等复杂的智力活动，病变时将导致中枢性偏瘫、失写症、运动性失语症，及额叶性痴呆等。

2.顶叶皮层的主要功能是对感觉信息的高级加工和整合。顶叶受损以感觉症状为主。

3.颞叶接受听觉刺激，左侧颞叶病变引起感觉性失语症。

4.枕叶含有原始视觉皮层，病变主要引起视野障碍。

二、认知障碍的主要表现形式

（一）学习和记忆障碍

记忆是处理、储存和回忆信息的能力，与学习和知觉相关。记忆过程包括感觉输入－感觉记忆－短时记忆－长时记忆－储存信息的回忆等过程。在大脑皮质不同部位受损伤时，可引起不同类型的记忆障碍，如颞叶海马区受损主要引起空间记忆障碍等。

（二）失语

失语是由于脑损害所致的语言交流能力障碍。患者在意识清晰、精神正常及发音器官无障碍的情况下，不能理解别人及自己的语言，不能正确表达自己的意思，不能书写或写出的句子有遗漏差错。

（三）失认

失认是指脑损害时患者并无视觉、听觉、触觉、智能及意识障碍的情况下，不能通过某一种感觉辨认以往熟悉的物体，但能通过其他感觉通道进行认识。

（四）失用

失用是指脑部疾患时患者无任何共济失调和感觉障碍，无意识障碍，能理解检查者的意图，但不能准确执行有目的的动作，不能按要求做动作，如伸舌、吞咽、洗脸等生活动作，尽管患者在不经意的情况下也能自发地完成这些动作，但属无意识的动作。

（五）其他精神、神经活动的改变

患者常常表现出言语增多、焦虑、抑郁、欣快等精神、神经活动方面的异常改变。

（六）痴呆

痴呆是认知障碍最严重的表现形式，反映了思维综合及其表达能力的慢性损害，主要为智能减退。智能减退表现为情感反应迟钝、理解力和判断力下降、自制力丧失、出现冲动行为，可有重复语言。

三、认知障碍防治的病理生理基础

对认知障碍的防治必须根据其病因和发病机制，采用相应的策略。

（一）对症和神经保护性治疗

对有明显精神、神经症状，如焦虑、抑郁、睡眠障碍的患者可根据病情进行对症治疗。此外，针对认知障碍的病因和发病机制，可应用不同的神经细胞保护剂，如脑循环改善剂、能量代谢激活剂、Ca^{2+}拮抗剂、抗氧化剂、胶质细胞调节剂和非甾体类抗炎剂等均被广泛应用于不同疾病引起的认知障碍的治疗。

（二）恢复和维持神经递质的正常水平

多种认知障碍与神经递质异常有关，例如，多巴胺能神经元损伤在 PD 的发病中起重要作用，各种针对提高多巴胺能神经功能的策略相继产生，如药物补充其前体 L- 多巴胺、各种细胞移植以替代多巴胺能神经元、基因治疗法植入促进多巴胺合成的酶基因等，以促进纹状体内多巴胺的生成，或植入神经营养因子基因以阻止多巴胺能神经元死亡或刺激受损的黑质纹状体系统的再生和功能恢复。

（三）手术治疗

手术治疗主要用于 PD 的治疗，传统的手术疗法有苍白球切除术、丘脑切除术以及立体定位埋植脑刺激器等。20 世纪 90 年代以来，国外建立的一种以微电极定位、计算机控制为特点的新的立体定位损毁疗法在治疗晚期 PD 患者中取得了巨大的成功。

第三节　意识障碍

意识指人们对自身状态和外界环境的识别和觉察能力，是中枢神经系统功能完善的重要标志。意识可以通过言语及行动来表达。

意识障碍是指人们不能正确认识自身状态和（或）外界环境，不能对环境刺激做出反应的一种病理过程。意识障碍是由多种原因引起的一种严重的脑功能不全。

一、意识维持和意识障碍的脑结构基础

一般认为意识清醒状态的维持，需要大脑皮质及脑干网状结构功能的正常。弥漫性大脑皮质或脑干网状结构功能的损害或功能抑制都可造成意识障碍。

（一）脑干网状结构功能障碍

脑干网状结构由交织成网状的神经纤维和穿插其间的神经细胞组成，具有多种功能，是保证大脑清醒状态的结构基础。意识的维持和意识障碍的发生均与脑干网状结构密切相关，网状结构的上行激动系统与上行抑制系统之间的动态平衡及其与大脑皮质的相互联系决定意识水平。网状结构上行激动系统的主要作用是维持大脑皮质的兴奋性，以维持觉醒状态和产生意识活动。网状结构上行抑制系统的主要功能是对大脑皮质的兴奋性起抑制作用。

（二）丘脑功能障碍

丘脑由许多核团组成，丘脑核团可分为特异性丘脑核和非特异性丘脑核，特异性丘脑核构成丘脑特异性投射系统，向大脑皮质传递各种特异性感觉信息。非特异性丘脑核接受脑干网状结构上行纤维并向大脑皮质广泛部位投射，终止于大脑皮质各叶和各层，构成非特异性投射系统，参与维持大脑皮质觉醒状态。

（三）大脑皮质功能障碍

大脑皮质由神经元、神经胶质及纤维组成，是机体全部功能活动的最高调节器。清晰的意识首先要求大脑皮质处于适当的兴奋状态，这种适宜的兴奋性要有脑干网状结构上行激动系统的支持，还取决于大脑皮质本身的代谢状态，多种因素可影响脑的能量

代谢（例如脑缺血、缺氧等），导致大脑皮质功能低下而发生意识障碍，重者发生昏迷。

综上所述，意识的维持乃是脑干网状结构 – 丘脑 – 大脑皮质之间相互密切联络的结果。

二、意识障碍的主要表现形式

由于意识包含有觉醒状态和意识内容两种成分，因此，意识障碍有以觉醒状态异常为主的表现，亦有以意识内容异常为主的表现，但更多的是两者兼而有之。由于意识障碍轻重程度的差异，使意识障碍的表现形式多种多样，但基本上可有以下几类。

（一）谵妄

谵妄是一种以意识内容异常为主的急性精神错乱状态，其表现在不同患者或同一患者不同时间可明显不同。常有睡眠 – 觉醒周期紊乱，以及错觉、幻觉、兴奋性增高为主的精神运动性改变等。

（二）精神错乱

精神错乱指觉醒状态和意识内容两种成分皆出现异常，处于一种似睡似醒的状态，并常有睡眠 – 觉醒周期颠倒。

（三）昏睡

昏睡时觉醒水平、意识内容均降至最低水平，强烈刺激可使患者出现睁眼、眼球活动等反应，但很快又陷入昏睡状态，患者几无随意运动，但腱反射尚存，是仅次于昏迷的较严重意识障碍。

（四）昏迷

意识活动丧失，对外界各种刺激或自身内部的需要不能感知。可有无意识活动，任何刺激均不能被唤醒。按刺激反应及反射活动等可分三度：①浅昏迷：随意活动消失，对疼痛刺激有反应，各种生理反射（吞咽、咳嗽、瞳孔对光反应等）存在，体温、脉搏、呼吸多无明显改变，可伴谵妄或躁动。②深昏迷：随意活动完全消失，对各种刺激皆无反应，各种生理反射消失，可有呼吸不规则、血压下降、大小便失禁、全身肌肉松弛等。③极度昏迷：患者处于濒死状态，无自主呼吸，全身肌肉松弛，各种反射消失，脑电图呈病理性电静息。昏迷发生的机制是大脑半球和脑干网状结构广泛的轴突损伤和水肿。

由于意识内容与认知密切相关，所以，意识障碍的不同表现形式均可伴有认知的异常。

在一些特殊的医学状态下，可出现意识内容和觉醒状态分离的现象，如大脑皮质广泛损伤后的植物状态，患者可有自主睁眼、眼球无目的活动等反应，表现出患者觉醒机制仍保存，但无任何认知、情感和有意义的反应，无完整的意识内容成分。有人将其称为"醒状昏迷"，可见于大脑皮质广泛损伤，而脑干植物功能尚完整的状态。

三、意识障碍对机体的危害

意识障碍，特别是意识丧失的患者通常会降低或失去各种自我保护反射和对外环境变动的适应能力，易出现各种各样的继发性损害；导致意识障碍的病因在损害脑干网状结构和大脑皮质的同时，常会涉及各种生命中枢，导致各种生命功能的调控障碍，直接威胁患者的生命。因此，意识障碍，特别是昏迷，是一个对机体有严重危害的病理过程。

（一）呼吸功能障碍

呼吸功能障碍是昏迷患者极常见的一类损害。其主要的发生机制包括如下。

1. 呼吸中枢受压　各种颅内病变、弥漫性的脑损害常导致颅内压升高，进而压迫脑干、延髓或脑桥，导致昏迷。脑干受压常常引起呼吸节律和深度的改变，引起通气不足，导致缺氧和 CO_2 潴留；若延髓也受压，甚至导致呼吸停止。有的患者在昏迷早期因呼吸中枢受刺激，可出现过度换气，使 $PaCO_2$ 下降。

2. 肺部感染　意识障碍患者会厌反射迟钝，咳嗽反射减弱，常常使异物呛入气道，且气道的清除能力下降；昏迷患者又常因治疗需要作气管插管、气管切开置管、吸氧管、吸痰管等各种气道侵入式医疗、护理操作，使昏迷患者极易合并肺部感染。重症的肺部感染不但导致呼吸功能障碍，其引起的高热、大量毒素的吸收、PaO_2 下降及 $PaCO_2$ 的升高等又会进一步加重意识障碍。

（二）水、电解质、酸碱平衡紊乱

意识障碍和昏迷患者失去了对自身需求的主观感觉和主动调节能力，如对与体温调节相关的冷热感，与机体物质和营养代谢相关的饥饿感以及对其进行的主动调节行为，对体液容量和渗透压调节相关的渴感及主动饮水行为等，使患者时刻面临水和电解质平衡紊乱的威胁。因治疗需要，对昏迷患者又常使用脱水、利尿剂等，可能进一步加重内环境紊乱。中枢的损害也常常会波及一些内环境稳定相关的调节中枢，如口渴中枢、渗透压调节中枢等，使患者内环境稳定的自我调控能力明显下降。因此，在昏迷的整个病程中，各种不同的水、电解质、酸碱平衡紊乱都可能出现，如高钠、低钠血症，水肿，脱水，水中毒、高钾、低钾血症以及各种类型的酸碱失衡。继发性水、电解质、酸碱平衡紊乱又会进一步加重患者的意识障碍。

（三）循环功能障碍

在意识障碍的发生发展过程中，除引起意识障碍的许多原发病因可导致脑灌流不足外，脑水肿、颅内压升高造成的脑循环障碍、血管活性因子失常导致的脑血管痉挛，继发性呼吸功能障碍引起的脑缺氧等，常引起继发性脑灌流不足，导致脑功能的进一步损害，加重意识障碍。

（四）其他

继发于昏迷的功能代谢障碍多种多样。如果病损波及体温调节中枢，导致体温调节障碍，患者可出现过热或体温过低。丘脑下部和脑干受压可引起上消化道的糜烂、出血，引起应激性溃疡。昏迷患者不能主动进食，加上原发病引起分解代谢增强，患者基本上处于负氮平衡，若无适当的营养支持，常引起营养障碍。昏迷患者常常由于脑的病变或中毒、代谢异常等因素出现抽搐，持续的抽搐可造成神经细胞和血－脑屏障的严重损害，进一步加重意识障碍，并严重扰乱呼吸和循环功能。

四、意识障碍防治的病理生理基础

意识障碍，特别是昏迷常是急性脑功能不全的外在表现，表明脑干或（和）大脑皮质功能的严重障碍，中枢神经系统对全身各系统、器官功能的调控能力严重受损，各种功能衰竭随时都可能发生。因此，昏迷是一必须紧急应对的急症。根据其发生的病理生理学基础，昏迷的防治不但应有针对原发病的病因治疗，同时应注重生命功能衰竭的实时监测和紧急应对措施，以及保护脑功能、防止中枢神经系统进一步受损的防治措施。

（一）紧急应对措施

紧急应对措施指在昏迷原因尚未确定之前的应急处理措施。如保持呼吸道的通畅，迅速建立输液通路以维护循环功能等。因昏迷患者的呼吸、循环中枢的调控能力都常明显受损，并且昏迷患者的呼吸道防御反射也多有障碍。而一旦呼吸、循环功能出现障碍甚至衰竭，病情将急剧恶化。

（二）尽快明确诊断并对因治疗

及早的病因治疗是减少脑损害、挽救患者生命的根本措施，如中毒的洗胃，相应的拮抗药物和措施，颅内出血、血肿的相应处理等等。对急性脑梗死患者，若能在发病后6小时内进行有效的脑再灌注和脑保护等治疗措施（"超早期治疗"），可能会最大限度争取神经细胞存活，减少细胞死亡，缩小梗死灶面积，降低致残率和病死率。多数中毒性病因引起的意识障碍，在早期尚未造成脑的实质性损害前，如果能及时救治，预后通常较好。

（三）生命指征、意识状态的监测

由于昏迷患者的意识状态和生命指征随时都可能出现急剧变化，因此，必须严密监控血压、脉搏、呼吸、体温、瞳孔等生命指征，以便及时应对各种紧急情况。而意识状态的细致观察对于中枢神经系统的受损程度及预后评估都非常重要。目前已有对意识状态较为客观的计分评定表，可对意识障碍和昏迷作较准确的评定。

（四）脑保护措施

除引起意识障碍和昏迷的原发病因对脑的损害外，在意识障碍和昏迷的发展过程中还会出现许多使脑组织进一步受损的继发性变化。因此，脑保护及避免脑组织进一步受损的措施常在昏迷的治疗中占有非常重要的地位，如控制抽搐，降低颅内压，减轻脑水肿，改善脑代谢和脑血流等。

【复习题】

1. 试述意识障碍对机体的危害？
2. 简述意识障碍的发病机制？
3. 简述认知障碍的发病机制？
4. 意识障碍对机体有哪些危害？
5. 病例分析

【病史摘要】患者，女，36 岁。因头痛、呕吐、发热急诊入院。患者于 20 多天前因受冷感冒头疼，伴有寒战、高热，体温不详，以后头痛加重，呈刺跳痛，尤其前额部明显。10 天前开始出现喷射性呕吐，呕吐物为食物残渣，无血。当地医院诊断为"流感"，予以相应治疗（具体用药不详），症状未见明显改善。2 天前自觉双下肢麻木，乏力，急诊入院。既往无特殊病史。

【体格检查】体温 40℃，脉率 110 次 / 分钟。慢性病容，消瘦，嗜睡，神志恍惚，合作欠佳，双眼无水肿，瞳孔等大对称，对光反射存在。心肺检查无明显异常，腹部稍凹陷，全腹有压痛。浅反射及腹壁反射减弱，浅感觉存在，膝反射及跟腱反射未引出，颈强直。克氏征、布氏征阳性。实验室检查：WBC 9.2×10^9/L，N 0.5，L 0.14。脑脊液压力高，细胞数高，查见抗酸杆菌。X 线检查：双肺上部各有一结节状阴影，边缘见模糊的云雾状阴影。

【讨论】根据所学知识做出诊断并说明诊断依据。